国家卫生健康委员会
"十四五"规划新形态教材

全国高等学校教材

供护理学类专业高等学历继续教育等使用

临床营养学

U0304149

第 4 版

主　　编	史琳娜　谭荣韶
副 主 编	欧凤荣　焦凌梅　李永华

数字负责人	谭荣韶	暨南大学附属广州红十字会医院
编　　者	马丽萍	广东食品药品职业学院
（以姓氏笔画为序）	王冬亮	中山大学
	史琳娜	南方医科大学南方医院
	刘　敏	中南大学湘雅三医院
	刘　蓉	兰州大学第一医院
	关　阳	南方医科大学南方医院
	许英霞	首都医科大学附属北京天坛医院
	李永华	济宁医学院
	肖桂珍	中国人民解放军南部战区总医院
	陈慧敏	广州医科大学附属妇女儿童医疗中心
	欧凤荣	中国医科大学
	赵泳谊	广东药科大学附属第一医院
	郭丽娜	广东省中医院
	蒋志雄	广西医科大学第二附属医院
	焦凌梅	海南医科大学
	谢雯霓	深圳市第三人民医院
	蔡慧珍	宁夏医科大学
	谭荣韶	暨南大学附属广州红十字会医院
	翟兴月	大连医科大学附属第二医院

秘　　书	关阳（兼）	南方医科大学南方医院
数 字 秘 书	王宇琦	暨南大学附属广州红十字会医院

人民卫生出版社
·北　京·

图书在版编目（CIP）数据

临床营养学 / 史琳娜，谭荣韶主编. -- 4 版.

北京：人民卫生出版社，2024. 7. -- ISBN 978-7-117 -36537-6

Ⅰ. R459.3

中国国家版本馆 CIP 数据核字第 2024UW5301 号

临床营养学
Linchuang Yingyangxue
第 4 版

主　　编	史琳娜　谭荣韶
出版发行	人民卫生出版社（中继线 010-59780011）
地　　址	北京市朝阳区潘家园南里 19 号
邮　　编	100021
E－mail	pmph @ pmph.com
购书热线	010-59787592　010-59787584　010-65264830
印　　刷	北京汇林印务有限公司
经　　销	新华书店
开　　本	787×1092　1/16　　印张：25　　插页：4
字　　数	588 千字
版　　次	2003 年 8 月第 1 版　　2024 年 7 月第 4 版
印　　次	2024 年 9 月第 1 次印刷
标准书号	ISBN 978-7-117-36537-6
定　　价	75.00 元

打击盗版举报电话	010-59787491	E- mail	WQ @ pmph.com
质量问题联系电话	010-59787234	E- mail	zhiliang @ pmph.com
数字融合服务电话	4001118166	E- mail	zengzhi @ pmph.com

出版说明

为了深入贯彻党的二十大和二十届三中全会精神，实施科教兴国战略、人才强国战略、创新驱动发展战略，落实《教育部办公厅关于加强高等学历继续教育教材建设与管理的通知》《教育部关于推进新时代普通高等学校学历继续教育改革的实施意见》等相关文件精神，充分发挥教育、科技、人才在推进中国式现代化中的基础性、战略性支撑作用，加强系列化、多样化和立体化教材建设，在对上版教材深入调研和充分论证的基础上，人民卫生出版社组织全国相关领域专家对"全国高等学历继续教育规划教材"进行第五轮修订，包含临床医学专业和护理学专业（专科起点升本科）。

本套教材自1999年出版以来，为促进高等教育大众化、普及化和教育公平，推动经济社会发展和学习型社会建设作出了重要贡献。根据国家教材委员会发布的《关于首届全国教材建设奖奖励的决定》，教材在第四轮修订中有12种获得"职业教育与继续教育类"教材建设奖（1种荣获"全国优秀教材特等奖"，3种荣获"全国优秀教材一等奖"，8种荣获"全国优秀教材二等奖"），从众多参评教材中脱颖而出，得到了专家的广泛认可。

本轮修订和编写的特点如下：

1. 坚持国家级规划教材顶层设计、全程规划、全程质控和"三基、五性、三特定"的编写原则。

2. 教材体现了高等学历继续教育的专业培养目标和专业特点。坚持了高等学历继续教育的非零起点性、学历需求性、职业需求性、模式多样性的特点，贴近了高等学历继续教育的教学实际，适应了高等学历继续教育的社会需要，满足了高等学历继续教育的岗位胜任力需求，达到了教师好教、学生好学、实践好用的"三好"教材目标。

3. 贯彻落实教育部提出的以"课程思政"为目标的课堂教学改革号召，结合各学科专业的特色和优势，生动有效地融入相应思政元素，把思想政治教育贯穿人才培养体系。

4. 将"学习目标"分类细化，学习重点更加明确；章末新增"选择题"，与本章重点难点高度契合，引导读者与时俱进，不断提升个人技能，助力通过结业考试。

5. 服务教育强国建设，贯彻教育数字化的精神，落实教育部新形态教材建设的要求，配备在线课程等数字内容。以实用性、应用型课程为主，支持自学自测、随学随练，满足交互式学习需求，服务多种教学模式。同时，为提高移动阅读体验，特赠阅电子教材。

本轮修订是在构建服务全民终身学习教育体系、培养和建设一支满足人民群众健康需求和适应新时代医疗要求的医护队伍的背景下组织编写的，力求把握新发展阶段，贯彻新发展理念，服务构建新发展格局，为党育人，为国育才，落实立德树人根本任务，遵循医学继续教育规律，适应在职学习特点，推动高等学历医学继续教育规范、有序、健康发展，为促进经济社会发展和人的全面发展提供有力支撑。

新形态教材简介

本套教材是利用现代信息技术及二维码，将纸书内容与数字资源进行深度融合的新形态教材，每本教材均配有数字资源和电子教材，读者可以扫描书中二维码获取。

1. 数字资源包含但不限于PPT课件、在线课程、自测题等。

2. 电子教材是纸质教材的电子阅读版本，其内容及排版与纸质教材保持一致，支持多终端浏览，具有目录导航、全文检索功能，方便与纸质教材配合使用，可实现随时随地阅读。

获取数字资源与电子教材的步骤

① 扫描封底**红标**二维码，获取图书"使用说明"。

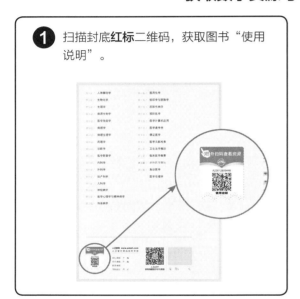

② 揭开红标，扫描**绿标**激活码，注册/登录人卫账号获取数字资源与电子教材。

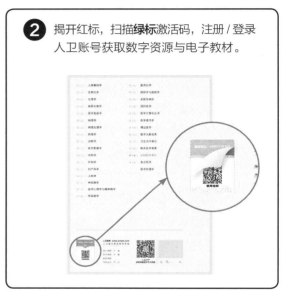

③ 扫描书内二维码或封底绿标激活码随时查看数字资源和电子教材。

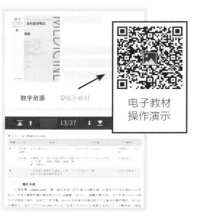

④ 登录 zengzhi.ipmph.com 或下载应用体验更多功能和服务。

扫描下载应用

客户服务热线 400-111-8166

前　言

《临床营养学》第4版教材的修订以《"健康中国2030"规划纲要》《健康中国行动（2019—2030年）》《国民营养计划（2017—2030年）》等政策为指导，紧扣医学高等学历继续教育培养目标，体现医学高等学历继续教育的特点（非零起点性、学历需求性、职业需求性、模式多样性），以临床营养学的基本理论、基本知识、基本技能为基础，充分体现教材的思想性、科学性、先进性、启发性、适用性，按照特定对象、特定要求、特定限制的原则性要求设置编写内容，补充新知识、新进展，力求内容安排合理、深浅适宜，适应高等学历继续教育教学的需求。

本版教材结构由第3版的二十一章调整为二十章，主要内容包括基础营养、营养配餐和食谱编制、营养风险筛查与营养评估、医院膳食、肠内与肠外营养、常见内科和外科疾病的营养治疗等。内容设置既考虑对第3版教材的延续性，又充分补充了当前最新理论。编写注重条目化、层次性，简要概述营养学基础内容，并重点阐述疾病营养治疗原则和营养护理。本版教材修改了"营养配餐和食谱编制""传染性疾病的营养治疗"，删除了"营养治疗的管理与监测""医院营养科的管理"，新增"肌肉衰减症的营养治疗"等内容，并新增"2023中国居民膳食营养素参考摄入量"和"常见食物营养成分"。本教材设置了学习目标、导入案例、相关链接、案例分析、学习小结、复习参考题（单项选择题）等模块，帮助读者学习和掌握教材内容；在此基础上，还增加了在线课程等融合内容，扫描二维码即可观看，方便读者随时学习与参考。

本教材具有如下创新与特色：①将思政内容写入教材；②增加导入案例和案例分析，侧重于营养知识在指导疾病营养治疗与护理实践方面的应用，更具有实用价值；③在第3版基础上进一步调整，尽量条目化、图表化，使之更有利于教师讲解和学生自学时理解。

本教材适用于全国高等学历医学继续教育教学，还可用于护理人员的在职培训。专升本护理专业学生通过对本教材的学习，可达到掌握营养风险筛查、营养评估、营养治疗、营养护理等临床营养学基本理论和基本技能，以及更好地实施整体护理、促进患者康复、提高实际运用能力等目标。

本书编写得到南方医科大学南方医院、暨南大学附属广州红十字会医院、海南医科大学等相关单位和各位编者的大力支持，每位编者不仅完成了自己的编写任务，而且认真、负责地在互审环节给出了专业修改意见。在此向各位付出辛勤劳动的专家同仁以及关阳、王宇琦两位秘书表示衷心的感谢。

鉴于学科发展快速，编写团队水平有限，本书可能存在疏漏和不足，敬请各位读者不吝赐教和批评指正。

史琳娜　谭荣韶
2023 年 11 月

目　录

第一章　　绪论

<table>
<tr><td colspan="2" align="center">学习目标</td></tr>
<tr><td>知识目标</td><td>1. 掌握　临床营养学、临床营养、营养治疗、再喂养综合征和营养支持
小组等概念。
2. 熟悉　临床营养的主要应用和研究领域，以及学习的目的与意义。
3. 了解　临床营养学发展史及营养、营养素、肠内营养、肠外营养等概念。</td></tr>
<tr><td>能力目标</td><td>具备运用所学知识对患者实施整体护理的能力。</td></tr>
<tr><td>素质目标</td><td>树立大健康理念，提升学生的社会责任感和专业使命感。</td></tr>
</table>

临床营养学（clinical nutriology）是研究营养与疾病关系的科学，是现代营养学和现代医学的重要组成部分。

一、临床营养学相关概念

1. 营养（nutrition）　是指人体从外界摄取食物，经消化、吸收和代谢，用以提供能量、构成和更新身体组织以及调节生理功能的全过程。

2. 营养素（nutrient）　是指为维持机体繁殖、生长发育和生存等一切生命活动和过程，需要从外界环境中摄取的物质，主要包括蛋白质、脂类、碳水化合物、矿物质、维生素和其他对人体健康有益的膳食成分。

3. 临床营养（clinical nutrition）　有广义和狭义之分。广义的临床营养涵盖临床营养学、临床营养学科、临床营养职能部门、临床营养团队、临床营养工作、临床营养企业及其产品等；狭义的临床营养一般特指临床营养工作，是根据疾病的病理、患者的心理及生理基本特点，给予恰当的能量及营养素，以增强机体抵抗力，促进组织修复，减低器官负担，纠正因代谢失常而产生的矛盾，达到防治慢性疾病、改善临床结局、提高生活质量、增进身心健康的目的。

4. 营养风险（nutritional risk，NR）　指现存的或潜在的与营养因素相关并且能够导致患者出现不良临床结局的可能性。

5. 营养风险筛查（nutritional risk screening，NRS）　指医护人员实施的简便的识别营养风险的过程。

6. 营养评估（nutritional assessment）　是对发现初步营养问题的个体进行深入细致的评估过程，主要包括膳食调查、人体测量、实验室检查、临床检查等四个部分。也有学者提出增加社会经济状况、身体活动功能状态以及物理检查（如生物电阻抗、双能X线）分析人体成分等方面指标以进行综合评定，对营养问题作出诊断，同时给出严重程度。

7. 营养治疗（nutrition therapy） 是指根据营养诊断对患者进行针对性营养教育/咨询和/或以口服、管饲或静脉途径给予营养物质，以预防和治疗营养失衡和某些疾病的个体化医疗过程，包括改善患者营养状况和改善临床结局。

8. 治疗膳食（therapeutic diets）/医院膳食（hospital diets） 指为医疗机构内患者提供的餐饮服务，这种餐饮服务可以是医疗机构内部自身提供的，也可以是外来服务。基本要求是提供适合于所有不同患者的不同营养素/能量密度的不同膳食。还要充分考虑食物质地（food texture）、过敏和患者文化背景、习俗、宗教信仰等因素。

9. 特殊医学用途配方食品（food for special medical purpose，FSMP） 指为了满足进食受限、消化吸收障碍、代谢紊乱或特定疾病状态人群对营养素或膳食的特殊需要，专门加工配制而成的配方食品，该类产品必须在医生或临床营养师指导下，单独食用或与其他食品配合食用。

10. 肠内营养（enteral nutrition，EN） 指经消化道提供各类营养素的营养支持方式。包括经口肠内营养和管饲肠内营养两种。

11. 肠外营养（parenteral nutrition，PN） 是经静脉为无法经胃肠道摄取或摄取营养物不能满足自身代谢需要的患者提供包括氨基酸、脂肪、碳水化合物、维生素及矿物质在内的营养素，以抑制分解代谢，促进合成代谢并维持结构蛋白功能的营养支持方式。所有营养素完全经肠外获得的营养支持方式称为全肠外营养（total parenteral nutrition，TPN）。经肠外途径提供部分营养素的营养支持方式称为部分肠外营养（partial parenteral nutrition，PPN），也称为补充性肠外营养（supplemental parenteral nutrition，SPN）。

12. 再喂养综合征（refeeding syndrome） 是指一段时间摄入不足的营养不良患者激进性喂养（口服、肠内营养或肠外营养）后发生的严重电解质或液体平衡紊乱，表现为"四低一高"：低血钾、低血磷、低血镁、低维生素B_1及高血糖。常见于开始喂养后第4天，特征性表现是低血磷，主要死亡原因是低血钾。

13. 营养支持小组（nutrition support team，NST） 指由医生、护士、营养师、药剂师等组成的多学科全程营养管理团队。职责是为患者提供最符合当前机体情况的营养支持。

二、临床营养学发展史

（一）古代营养学史

中国是世界历史上种植业、养殖业起源最早的国家，也是种植业、养殖业最发达的国家之一，形成了以植物性食物为主的膳食结构，发展了极为丰富的食品加工技术和加工食品种类；早在3 000多年前就有食医，认为食养居于术养、药养等养生之首；有《黄帝内经》及各家医学著作对食养和饮食的阐述，有《食物本草》等对食物功能的阐述，并形成了食物的分类、食物的营养价值、药食同源理论、食物滋补和治疗等食物和营养学理论，认识到"药补不如食补，药疗不如食疗"等药食两用和食补食疗的道理。在我国最早的医书即战国至西汉时期的《黄帝内经·素问》中就有"饮食自倍，肠胃乃伤"（《素问·痹论》），"五谷为养、五果为助、五畜为益、五菜为充，气味合而服之，以补精益气"（《素问·脏气法时论》）的论述，这与现代营养学提出的"平衡营养"原则一致。五谷是指麦、黍、稷、稻、菽；五果是指李、杏、枣、桃、栗；五畜是指羊、鸡、牛、犬、猪；五菜是指韭、薤、葵、葱、藿。"春气温，宜食麦以凉之……夏气热，宜食菽以寒之……秋气燥，宜食麻以润其燥……冬气寒，宜食黍以热性治其寒"（《饮膳正要》）。东晋葛洪编写的《肘后备急方》记载了用豆豉、大豆、小豆、胡麻、牛乳、鲫鱼等治疗和预防脚气病。隋·杨上善《黄帝内经太素》提出了"用之充饥则谓之食，以其疗病则谓之药"的药食同疗的观点，孟诜所著《食疗本草》为我国第一部食物疗法专著。宋朝王怀隐等编写的《太平圣惠方》，记载了28种疾病的食疗方法。明代李时珍著成《本草纲目》，记载有关抗衰老的保健药物及药膳达253种。传统医学营养保健的理论体系包括药食同源说、药膳学说、食物功能性味学说、食物的补泻学说、食物的归经学说、辨证施食学说等，这些学说依据祖国传统医学的理论，站在哲学的高度，用辩证、综合、联系和发展的观点研究饮食与健康的关系。

古希腊Hippocrates在公元前400年提出"食物即药"的观点，同我国古代"药食同源"的学说有惊人相似之处。Hippocrates还尝试用海藻治疗甲状腺肿，用动物肝脏治疗夜盲症，这些饮食疗法有些现在仍在沿用。

（二）现代营养学史

2 000多年前，埃及医生发现一些患者营养缺乏，试图以食物（牛肉提取物、酒类、牛肉、大麦、小麦和肉汤等）灌肠法提供营养；后来Aqpapendente、Hunter、Bliss和Einhorn等经鼻胃管将营养物灌至胃或十二指肠，以利于患者获得营养，但因缺乏理想的营养制剂，效果不够理想。

1900年ABO血型系统的发现，为安全输血提供了理论指导，使数以万计的伤病者免于死亡；受此启发，肠内营养及全静脉营养也挽救了数以万计患者的生命。无菌术、输液和输血技术的相继成功，使临床营养学向前跨了一大步。此后的百余年间，静脉输注葡萄糖和/或电解质溶液以及输血（包括后来的输注白蛋白等血制品）等成为对危重患者进行营养治疗的最主要措施，但实际上这不能算是真正意义上的营养治疗，因为存在明显的局限性和不合理性，疗效也不理想。主要原因是提供机体营养物质不全，将血制品作为体内蛋白质合成的原料，并不能为人体蛋白质的合成提供所有的氨基酸，血制品有可能导致变态反应（也称"过敏反应"）及某些疾病的传播等。

18世纪中叶至19世纪初确定了碳、氢、氧、氮定量分析方法，建立了食物组成和物质代谢的概念、氮平衡学说等，奠定了现代营养学基础。19世纪到20世纪中叶是发现和研究各种营养素的鼎盛时期，先后发现了氨基酸、蛋白质、脂肪酸和维生素等营养物质。基础营养研究侧重于从生物科学和基础医学的角度研究营养与人体之间的普遍规律，特别是认识了维生素的生理作用。对微量元素的系统研究开始于1930年，世界有些地方发现不明原因的人畜地区性疾病与微量元素有关。1931年发现人患斑釉症与饮水氟含量过多有关，1937年发现仔猪营养性软骨障碍与锰缺乏有关。以上发现使现代营养学迅速发展。

20世纪中期，Moore教授等外科专家阐明了外科患者在应激状态下的一系列代谢变化，为营养治疗奠定了全面的理论基础。法国医生Aubaniac成功完成的中心静脉置管技术，为静脉营养解决了输入途径。制药工业生产出可供静脉输注的水解蛋白溶液、结晶氨基酸。Wretlind发明的以大豆油为基础的脂肪乳剂Intralipid成为极好的静脉用能量物质。1968年，Dudrick等首先报道了应用全肠外营养的实验及临床研究结果，证明该方法的营养治疗效果非常的显著。Randall受宇航员饮食的启发，将要素饮食用于患者，发展了近代肠内营养。

20世纪后期，肠内营养和肠外营养得到迅速发展：① 20世纪70年代是验证阶段，同时也是营养制剂的发展阶段。在此阶段，大量临床资料充分证实了肠内营养和肠外营养的应用价值。对于重症患者，特别是短肠综合征、烧伤、消化道瘘和严重感染的患者，肠内营养或肠外营养都能有效改善患者的营养状况，使救治的成功率显著提高。同时，随着临床的需要，各种新的营养制剂陆续研制成功上市，使临床应用更加安全和有效。② 20世纪80—90年代，临床营养进入第二次革命。肠内营养和肠外营养的临床应用日趋广泛。起初主要是在普通外科内应用，后来则应用于内科、妇产科和神经科等几乎所有临床学科的重症患者，都取得良好的疗效，同时对肠外营养补充方法有了重要的、新的认识。

如果没有食物和营养素供应，肠道就会缺乏营养，进而因免疫功能减弱而发生细菌易位。经过临床的应用、多中心验证与荟萃分析，营养支持途径的金标准在20世纪90年代为"当肠道有功能且能安全使用时，使用它"。这一选择标准的建立，使营养支持成为危重患者治疗的重要措施。临床营养学从此进入新阶段。

随着临床上的进一步实践，肠内营养的优点被充分认识，然而其不足之处亦显露。在重症患者肠功能有障碍、机体较长时间（＞5天）能量不足的情况下，肾功能障碍、呼吸窘迫综合征、外科感染、压疮甚至脓毒症等并发症的发生率将增加。因此，当前营养支持途径的选择标准是"采用全营养支持，首选肠内营养，必要时肠内与肠外营养联合应用"。

（三）我国临床营养发展史

我国临床营养起步于1978年，北京协和医院蒋朱明等人在第九届全国外科学术会议上率先报道了《静脉营养治疗外科重症患者临床应用》。次年，北京协和医院蒋朱明等、上海第一医学院中山医院（现复旦大学附属中山医院）吴肇汉等、南京军区总医院邹忠寿等先后在《中华外科杂志》和《上海医学》上发表静脉营养应用的相关论文。1981年南京军区总医院邹忠寿和黎介寿教授在《中华小儿外科杂志》发表了《小儿全静脉营养疗法的氮平衡研究》，这是国内第一篇儿科应用静脉营养的论文；1988年，上海新华医院蔡威等在《中华小儿外科杂志》上发表了国内第一篇静脉营养在新生儿中应用的论文——《经周围静脉全胃肠道外营养在新生儿外科中的应用》。20世纪80年代，国内开展了氨基酸注射液的仿制及其临床应用研究、国产中心静脉导管和输液泵的研制，以及和瑞典合资生产全套静脉营养产品，这些均为我国肠外营养支持治疗技术的推广应用提供了保障。1995年，上海新华医院和上海瑞金医院率先在医院内成立拥有独立行政运行模式的临床业务科室，即临床营养中心（临床营养科），负责全院住院患者的临床营养支持工作，包括营养会诊、查房、制订营养支持方案、相关并发症的监测和跟踪随访，以及营养咨询门诊等。2000年后，国内一线城市和省会城市逐渐认识到临床营养的重要性，但各地发展仍很不平衡，北京、上海和广州等地区相对发展得更快些。2022年国家卫生健康委发布了《临床营养科建设与管理指南（试行）》之后，各地加快了临床营养科的建设，我国临床营养学作为一个临床诊疗学科逐步成型。

三、临床营养的主要应用和研究领域

1. 营养风险筛查和营养评估等。

2. 各类疾病的营养治疗。

3. 疾病状态下能量及各类营养素的代谢特点以及对疾病的可能影响。

4. 应激状态下的营养支持及代谢调理。

5. 营养代谢与感染、免疫的关系。

6. 特殊营养因子的应用与研究（如谷氨酰胺、精氨酸、n-3多不饱和脂肪酸、核苷酸、膳食纤维、维生素D和植物化合物等）。

7. 肠屏障功能研究及肠黏膜屏障损害的诊断与营养支持治疗。

8. 各类器官移植的营养支持治疗。

9. 营养素与药物的关系研究。

10. 循证医学（evidence-based medicine，EBM）在临床营养中的应用。

11. 合理营养在各类慢性疾病防治方面的作用。

12. 先进的营养支持途径的建立与现代输液系统的应用等。

四、学习目的与意义

（一）学习临床营养学是贯彻执行国家营养健康政策的重要工作

新中国成立后特别是改革开放以来，我国卫生健康事业获得了长足发展，居民主要健康指标总体优于中高收入国家平均水平。但随着工业化、城镇化、人口老龄化发展和生态环境、生活行为方式的变化，心脑血管疾病、恶性肿瘤等慢性非传染性疾病已成为居民的主要死亡原因和疾病负担。居民健康知识知晓率偏低，吸烟、过量饮酒、缺乏锻炼、不合理膳食等不健康生活方式普遍存在，由此引起的健康问题日益突出。为坚持预防为主，把预防摆在更加突出的位置，积极有效应对当前突出健康问题，采取有效干预措施，细化落实普及健康生活、优化健康服务、建设健康环境等部署，实施疾病预防和健康促进的中长期行动，努力使群众不生病、少生病，提高生活质量，国家提出了"健康中国"发展战略。

为贯彻落实《"健康中国2030"规划纲要》及《国民营养计划（2017—2030年）》，更好地贯彻执行全国卫生与健康大会上"要把人民健康放在优先发展的战略地位""加快推进健康中国建设"的重要讲话精神，要以人民健康为中心，普及营养健康知识、优化营养健康服务，建立、完善临床营养工作制度，开展住院患者营养筛查、评估、诊断和治疗，推动营养相关慢性病的营养防治，推动FSMP和治疗膳食的规范化应用。

（二）临床营养学技能是临床护理工作的基本技能

在临床营养治疗过程中，营养风险筛查、营养液配制与输注、与患者及家属之间的沟通、营

养管理及营养监测等技能都是护理人员要掌握和熟练运用的技能。经过专业培训的护理人员在患者入院24小时内进行营养风险筛查，能及时发现存在营养风险的患者；在实施肠内营养治疗时，能有效地降低肠内营养支持治疗中的并发症，提高治疗效果，减少住院费用。

（三）临床营养学知识是护理健康教育的重要内容

临床营养知识教育为护理健康教育内容之一，护理人员掌握必要的临床营养学相关知识，根据患者的病情和实际情况，运用营养理论和方法，对患者做出正确的饮食指导和营养教育，是整体护理不可缺少的重要环节。目前，人们对健康提出了更高的要求，临床营养学知识的学习、提高与应用，在整体护理中已占有极其重要的地位。因此在护理学专业的学习过程中应接受临床营养学教育，以提高在临床营养方面的理论和实践能力。

学习小结

临床营养学作为一门与临床医学密切相关的学科，发展与临床医学同步。在营养治疗过程中，对患者进行临床营养知识教育是整体护理不可缺少的一个组成部分。

（史琳娜）

单项选择题

1. TPN是以下（　）的简称
   A. 肠内营养
   B. 肠外营养
   C. 全肠外营养
   D. 部分肠外营养
   E. 补充性肠外营养

2. 再喂养综合征的特征性表现是
   A. 低血钾
   B. 低血磷
   C. 低血镁
   D. 低维生素B_1
   E. 高血糖

3. 营养支持小组不包括
   A. 医生
   B. 护士

   C. 营养师
   D. 药剂师
   E. 收银员

4. 20世纪80—90年代，临床营养进入
   A. 第一次革命
   B. 第二次革命
   C. 第三次革命
   D. 第四次革命
   E. 第五次革命

5. 我国临床营养起步于
   A. 1978年
   B. 1982年
   C. 1990年
   D. 2000年
   E. 2020年

答案：1. C；2. B；3. E；4. B；5. A

第二章　基础营养

学习目标

知识目标	1. 掌握　营养相关概念；合理膳食的基本要求；各营养素及水的生理功能、缺乏和过量的危害、主要食物来源；能量的消耗；其他膳食成分的生物学作用。
	2. 熟悉　膳食营养素参考摄入量；各营养素的分类及营养状况评价；影响营养素吸收的因素；各营养素膳食参考摄入量；能量的单位、能量系数；体内水的含量及分布、水的需要量和来源。
	3. 了解　营养素的消化吸收及代谢；各种维生素的理化性质；能量需要量的确定；水的吸收和排泄。
能力目标	能够运用所学知识，分析和解决工作和生活中遇到的营养素、水及其他膳食成分相关的实际问题。
素质目标	尊重科学，潜心学习，具备基础营养学的科学素养。

第一节　概述

一、营养与营养素

"民以食为天"，食物是人类赖以生存和发展的物质基础，为人体提供能量和各类营养素，满足机体健康的需要。营养（nutrition）是指人体从外界摄取食物，经消化、吸收和代谢，用以提供能量、构成和更新身体组织以及调节生理功能的全过程。营养素（nutrient）是指为维持机体繁殖、生长发育和生存等一切生命活动和过程，需要从外界环境中摄取的物质。

人体需要的营养素有40余种，主要包括蛋白质（protein）、脂类（lipids）、碳水化合物（carbohydrate）、维生素（vitamin）和矿物质（mineral）。此外，还有水和其他对人体健康有益的膳食成分。

根据机体需要量的不同，把需要量较多且以克计的蛋白质、脂类和碳水化合物称为宏量营养素（macronutrient），又因其在体内经代谢可释放能量称为产能营养素（calorigenic nutrient）；把需要量较少且以毫克或微克计的维生素和矿物质称为微量营养素（micronutrient）。

营养素在机体的生长发育和维持健康方面起着至关重要的作用，充足的营养素能提高机体的免疫能力，抵御各类疾病，维护和促进机体健康。营养素的主要生理功能：① 提供能量，以维持机体基础代谢和生理活动所需；② 参与构成机体组织成分；③ 调节机体的生理功能。

二、合理膳食的概念与基本要求

（一）合理膳食的概念

合理膳食（rational diet）又称平衡膳食（balanced diet）或健康膳食（health diet），是指全面达到营养需求的膳食。合理营养（rational nutrition）是全面而均衡的营养，膳食中的营养素种类齐全、数量充足、比例适宜，与机体的需要保持平衡，既不缺乏也不过量，能使机体处于良好的健康状态。合理膳食是健康的基础，是合理营养的物质基础，也是达到合理营养的唯一途径。

（二）合理膳食的基本要求

1. 食物种类多样，合理搭配 食物多样是实现合理膳食和均衡营养的基础。种类多样的膳食应由五大类食物组成：第一类为谷薯类，包括谷类、薯类与杂豆；第二类为蔬菜和水果；第三类为动物性食物，包括畜、禽、鱼、蛋、奶；第四类为大豆类和坚果；第五类为烹调油和盐。不同食物其营养特点不同，必须合理搭配才能满足机体的基本需要。

2. 膳食提供的营养素种类齐全、数量充足、比例合理 能量和各类营养素能够满足机体需要，并保证三大产能营养素的供能比例合理，其中蛋白质的供能比为10%~20%，脂肪为20%~30%，碳水化合物为50%~65%，优质蛋白质的来源比例适宜，动植物脂肪来源比例合理，钙与磷、微量元素之间的平衡等。

3. 保证食品安全 食物应无毒、无害，符合应当有的营养要求，对人体健康不造成任何急性、亚急性或慢性危害，以确保食用者的生命安全。

4. 科学的加工烹调 科学的加工烹调可减少营养素损失，并使食物具有良好的色、香、味、形等感官性状，增进食欲，提高消化吸收率。

5. 合理的膳食制度和良好的饮食习惯 膳食制度是指把全天的食物定时、定质、定量地分配给食用者的一种制度。合理的膳食制度有利于形成条件反射，增进消化液分泌，促进食物的消化、吸收和利用。成年人一般一日三餐，早餐占全天总能量的25%~30%、午餐占30%~40%、晚餐占30%~35%，或早、中、晚三餐能量比为3∶4∶3。养成不挑食、不偏食、不暴饮暴食的饮食习惯。

三、膳食营养素参考摄入量

膳食营养素参考摄入量（dietary reference intakes，DRIs）是指为保证健康个体和群体合理摄入营养素，避免缺乏和/或过量，推荐的每日平均膳食营养素摄入量的参考值或标准。DRIs包括7个指标：平均需要量、推荐摄入量、适宜摄入量、可耐受最高摄入量、宏量营养素可接受范围、降低膳食相关非传染性疾病风险的建议摄入量和特定建议值。

1. 平均需要量（estimated average requirement，EAR） 指某一特定性别、年龄及生理状况群体中的个体对某营养素需要量的平均值。按照平均需要量水平摄入某营养素，根据某些指标判断可以满足某一特定性别、年龄及生理状况群体中50%个体需要量的摄入的水平。平均需要量是制订推荐摄入量的基础。

2. 推荐摄入量（recommended nutrient intake，RNI） 指可以满足某一特定性别、年龄及生理状况群体中绝大多数（97%~98%）个体需要量的某营养素的摄入水平。长期摄入推荐摄入量水平可满足机体对该营养素的需要，维持组织中有适当的储备以保障机体健康。推荐摄入量的主要用途是作为个体每日摄入某种营养素的目标值。

3. 适宜摄入量（adequate intake，AI） 指通过观察或试验获得的健康群体某种营养素的摄入量。如纯母乳喂养的足月产健康婴儿，从出生到4~6个月，其营养素全部来自母乳，母乳供给的各种营养素的量即是婴儿该营养素的适宜摄入量。适宜摄入量的主要用途是作为个体营养素摄入量的目标值。

4. 可耐受最高摄入量（tolerable upper intake level，UL） 指平均每日摄入某营养素或其他膳食成分的最高限量。对一般群体而言，摄入量达到可耐受最高摄入量水平，几乎对所有个体均不产生健康危害，但并不表示达到此摄入水平对健康是有益的。可耐受最高摄入量的主要用途是检查摄入量过高的可能，避免对机体造成危害。

5. 宏量营养素可接受范围（acceptable macronutrient distribution range，AMDR） 指蛋白质、脂肪和碳水化合物理想的摄入量范围，该范围可以满足机体对这些营养素的需要，并有利于降低慢性病的发病危险，常用占能量摄入量的百分比表示。

6. 降低膳食相关非传染性疾病风险的建议摄入量（proposed intake for reducing the risk of diet-related non-communicable diseases，PI-NCD） 又称建议摄入量（PI），是以膳食相关非传染性疾病[也称慢性非传染性疾病（non-communicable chronic disease，NCD）]一级预防为目标提出的必需营养素的每日摄入量。当NCD易感人群某些营养素的每日摄入量接近或达到建议摄入量时，可降低NCD的发生风险。

7. 特定建议值（specific proposed level，SPL） 是以降低成年人膳食相关非传染性疾病风险为目标提出的其他膳食成分的每日摄入量。当该成分每日摄入量达到特定建议值时可能有利于降低NCD的发生风险或死亡率。

第二节　蛋白质

蛋白质（protein）是一类化学结构极其复杂的高分子有机化合物，主要由碳、氢、氧、氮四种元素构成。蛋白质是生命的物质基础，没有蛋白质就没有生命。

一、氨基酸

（一）氨基酸的种类

氨基酸（amino acid）是蛋白质的基本构成单位，绝大多数蛋白质由20种氨基酸组成。

1. **必需氨基酸（essential amino acid，EAA）** 人体不能合成或合成速度不能满足机体需要，必须由食物提供的氨基酸称为必需氨基酸，包括缬氨酸、异亮氨酸、亮氨酸、苯丙氨酸、蛋氨酸、色氨酸、苏氨酸、赖氨酸和组氨酸9种。

2. **半必需氨基酸（semi-essential amino acid）** 半胱氨酸和酪氨酸在体内可分别由蛋氨酸和苯丙氨酸转变而来。当膳食中半胱氨酸和酪氨酸充足时，人体对蛋氨酸和苯丙氨酸的需要可分别减少30%和50%，半胱氨酸和酪氨酸称为半必需氨基酸。

3. **非必需氨基酸（nonessential amino acid）** 人体能自身合成，不一定需要通过食物提供的氨基酸称为非必需氨基酸，包括丙氨酸、精氨酸、天冬氨酸、天冬酰胺、谷氨酸、谷氨酰胺、甘氨酸、脯氨酸和丝氨酸等。非必需氨基酸并非机体不需要，其在营养和代谢上和必需氨基酸同样重要。

有时，机体在创伤、感染及某些消耗性疾病状态下，一些本可自身合成的但合成速度不能满足机体需要、必须从食物中获得的氨基酸又称为条件必需氨基酸（conditionally essential amino acid），包括一些非必需氨基酸和半必需氨基酸。

（二）氨基酸模式和限制氨基酸

1. **氨基酸模式（amino acid pattern）** 某种蛋白质中各种必需氨基酸的构成比例称为氨基酸模式。食物蛋白质氨基酸模式与人体蛋白质氨基酸模式越接近，其所含的必需氨基酸被机体利用的程度就越高。

含必需氨基酸种类齐全、与人体蛋白质氨基酸模式接近、营养价值较高的蛋白质，不仅可维持人类机体健康，还可促进儿童生长、发育，称为优质蛋白质（也称完全蛋白质），如蛋、奶、肉、鱼等动物性蛋白质以及豆类蛋白质均属于优质蛋白质。与人体蛋白质氨基酸模式最接近的是鸡蛋蛋白质，常作为食物蛋白质营养价值评价的参考蛋白（reference protein）。

2. **限制氨基酸（limiting amino acid，LAA）** 食物蛋白质中一种或几种必需氨基酸含量相对较低，导致其他必需氨基酸不能被充分利用，造成其蛋白质营养价值的降低，该必需氨基酸称为限制氨基酸。含量最低的称为第一限制氨基酸，余者依次类推。一般谷类的第一限制氨基酸是赖氨酸，豆类为蛋氨酸。

为了提高蛋白质的营养价值，往往将富含某种必需氨基酸的食物与缺乏该必需氨基酸的食物互相搭配混合食用，达到以多补少、提高膳食蛋白质营养价值的目的。这种不同食物间相互补充彼此必需氨基酸不足的作用，称为蛋白质互补作用（protein complementary action）。蛋白质互补作用的原则：① 食物的生物学种属越远越好，如动物性和植物性食物之间的搭配比单纯的植物性食物之间的搭配要好；② 搭配的种类越多越好；③ 食用的时间越近越好，同时食用最好。

二、消化、吸收与代谢

食物蛋白质需消化成氨基酸及短肽后才能被吸收。蛋白质的消化从胃开始，食物刺激胃黏膜分泌胃泌素，胃黏膜壁细胞分泌盐酸，主细胞分泌胃蛋白酶原。胃酸使蛋白质变性，破坏其空间结构，并激活胃蛋白酶水解蛋白质。蛋白质消化吸收的主要场所在小肠，由胰腺分泌的胰蛋白酶和糜蛋白酶使蛋白质在小肠分解为寡肽和少量氨基酸，再被小肠黏膜细胞吸收。在小肠黏膜细胞，寡肽酶将寡肽水解为氨基酸，通过黏膜细胞进入肝门静脉，运送到肝脏和其他组织器官并被利用。也有报道称少数蛋白质大分子和多肽可直接被吸收。

被肠道消化吸收的氨基酸有两个来源：一个由食物蛋白质分解产生，称外源性氨基酸；另一个由体内蛋白质分解产生，称内源性氨基酸，如来自口腔、胃、小肠、肝脏和胰腺的分泌液及脱落的黏膜细胞。体内蛋白质处于不断分解和合成的动态平衡中。成人体内的蛋白质每天有1%~2%被分解，其释放的氨基酸70%~80%被重新利用合成新的蛋白质。

三、生理功能

1. 构成和修复组织　蛋白质是人体细胞、组织和器官的重要组成成分，身体生长发育、组织更新与修复均需要蛋白质的参与。正常成人体内，蛋白质含量占体重的16%~19%，每天有1%~3%的蛋白质被更新。

2. 调节机体的生理功能　蛋白质参与构成多种重要生理活性物质，如酶、抗体、激素和载体等，维持体液的渗透压和酸碱平衡，在维持机体健康、调节生理功能等方面发挥重要作用。

3. 供给能量　供给能量是蛋白质的次要功能。人体能量主要来自碳水化合物和脂肪，当机体能量供应严重不足，尤其是碳水化合物不足时，蛋白质可氧化供能。

四、缺乏与过量

1. 缺乏　蛋白质缺乏在成人和儿童中都有发生，处于生长发育阶段的儿童更为敏感。蛋白质缺乏常伴随能量的缺乏，导致蛋白质–能量营养不良（protein–energy malnutrition，PEM）。蛋白质–能量营养不良分为三种类型。① 水肿型（Kwashiorkor）：能量摄入基本满足而蛋白质严重不足，以全身水肿为特征，患者虚弱、表情淡漠、生长迟缓、头发变色变脆易脱落，易感染其他疾病。② 消瘦型（marasmus）：主要由能量严重不足所致，表现为消瘦、"皮包骨"、皮肤干燥松弛和体弱无力。③ 混合型：蛋白质和能量同时缺乏所致，上述两种表现都存在的营养性疾病。

2. 过量　蛋白质摄入过量对机体健康的影响一直存在较大的争议。鉴于此，世界卫生组织（WHO）认为2倍的推荐摄入量是一个比较安全的上限。尽管一些人群在摄入3~4倍的推荐摄入量时并没有出现有害的症状，但仍不建议长期过量摄入蛋白质。

五、食物蛋白质营养评价

（一）蛋白质的含量

蛋白质的含量是评价食物蛋白质营养价值的基本指标。食物蛋白质中氮的含量一般占蛋白质的16%左右，故食物中蛋白质的含量测定一般使用凯氏（Kjeldahl）定氮法，测定食物中的氮含量，再乘以蛋白质的换算系数6.25（100÷16=6.25），推算得到食物蛋白质的含量。需注意该方法是假定食物中的氮以蛋白质形式存在。实际上，不同食物含氮量不同，有些食物也有非蛋白质氮或游离氨基酸。

（二）蛋白质的消化率

消化率（digestibility）是反映食物蛋白质在消化道内被分解和吸收程度的一项指标。消化率越高，表明该蛋白质被吸收利用的可能性越大，营养价值也越高。

根据是否考虑粪代谢氮的因素，蛋白质的消化率分为：

1. 真消化率（true digestibility） 是考虑粪代谢氮时蛋白质的消化率，通常以人或动物为实验对象，检测实验期内的食物氮、粪氮和粪代谢氮。

$$真消化率 = \frac{食物氮-（粪氮-粪代谢氮）}{食物氮} \times 100\%$$

注：粪代谢氮是指肠道内源性氮，是实验对象在完全不摄入蛋白质时粪中的含氮量。

2. 表观消化率（apparent digestibility） 是不考虑粪代谢氮时蛋白质的消化率。在实际应用中，往往不考虑粪代谢氮，这样不仅实验方法简单，而且因所测结果比真消化率要低，具有一定安全性。

$$表观消化率 = \frac{食物氮-粪氮}{食物氮} \times 100\%$$

由于蛋白质在食物中的存在形式、结构各不相同，食物中含有不利于蛋白质消化吸收的其他因素，不同的食物或同一种食物的不同加工方式，其蛋白质的消化率不同。一般动物性食物蛋白质的消化率高于植物性食物。大豆整粒食用时消化率仅为60%，而加工成豆腐后高达90%以上。

（三）蛋白质的利用率

蛋白质利用率是指食物蛋白质被消化吸收后在体内被利用的程度。

1. 生物价（biological value，BV） 是反映食物蛋白质消化吸收后，被机体利用程度的指标。生物价越高，该蛋白质利用率就越高。

$$BV = \frac{储留氮}{吸收氮} \times 100\% = \frac{食物氮-（粪氮-粪代谢氮）-（尿氮-尿内源性氮）}{食物氮-（粪氮-粪代谢氮）} \times 100\%$$

注：尿内源性氮是指实验对象完全不摄入蛋白质时尿中的含氮量。

生物价对指导肝、肾疾病患者的膳食很有意义。生物价越高，表明食物蛋白质中氨基酸越是主要用来合成人体蛋白质，越少经肝、肾代谢而释放能量或由尿排出多余的氮，从而大大减少肝肾的负担。常见食物蛋白质的生物价参见表2-2-1。

2. 净利用率（net protein-utilization，NPU） 是反映食物蛋白质被利用程度的指标，包括食物蛋白质的消化和利用两个方面，因此更为全面。

$$NPU = 生物价 \times 真消化率 = \frac{储留氮}{摄入氮} \times 100\%$$

蛋白质	生物价	蛋白质	生物价	蛋白质	生物价
全鸡蛋	94	猪肉	74	小米	57
鸡蛋白	83	牛肉	76	玉米	60
鸡蛋黄	96	大米	77	熟大豆	64
脱脂牛奶	85	小麦	67	红薯	72
鱼	83	白面粉	52	马铃薯	67

3. 功效比值（protein efficiency ratio，PER）　指在严格规定条件下，动物每摄取1g待测蛋白质所能增加的体重克数。一般选雄性断乳大鼠，用含10%蛋白质的饲料喂饲28天，计算功效比值。由于所测蛋白质主要用于提供生长的需要，因此该指标被广泛用于评价婴幼儿食品中蛋白质的营养价值。

$$PER = \frac{动物增加的体重（g）}{摄入蛋白质（g）}$$

同一种食物在不同的实验条件下，所测得的功效比值往往有明显差异。为使实验结果具有一致性和可比性，实验期间通常用标准化的酪蛋白做参考蛋白设为对照组，将实验组测得的功效比值与对照组的功效比值相比，再用标准情况下酪蛋白的功效比值（2.5）进行校正，得到被测食物的功效比值。

$$被测食物的PER = \frac{实验组测得PER}{对照组测得PER} \times 2.5$$

4. 净蛋白质比值（net protein ration，NPR）　是以实验动物的体重改变为衡量依据，原理与蛋白质功效比值测定类似。

$$NPR = \frac{实验动物增重（g）+对照动物失重（g）}{实验动物蛋白质消耗量（g）}$$

注：本方法中对照动物摄取无蛋白质饲料；实验组饲料中蛋白质含量为10%。

5. 氨基酸评分（amino acid score，AAS）与蛋白质消化率校正的氨基酸评分（protein digestibility corrected amino acid score，PDCAAS）　氨基酸评分是反映被测食物蛋白质氨基酸构成和利用率的指标。

$$AAS = \frac{被测蛋白质每克氮（或蛋白质）中氨基酸量（mg）}{理想模式或参考蛋白中每克氮（或蛋白质）中氨基酸量（mg）}$$

确定某一食物蛋白质的氨基酸评分分两步：第一步计算被测蛋白质每种必需氨基酸的评分值；第二步在上述计算结果中，找出最低的必需氨基酸（第一限制氨基酸）评分值，即为该蛋白质的氨基酸评分。

确定氨基酸评分的方法比较简单，缺点是没有考虑食物蛋白质的消化率。美国食品药品管理局通过了一种新的方法，即经消化率修正的氨基酸评分。

$$PDCAAS = AAS \times 真消化率$$

六、膳食蛋白质参考摄入量与食物来源

蛋白质的生理需要量一般是通过观察机体摄入氮与排出氮的关系即氮平衡（nitrogen balance）确定的。当摄入氮和排出氮相等时称为零氮平衡。健康成年人应维持机体零氮平衡并富余5%；儿童、孕妇及疾病初愈者，氮的摄入量应大于排出量，即维持正氮平衡；人体在饥饿、疾病期及老年时，往往处于摄入氮小于排出氮的状态，即负氮平衡。

《中国居民膳食营养素参考摄入量》（2023版）建议，我国18~65岁成年男性蛋白质的推荐摄入量为65g/d，女性55g/d；孕中期70g/d，孕晚期85g/d，乳母80g/d。

蛋白质广泛存在于各类动植物性食物中。一般来说，动物蛋白质质量好、吸收利用率高，植物蛋白质利用率低。为改善膳食蛋白质质量，膳食中要保证一定数量的优质蛋白质。

第三节　脂类

脂类（lipids）是一大类具有重要生物学作用的结构复杂的有机化合物。脂类具有脂溶性，易溶于有机溶剂。

一、分类与生理功能

（一）分类

脂类分为脂肪（fat）和类脂（lipoid）两大类。

1. 脂肪　脂肪又称甘油三酯（triglyceride，TG），是人体能量的重要来源，也是人体重要成分和能量的储存形式，由1分子的甘油和3分子的脂肪酸（fatty acid）通过酯键结合而成。根据脂肪酸饱和程度的不同，将脂肪分为饱和脂肪和不饱和脂肪。通常把来自动物性食物的脂肪称为脂（多为饱和脂肪），来自植物性食物的脂肪称为油（多为不饱和脂肪）。

2. 类脂　类脂包括磷脂（phospholipid）和固醇类（steroids）。

（1）磷脂：是含有磷酸的脂类。磷脂分子中既有脂酰基等疏水基团，又有磷酸、含氮碱基或羟基等亲水基团，是构成生物膜的重要成分和结构基础。

1）磷酸甘油酯：又称甘油磷脂，是第一大类膜脂，主要包括磷脂酰胆碱（卵磷脂）、磷脂酰乙醇胺（脑磷脂）、磷脂酰丝氨酸、磷脂酰肌醇、磷脂酰甘油及双磷脂酰甘油（心磷脂）。

2）神经鞘磷脂：是膜结构的重要磷脂，与卵磷脂并存于细胞膜外侧。

（2）固醇类：也称甾醇类，为一些类固醇激素的前体。胆固醇是最重要的一种固醇，是细胞膜的重要成分，人体90%的胆固醇存在于细胞中，也是人体许多重要活性物质的合成材料。胆固醇在体内可转变成7-脱氢胆固醇，在皮肤中经紫外线照射可转变成维生素D_3。

（二）生理功能

1. 提供和储存能量　脂肪是人体重要的能量来源。当人体摄入能量过多时，就转变为脂肪贮存在体内，当机体需要时，又可把贮存的脂肪动员起来用于提供能量。

2. 构成机体成分　脂类是构成人体细胞的重要成分，大部分以甘油三酯形式储存于脂肪组织内。类脂约占脂类的5%，磷脂和胆固醇是生物膜的重要组成成分。

3. 提供必需脂肪酸（essential fatty acid，EFA）　人体自身不能合成、必须通过食物提供的脂肪酸称为必需脂肪酸，主要包括亚油酸和α-亚麻酸两种。必需脂肪酸是磷脂的重要成分，也是合成前列腺素、血栓素及白三烯等类二十烷酸的前体物质，并参与胆固醇的代谢。

4. 促进脂溶性维生素的吸收　脂肪是脂溶性维生素的良好载体，食物中脂溶性维生素与脂肪并存，脂肪可刺激胆汁分泌，协助脂溶性维生素的吸收和利用。

5. 其他　① 维持体温，保护脏器。② 维持生物膜的结构与功能。③ 运输脂肪：磷脂与蛋白质结合形成脂蛋白，通过血液运输脂类供各组织器官利用；胆固醇与必需脂肪酸或其衍生物结合形成胆固醇酯，在体内运输代谢。④ 合成维生素和激素的前体。

二、脂肪酸与分类

脂肪酸是脂肪水解的产物。目前已知存在于自然界的脂肪酸有40多种（表2-3-1）。

▼ 表2-3-1　常见的脂肪酸

名称	简化表达式
丁酸（butyric acid）	$C_{4:0}$
己酸（caproic acid）	$C_{6:0}$
辛酸（caprylic acid）	$C_{8:0}$
癸酸（capric acid）	$C_{10:0}$
月桂酸（lauric acid）	$C_{12:0}$
豆蔻酸（myristic acid）	$C_{14:0}$
棕榈酸（软脂酸）（palmitic acid）	$C_{16:0}$
棕榈油酸（palmitoleic acid）	$C_{16:1}$，n-7 cis
硬脂酸（stearic acid）	$C_{18:0}$
油酸（oleic acid）	$C_{18:1}$，n-9 cis

名称	简化表达式
反油酸（elaidic acid）	$C_{18:1}$，n-9 trans
亚油酸（linoleic acid）	$C_{18:2}$，n-6，9 all cis
α-亚麻酸（α-linolenic acid）	$C_{18:3}$，n-3，6，9 all cis
γ-亚麻酸（γ-linolenic acid）	$C_{18:3}$，n-6，9，12 all cis
花生酸（arachidic acid）	$C_{20:0}$
花生四烯酸（arachidonic acid，ARA）	$C_{20:4}$，n-6，9，12，15 all cis
二十碳五烯酸（eicosapentaenoic acid，EPA）	$C_{20:5}$，n-3，6，9，12，15 all cis
芥子酸（erucic acid）	$C_{22:1}$，n-9 cis
二十二碳五烯酸（鲹鱼酸）（docosapentaenoic acid，DPA）	$C_{22:5}$，n-3，6，9，12，15 all cis
二十二碳六烯酸（docosahexaenoic acid，DHA）	$C_{22:6}$，n-3，6，9，12，15，18 all cis
二十四碳烯酸（神经酸）（nervonic acid）	$C_{24:1}$，n-9 cis

注：CIS，顺式；trans，反式。

根据其碳链的长短、饱和程度和空间结构的不同，脂肪酸可以有不同的分类方法。

（一）按碳链长短分类

1. 短链脂肪酸 碳原子数为2~6，可提供能量、促进细胞膜脂类物质合成、预防和治疗溃疡性结肠炎、预防结肠肿瘤、抑制内源性胆固醇的合成。

2. 中链脂肪酸 碳原子数为8~12，可直接与甘油酯化形成甘油三酯，水溶性好可直接被吸收进入肝脏氧化产能。

3. 长链脂肪酸 碳原子数为14~26，人体血液和组织中的脂肪酸大多数是长链脂肪酸，而食物中的主要以18碳脂肪酸为主。

（二）按饱和程度分类

根据有无不饱和双键分为饱和脂肪酸（saturated fatty acid，SFA）和不饱和脂肪酸（unsaturated fatty acid，USFA），后者又分为单不饱和脂肪酸（monounsaturated fatty acid，MUFA）和多不饱和脂肪酸（polyunsaturated fatty acid，PUFA）。

1. 饱和脂肪酸 不含双键，如辛酸、癸酸、月桂酸、豆蔻酸、棕榈酸、硬脂酸和花生酸等。一般动物脂肪含饱和脂肪酸较多，但可可籽油、椰子油和棕榈油等植物油脂中也含有较多的饱和脂肪酸，其碳链较短（一般10~12碳），熔点低于大多数动物油脂。

2. 单不饱和脂肪酸 碳链上仅含有一个双键，如棕榈油酸、油酸和芥子酸等。油酸是最常见的单不饱和脂肪酸，存在于动物和植物油脂中。橄榄油、芥花籽油、花生油等植物油脂含单不饱和脂肪酸较多。

3. 多不饱和脂肪酸 碳链上含有2个及以上的双键。根据第一个双键所在碳原子的位置不同分为n-3、n-6、n-7和n-9四类。n-6类如亚油酸在体内的衍生物为花生四烯酸，n-3类如α-亚麻酸在体内的衍生物是二十碳五烯酸和二十二碳六烯酸。膳食中最主要的多不饱和脂肪酸为亚油酸（linoleic acid）和亚麻酸（linolenic acid）。一般植物油和鱼类脂肪中多不饱和脂肪酸的含量比畜类、禽类高。

（三）按空间构型分类

1. 顺式脂肪酸（cis-fatty acid，CFA） 在自然状态下，大多数不饱和脂肪酸为顺式脂肪酸。

2. 反式脂肪酸（trans-fatty acid，TFA） 在自然状态下，只有少数不饱和脂肪酸是反式脂肪酸，主要存在于牛奶和奶油中。反式脂肪酸是含有反式非共轭双键结构的不饱和脂肪酸，是顺式脂肪酸的几何异构化分子，产生于油脂氢化、脱臭或精炼过程，脂肪酸的一部分双键被氢化饱和，另一部分双键由顺式结构发生异构，转化为反式构型。

相关链接 | 脂肪酸与机体健康

1. 饱和脂肪酸是导致血胆固醇升高的主要脂肪酸，以豆蔻酸作用最强，其次为棕榈酸和月桂酸，减少饱和脂肪酸的摄入有利于降低血脂。

2. 以富含单不饱和脂肪酸的油脂如橄榄油和茶油，代替富含饱和脂肪酸的油脂，可降低血胆固醇、甘油三酯和低密度脂蛋白胆固醇（LDL-C）水平，且不降低高密度脂蛋白胆固醇（HDL-C）水平。

3. n-6系列多不饱和脂肪酸如亚油酸能提高低密度脂蛋白（LDL）受体活性，有利于降低血清LDL-C，而对HDL-C的影响较小；n-3系列多不饱和脂肪酸如α-亚麻酸、EPA和DHA能抑制肝内脂质与脂质蛋白合成，降低血胆固醇、甘油三酯、LDL、极低密度脂蛋白（VLDL）水平，增加高密度脂蛋白（HDL）水平，参与花生四烯酸代谢。适当量的多不饱和脂肪酸摄入对心血管健康有益，具有降低血脂、抗炎、改善血管内皮功能等作用。

4. 增加反式脂肪酸的摄入量，可使LDL-C水平升高，HDL-C水平降低及脂蛋白a[Lp（a）]水平升高，增加动脉粥样硬化和冠心病的风险。

三、消化、吸收与代谢

（一）消化

消化脂类的酶主要来自胰液，如胰脂肪酶、胆固醇酯酶、磷脂酶A_2和辅脂肪酶，以及肠液中的肠脂肪酶。胃液酸性强，含脂肪酶甚少，消化脂肪的能力很弱，脂类主要消化场所是小肠。肝脏分泌的胆汁经胆道进入肠腔，其中的胆盐可将脂类乳化分散，有利于脂类的消化吸收。胰液中的胰脂酶在辅脂酶的辅助下，可特异性地催化甘油三酯的1, 3位酯键水解，生成甘油一酯和脂肪酸，少部分甘油三酯被小肠黏膜细胞分泌的肠脂肪酶水解为脂肪酸及甘油，未被消化的少量脂肪随胆盐经粪便排出。食物中的胆固醇可直接被肠黏膜吸收，而胆固醇酯须经胆固醇酯酶水解成胆固醇后方可被吸收。磷脂在胆盐和钙离子存在的条件下，经磷脂酶A_2的催化水解成脂肪酸和溶血磷脂。

（二）吸收

小于12碳的短链及中链脂肪酸被吸收后通过门静脉入肝；甘油一酯和长链脂肪酸被吸收后要在肠黏膜细胞的内质网上经酰基CoA转移酶的催化再合成甘油三酯；吸收入肠黏膜的胆固醇及溶血磷脂再被催化转变成胆固醇酯、磷脂。

通常，熔点低的脂肪容易被吸收，由不饱和脂肪酸构成的脂肪比由饱和脂肪酸构成的脂肪易于被吸收。婴儿对脂肪的吸收率低，易发生消化不良；老年人对脂肪的消化吸收较成年人慢。食物脂肪几乎完全被吸收，餐后12小时吸收率为97%~99%。

（三）代谢

由长链脂肪酸（主要是16碳和18碳）代谢产生的甘油三酯主要以乳糜微粒，少量以极低密度脂蛋白（very low density lipoprotein，VLDL）的形式经淋巴进入血液循环。中链、短链脂肪酸代谢产生的甘油三酯可不经消化，不需胆盐即可完整地被吸收至小肠黏膜，在细胞内脂酶催化下分解为脂肪酸，直接扩散进入门静脉，与血浆白蛋白呈物理性结合，并以脂肪酸形式由门静脉循环直接输送到肝脏。因此，各种长链脂肪消化、吸收及黏膜代谢失常可导致脂肪泻，可利用中链脂肪作为体内的供能形式。

血浆中的脂类与载脂蛋白结合成脂蛋白，经血液循环运输到其他组织利用或脂肪组织储存。血浆脂蛋白按照密度大小依次分为乳糜微粒（chylomicron，CM）、极低密度脂蛋白、中密度脂蛋白（intermediate density lipoprotein，IDL）、低密度脂蛋白（low density lipoprotein，LDL）和高密度脂蛋白（high density lipoprotein，HDL）。①乳糜微粒是一种颗粒最大、密度最低的脂蛋白，是食物脂肪的主要运输形式，主要功能是将食物来源的甘油三酯从小肠运输到肝外组织中被利用，另外乳糜微粒颗粒大，不能进入动脉壁内，一般不引起动脉粥样硬化；②极低密度脂蛋白主要由肝脏合成，主要功能是将内源性脂肪运至肝外组织，血浆极低密度脂蛋白水平升高是冠心病的危险因素；③中密度脂蛋白是极低密度脂蛋白异化的中间代谢产物；④低密度脂蛋白由极低密度脂蛋白转变而来，是血液中胆固醇含量最多的脂蛋白，其主要功能是将胆固醇运至肝外组织，是导致动脉粥样硬化的重要脂蛋白，被氧化修饰后具有更强的致动脉粥样硬化作用；⑤高密度脂蛋白是颗粒最小的脂蛋白，其主要功能是将胆固醇从周围组织运至肝脏再循环或以胆酸的形式排泄，具有抗动脉粥样硬化的作用，是冠心病的保护因子。

四、缺乏与过量

脂类长期摄入不足可影响大脑的正常发育，发生营养不良、生长发育迟缓和脂溶性维生素缺乏等。同时，脂肪长期供给不足会出现必需脂肪酸的缺乏，导致生长发育停滞、中枢神经系统功能异常、生殖障碍、眼及视网膜病变、肾衰竭和血小板功能异常等。n-3系列多不饱和脂肪酸缺乏与许多慢性病的发生密切相关，引起血脂水平异常和慢性炎症反应。研究表明，n-3系列多不饱和脂肪酸与心血管疾病、糖尿病、癌症等的发病风险呈负相关。磷脂和胆固醇缺乏会造成细胞膜结构受损，出现毛细血管脆性和通透性增加，引起水代谢紊乱，产生皮疹等。

脂肪摄入过量可导致超重和肥胖，而超重、肥胖是导致一些慢性病的重要危险因素。脂肪摄入量过高，尤其是饱和脂肪酸高，是导致血胆固醇、甘油三酯和低密度脂蛋白胆固醇升高的主要原因。另外，流行病学调查和动物实验证实，脂肪的摄入量与某些癌症的发生有关，膳食脂肪总量增加，某些癌症的发生也增加，尤其是乳腺癌和结直肠癌。

五、营养状况评价

（一）食物脂类营养状况评价

1. 脂肪消化率 食物脂肪消化率与其熔点密切相关。熔点低于体温的脂肪消化率为97%~98%，高于体温的脂肪消化率约为90%；熔点高于50℃的脂肪较难消化，多见于动物脂肪。含不饱和脂肪酸和短链脂肪酸越多的脂肪，熔点越低，越容易消化，多见于植物脂肪。一般植物脂肪的消化率高于动物脂肪。

2. 必需脂肪酸含量 一般植物油脂中必需脂肪酸如亚油酸和 α–亚麻酸的含量高于动物油脂，其营养价值高于动物脂肪。

3. 脂溶性维生素含量 一般脂溶性维生素含量高的脂肪其营养价值也高。植物油脂富含维生素 E，特别是谷类种子的胚油中维生素 E 含量更丰富。动物肝脏脂肪中维生素 A、维生素 D 含量丰富，某些海产鱼肝脏脂肪中含量更高，奶和蛋的脂肪中维生素 A、维生素 D 亦较丰富。

4. 有特殊生理功能脂肪酸的含量 鱼类脂肪尤其是鱼油中含有丰富的二十碳五烯酸和二十二碳六烯酸，具有重要的营养价值。

（二）机体脂类营养状况评价

通常通过膳食脂肪摄入量、血中必需脂肪酸水平及血脂测定进行评价。

六、膳食脂肪参考摄入量与食物来源

我国成年人膳食脂肪摄入量占总能量的20%~30%，饱和脂肪酸摄入量应小于总能量的10%，反式脂肪酸摄入量应小于总能量的1%。

脂肪主要来源于动物脂肪组织、肉类、坚果和植物种子。动物性脂肪如牛油、奶油、猪油相对含饱和脂肪酸和单不饱和脂肪酸多，而多不饱和脂肪酸较少。植物油主要含不饱和脂肪酸，多数植物油含有较高多不饱和脂肪酸。亚油酸普遍存在于植物油中，亚麻酸在葵花籽油、豆油、玉米油中较多，鱼（深海鱼）、贝类食物含二十碳五烯酸和二十二碳六烯酸较多。

含磷脂丰富的食物有蛋黄、瘦肉及脑、肝、肾等动物内脏，尤其蛋黄含卵磷脂最多，达9.4%。植物性食物以大豆含量最丰富，磷脂含量可达1.5%~3%，其他植物种子也含有一定量的磷脂。

胆固醇主要存在于动物性食物，以动物内脏尤其是脑中含量较高，蛋类和鱼籽、蟹黄含量也高；蛤贝类、鱼类和奶类含量较低。

第四节　碳水化合物

碳水化合物（carbohydrate，CHO）也称糖类，是由碳、氢、氧三种元素组成的有机化合物，是人体必需的宏量营养素之一，也是人类膳食能量的主要来源。

一、分类

根据碳水化合物的聚合度，将其分为糖（sugar）、寡糖（oligosaccharide）和多糖（polysaccharide）三类（表2-4-1）。

▼ 表2-4-1　碳水化合物的分类

分类	亚组	组成
糖（1~2）	单糖	葡萄糖、半乳糖、果糖
	双糖	蔗糖、麦芽糖、乳糖、海藻糖
	糖醇	山梨醇、甘露糖醇、木糖醇、麦芽糖醇
寡糖（3~9）	麦芽低聚糖	麦芽糖糊精
	其他寡糖	水苏糖、棉籽糖、低聚果糖
多糖（≥10）	淀粉	直链淀粉、支链淀粉、抗性淀粉
	非淀粉多糖	纤维素、半纤维素、果胶、亲水胶质物

（一）糖

包括单糖、双糖和糖醇。

1. 单糖（monosaccharide）　是不能再被水解的碳水化合物，也是构成寡糖和多糖的基本组成单位，主要包括葡萄糖（glucose）、半乳糖（galactose）和果糖（fructose）。

（1）葡萄糖：是最常见的糖，也是构成各种糖的最基本单位。单糖是人体能量的重要来源，在血液、脑脊液、淋巴液及水果和多种植物液中以游离形式存在。

（2）半乳糖：很少以游离形式存在于食品中，一般与葡萄糖结合成乳糖存在于哺乳动物乳汁中。脑组织的某些脑磷脂中也含有半乳糖。半乳糖先转变成葡萄糖后才能被人体利用。

（3）果糖：是天然碳水化合物中甜味最高的糖，一般与蔗糖共存于水果和蜂蜜中。某些植物多糖如菊糖是由D–果糖组成，动物的前列腺和精液中也含有相当量的果糖。果糖被吸收后，经肝脏转变成葡萄糖被人体利用，也有一部分转变为糖原、乳酸和脂肪。

2. 双糖（disaccharide）　是由两分子单糖上的羟基脱水生成的糖苷。天然食品中常见的双糖有蔗糖（sucrose）、麦芽糖（maltose）、乳糖（lactose）、海藻糖（trehalose）、异麦芽糖（isomaltose）、纤维二糖（cellobiose）等。

（1）蔗糖：由一分子葡萄糖和一分子果糖脱水缩合生成。甘蔗和甜菜是提取蔗糖的主要原料。蔗糖常被用于做甜味剂和防腐剂，日常食用的白砂糖即是蔗糖。

（2）麦芽糖：由两分子葡萄糖脱水缩合而成，多存在于萌发的麦芽中。

（3）乳糖：由葡萄糖和半乳糖连接而成，只存在于哺乳动物的乳汁中，浓度约为5%。乳糖的消化需要乳糖酶，由于先天性缺少或不能分泌乳糖酶、某些药物或肠道感染使乳糖酶分泌减少、随着年龄增长乳糖酶水平降低等导致乳糖不能被人体分解吸收而出现腹痛、腹胀、腹泻等症状，称为乳糖不耐受（lactose intolerance）。

（4）海藻糖：由两分子葡萄糖缩合而成。海藻糖广泛存在于海藻、蘑菇、酵母等中，为还原型双糖，可保护生物膜及敏感细胞壁免受干旱、冷冻、渗透压的变化造成的损害，还可作为保鲜剂用于食品、蔬菜、果品、生物品的保护。

3. 糖醇（sugar alcohol） 是单糖或双糖的重要衍生物，常见的有山梨醇（sorbitol）、甘露糖醇（mannitol）、木糖醇（xylitol）和麦芽糖醇（maltitol）等，可由相应的糖氢化制得。糖醇的代谢不需要胰岛素，在体内消化、吸收速度慢，且提供较少能量，已用于食品加工业，如木糖醇和麦芽糖醇作为功能性甜味剂，可被心血管病、糖尿病等患者所接受。糖醇因不被口腔中微生物利用，不降低口腔pH，具有预防龋齿的作用。

（1）山梨醇和甘露糖醇：两者互为同分异构体。山梨醇存在于许多植物的果实中，甘露糖醇在海藻、蘑菇中含量丰富。山梨醇的亲水性较强，临床上常用20%或25%的山梨醇溶液做脱水剂，可降低颅内压力，消除水肿。甘露糖醇的作用与山梨醇类似，亦为渗透性利尿剂，还可作食品的改进剂。

（2）木糖醇：存在于多种水果、蔬菜中，甜度与蔗糖相等，常作为甜味剂用于糖尿病患者的专用食品及许多药品中。

（3）麦芽糖醇：作为功能性甜味剂用于心血管病、糖尿病等患者的保健食品中。

（二）寡糖

寡糖（oligosaccharide）又称为低聚糖，由3~9个单糖分子通过糖苷键构成的聚合物，其甜度通常只有蔗糖的30%~60%。功能性寡糖主要有异麦芽低聚糖、水苏糖、棉籽糖、低聚果糖、大豆低聚糖等。

一些寡糖存在于水果和蔬菜中。多数寡糖不能或只能部分被吸收，但可被肠道有益细菌如双歧杆菌所利用，产生短链脂肪酸，促进这类菌群的生长。另外，寡糖具有膳食纤维（dietary fiber, DF）的功能和防龋齿等作用，被广泛应用在医疗保健、功能性食品和食品添加剂等方面。

（三）多糖

多糖（polysaccharide）是由≥10个单糖分子脱水缩合组成的一类大分子碳水化合物的总称，分为淀粉和非淀粉多糖。

1. 淀粉（starch） 由葡萄糖聚合而成，是食物中含量最多的碳水化合物，因聚合方式不同分为直链淀粉（amylose）和支链淀粉（amylopectin）。

（1）直链淀粉：又称糖淀粉，是一条直链并卷曲成螺旋状，在热水中可以溶解，遇碘产生蓝色反应。易使食物老化，形成难消化的抗性淀粉。天然食物中直链淀粉含量较少。

（2）支链淀粉：是枝杈状复杂结构，难溶于水，遇碘产生棕色反应。易使食物糊化，消化率较高。天然食物中支链淀粉含量较高。含支链淀粉越多，食物的糯性越大。

2. 非淀粉多糖（non-starch polysaccharide，NSP） 是植物细胞壁的组成成分，包括纤维素（cellulose）、半纤维素（hemicellulose）、果胶（pectin）等膳食纤维（详见本章第九节）。

3. 其他多糖 糖原（glycogen）又称动物淀粉，几乎全部存在于动物组织中。植物和菌类细胞代谢还可产生真菌多糖、人参多糖、枸杞多糖、香菇多糖、甘薯多糖、银杏多糖等。

二、消化、吸收与代谢

1. 消化 碳水化合物的消化从口腔开始，口腔内的唾液淀粉酶可水解少量直链淀粉、支链淀粉和糖原，生成葡萄糖、麦芽糖、异麦芽糖、糊精等，因此长时间咀嚼馒头、米饭等淀粉类食物时，会有越来越甜的感觉。碳水化合物的消化主要在小肠。淀粉及其在口腔中的消化产物将在小肠内胰淀粉酶及多种糖酶的作用下彻底分解，产生大量葡萄糖、少量果糖与半乳糖。小肠内不能消化的碳水化合物进入结肠后，部分可被结肠菌群发酵，还可促进肠道益生菌如双歧杆菌、乳酸菌等的生长繁殖。

2. 吸收 单糖可直接吸收，双糖及以上的碳水化合物要消化成单糖才能被吸收。碳水化合物的主要吸收部位是空肠。单糖首先进入肠黏膜上皮细胞，再进入小肠壁的毛细血管并汇合于门静脉进入肝脏，再进入体循环，运送到全身各个器官。少量单糖可经淋巴系统而进入体循环。

3. 代谢 葡萄糖吸收入血后，进入细胞代谢。葡萄糖在不同类型细胞中的代谢途径不同。供氧充足时，葡萄糖进行有氧氧化，彻底氧化成 CO_2、H_2O 并释放出能量；缺氧时，则进行糖酵解，生成乳酸。多余的葡萄糖可合成糖原，存储在肝脏和肌肉组织。有些非糖物质如乳酸、丙酮酸等可经糖异生途径转变为葡萄糖或糖原。

三、生理功能

1. 提供和储存能量 碳水化合物是人类最经济和最主要的能量来源，1g 葡萄糖在体内氧化约产生 16.7kJ（4kcal）的能量。碳水化合物在体内释放能量较快，是神经系统和心脏的主要能源。糖原是肌肉和肝脏内碳水化合物的贮存形式，其中肝脏是含糖原最丰富的器官，肌肉是储存糖原的主要场所。机体需要时，肝糖原分解为葡萄糖以提供机体所需能量，在剧烈运动消耗大量血糖时，肌糖原也可分解供能。体内糖原贮存只能维持数小时，必须从膳食中不断得到补充。

2. 构成组织及重要生理功能物质 碳水化合物是机体重要的构成成分，参与细胞的组成和多种活动，以蛋白多糖、糖脂、糖蛋白形式分布在细胞膜、细胞器膜、细胞质及细胞间基质中。糖脂分布在髓鞘上；糖蛋白是构成软骨、骨骼及眼球的角膜、玻璃体膜的成分；结缔组织的细胞基质主要由胶原和蛋白多糖组成；以核糖形式构成的 DNA 和 RNA 以及一些具有重要生理功能的抗体、酶和激素组成成分，也需要碳水化合物的参与。

3. 节约蛋白质作用 机体需要的能量主要由碳水化合物提供。当膳食中碳水化合物不足时，机体为满足自身对葡萄糖的需要，动用蛋白质通过糖异生（gluconeogenesis）作用产生葡萄糖提供能量，而充足的碳水化合物摄入可减少蛋白质的消耗，即节约蛋白质作用（sparing protein action）。

4. 抗生酮作用　脂肪在体内代谢需要葡萄糖的协同作用。脂肪酸分解产生的乙酰基需要与草酰乙酸结合进入三羧酸循环（tricarboxylic acid cycle），最终被彻底氧化并产生能量。若膳食碳水化合物不足，其代谢产物草酰乙酸则不足，脂肪酸不能被彻底氧化而转化为酮体，发生酮血症和酮尿症。充足的碳水化合物可防止该现象发生，称为抗生酮作用（antiketogenesis）。

5. 解毒作用　经糖醛酸途径产生的葡糖醛酸，在肝脏中与许多有害物质如细菌毒素、砷、酒精等结合，消除或减轻其毒性或生物活性，从而起到解毒作用。不被消化的碳水化合物在肠道微生物作用下发酵产生短链脂肪酸，也有较好的解毒和促进健康作用。

6. 增强肠道功能　果胶、功能性低聚糖等在体内不被消化吸收，但能刺激肠道蠕动、保持水分、增加结肠发酵和粪便容积、利于排便，促进短链脂肪酸生成和肠道菌群增殖。

四、缺乏与过量

碳水化合物缺乏大多发生在禁食、饥饿或某些病理条件下。当细胞中的碳水化合物储备耗竭时，机体为维持血糖的稳定和满足脑部的供能，糖异生作用增加，脂肪动员加强，脂肪酸经β-氧化提供能量的同时产生大量酮体，导致酮症酸中毒。酮体的积累也被证实是血管和组织损伤的潜在因素。动物研究表明，缺乏碳水化合物的饮食可引起后代高死亡率和低出生体重，甚至死胎。

过量的碳水化合物摄入可引起机体碳水化合物氧化率增加，长期摄入高碳水化合物可对糖尿病的发生和发展产生不利影响。有干预实验的数据表明，增加碳水化合物的摄入量代替脂肪，能引起血浆高密度脂蛋白水平下降和甘油三酯水平升高。

五、膳食碳水化合物参考摄入量与食物来源

我国成年人碳水化合物的平均需要量为120g/d，宏量营养素可接受范围为总能量的50%~65%；添加糖摄入量不超过50g/d，最好低于25g/d。

碳水化合物主要来源于谷类和薯类，特别是全谷物。谷类一般含60%~80%，薯类为15%~29%，豆类为40%~60%。

第五节　能量

一、概述

能量是维持人体生命活动的必要条件，人体在生命活动过程中需不断摄取食物以获取所需的能量和营养物质。长期能量摄入不足会影响机体正常生理功能，导致生长发育迟缓、消瘦，甚至死亡；长期能量过剩将导致超重、肥胖及相关慢性病的发生。

（一）能量单位

国际上通用的能量单位是焦耳（Joule，J）、千焦（kilo Joule，kJ）、兆焦（mega Joule，MJ）。营养学领域常用的能量单位是卡（calorie，cal）、千卡（kilo calorie，kcal）。1J指用1牛（N）的力将1kg物体移动1m所需要的能量。1kcal指在1个标准大气压下，1L纯水温度由15℃上升到16℃所需要的能量。能量单位的换算关系如下：

$$1J = 0.239cal \qquad 1kJ = 0.239kcal \qquad 1MJ = 239kcal$$
$$1cal = 4.184J \qquad 1kcal = 4.184kJ \qquad 1kJ = 239cal$$

（二）能量系数

每克产能营养素在体内氧化产生的能量值称为营养素的能量系数（energy coefficient）或食物热价（food energy coefficient/calorific value）。蛋白质、脂肪、碳水化合物的能量系数17kJ/g（4.0kcal）、37kJ/g（9.0kcal）、17kJ/g（4.0kcal）。此外，世界卫生组织（WHO）和联合国粮食及农业组织（FAO）为其他产能物质确定了能量系数：乙醇为29kJ/g（7.0kcal/g），有机酸为13kJ/g（3.0kcal/g），糖醇为10kJ/g（2.4kcal/g），膳食纤维为8kJ/g（2.0kcal/g）。

二、能量消耗

成年人的能量消耗主要用于基础代谢（basal metabolism，BM）、身体活动（physical activity）和食物热效应（thermic effect of food，TEF）。另外，孕妇还有胎儿生长发育及母体子宫、胎盘、乳房等组织的增长和体脂储备等能量需要，乳母有合成、分泌乳汁的能量需要，婴幼儿、儿童、青少年有生长发育的能量需要。

（一）基础代谢

1. 概述　基础代谢（basal metabolism，BM）指人体经过10~12小时空腹和良好的睡眠，清醒仰卧，恒温（一般为22~26℃）条件下，无任何身体活动和紧张的思维活动，全身肌肉放松时的能量消耗。基础代谢是维持人体最基本生命活动所需要的能量消耗，是人体能量消耗的主要部分，占人体总能量消耗的45%~70%，主要用于维持体温、呼吸、心搏、各器官组织和细胞功能等最基本的生命活动。

基础代谢的水平常用基础代谢率（basal metabolic rate，BMR）表示。基础代谢率是指人体处于基础代谢状态下，单位时间内的能量代谢量。

2. 影响基础代谢的因素

（1）体表面积和机体构成：基础代谢与体表面积成正比，体表面积越大，散热越快，基础代谢越高。瘦体组织是代谢的活跃组织，包括骨骼、内脏、神经和血管等，其消耗的能量占基础代谢的70%~80%。脂肪组织是惰性组织，消耗的能量明显低于瘦体组织。同等体重情况下，瘦高的人基础代谢高于矮胖的人。

（2）年龄：婴幼儿、儿童青少年生长发育快，基础代谢消耗的能量相对较高。成年后，基础代谢率随年龄增长不断下降。30岁以后，基础代谢率每10年下降1%~2%；老年以后下降得更多，且能量消耗减少。

（3）性别：女性瘦体组织比例低于男性，脂肪组织高于男性，故女性基础代谢率低于男性。妇女在孕期和哺乳期因合成新组织，基础代谢率会增高。

（4）内分泌和应急：许多激素对细胞代谢起调节作用，如甲状腺激素、肾上腺素和去甲肾上腺素等分泌异常时，影响基础代谢率。发热、创伤、精神心理紧张等应急状态下，基础代谢率可升高。

（5）季节和劳动强度：基础代谢率在不同季节和不同劳动强度的人群中也存在差别，夏天的基础代谢率高于冬天，劳动强度高者高于劳动强度低者。

（二）身体活动

身体活动包括职业活动、交通活动、家务活动和休闲活动等，是指任何由骨骼肌收缩引起能量消耗的身体活动，约占人体总能量消耗的25%~50%。人体能量需要量的不同主要是由于身体活动水平（physical activity level，PAL）的不同所致，轻体力活动者身体活动的能量消耗约为基础代谢的1/3，而重体力活动者其能量消耗可达基础代谢的2倍或更多。

目前，国际上通常用代谢当量（metabolic equivalent，MET）判定身体活动强度的大小。代谢当量是指相对于安静休息时，身体活动的能量代谢水平。1MET相当于能量消耗为1.05kcal/（kg·h）的活动强度。

影响身体活动能量消耗的因素：① 肌肉越发达者活动时消耗能量越多；② 做相同的运动，体重越大者所消耗能量也越多；③ 劳动强度越大，持续时间越长，工作越不熟练，消耗能量越多。

（三）食物热效应

食物热效应（thermic effect of food，TEF）又称食物特殊动力作用（specific dynamic action，SDA），指人体在摄食过程中所引起的额外能量消耗，其高低与食物营养成分、进食量和进食频率有关。不同营养素的食物热效应不同，蛋白质的为其本身产生能量的20%~30%，脂肪为0~5%，碳水化合物为5%~10%。摄食越多，能量消耗也越多；进食速度快者比进食速度慢者高。混合膳食的食物热效应相当于总能量的10%。

（四）特殊生理需要

1. 生长发育　婴幼儿、儿童和青少年的生长发育需要能量，主要包括合成新组织的能量和储存在新组织中的能量。生长发育所需能量，在出生后前3个月占总能量需要量的35%，12个月时降到3%，青少年期为1%~2%。

2. 妊娠和哺乳　妊娠期间胎儿、胎盘的增长，母体组织的增加等均需要能量，此外，维持这些增加的组织代谢也需要能量。哺乳期妇女分泌乳汁和乳汁本身含有的能量均需额外的能量消耗。

三、能量需要量

（一）能量需要量概述

能量需要量（energy requirement，ER）指能长期保持良好的健康状态、维持良好的体型、机体构成以及理想活动水平的个体或人群，达到能量平衡时所需要的能量。群体的能量推荐摄入量等于该群体能量的平均需要量。为了与其他营养素区别，常用估计能量需要量（estimated energy requirement，EER）表示，即针对一定年龄、性别、身高、体重和身体活动水平的健康群体中，维持能量平衡所需要摄入的膳食能量。

（二）能量需要量的确定

1. 计算法

（1）基础能量消耗计算法：FAO/WHO/UNU联合专家委员会、欧盟等组织或国家及地区修订的能量推荐摄入量，以估算基础能量消耗（basal energy expenditure，BEE）为重要基础，与身体活动水平的乘积来估算成年人总能量消耗量（total energy expenditure，TEE），推算出成年人的能量需要量。

《中国居民膳食营养素参考摄入量》（2023版）修订时，18~49岁成年人基础代谢率（相当于24小时的基础能量消耗）采用公式：

$$BMR（kcal/d）= 14.52W - 155.88S + 565.79$$

注：W为体重，单位kg；S为性别，男性 =0，女性 =1。

50~64岁、65~74岁和75岁以上年龄组的BMR在此基础上分别下调5%、7.5%和10%。

人体活动水平或劳动强度直接影响机体的能量需要量。中国营养学会在修订《中国居民膳食营养素参考摄入量》（2023版）时，将中国成年人的身体活动水平划为低强度（PAL 1.4）、中等强度（PAL 1.7）和高强度（PAL 2.0）三个等级。根据双标水（doubly labeled water，DLW）结果得出的不同生活方式、不同职业及休闲活动的PAL见表2-5-1。为保持健康体重，建议个体的身体活动水平维持在1.7及以上水平。

▼ 表2-5-1　根据双标水测定结果估测的生活方式或职业的身体活动水平（PAL）

生活方式	从事的职业或人群	PAL
休息，主要是坐或卧位	不能自理的老年人或残疾人	1.2
静态的生活方式/坐位工作，很少或没有高强度的休闲活动	办公室职员或精密仪器机械师	1.4~1.5
静态的生活方式/坐位工作，有时需走动或站立，但很少有高强度的休闲活动	实验室助理，司机，学生，装配线工人	1.6~1.7
主要是站着或走着工作	家庭主妇，销售人员，侍应生，机械师，交易员	1.8~1.9
高强度职业工作或高强度休闲活动	建筑工人，农民，林业工人，矿工，运动员	2.0~2.4
每周增加1小时中等强度的身体活动		+0.025（增加量）
每周增加1小时高强度的身体活动		+0.05（增加量）

（2）膳食调查：一般健康者在食物供应充足、体重不发生明显变化时，其能量摄入量基本可反映能量需要量。通过5~7天的膳食调查，借助食物成分表和食物成分分析软件等工具，计算出平均每日膳食中碳水化合物、脂肪和蛋白质摄入量，结合调查对象的营养状况，间接估算出人群每日的能量需要量。该法误差较大。

2. 测定法　人体能量消耗测定是预测能量需要量的关键。《中国居民膳食营养素参考摄入量》（2023版）能量消耗的测定方法包括直接测热法、间接测热法、心率监测法、运动感应器测量法和调查记录法。

人体能量需要量受性别、年龄、生理状态和身体活动水平等因素的影响。成年人膳食能量需要量（EER）见表2-5-2。

▼ 表2-5-2　成年人膳食能量需要量（EER）

性别	年龄/岁	参考体重/kg	基础代谢率		能量需要量		
			kcal/d	kcal/(kg·d)	PAL=1.4 kcal/d	PAL=1.7 kcal/d	PAL=2.0 kcal/d
男性	18~	65.0	1 510	23.2	2 150	2 550	3 000
	30~	63.0	1 481	23.5	2 050	2 500	2 950
	50~	63.0	1 407	22.3	1 950	2 400	2 800
女性	18~	56.0	1 223	22.0	1 700	2 100	2 450
	30~	56.0	1 209	21.6	1 700	2 050	2 400
	50~	55.0	1 148	20.9	1 600	1 950	2 300

（三）能量食物的来源

能量主要来源于食物中的碳水化合物、脂肪和蛋白质。谷薯类含有丰富的碳水化合物，是最经济、最廉价的能量来源；油脂类富含脂肪；动物性食物则富含蛋白质与脂肪；果蔬类能量含量较少。

第六节　维生素

一、概述

（一）概念及分类

维生素（vitamin）是维持人体正常生命活动所必需的一类低分子有机化合物，以本体或可被机体利用的前体形式存在于天然食物中。人体内维生素的含量极微，既不参与构成机体成分，也不是体内的能量来源，但在机体的代谢、生长发育等过程中发挥着重要作用。

维生素的种类很多，根据其溶解性分为脂溶性维生素和水溶性维生素两大类：脂溶性维生素包括维生素A、维生素D、维生素E、维生素K；水溶性维生素包括B族维生素（维生素B_1、维生素B_2、维生素B_6、维生素B_{12}、烟酸、叶酸、泛酸、生物素、胆碱）和维生素C等。两者各有其特点（表2-6-1）。

项目	脂溶性维生素	水溶性维生素
化学成分	仅含碳、氢、氧	除含碳、氢、氧外，有的还包含氮、钴或硫
溶解性	溶于脂肪及有机溶剂，不溶于水	易溶于水
吸收排泄	随脂肪经淋巴系统吸收，随胆汁少量排出	经血液吸收，过量时很快从尿中排出
蓄积性	食物中与脂类共存，经肠肝循环代谢，存于机体脂肪组织	一般在体内无蓄积性
缺乏症状	缓慢出现缺乏症	较快出现缺乏症
毒性	过量蓄积易引起中毒	除极大量摄入外，一般没有毒性
营养状况评价	不能用尿负荷试验评价	尿负荷试验和血成分检验

（二）缺乏

1. 缺乏的原因　维生素缺乏是较常见的营养素缺乏之一，缺乏的原因主要有以下几种。

（1）摄入不足：食物短缺，或由于营养知识缺乏、食物选择不当，也可由于食物运输、加工、烹调、储藏不当使食物中的维生素破坏或丢失增加。

（2）吸收利用降低：如老年人胃肠道功能降低，对营养素的吸收利用降低，肝胆疾病患者由于胆汁分泌减少会影响脂溶性维生素的吸收。

（3）需要量相对增加：由于维生素的需要量增多，或丢失增加，使体内维生素需要量相对增高。如妊娠和哺乳期妇女、生长发育期儿童、特殊生活及工作环境的人群、疾病恢复期的患者等，对维生素的需要量相对增高。

2. 缺乏的分类

（1）按缺乏的原因：分为原发性和继发性维生素缺乏两种。原发性维生素缺乏是由于膳食中维生素供给不足或其生物利用率过低引起；继发性维生素缺乏是由于生理或病理原因妨碍维生素的吸收、利用，或因需要量增加、排泄或破坏增多而引起的条件性维生素缺乏。

（2）按缺乏程度：可分为临床和亚临床维生素缺乏两种。人体维生素不足或缺乏是一个渐进的过程，当膳食中长期缺乏某种维生素时，最初表现为组织中维生素的储存量降低，继而出现生化指标和生理功能异常，进一步发展则引起组织的病理改变，并出现临床体征。当维生素缺乏出现临床症状时，称为维生素的临床缺乏。维生素的轻度缺乏常不出现临床症状，一般可导致劳动效率及对疾病的抵抗力降低，称为亚临床缺乏或不足，也称边缘缺乏（marginal deficiency）。维生素临床缺乏类疾病已不多见，而维生素的亚临床缺乏则是营养缺乏中的一个主要问题。维生素的亚临床缺乏引起的临床症状不明显、不特异，易被忽视，故应对此高度警惕。

二、维生素A

维生素A（vitamin A）亦称视黄醇（retinol），是人类发现的第一个维生素。

（一）理化性质

维生素A是指含有视黄醇结构，并具有其生物活性的一大类物质，包括已形成的维生素A（preformed vitamin A）和维生素A原（provitamin A）及其代谢产物。

在动物体内含有的具有视黄醇生物活性的维生素A称已形成的维生素A，包括视黄醇、视黄醛（retinal）和视黄酸（retinoic acid）。植物体内不含已形成的维生素A，但在某些黄、绿、红色植物性食物中含有可在体内转变成维生素A的类胡萝卜素（carotenoid），如α-胡萝卜素、β-胡萝卜素、γ-胡萝卜素等，称维生素A原。

维生素A为淡黄色结晶，易溶于有机溶剂，对异构、氧化和聚合作用敏感，应避免与氧、高温或光接触。维生素A和胡萝卜素都对酸和碱稳定，一般烹调和加工不易破坏。当食物中含有磷脂、维生素E、维生素C和其他抗氧化剂时，视黄醇和胡萝卜素较为稳定，脂肪酸败可引起其严重破坏。密封、低温冷冻组织中的维生素A可以稳定保存数年。

（二）吸收与代谢

动物性食物中的视黄醇以其与脂肪酸结合成的视黄基酯的形式存在。视黄基酯和植物性食物中的类胡萝卜素与蛋白质结合形成复合物，经胃、胰液和肠液中的蛋白酶水解从食物中释出脂肪酸、游离的视黄醇及类胡萝卜素。游离视黄醇及类胡萝卜素与其他脂溶性食物成分形成胶团，通过小肠绒毛的糖蛋白层进入肠黏膜细胞。膳食中70%~90%的视黄醇、20%~50%的类胡萝卜素被吸收。

吸收后的类胡萝卜素随乳糜微粒经淋巴液转入血液循环。在小肠黏膜细胞内β-胡萝卜素-15,15'二加氧酶的作用下转化成视黄醛，再与细胞内视黄醇结合蛋白Ⅱ结合，在视黄醛还原酶的作用下转变成视黄醇。理论上一分子β-胡萝卜素能生成两分子视黄醇，但β-胡萝卜素-15, 15'二加氧酶的活性相当低，大约12mg的β-胡萝卜素可产生1mg的活性视黄醇，而24mg的其他维生素A原类胡萝卜素能产生1mg的活性视黄醇。

视黄醇在细胞内被氧化成视黄醛，再进一步被氧化成视黄酸。在小肠黏膜细胞内，视黄醛和视黄醇可以相互转化，但视黄醛转变成视黄酸的反应却不可逆。视黄酸经门静脉吸收，并与血浆白蛋白紧密结合在血液中运输。

在小肠黏膜细胞中结合的视黄醇重新酯化成视黄基酯，并与少量未酯化的视黄醇、胡萝卜素、叶黄素以及其他的类胡萝卜素一同掺入乳糜微粒进入淋巴，经胸导管进入体循环。

肝脏是储存维生素A的主要器官，视黄醇主要以棕榈酸视黄酯的形式储存在肝脏。肾脏中视黄醇储存量约为肝脏的1%，眼色素上皮细胞也有少量视黄醇储存。

肝脏储存类胡萝卜素的能力有限，过多的类胡萝卜素由血浆脂蛋白运至脂肪组织中储存。血浆中类胡萝卜素的水平一般反映近期类胡萝卜素摄入的情况，而不反映体内储存水平。

维生素A在体内被氧化成一系列的代谢产物，后者与葡糖醛酸结合后由胆汁进入粪便排泄，约70%的维生素A经此途径排泄，其中一部分经肠肝循环再吸收入肝脏；大约30%由肾脏排泄。类胡萝卜素主要经由胆汁排泄。

（三）生理功能

1. 视觉功能　维生素A是构成视觉细胞内感光物质的成分。视网膜的杆状细胞内含感光物质视紫红质，是11-顺式视黄醛和视蛋白结合而成，为暗视觉必需物质。当视紫红质被光照射后，11-顺式视黄醛转变成全反式视黄醛并与视蛋白分离，产生电能刺激视神经形成视觉，而全反式视黄醛在一系列酶的作用下，又转变成11-顺式视黄醛，再与视蛋白结合成视紫红质供下次循环使用。人在亮处视紫红质消失，一旦进入暗处，最初看不清楚任何物体，经过一段时间待视紫红质再生到一定水平才逐渐恢复视觉，这一过程称为暗适应（dark adaptation）。暗适应的快慢取决于照射光的波长、强度和照射时间，同时也与体内维生素A的营养状况有关。当维生素A不足时，11-顺式视黄醛供给减少，暗适应能力降低甚至出现夜盲症。

2. 维持上皮组织细胞的健康 维生素A对上皮的正常形成、发育与维持十分重要。维生素A充足时，皮肤和机体保护层才能维持正常的抗感染能力和抵御外来侵袭的天然屏障作用。当维生素A不足或缺乏时，可导致糖蛋白合成异常，上皮基底层增生变厚，表层角化、干燥等，削弱了机体屏障作用，易于感染。儿童则极易合并发生呼吸道感染及腹泻。

3. 促进生长发育和维护生殖功能 维生素A参与细胞RNA、DNA的合成，对细胞的分化、组织更新有一定影响。维生素A参与软骨内成骨，缺乏时长骨形成和牙齿的发育均受影响，儿童生长停滞，发育迟缓，骨骼发育不良。维生素A缺乏还会导致男性睾丸萎缩，精子数量减少、活力下降，也可影响胎盘发育。

4. 免疫功能 维生素A通过调节细胞和体液免疫提高免疫功能，该作用可能与增强巨噬细胞和自然杀伤细胞（natural killer cell，NK cell）的活力以及改变淋巴细胞的生长或分化有关。因此，维生素A又称"抗感染"维生素。

5. 类胡萝卜素的抗氧化功能 类胡萝卜素可猝灭单线态氧，与α-生育酚、维生素C、谷胱甘肽和硒一起被称为抗氧化营养素。

6. 其他 维生素A及其异构体能促进终末分化、抑制增殖、促进凋亡，对组织恶变过程中的细胞发挥抗肿瘤作用。

（四）缺乏与过量

维生素A缺乏仍是许多发展中国家的一个主要公共卫生问题。维生素A缺乏的发生率相当高，在非洲和亚洲许多发展中国家的部分地区，甚至呈地方性流行。婴幼儿和儿童维生素A缺乏的发病率远高于成人。

维生素A缺乏最主要的症状是夜盲症和眼干燥症。暗适应能力降低是维生素A缺乏最早出现的症状，进一步发展为夜盲症，严重者可致眼干燥症，甚至失明。儿童维生素A缺乏典型临床诊断体征是比奥斑（Bitot spots），角膜两侧和结膜外侧因干燥而出现皱褶，角膜上皮堆积，形成大小不等形状似泡沫的白斑。

维生素A缺乏还会引起机体不同组织上皮干燥、增生及角化，出现皮脂腺及汗腺角化、皮肤干燥、毛囊角化过度、毛囊丘疹、毛发脱落、食欲降低、易感染等，特别是儿童、老人容易发生呼吸道炎症，严重时可导致死亡。

过量摄入维生素A可引起急性、慢性及致畸毒性反应。急性毒性反应的早期症状为恶心、呕吐、头痛、眩晕、视物模糊、肌肉失调、婴儿囟门突起，当剂量更大时可出现嗜睡、厌食、少动、反复呕吐，停止服用后症状会消失。维生素A使用剂量达其推荐摄入量的10倍以上时可发生慢性中毒，常见症状是头痛、食欲降低、脱发、肝大、长骨末端外周部分疼痛、肌肉疼痛和僵硬、皮肤干燥瘙痒、复视、出血、呕吐和昏迷等。过量的维生素A可引起细胞膜的不稳定和某些基因表达改变。孕妇在妊娠早期每天大剂量摄入维生素A，娩出畸形儿的相对危险度增加。

类胡萝卜素在体内向视黄醇转变的速率慢，大量摄入类胡萝卜素一般不会引起毒性作用。另外，随着类胡萝卜素摄入增加，其吸收减少。大剂量的类胡萝卜素摄入可导致高胡萝卜素血症，出现类似黄疸的皮肤症状，停止食用后症状会慢慢消失。

（五）营养状况评价

1. 血清（浆）视黄醇浓度 该指标不能灵敏地反映肝脏维生素A储备量的小幅度变化，只能反映机体维生素A的极端缺乏或过量状态。我国人群维生素A缺乏筛查办法推荐血清视黄醇浓度的判断标准：<0.70μmol/L（200μg/L）为缺乏；0.70~1.05μmol/L（200~300μg/L）为边缘性缺乏。

2. 血浆视黄醇结合蛋白 血浆中视黄醇结合蛋白水平能比较敏感地反映体内维生素A的营养状态。近年来认为其可与血浆视黄醇水平呈良好关系，较好地反映人体的维生素A营养水平。

3. 稳定性同位素测定 用稳定性同位素标记法检测血清视黄醇水平可了解机体维生素A的储存状况及动态变化。

4. 眼结膜印迹细胞学法（conjunctival impression cytology，CIC） 在维生素A缺乏期间，眼结膜杯状细胞消失、上皮细胞变大且角化。用醋酸纤维素滤纸轻拭眼结膜取样，进行染色和镜检。

5. 暗适应功能测定 用暗适应计和视网膜电流变化检查，如发现暗光视觉异常，有助诊断。维生素A缺乏者暗适应时间延长，有眼部疾患、血糖过低或睡眠不足者暗适应功能也降低，故此法不能特异地反映其维生素A营养缺乏。

（六）膳食维生素A参考摄入量与食物来源

食物中全部具有视黄醇活性的物质常用视黄醇活性当量（retinol activity equivalents，RAE）表示。视黄醇活性当量的计算方法如下：

膳食或食物中总视黄醇活性当量（μg）= 全反式视黄醇（μg）+ 1/2补充剂纯品全反式β–胡萝卜素（μg）+ 1/12膳食全反式β–胡萝卜素（μg）+ 1/24其他维生素A原类胡萝卜素（μg）。

我国18~50岁男性维生素A的推荐摄入量为770μgRAE/d，女性660μgRAE/d。

维生素A最好的食物来源是动物肝脏，鱼肝油、鱼卵、全奶、奶油、禽蛋等含量也较丰富；维生素A原的良好来源是胡萝卜、红薯、深绿色蔬菜、玉米、芒果和柑橘等。

三、维生素D

（一）理化性质

维生素D（vitamin D）又称抗佝偻病因子，是具有钙化醇生物活性的一类物质。麦角钙化醇（ergocalciferol，又称维生素D_2）和胆钙化醇（cholecalciferol，又称维生素D_3）较常见，为白色晶体，易溶于有机溶剂，对热、碱较稳定，光和酸可促进其异构化。

（二）吸收与代谢

维生素D可从饮食中吸收或经阳光照射在皮肤中合成。皮下7-脱氢胆固醇经紫外线照射转化为维生素 D_3，维生素 D_3 缓慢释放到血液中，与维生素D结合蛋白结合。膳食维生素D的天然来源很少，以维生素 D_2、维生素 D_3 的形式存在，可直接吸收利用，占体内维生素D来源的20%~30%。维生素D吸收后在肝脏中经25-羟基化形成25-(OH)D，随后在肾脏中发生1-α羟基化生成1,25-(OH)$_2$D。25-(OH)D是血液中维生素D的主要存在形式，1,25-(OH)$_2$D是维生素D的活性形式。

（三）生理功能

1. 维持机体钙、磷平衡　维生素D主要以1,25-(OH)$_2$D的形式在小肠、肾、骨等靶器官起作用，维持细胞内、外钙浓度，调节钙、磷代谢。1,25-(OH)$_2$D与甲状旁腺激素（parathyroid hormone，PTH）共同作用维持血钙水平的稳定：当血钙浓度降低时，甲状旁腺激素分泌增加，刺激肾脏中的1-α羟化酶增加1,25-(OH)$_2$D的合成，促进钙在肾小管的重吸收，使未成熟的破骨细胞前体转变为成熟的破骨细胞，促进骨质吸收；血钙浓度过高时，促进甲状旁腺产生降钙素，阻止钙从骨骼中动员，增加钙、磷从尿中排出。此外，维生素D通过促进骨骼及牙齿的矿化，以及促进小肠对钙的吸收、肾脏对钙及磷的重吸收等，调节机体钙、磷代谢。

2. 参与体内免疫调节　1,25-(OH)$_2$D有助于维持正常的先天性免疫和获得性免疫功能。许多免疫细胞如巨噬细胞、树突状细胞等，含维生素D的受体，1,25-(OH)$_2$D可调节T细胞发育和B细胞分化。维生素D缺乏可能与类风湿关节炎、1型糖尿病、哮喘和多发性硬化症等免疫相关疾病的发生有关。

3. 其他　近年，流行病学研究发现维生素D水平与心血管疾病、2型糖尿病、肺结核等多种疾病的发生风险存在负相关。

（四）缺乏与过量

维生素D缺乏是一个世界性的问题。长期维生素D缺乏在儿童表现为佝偻病，成人表现为骨质软化症和骨质疏松症。近年，研究发现自身免疫性疾病、传染性疾病、2型糖尿病等可能也与维生素D缺乏有关。

长期过量摄入维生素D会导致中毒。食用天然食物和接受阳光暴露的人一般不会发生维生素D中毒，但长期摄入大量维生素D补充剂可致过量或中毒。维生素D中毒主要表现在血浆维生素D及其代谢产物水平升高导致的高钙血症，钙沉积在心脏、血管、肺和肾小管等组织，出现肌肉乏力、关节疼痛、弥漫性骨质脱矿化及一般定向能力障碍、心律不齐等，严重者可致死亡。

（五）营养状况评价

可通过膳食调查、实验室生化检查、功能检查及维生素D缺乏临床体征检查进行维生素D营养状况评价。血清（浆）25-(OH)D水平是评价维生素D营养状况的最佳指标，是维生素D缺乏和维生素D缺乏性佝偻病早期诊断的主要依据。25-(OH)D主要由皮肤产生和膳食摄入，半衰期是3周，可特异性地反映机体数周到数月内维生素D的储存情况。另外，血清25-(OH)D水平检测也可联合甲状旁腺激素、维生素D结合蛋白、维生素D功能性试验等进行评价。

（六）膳食维生素D参考摄入量与食物来源

我国18~65岁人群维生素D的推荐摄入量为10μg/d，65岁及以上人群为15μg/d，可耐受最高摄入量为50μg/d。

维生素D主要通过皮肤接受紫外线照射合成或从膳食中获得，日光照射是获得维生素D的主要来源。鱼肝油含有丰富的维生素D，含脂肪高的动物性食物是天然维生素D的主要来源，如海鱼和鱼卵，其他如肝脏、蛋黄、奶油和乳酪等。牛乳和人乳中维生素D含量较低，谷类、蔬菜和水果中几乎不含维生素D。

四、维生素E

（一）理化性质

维生素E（vitamin E）又称生育酚（tocopherol），是指具有α-生育酚活性的一类物质，包括α、β、γ、δ四种生育酚和四种生育三烯酚，其中以α-生育酚活性最高。

α-生育酚是黄色油状液体，溶于脂肪和脂溶剂，对热及酸稳定，对碱不稳定，对氧十分敏感，油脂酸败可加速维生素E的破坏。食物中维生素E在一般烹调时损失不大，但油炸时维生素E活性明显降低。

（二）吸收与代谢

生育酚在食物中以游离的形式存在，生育三烯酚以酯化的形式存在，必须经胰脂肪酶和肠黏膜酯酶水解才能被吸收。游离的生育酚或生育三烯酚与其他脂类消化产物在胆汁作用下以胶团的形式被动扩散吸收，然后混入乳糜微粒，经淋巴导管进入血液循环。血液中的维生素E主要由低密度脂蛋白运输，在保护低密度脂蛋白免遭氧化损伤方面起重要的作用。由于维生素E溶于脂质并主要由脂蛋白转运，所以血浆维生素E浓度与血浆脂浓度呈正相关。

大部分维生素E以非酯化的形式储存在脂肪细胞，少量储存在肝脏、肺、心脏、肌肉、肾上腺和大脑。脂肪组织中维生素E的储存随维生素E的摄入量增加而呈线性增加，而其他组织的维生素E基本不变或很少增加。相反，当机体缺乏维生素E时，肝脏和血浆的维生素E水平下降很快，而脂肪组织中维生素E的降低较慢。

（三）生理功能

1. 抗氧化作用　维生素E可清除体内自由基并阻断其引发的链反应，与其他非酶抗氧化物质（维生素C、β-胡萝卜素、锌、硒、铜等）及抗氧化酶（超氧化物歧化酶、谷胱甘肽过氧化物酶等）一起构成体内抗氧化系统，保护生物膜及其他蛋白质免受自由基攻击。

2. 与动物的生殖功能和精子生成有关　维生素E缺乏时，可出现动物睾丸萎缩和上皮细胞变性、孕育异常。

3. 调节血小板的黏附力和聚集作用　维生素E可抑制磷脂酶A_2的活性，减少血小板血栓素A_2的释放，从而抑制血小板的聚集。维生素E缺乏时血小板聚集和凝血作用增强，增加心肌梗死和脑卒中发生风险。

4. 增强机体免疫功能和抑制肿瘤发生　维生素E可维持正常的免疫功能，特别是对T淋巴细胞的功能很重要。另外，维生素E与免疫功能和吞噬功能有关，维生素E可能对肿瘤的防治也能起到一定作用。

5. 其他　①抗动脉粥样硬化：低密度脂蛋白胆固醇的氧化修饰是动脉粥样硬化和冠心病的起始步骤，充足的维生素E可抑制细胞膜脂质的过氧化反应，抑制血小板凝集，保护血管内皮，预防动脉粥样硬化和心血管疾病。②对神经系统和骨骼肌的保护作用：维生素E有保护神经系统、骨骼肌、视网膜免受氧化损伤的作用。③预防衰老：补充维生素E可减少细胞中的脂褐质形成，可改善皮肤弹性，使性腺萎缩减轻。

（四）缺乏与过量

低体重的早产儿、血β-脂蛋白缺乏症、脂肪吸收障碍的患者可出现维生素E缺乏，表现为视网膜退行性病变、蜡样质色素集聚、溶血性贫血、肌无力、神经退行性病变、小脑共济失调等神经-肌肉退行性变化。

维生素E的毒性相对较小，但大剂量摄入维生素E制剂可出现中毒症状，如视物模糊、头痛和极度疲乏、凝血机制损害等。

（五）营养状况评价

1. 血清（浆）α-生育酚浓度　可直接反映人体维生素E的储存情况，成年人血清（浆）α-生育酚的正常参考范围为11.6~46.4μmol/L（5~20mg/L），低于11.6μmol/L（5mg/L）提示维生素E缺乏。

2. 红细胞溶血试验　红细胞溶血试验可间接判断体内维生素E的营养状况。当红细胞与2.0%~2.4%的H_2O_2溶液保温3小时后，溶血率>5%提示维生素E缺乏。

（六）膳食维生素E参考摄入量与食物来源

我国成年人维生素E的适宜摄入量为14mg α-TE/d。

维生素E含量丰富的食物有植物油、麦胚、坚果、豆类和谷类。肉类、鱼类等动物性食物和水果、蔬菜中维生素E含量很少。食物加工、储存和制备过程可损失部分维生素E。

五、维生素B_1

（一）理化性质

维生素B_1（vitamin B_1）又称硫胺素（thiamine）、抗脚气病因子或抗神经炎因子，是由吡啶环和噻唑环通过亚甲基桥相连而成。在体内以硫胺素焦磷酸（thiamine pyrophosphate，TPP）的形式构成丙酮酸脱氢酶、转酮醇酶、α-酮戊二酸脱氢酶等的辅酶参与能量代谢。维生素B_1易溶于水，微溶于乙醇，不溶于其他有机溶剂，耐酸，在中性、碱性条件下遇热易破坏。

（二）吸收与代谢

维生素B_1主要在小肠吸收，在小肠黏膜和肝组织中进行磷酸化，形成硫胺素磷酸盐，包括主动转运与被动扩散两个过程，吸收过程中需要钠离子和ATP存在。饮酒、大量饮茶和叶酸缺乏可导致吸收障碍。维生素B_1主要在肝脏中代谢，代谢产物主要由肾脏随尿液排出体外，少量随汗液排出。

（三）生理功能

1. 辅酶功能 硫胺素焦磷酸是维生素B_1的主要活性形式，在体内的能量代谢中具有重要作用，参与α-酮酸的氧化脱羧反应和磷酸戊糖途径的转酮醇反应。

2. 非辅酶功能 维生素B_1在神经组织中可能具有一种特殊的非辅酶作用。维生素B_1缺乏时，乙酰辅酶A生成减少，影响乙酰胆碱的合成。乙酰胆碱可促进胃肠蠕动和腺体分泌，可被胆碱酯酶水解成乙酸和胆碱而失去活性。维生素B_1是胆碱酯酶的抑制剂，当维生素B_1缺乏时，胆碱酯酶的活性增强，使乙酰胆碱分解加速，导致胃肠蠕动变慢，消化液分泌减少，出现消化不良。临床上常把维生素B_1作为辅助消化药使用。

（四）缺乏与过量

维生素B_1缺乏主要损害神经系统和心血管系统，导致脚气病（beriberi）。临床上根据年龄差异将脚气病分为婴儿脚气病和成人脚气病。

1. 婴儿脚气病 常发生在2~5月龄，母乳维生素B_1缺乏所致多见。发病突然，病情急，主要表现为发绀、失声、水肿、心界扩大和心动过速，病情凶险且病程进展迅速，常在症状出现后1~2天突然死于心力衰竭。

2. 成人脚气病 早期症状较轻，主要表现为疲乏、淡漠、食欲差、恶心、忧郁、沮丧和心电图异常等。症状特点和严重程度与维生素B_1缺乏程度、发病急缓等有关。一般将其分成三种。① 干性脚气病（dry beriberi）：以多发性周围神经炎症为主，出现上行性周围神经炎，指/趾端麻木、肌肉酸痛、压痛，尤以腓肠肌为甚，跟腱反射及膝反射异常。② 湿性脚气病（wet beriberi）：多以水肿和心脏症状为主，如不及时治疗，在短期内水肿迅速增加、气促加剧，发生心力衰竭。③ 混合型脚气病：特征是既有神经症状又有心力衰竭、水肿。

过量摄入维生素B_1导致的毒性反应尚不多见，超过推荐摄入量100倍以上的剂量可能出现头痛、惊厥、心律失常。

（五）营养状况评价

1. 尿负荷试验 口服5mg维生素B_1后，收集测定4小时内尿中维生素B_1排出总量。判断标准：维生素B_1<100μg为缺乏，100~200μg为不足，≥200μg为正常，≥400μg为充足。

2. 尿中维生素B_1和肌酐含量比值 测清晨空腹尿维生素B_1与肌酐排出量的比值。由于尿肌酐具有排出速率恒定，且不受尿量多少的影响，因此该比值可以较好地反映机体维生素B_1的营养水平。判断标准：该比值<27为缺乏，27~66为不足，66~130为正常，≥130为充足。

3. 红细胞转酮醇酶活力系数（erythrocyte transketolase-action coefficient，ETK-AC）或红细胞转酮醇酶硫胺素焦磷酸效应（erythrocyte transketolase thiamine pyrophosphate effect，ETK-TPP效应） 采用体外实验，测定加硫胺素焦磷酸前、后红细胞中转酮醇酶活性的变化，以反映维生素B_1的营养状况。通常两者活性之差占基础活性的百分率即为ETK-TPP效应，其值越高则维生素B_1缺乏越严重。判断标准：ETK-TPP<15%为正常，15%~25%为不足，≥25%为缺乏。

（六）膳食维生素B_1参考摄入量与食物来源

我国成年人维生素B_1的推荐摄入量，男性为1.4mg/d，女性为1.2mg/d。

维生素 B_1 广泛存在于天然食物中，含量丰富的食物有谷类、豆类及干果类。动物内脏、瘦肉、禽蛋中含量也较多。日常膳食维生素 B_1 主要来源于谷类食物，多存在于表皮和胚芽中。

六、维生素 B_2

（一）理化性质

维生素 B_2（vitamin B_2）又称核黄素（riboflavin），是具有一个核糖醇侧链的异咯嗪类衍生物，为黄棕色粉末状结晶体，味苦，熔点高，水溶性较低，耐酸不耐碱，光照或紫外线照射可引起分解。

（二）吸收与代谢

维生素 B_2 主要在胃肠道上部吸收，一般动物来源的比植物来源的容易吸收，并且其吸收量与摄入量呈正比。维生素 B_2 在肠黏膜上皮细胞被磷酸化为黄素单核苷酸（flavin mononucleotide，FMN），在浆膜面 FMN 再脱磷酸化成为游离的维生素 B_2，经门静脉运输至肝脏。在肝脏，维生素 B_2 再转变成 FMN 和黄素腺嘌呤二核苷酸（flavin adenine dinucleotide，FAD）。血浆中的白蛋白、免疫球蛋白和纤维蛋白原可作为维生素 B_2、FMN 和 FAD 的运输载体。维生素 B_2 很少在体内贮存，主要随尿液排出。胃酸和胆盐可促进维生素 B_2 的吸收，而酒精、咖啡因、铜、锌、铁等可抑制其吸收利用。

（三）生理功能

1. 参与生物氧化与能量代谢　维生素 B_2 在体内以 FMN 和 FAD 的形式与特定蛋白结合形成黄素蛋白（flavoprotein），黄素蛋白是机体许多酶系统中重要辅基的组成成分，通过呼吸链参与体内氧化还原反应与能量代谢。

2. 参与烟酸和维生素 B_6 的代谢　FAD 和 FMN 分别作为辅酶参与色氨酸转变为烟酸、维生素 B_6 转变为磷酸吡哆醛的过程。

3. 其他　FAD 作为谷胱甘肽还原酶的辅酶，参与体内的抗氧化防御系统，维持还原性谷胱甘肽的浓度；FAD 与细胞色素 P450 结合，参与药物代谢；提高机体对环境应激适应能力等。

（四）缺乏与过量

维生素 B_2 缺乏主要表现为眼、口腔和皮肤的炎症反应。早期表现为疲倦、乏力、口腔疼痛，眼睛瘙痒、烧灼感，继而出现口腔和阴囊病变，称为口腔生殖系统综合征，包括唇炎、口角炎、舌炎、皮炎、阴囊炎以及角膜血管增生等。维生素 B_2 缺乏还可导致缺铁性贫血，影响生长发育，妊娠期缺乏可导致胎儿骨骼畸形。

维生素 B_2 的吸收率低，过量吸收也很快经尿液排出体外，一般不会引起中毒。

（五）营养状况评价

1. 红细胞谷胱甘肽还原酶活性系数（erythrocyte glutathione reductase activity coefficient，EGRAC）　EGRAC 是评价维生素 B_2 营养状况的一个灵敏指标，EGRAC<1.2 为正常，1.2~1.4 为不足，≥1.4 为缺乏。

2. 尿负荷试验　口服 5mg 维生素 B_2，测定 4 小时内尿中维生素 B_2 排出总量。维生素 B_2<400μg 为缺乏，400~800μg 为不足，800~1 300μg 为正常，≥1 300μg 为充足。

3. 尿中维生素B_2和肌酐含量比值　任意一次尿中维生素B_2与尿肌酐比值，<27为缺乏，27~80为不足，80~270为正常，≥270为充足。

4. 红细胞维生素B_2含量　红细胞维生素B_2含量可以反映体内维生素B_2的储存情况，>400nmol/L（150μg/L）为正常，<270nmol/L（100μg/L）为缺乏。

（六）膳食维生素B_2参考摄入量与食物来源

维生素B_2的需要量与机体能量代谢及蛋白质的摄入量有关。我国成年人维生素B_2的推荐摄入量男性为1.4mg/d，女性为1.2mg/d。

维生素B_2广泛存在于动植物性食物中，不同食物含量差异较大。动物性食物中含量较植物性食物高，动物肝脏、肾脏、心脏、乳汁及蛋类中含量尤为丰富；植物性食物以绿色蔬菜、豆类含量较高，而谷类含量较少。

七、维生素B_6

（一）理化性质

维生素B_6（vitamin B_6）是一类含氮化合物，包括吡哆醇（pyridoxine，PN）、吡哆醛（pyridoxal，PL）和吡哆胺（pyridoxamine，PM），其磷酸化形式是氨基酸代谢过程中转氨酶等的辅酶。维生素B_6易溶于水和乙醇，微溶于有机溶剂，在空气和酸性条件下稳定，对光和碱敏感，高温下可被破坏。

（二）吸收与代谢

维生素B_6主要通过被动扩散形式在小肠上部吸收，以磷酸吡哆醛（pyridoxal phosphate，PLP）形式与多种蛋白质结合，主要贮存于肌肉和肝脏中。磷酸吡哆醛分解代谢为4-吡哆酸，主要从尿中排出，少量从粪便排泄。

（三）生理功能

1. 参与氨基酸、糖原和脂肪酸代谢　维生素B_6主要是以磷酸吡哆醛的形式参与体内氨基酸、糖原和脂肪酸的代谢。

2. 参与造血和维持免疫功能　磷酸吡哆醛参与琥珀酰辅酶A和甘氨酸合成血红素的过程，缺乏时可造成小细胞低色素性贫血和血清铁水平增高。维生素B_6还可促进抗体的合成，缺乏时抗体合成减少，导致机体抵抗力下降。磷酸吡哆醛可能通过参与一碳单位代谢影响免疫功能。

3. 参与某些微量营养素的转化与吸收　色氨酸转化为烟酸的过程受维生素B_6营养状况的影响。当肝脏磷酸吡哆醛水平降低时，会影响烟酸的合成。另外，维生素B_6还可促进维生素B_{12}、铁和锌的吸收。

4. 调节神经递质的合成　参与5-羟色胺、牛磺酸、多巴胺、去甲肾上腺素、组胺和γ-氨基丁酸等神经递质的合成。磷酸吡哆醛可提高葡萄糖磷酸酯酶活性，增加乙酰胆碱的生成。

（四）缺乏与过量

维生素B_6缺乏通常与其他B族维生素缺乏同时存在。维生素B_6缺乏可引起末梢神经炎、唇炎、舌炎、脂溢性皮炎和小细胞低色素性贫血等，还可引起体液和细胞介导的免疫功能受损，出现高同型半胱氨酸血症。

维生素B_6的毒性相对较低，经食物一般不会发生摄入过量。补充中高剂量的维生素B_6可引起神经毒性和光敏感性反应。

（五）营养状况评价

1. 血浆磷酸吡哆醛含量　与维生素B_6摄入量成正相关，可较好地反映体内的储存量。成年人血浆磷酸吡哆醛含量 >30nmol/L 为适宜水平，20~30nmol/L 属于边缘缺乏，<20nmol/L 则为维生素B_6缺乏。

2. 色氨酸负荷试验　黄尿酸是色氨酸降解的微量产物，是维生素B_6缺乏的标志物之一。维生素B_6缺乏，磷酸吡哆醛依赖性犬尿氨酸酶促的色氨酸分解反应异常导致黄尿酸的排泄显著增高。

3. 尿中4-吡哆酸含量　4-吡哆酸是维生素B_6代谢的最终产物，可反映近期膳食维生素B_6的摄入水平。

4. 其他　天冬氨酸转氨酶、丙氨酸转氨酶及血浆同型半胱氨酸含量等。

（六）膳食维生素B_6参考摄入量与食物来源

我国18~50岁成年人维生素B_6的推荐摄入量为1.4mg/d，孕妇为2.2mg/d，乳母为1.7mg/d。口服避孕药或用异烟肼治疗结核时，应增加维生素B_6的摄入。

维生素B_6广泛存在于各种食物中，含量最高的食物为白色肉类如鸡肉和鱼肉，其次为肝脏、豆类、坚果类和蛋黄等。水果和蔬菜中维生素B_6含量也较多，其中香蕉、卷心菜、菠菜的含量丰富，但在柠檬类水果、奶类等食物中含量较少。

八、叶酸

（一）理化性质

叶酸（folic acid）由蝶啶、对氨基苯甲酸和谷氨酸结合而成。叶酸为淡黄色结晶，微溶于水，其钠盐易溶于水，对热、光、酸性溶液均不稳定，在中性和碱性溶液中耐热。

（二）吸收与代谢

膳食中，叶酸以与多个谷氨酸结合的形式存在，需经水解酶水解为单谷氨酸叶酸才能被小肠吸收，在肠道中被叶酸还原酶还原成具有生理作用的四氢叶酸（tetrahydrofolic acid，THF），大部分贮存于肝脏中。膳食中的维生素C和葡萄糖可促进叶酸的吸收；锌缺乏、酒精及某些药物等不利于叶酸的吸收。叶酸在体内可被重新吸收，胎儿可通过脐带从母亲获得。体内叶酸一般经过胆汁、尿液和粪排出。

（三）生理功能

1. 一碳单位转移酶的辅酶　四氢叶酸是一碳单位转移酶的辅酶，作为一碳单位的载体发挥作用。一碳单位从氨基酸释放后，以四氢叶酸为载体，参与其他化合物的生成和代谢。参与血红蛋白及重要的甲基化合物如肾上腺素、胆碱、肌酸等的合成。

2. 参与蛋氨酸循环代谢　叶酸参与体内蛋氨酸代谢，叶酸缺乏可导致高同型半胱氨酸血症。

3. 参与DNA、RNA合成及氨基酸之间转化　叶酸参与嘌呤和胸腺嘧啶的合成，进一步合成DNA和RNA。作为一碳单位的载体，参与氨基酸之间的相互转化。

4. 参与神经递质的合成　叶酸通过参与DNA甲基化，维持脑内维生素B_{12}、蛋氨酸、L-酪氨酸和乙酰胆碱的代谢反应，促进神经递质的正常合成。

5. 预防恶性贫血　叶酸与维生素B_{12}一起促进骨髓红细胞生成，预防巨幼细胞贫血。

（四）缺乏与过量

叶酸缺乏可导致巨幼细胞贫血；孕妇叶酸缺乏可引起胎盘发育不良、先兆子痫、胎盘早剥、自然流产等，孕早期还可引起胎儿神经管缺陷、唇腭裂等；叶酸缺乏可引起高同型半胱氨酸血症，增加癌症发生风险。

大量服用合成叶酸亦可产生不良反应，包括影响锌的吸收而导致锌缺乏，使胎儿发育迟缓，低出生体重儿增加；干扰抗惊厥药物的作用；掩盖维生素B_{12}缺乏的早期表现，可能使叶酸合并维生素B_{12}缺乏的巨幼细胞贫血患者产生严重的不可逆转的神经损害。

（五）营养状况评价

1. 血清和红细胞叶酸含量　血清叶酸含量可反映近期膳食叶酸摄入情况，<4ng/ml为缺乏；红细胞叶酸含量反映机体组织细胞内叶酸的储存情况，是叶酸长期营养状况的重要评价指标，<150ng/ml为缺乏。

2. 血浆同型半胱氨酸含量　当维生素B_6及维生素B_{12}营养状况适宜时，血浆同型半胱氨酸水平可作为反映叶酸营养状况的敏感和特异指标。血浆同型半胱氨酸含量>16μmol/L为叶酸缺乏。

3. 组氨酸负荷试验　口服组氨酸2~5g，测定18小时或24小时尿中亚胺甲基谷氨酸（formiminoglutamic acid，FIGLU）排出量。FIGLU是组氨酸转化为谷氨酸过程中的中间产物，叶酸缺乏时，组氨酸不能转化为谷氨酸，尿中排出量增加。

（六）膳食叶酸参考摄入量与食物来源

我国成年人叶酸的推荐摄入量为400μg DFE/d，乳母为550μg DFE/d，孕妇为600μg DFE/d。

叶酸广泛存在于动植物食物中，其良好的食物来源包括动物肝脏、动物肾脏、蛋、梨、蚕豆、芹菜、花椰菜、莴苣、柑橘、香蕉及其他坚果类。

九、维生素B_{12}

（一）理化性质

维生素B_{12}（vitamin B_{12}）又称钴胺素（cobalamin），其活性形式主要有甲基钴胺素和5-脱氧腺苷钴胺素，参与核酸与红细胞生成。维生素B_{12}为红色结晶体，无臭无味，溶于水、乙醇和丙酮，不溶于三氯甲烷、丙酮和乙醚，结构相当稳定，在中性溶液中耐热，强酸、强碱、日光、氧化剂和还原剂均能使其破坏。

（二）吸收与代谢

维生素B_{12}在胃内与糖蛋白内因子（intrinsic factor，IF）结合成维生素B_{12}-IF复合物，在碱性肠液与胰蛋白酶作用下在回肠部被吸收，与血浆蛋白结合成维生素B_{12}运输蛋白，运输至细胞表皮具有其特异性受体的组织，如肝、肾、骨髓等。维生素B_{12}主要由尿液排出，部分从胆汁排出。维生素B_{12}的肝肠循环对其重复利用和体内稳定十分重要。

（三）生理功能

1. 甲基转移酶的辅助因子参与蛋氨酸合成　维生素B_{12}作为蛋氨酸合成酶的辅酶，参与蛋氨酸-同型半胱氨酸代谢。维生素B_{12}缺乏时甲基转移受阻，造成同型半胱氨酸堆积和蛋氨酸合成受阻，引起高同型半胱氨酸血症，同时造成组织中游离四氢叶酸减少，导致核酸合成障碍，发生巨幼红细胞贫血。

2. 参与甲基丙二酸-琥珀酸的异构化反应　维生素B_{12}作为甲基丙二酰辅酶A异构酶的辅酶，参与将甲基丙二酰辅酶A转化成琥珀酰辅酶A的反应。维生素B_{12}缺乏时，该酶的功能受损，导致甲基丙二酰辅酶A通过丙二酰辅酶A水解酶作用生成甲基丙二酸，尿中甲基丙二酸排出量增多。

3. 提高叶酸利用率和保护神经系统功能　维生素B_{12}保护叶酸在细胞内的转移和贮存，增加其利用率，促进碳水化合物、脂肪和蛋白质的代谢。缺乏维生素B_{12}时，叶酸利用率可降低，导致神经障碍、脊髓变性，引起严重的精神症状。

（四）缺乏与过量

维生素B_{12}缺乏的主要表现为巨幼红细胞贫血、神经系统损害引起记忆力下降、精神抑郁、四肢震颤以及高同型半胱氨酸血症等。

维生素B_{12}过量造成的毒性目前未见报道。

（五）营养状况评价

1. 血清维生素B_{12}浓度　可反映体内的储存情况，<1.1pmol/L为缺乏。

2. 血清全转钴胺素Ⅱ（holotranscobalamin Ⅱ，holo Tc Ⅱ）　反映维生素B_{12}负平衡的早期指标，≤29.6pmol/L（40pg/ml）为维生素B_{12}负平衡。

3. 血清全结合咕啉（维生素B_{12}结合咕啉）　结合咕啉是循环中维生素B_{12}的储存蛋白质，约含血清维生素B_{12}的80%。血清全结合咕啉与肝脏维生素B_{12}的储存相平衡。当血清全结合咕啉≤110pmol/L（150pg/ml）时，表示肝脏储存缺乏。

4. 血清同型半胱氨酸及甲基丙二酸　维生素B_{12}缺乏时两者含量均增高。

（六）膳食维生素B_{12}参考摄入量与食物来源

我国成年人维生素B_{12}的推荐摄入量为2.4μg/d，孕妇为2.9μg/d，乳母为3.2μg/d。

膳食中维生素B_{12}来源于动物性食物，主要为肉类、动物内脏、鱼、禽及蛋类，乳及乳制品含量较少。植物性食物基本不含维生素B_{12}。

十、维生素C

（一）理化性质

维生素C（vitamin C）又称抗坏血酸（ascorbic acid），具有较高的还原性，在体内参与氧化还原反应和羟化反应，在自然界中存在L-型和D-型两种形式，后者无生物活性。维生素C为无色无臭的片状晶体，易溶于水，不溶于脂溶剂。在酸性条件中稳定，遇空气中氧、热、光和碱性物质，特别是当氧化酶及微量铜、铁等重金属离子存在时，极易被氧化。

（二）吸收与代谢

维生素C在小肠上段被吸收，吸收前维生素C可被氧化成脱氢抗坏血酸，其通过细胞膜的速度比维生素C更快。脱氢抗坏血酸一旦进入小肠黏膜细胞或其他组织细胞，在还原酶的作用下很快还原成维生素C。维生素C的吸收率随摄入量的增加而降低，胃酸缺乏时其吸收也减少。吸收后的维生素C在体内有一定的贮存量，但绝大部分被代谢分解为草酸或与硫酸结合由尿液排出，小部分直接由尿排出体外。维生素C浓度最高的组织是垂体、肾上腺、眼晶状体、血小板和白细胞，贮存量最多的是骨骼肌、脑和肝脏。

很多动物在体内可利用葡萄糖合成维生素C，因此不需外源性维生素C。人、猴和豚鼠由于缺乏L-古洛糖酸内酯氧化酶，不能自身合成维生素C，必须由食物供给。

（三）生理功能

1. 参与羟化反应　维生素C作为脯氨酸羟化酶和赖氨酸羟化酶的辅助因子，参与机体的羟化反应，促进胶原蛋白及神经递质的合成；参与类固醇的羟基化，降低血胆固醇含量，预防动脉粥样硬化的发生；促进有机药物或毒物羟化解毒。

2. 抗氧化作用　维生素C是一种较强的抗氧化剂，与脂溶性抗氧化剂协同作用，可还原超氧化物、羟自由基、次氯酸及其他活性氧化物，清除自由基，防止脂质过氧化反应。维生素C可促进铁、钙、叶酸的利用，抵御低密度脂蛋白胆固醇的氧化。

3. 解毒作用　维生素C对重金属离子、苯、细菌毒素及某些药物具有解毒作用。

（四）缺乏与过量

维生素C缺乏时主要引起坏血病（scurvy），主要表现如下。① 出血：全身任何部位可出现大小不等和程度不同的出血。② 牙龈炎：牙龈出血、松肿。③ 骨骼病变与骨质疏松：骨骼有机质形成不良导致骨骼病变及骨质疏松，关节疼痛、骨痛甚至骨变形。

维生素C的毒性很小，但服用过多可产生恶心、腹泻、腹胀、铁吸收过度、红细胞破坏，引起尿草酸盐排泄量增加和泌尿道结石形成等不良反应。

（五）营养状况评价

1. 尿负荷试验　清晨空腹口服500mg的维生素C，收集4小时的尿液，测定维生素C含量，<5mg为不足，5~13mg为正常，≥13mg为充裕。

2. 血浆维生素C含量　可反映机体近期维生素C摄入情况，不能反映体内的储备水平，<2mg/L为缺乏，2~4mg/L为不足，≥4mg/L为正常。

3. 白细胞中维生素C浓度　可以反映组织中的储存水平，不能反映近期维生素C的摄入量。维生素C浓度<2μg/10^8个白细胞为缺乏。

（六）膳食维生素C参考摄入量与食物来源

我国成年人维生素C的推荐摄入量为100mg/d，孕中、晚期女性为115mg/d，乳母为150mg/d。

维生素C主要来源为新鲜蔬菜和水果，一般叶菜类含量比根茎类多，酸味水果比无酸味水果含量多。含量较丰富的蔬菜有辣椒、番茄、油菜、卷心菜、菜花和芥菜等。蔬菜烹调方法以急火快炒为宜，可采用淀粉勾芡或加醋烹调以减少维生素C损失。维生素C含量较多的水果有鲜枣、樱桃、石榴、柑橘、柠檬、柚子和草莓等。某些野菜野果中维生素C含量尤为丰富，如苋菜、苜蓿、沙棘、刺梨、猕猴桃等。

十一、其他维生素

其他维生素见表2-6-2。

▼ 表2-6-2　其他维生素的生理功能、缺乏表现、参考摄入量与食物来源

维生素	生理功能	缺乏表现	参考摄入量	食物来源
维生素K	发挥凝血功能；促进骨形成，抑制骨吸收；抑制血管及尿路的钙化；改善认知功能及抗癌	引起低凝血酶原血症，出现凝血缺陷和出血	18~65岁成年人AI为80μg/d，乳母为85μg/d	豆类、麦麸、绿色蔬菜、动物肝脏、鱼类等
烟酸（尼克酸）	参与物质转化和能量代谢；调节葡萄糖代谢；调节血脂、胆固醇水平；保护神经系统	癞皮病：腹泻、皮炎、痴呆	成年男性RNI为15mgNE/d，女性为12mgNE/d	动物肝/肾、瘦禽肉、鱼及坚果类含量丰富；乳、蛋中的色氨酸可转化为烟酸
泛酸（维生素B₅）	参与脂质代谢；参与碳水化合物和蛋白质代谢；参与血红素的合成	缺乏病较少见，表现为疲乏、感情淡漠、全身乏力、胃肠不适、情绪失常、手脚感觉异常等	成年人AI为5mg/d，孕妇为6mg/d，乳母为7mg/d	含量最丰富的食物是动物肝/肾、鸡蛋黄、坚果类、蘑菇等，其次为大豆粉、小麦粉等
生物素（维生素B₇）	参与能量代谢；调控基因表达	皮肤及神经系统症状：面色苍白、皮肤干燥、毛发变细、脱毛等，伴食欲减退、恶心、呕吐、抑郁等	成年人AI为40μg/d	谷类、坚果、蛋黄、酵母、动物内脏、豆类及某些蔬菜
胆碱	构成生物膜的重要成分；促进肝脏脂肪代谢；保证大脑和神经系统发育；参与体内甲基代谢	肝脂肪变性；影响大脑和神经发育；老年认知功能受损	成年男性AI为450mg/d，女性为380mg/d	蛋黄、动物肝脏、花生、麦胚、大豆中胆碱含量丰富，蔬菜中莴苣、花菜含量也较高

注：AI，适宜摄入量；RNI，推荐摄入量；NE，烟酸当量。

第七节　矿物质

一、概述

人体组织中几乎含有自然界存在的所有元素，其种类和含量与其生存的地理环境中元素的组成及膳食摄入量有关。这些元素除了组成有机化合物的碳、氢、氧、氮外，其余的统称为矿物质（minerals）。

人体内钾、钠、钙、镁、氯、硫、磷等矿物质，其含量大于体重0.01%称为常量元素或宏量元素（macroelement），含量小于体重0.01%的元素称微量元素（microelement/trace element），微量元素可分为三类：① 人体必需的微量元素，如铁、碘、锌、硒、铜、钼、铬、钴8种；② 人体可能必需的微量元素，如锰、硅、镍、硼、钒5种；③ 具有潜在毒性，但在低剂量时，对人体可能是有益的微量元素，包括氟、铅、镉、汞、砷、铝、锂、锡8种。

矿物质的特点：① 矿物质在体内不能合成，必须不断地从外界摄取；② 除了通过食物外，矿物质是唯一可以通过天然水途径获取的营养素；③ 矿物质在体内分布极不均匀；④ 矿物质之间存在协同或拮抗作用；⑤ 某些矿物质在体内的生理剂量与中毒剂量范围较窄，摄入过多易产生毒性作用。

二、钙

钙（calcium）是人体内含量最多的矿物元素，占体重的1.5%~2.0%，约99%的钙集中在骨骼和牙齿中，不到1%的钙分布于软组织、细胞外液和血浆中，这部分钙称为混溶钙池（miscible calcium pool）。甲状旁腺素、降钙素和1, 25-（OH）$_2$D调节混溶钙池与骨骼中的钙维持动态平衡，是维持体内细胞正常生理状态所必需。

（一）吸收与代谢

膳食消化过程中，钙从复合物中游离出来以利吸收。当机体对钙的需要量高或摄入量较低时，肠道对钙进行主动吸收；当摄入量较高时，主要是被动的钙离子扩散方式吸收。钙的吸收率一般为20%~60%。

影响钙吸收的因素主要包括：

1. 机体因素　① 生理需要量的影响，如婴儿时吸收率>50%，儿童约40%，成年人约20%，老年人仅15%左右，孕期的妇女其吸收率高达30%~60%；② 机体维生素D缺乏会降低1, 25-(OH)$_2$D的水平，降低钙的吸收；③ 磷缺乏可增加1, 25-(OH)$_2$D的水平从而提高钙的吸收；④ 胃酸水平低可降低钙的吸收；⑤ 钙在肠道的通过时间和黏膜接触面积大小影响钙的吸收。

2. 膳食因素　① 膳食中钙的摄入量是影响钙吸收率和吸收总量的最重要因素，摄入量高则吸收量相应也高，等量的钙以少量多次的方式摄入，吸收率和吸收总量均增高；② 膳食中维生素D的存在与量的多少影响钙的吸收；③ 乳糖经肠道菌发酵产酸，降低肠内pH，与钙结合形成乳酸钙复合物可增加钙的吸收；④ 适量的蛋白质和一些氨基酸如赖氨酸、色氨酸、组氨酸、亮氨酸等与钙形成可溶性钙盐而促进钙的吸收；⑤ 谷类、蔬菜等植物性食物中含较多的草酸、植酸、磷酸，与钙形成难溶的盐类，抑制钙的吸收；⑥ 膳食纤维中的糖醛酸残基及未被消化的脂肪酸与钙结合，抑制钙的吸收；⑦ 某些药物如青霉素、新霉素等可促进钙的吸收，而一些碱性药物如抗酸药、四环素、肝素等干扰钙的吸收。

钙的排泄主要通过肠道和泌尿系统，经汗液也有少量排泄。人体每天摄入钙的10%~20%从肾脏排出，80%~90%经肠道排出。补液、酸中毒、高蛋白或高镁膳食，以及甲状腺素、肾上腺皮质激素、甲状旁腺素或维生素D过多，以及卧床均可使钙排出增多。

（二）生理功能

1. 构成骨骼和牙齿　钙对骨骼的正常生长发育和维持骨健康起重要作用。人体内99%以上的钙存在于骨骼和牙齿中，多以羟磷灰石［$Ca_{10}(PO_4)_6(OH)_2$］或磷酸钙［$Ca_3(PO_4)_2$］的形式存在，通过钙盐的不断沉积形成高强度的骨组织。

2. 维持多种正常生理功能　① 参与调节神经、肌肉兴奋性，并介导和调节肌肉及细胞内微丝、微管等的收缩；② 影响毛细血管通透性，并参与调节生物膜的完整性和质膜的通透性及其转换过程；③ 调节多种激素和酶活性，促进细胞信息传递；④ 与细胞的吞噬、分泌、分裂等活动密切相关；⑤ 是血液凝固过程所必需的凝血因子，使可溶性纤维蛋白原转变成纤维蛋白。

（三）缺乏与过量

钙缺乏是我国居民常见的营养性疾病。① 骨骼钙化不良：儿童长期钙摄入不足可引起生长发育迟缓，新骨结构异常，骨钙化不良，骨骼变形，导致佝偻病（rickets），出现O形腿或X形腿、肋骨串珠、鸡胸等症状。② 骨质疏松：中老年人随年龄增加，骨骼逐渐脱钙，尤其绝经期后的妇女，容易引起骨质疏松症（osteoporosis）。③ 钙缺乏者因牙齿质量低下容易患龋齿。

过量摄入钙也可能产生不良作用，如高钙血症、高钙尿症、乳碱综合征、血管和软组织钙化、肾结石相对危险性增加等。

（四）营养状况评价

一般采用膳食调查、生化指标、临床体征、骨密度和骨强度检查等方法，了解机体钙的水平及其满足程度，判定钙的营养状况。

1. 生化指标　临床常用血清总钙浓度、钙离子浓度、钙磷乘积、碱性磷酸酶和24小时尿羟脯氨酸/肌酐比值作为钙营养状况的评价指标。

2. 钙平衡测定　根据钙摄入量与排出量的差值，计算钙的平衡状态，评价机体钙的营养状况，并据此制订钙的膳食参考摄入量。

3. 骨质测量　可直接反映机体长期的钙营养状况，对近期的钙缺乏反应不灵敏。

（五）膳食钙参考摄入量与食物来源

我国成年人钙的推荐摄入量为800mg/d，孕妇及乳母推荐摄入量均为800mg/d。

奶和奶制品含钙丰富且吸收率高，是钙的良好来源。虾皮、海带、豆类、芝麻酱和绿色蔬菜等含钙也较丰富。

三、钠

钠（sodium）是人体中重要的无机元素之一，约占体重的0.15%。体内钠主要存在于细胞外液，占总钠的44%~50%，正常人血浆钠浓度为135~140mmol/L。

（一）吸收与代谢

钠在小肠几乎全部吸收，通过血液输送到胃液、肠液、胆汁及汗液中。98%以上的钠从肾脏排出，排出量为2 300~3 220mg/d。人体对钠的调节能力强，肾脏可适应大范围的钠摄入量及其突然改变。钠摄入量低，或丢失过多，或肾脏不能有效保留钠，均可造成体内钠含量降低，引起钠缺乏。

（二）生理功能

1. 调节体内水分与渗透压　钠是细胞外液中主要的阳离子，调节与维持体内水量和渗透压的恒定。钠量升高时细胞外液的容量增加，渗透压改变，引起组织水肿，钠过多还可使血压升高；反之，细胞外液容量下降，使血压下降。

2. 维持酸碱平衡　体内钠离子含量可影响碳酸氢钠的消长，钠在肾小管重吸收时与氢离子交换，清除体内酸性代谢产物，保持体液的酸碱平衡。

3. 维持正常血压　钠通过调节细胞外液容量维持正常血压。人群膳食调查与干预研究发现，膳食钠摄入过多、钾过少，钠钾比值偏高，可引起血压升高。

4. 维持神经肌肉兴奋性　钠、钾、钙、镁等离子的平衡对维持神经肌肉的应激性、增强神经肌肉的兴奋性都是必需的。

5. 其他　糖代谢、氧的利用、ATP的生成和利用都需要钠的参与。

（三）缺乏与过量

人体缺钠的临床表现可分为三个等级。① 轻度：丢失氯化钠0.5g/kg时，主要症状为表情淡漠、倦怠、无神。② 中度：丢失氯化钠0.5~0.75g/kg时，出现恶心、呕吐、脉细弱、血压降低及痛性肌肉痉挛。③ 重度：丢失氯化钠0.75~1.25g/kg时，表情淡漠、昏迷、外周循环衰竭，严重时可导致休克及急性肾衰竭而死亡。

钠过量可引起：① 急性毒性。出现水肿、血压升高、血浆胆固醇水平升高、脂肪清除率降低、胃黏膜上皮细胞破裂等。② 高血压。钠摄入过多是高血压的重要危险因素之一。③ 心血管疾病。高钠摄入与心血管疾病危险相关。④ 胃癌和结肠癌。长期摄入较高量的钠盐，有可能增加胃癌及结肠癌发生的危险性。

（四）营养状况评价

钠的营养状况可通过膳食调查、尿钠和血清钠含量测定予以评价。

（五）膳食钠参考摄入量与食物来源

我国18~65岁成年人、孕妇、乳母膳食钠的适宜摄入量均为1 500mg/d。

钠广泛存在于各类食物中，一般动物性食物钠含量高于植物性食物。人体钠的食物来源主要为食盐及加工、制备食物时添加的钠或含钠的混合物，如酱油，盐渍或烟熏食物、咸菜类、咸味零食等。

四、铁

铁（iron）是人体内含量最多的必需微量元素，其含量随年龄、性别、营养和健康状况而变化。一般成年人体内铁总量为3~5g，分功能性铁和储存铁两种形式，前者包括血红蛋白（65%~70%）、肌红蛋白（3%）和含铁酶类（1%）；后者以铁蛋白和含铁血黄素形式存在于肝、脾、骨髓中，占体内总铁的25%~30%。

（一）吸收与代谢

膳食铁的吸收主要在十二指肠和空肠上段，吸收率高低与机体铁的营养状况、膳食铁含量和存在形式，以及影响铁吸收的膳食因素有关。膳食铁分为血红素铁和非血红素铁，前者主要存在于动物性食物中，可直接被肠黏膜细胞摄取，吸收受膳食因素的影响较小；后者必须先由三价铁转化为二价铁，或与有机酸形成络合物，提高离子化程度后方可被吸收，其吸收受膳食因素影响较大。

影响铁吸收的因素主要有：

1. 机体因素　机体铁营养状况、生理与病理改变都可以影响铁的吸收，如贫血、妊娠、生长发育使铁的需要增加，月经过多、钩虫感染、痢疾、血吸虫病等因铁丢失增加，促进机体增加铁的吸收；胃肠道 pH 对铁复合物的形成及溶解有一定作用，影响铁的吸收；某些疾病如萎缩性胃炎、胃酸缺乏或过多服用抗酸药物时，抑制铁的吸收。

2. 膳食因素　① 膳食铁的存在形式影响铁的吸收，血红素铁生物利用率高于非血红素铁；② 蛋白质类食物能促进胃酸分泌，促进铁的吸收，另外某些氨基酸可与铁螯合成小分子可溶性物质，提高铁的吸收；③ 维生素C可促进铁的吸收，另外，维生素A、维生素B_2、维生素B_{12}及叶酸对铁的吸收起重要协同作用；④ 铬、铅等矿物质竞争性抑制铁的吸收，还有一些金属络合物阻碍铁的吸收；⑤ 膳食成分中的植酸、多酚类化合物可抑制铁的吸收，有机酸可促进铁的吸收。

（二）生理功能

1. 参与氧的转运和组织呼吸过程　铁为血红蛋白、肌红蛋白、细胞色素、细胞色素氧化酶及一些呼吸酶和触媒的组成成分，参与体内氧的运送和组织呼吸过程。

2. 维持正常的造血功能　铁与红细胞的形成和成熟有关，红细胞中约含机体总铁的 2/3。铁在骨髓造血组织中与卟啉结合形成高铁血红素，再与珠蛋白结合生成血红蛋白。

3. 与含铁化学基团相关的功能　含有 Fe-S 基团的铁硫蛋白参与一系列基本生化反应，包括调节酶活性、线粒体呼吸作用、核糖体生物合成、辅助因子生物合成、基团表达调节和核苷酸代谢等。

4. 参与其他重要功能　铁参与维持正常的免疫功能，促进 β-胡萝卜素转化为维生素A，也可参与嘌呤与胶原蛋白的合成、抗体的产生、脂类在血液中的转运及药物在肝脏的解毒等。

（三）缺乏与过量

缺铁性贫血是较常见的营养性疾病之一，多见于婴幼儿、孕妇及乳母。铁缺乏有头晕、注意力不集中、气短、心悸、乏力、脸色苍白等临床表现，也会导致儿童心理活动和智力发育的损害、行为改变、免疫力低下、体温调节能力差等。

大量服用铁制剂和输血导致铁摄入过量，机体因无主动排铁功能导致体内长期铁蓄积，储存铁过多会损伤各种器官，是促发动脉粥样硬化、肝纤维化/肝硬化、糖尿病及多种器官肿瘤的危险因素。

（四）营养状况评价

1. 血清铁蛋白（serum ferritin，SF）　是反映机体铁贮存的指标，也是诊断隐性缺铁性贫血最好、最可靠的指标。血清铁蛋白 <15μg/L 为铁缺乏。

2. 运铁蛋白受体（transferrin receptor，TfR）　血清或血浆 TfR 是较可靠的判定机体铁缺乏的指标，与组织缺铁的程度呈负相关，铁缺乏时该受体表达增加，铁充足时该受体表达减少。

3. 红细胞游离原卟啉（free erythrocyte protoporphyrin，FEP） 全血红细胞游离原卟啉 > 0.9μmol/L 或锌原卟啉 > 0.96μmol/L 即可诊断为贫血。

4. 血红蛋白（hemoglobin，Hb） Hb 缺乏是诊断缺铁性贫血最常用的指标及铁缺乏晚期的表现，但在评价铁营养状况时缺乏灵敏性和特异性。Hb 正常值范围，男性为 120~160g/L，女性为 110~150g/L。

5. 其他 血清铁、平均红细胞容量、网织红细胞血红蛋白含量、运铁蛋白饱和度等。

（五）膳食铁参考摄入量与食物来源

我国 18~50 岁男性铁的推荐摄入量为 12mg/d，女性为 18mg/d；孕中期为 25mg/d，孕晚期为 29mg/d，乳母为 24mg/d。

动物性食物含丰富且易吸收的血红素铁，如动物全血、肝脏、瘦肉、海产品等。植物性食物中含铁量不高且生物利用率低。

五、锌

锌（zinc）在体内分布广泛但不均匀，成年男性约含 2.5g，女性 1.5g。

（一）吸收与代谢

主要吸收场所是十二指肠和近侧小肠，以主动运输方式吸收，吸收率一般为 20%~30%。吸收的锌与血浆白蛋白或运铁蛋白结合，随血液进入门脉循环，分布于各器官组织。体内锌约 90% 由肠道排出，其余由尿、汗液、头发中排出或丢失。

（二）生理功能

1. 酶的组成成分或激活剂 锌是许多重要酶的组成成分，主要含锌酶有超氧化物歧化酶（superoxide dismutase，SOD）、苹果酸脱氢酶、碱性磷酸酶、乳酸脱氢酶等，参与组织呼吸、能量代谢及抗氧化过程。

2. 促进生长发育 参与蛋白质合成、细胞生长、分裂和分化等过程。锌缺乏可引起 RNA、DNA 及蛋白质合成障碍，细胞分裂减少，导致生长停止。锌对胎儿生长发育、性器官和性功能发育均具有重要调节作用。

3. 促进机体免疫功能 促进淋巴细胞有丝分裂，增加 T 细胞的数量和活力。

4. 其他 在维持生物膜的结构和功能、促进脑发育和维持认知功能、促进创伤愈合等方面也发挥重要的作用。

（三）缺乏与过量

锌缺乏可导致：① 味觉障碍、厌食、偏食或异食；② 肢端及腔口周围皮炎、脱发、腹泻（肠病性肢端皮炎）；③ 生长发育不良、矮小、瘦弱；④ 免疫力降低、反复感染；⑤ 性发育不良或功能障碍、认知能力差等。

盲目过量补锌、食用镀锌罐头污染食物和饮料可导致锌过量或中毒，出现恶心、呕吐、腹泻、发热和嗜睡，干扰铜、铁和其他微量元素的吸收利用，影响中性粒细胞和巨噬细胞活力，抑制细胞杀伤能力，损害免疫功能。

（四）营养状况评价

1. 生化指标　血清（浆）锌浓度因其较稳定，不随锌摄入量的变化而变化，不能作为评价锌营养状况的良好指标。

2. 功能指标　含锌酶的活性、味觉、暗适应能力等的变化，但这些是非特异的，不能用于锌边缘缺乏的评价。

（五）膳食锌参考摄入量与食物来源

我国成年男性锌的推荐摄入量为12.0mg/d，成年女性为8.5mg/d，孕妇为10.5mg/d，乳母为13.0mg/d。

锌的食物来源广泛，贝壳类海产品、红色肉类及动物内脏均为锌的良好来源。蛋类、豆类、谷类胚芽、燕麦、花生等也富含锌。蔬菜和水果类锌含量较低。

六、碘

碘（iodine）是人体必需的微量元素，体内总量为20~50mg，其中70%~80%存在于甲状腺组织内，其余分布在骨骼肌、肺、卵巢、肾、淋巴结、肝、睾丸和脑组织中。

（一）吸收与代谢

食物中的无机碘可直接吸收，有机碘被消化脱碘后，以无机碘形式被吸收。碘被吸收后可分布于各组织器官中，并在甲状腺中合成甲状腺素，贮存在甲状腺内。体内碘约90%随尿排出，10%由粪便排出，极少随汗液排出。哺乳期妇女从乳汁中排出一定量的碘。

（二）生理功能

碘主要参加甲状腺激素的合成，通过甲状腺素实现其生理功能：① 促进生物氧化，协调氧化磷酸化过程，调节能量转化；② 促进蛋白质合成和神经系统发育，对胚胎发育期和出生后早期生长发育，特别是智力发育尤为重要；③ 促进糖和脂肪代谢；④ 激活体内许多重要的酶；⑤ 调节组织中水电解质代谢；⑥ 促进维生素的吸收和利用。

（三）缺乏与过量

碘缺乏易造成甲状腺激素合成不足，致垂体促甲状腺激素分泌增加，引起甲状腺代偿性增生、肥大，因缺碘有地区性分布特征，故称为地方性甲状腺肿。孕妇严重缺碘可影响胎儿神经、肌肉的发育及引起胚胎期和围生期死亡率上升；胎儿及婴幼儿缺碘可引起生长发育迟缓、智力低下，严重者发生呆小病（克汀病）。

长期高碘摄入可致高碘性甲状腺肿。此外，碘过量摄入还可引起碘致甲状腺功能亢进症、甲状腺功能减退、桥本甲状腺炎等。

（四）营养状况评价

1. 垂体–甲状腺轴系激素　三碘甲状腺原氨酸（T_3）及四碘甲状腺原氨酸（T_4）或游离四碘甲状腺原氨酸（FT_4）下降，促甲状腺素（thyroid stimulating hormone，TSH）升高等提示碘缺乏。TSH可作为筛查评估婴幼儿碘营养状况的敏感指标。

2. 尿碘　尿碘是评价碘摄入量的良好指标，摄入碘越多，尿碘量越高。儿童尿碘中位数<100μg/L，孕妇、乳母尿碘中位数<150μg/L，均提示碘营养不良。

3. 甲状腺肿大率　甲状腺肿大是长期碘营养不良的主要症状。甲状腺肿大率>5%提示该人群碘营养不良。

4. 其他　儿童生长发育指标如身高、体重、性发育、骨龄等，可反映过去与现在的甲状腺功能。通过检测智商及其他神经系统功能，了解碘缺乏对脑发育的影响。

（五）膳食碘参考摄入量与食物来源

我国成年人碘的推荐摄入量为120μg/d，孕妇为230μg/d，乳母为240μg/d。

膳食碘的主要来源之一是碘盐，海产品如海带、紫菜、蛤干、干贝、海参、海蜇等是碘的良好食物来源。

七、硒

硒（selenium）是人体必需的微量元素，1957年我国学者首次提出克山病与缺硒有关。硒存在于各组织器官和体液中，肾脏中的浓度最高，肝脏次之，肌肉中总量最多，约占体内总硒量的一半，脂肪组织中含量最低。

（一）吸收与代谢

硒主要在小肠吸收，吸收率多在50%以上。吸收后，多与蛋白质结合形成含硒蛋白，在体内发挥多种功能，大部分经尿排出。

（二）生理功能

1. 抗氧化　硒是若干抗氧化酶的必需组分，参与清除体内脂质氢过氧化物，阻断活性氧和其他自由基的损伤，提高机体抗氧化能力。

2. 调节甲状腺激素　主要通过脱碘酶发挥作用，对全身代谢及相关疾病产生影响，如碘缺乏病、克山病、衰老等。

3. 增强免疫功能　硒可通过下调细胞因子和黏附分子表达，上调白细胞介素-2受体表达，使淋巴细胞、自然杀伤细胞（NK细胞）、淋巴因子激活杀伤细胞的活性增加。

4. 解毒与排毒　硒与金属有很强亲和力，如与汞、镉及铅等结合形成金属-硒-蛋白复合物而解毒，促使有毒金属排出体外。

5. 其他　硒还具有抗肿瘤、抗艾滋病、延缓衰老、参与细胞铁死亡和控制病毒向致病性突变等作用。

（三）缺乏与过量

硒缺乏与克山病和大骨节病的发生有关，多发生在我国低硒地区。克山病是一种以心肌多发性灶状坏死为主要病变的地方性心肌病，最初发现于黑龙江省克山地区。大骨节病是一种地方性、多发性、变形性骨关节病，主要发生于青少年。

生活在高硒地区或摄入大剂量硒可导致中毒，中毒症状为头发和指甲脱落、皮肤损伤及神经系统异常、肢端麻木、抽搐等，严重时可致死亡。

（四）营养状况评价

1. 生化检测　通过检测全血、血浆、红细胞、发、尿、指/趾甲等组织的硒含量，评价硒的营养状况。

2. 谷胱甘肽过氧化物酶（glutathione peroxidase，GPx）活性　GPx是含硒酶，代表硒在体内的活性形式。通过测定红细胞中GPx活力可直接反映硒营养状况。

3. 其他　血浆硒蛋白酶–P、某些组织中的抗氧化酶活性和硒蛋白酶–W可作为硒的营养状况评价指标。

（五）膳食硒参考摄入量与食物来源

我国成年人硒的推荐摄入量为60μg/d，孕妇为65μg/d，乳母为78μg/d。

海产品和动物内脏是硒的良好食物来源，如鱼籽酱、海参、牡蛎、蛤蜊和猪肾等。植物性食物的硒含量与地表土壤层中硒元素的水平有关。

八、其他矿物质

其他矿物质见表2-7-1。

▼ 表2-7-1　其他矿物质的生理功能、缺乏症状、参考摄入量与食物来源

矿物质	生理功能	缺乏症状	参考摄入量	食物来源
钾（K）	参与糖和蛋白质代谢；维持细胞渗透压和酸碱平衡；维持神经肌肉的应激性和正常功能；维持心肌的正常功能；降低血压	神经肌肉、消化、心血管、泌尿、中枢神经系统等发生功能性或病理性改变	成年人AI为2 000mg/d	豆类、蔬菜和水果是最好来源
磷（P）	牙齿和骨骼的重要组成成分；参与能量及糖脂的代谢；细胞膜及某些酶的重要构成成分；构成遗传物质和某些功能因子；调节酸碱平衡	厌食、乏力、骨骼疼痛、佝偻病、病理性骨折、易激动、感觉异常、精神错乱、抽搐、昏迷甚至死亡	18~30岁RNI为720mg/d	动植物性食物中均含量丰富
铜（Cu）	维持正常造血功能；促进结缔组织形成；维护中枢神经系统的健康；促进正常黑色素形成及维护毛发正常结构；保护机体细胞免受超氧阴离子的损伤	贫血；神经受损；心血管受损；影响结缔组织功能和骨骼健康；门克斯病（Menkes病）	18~75岁RNI为0.8mg/d	牡蛎、贝类海产品及坚果是良好来源；动物肝、肾，谷类胚芽及豆类次之
铬（Cr）	参与糖代谢的调节；促进蛋白质代谢和生长发育	体重降低、糖耐量下降、末梢神经炎、运动失调及呼吸商降低等	18~30岁男性AI为35μg/d，女性为30μg/d	海鲜类、未加工的粮谷类、坚果类、奶类、谷类

注：AI，适宜摄入量；RNI，推荐摄入量。

第八节　水

水是人类必需的营养素之一，也是机体重要的构成成分，具有调节生理功能的作用。人体离不开水，失水量达体重的10%生理功能会严重紊乱，失水达体重的20%甚至会引起死亡。

一、体内的水含量与分布

水是机体含量最多的成分，占健康成年人体重的50%~60%。人体内所有水分的总和称为总体水含量。人体总体水含量因年龄、性别、体型的胖瘦差异而不同。新生儿总体水含量最多，约占体重的80%；婴幼儿约占70%。随着年龄的增长，体内总体水含量逐渐减少。一般男性总体水含量比女性高，运动员的含水量比普通人高。

水广泛分布于组织细胞内外，但不同细胞和组织的含水量有较大的差异。血液中含水量最多，脂肪组织中最少；代谢活跃的组织细胞中含水量较高，反之则较低。

二、吸收与排泄

水的吸收主要在小肠，吸收主要取决于渗透压的差异，渗透压增高促进水的吸收。体内的水主要通过肾脏、皮肤、肺和肠道排出。

三、生理功能

1. 人体组成成分　水是保持细胞形状和构成体液必需的物质，是构成人体内环境的重要部分。

2. 参与新陈代谢　人的一切生命活动都需要水的参与。

3. 调节体温　水的比热值和蒸发热均较大，可调节体温的恒定。

4. 润滑作用　关节、胸腔、腹腔和胃肠道等部位均存在一定量的水分，对器官、关节肌肉和组织起到缓冲、润滑和保护的作用。

四、水合状态与健康

水的摄入量与水的排出量大体相等，机体内的水处于平衡状态，即正常水合状态（euhydration）。水平衡的维持主要通过中枢神经系统对水摄入的控制和肾脏对水排出的控制。机体水丢失过多时，产生口干、口渴的感觉，刺激垂体分泌抗利尿激素（antidiuretic hormone，ADH），促进肾脏对水的重吸收，减少通过肾脏排出的水量。

水摄入过多或过少影响水合状态的改变，进而影响机体健康。水摄入过少会导致脱水（dehydration），而脱水可降低机体的认知能力和体能，增加肾脏、心血管等慢性病的发生风险。水摄入过多可使体液浓度降低，血浆钠离子浓度减少，血液稀释，出现水分过多症（overhydration）或水中毒（water intoxication），引起头痛、恶心、呕吐、记忆力减退，重者可发生渐进性神经迟钝、恍惚、惊厥等，严重者可致死亡。

五、需要量与来源

人体水的需要量受代谢、年龄、性别、身体活动、温度和膳食等因素的影响，变化很大。我国成年男性饮水的适宜摄入量为1.7L/d，女性为1.5L/d；成年男性总水适宜摄入量为3.0L/d，女性为2.7L/d。

人体水的主要来源有饮水、食物中的水及内生水（体内蛋白质、脂肪和碳水化合物代谢产生的水）三部分，其中饮水约1.2L/d，食物中含水约1L/d，内生水约0.3L/d。

第九节　其他膳食成分

膳食中除含蛋白质、脂类、碳水化合物、维生素、矿物质和水外，还含有数百种其他的生物活性成分，它们对机体健康的影响日益受到关注。

一、膳食纤维

（一）概述

膳食纤维（dietary fiber，DF）是指植物中天然存在的、提取或合成的碳水化合物的聚合物，即聚合度 ≥ 3、不能被人体小肠消化吸收、对人体健康有意义的可食用碳水化合物聚合物。

根据化学结构和聚合度的不同，膳食纤维可分为非淀粉多糖、抗性淀粉（resistant starch，RS）和抗性低聚糖等。

1. 非淀粉多糖　包括纤维素、半纤维素、植物多糖（果胶、瓜尔胶）和微生物多糖（黄原胶）等。

2. 抗性淀粉　包括物理结构包埋的淀粉（RS_1，如完整或部分研磨的谷粒/豆粒）、天然的淀粉颗粒（RS_2，如生马铃薯、青香蕉中的淀粉分子经过交联形成的层级结构）、回生直链淀粉（RS_3，如谷薯类食物中淀粉煮熟后再冷却引起的结构变化）和化学改性淀粉（RS_4）。

3. 抗性低聚糖　聚合度为3~9，天然存在于蔬菜、水果和谷物中的低聚果糖、低聚半乳糖等不易被小肠消化的碳水化合物，被列为抗性低聚糖。

4. 其他　植物细胞壁中一些结构性物质，如木质素等，不属于多糖，但往往伴随纤维素、半纤维素存在，与植物细胞壁多糖紧密相关。

膳食纤维能被结肠内微生物部分或全部发酵，发酵的最终产物有H_2、CO_2、CH_4和短链脂肪酸（short-chain fatty acids，SCFAs）如乙酸、丙酸和丁酸等，为肠道益生菌提供能量，促进其生长繁殖。

我国成年人膳食纤维的适宜摄入量为25~30g/d。谷薯类、蔬菜、水果、豆类及菌藻类是膳食纤维的主要来源。全谷粒和麸皮富含膳食纤维，而精加工的谷类含量较少。

（二）生物学作用

1. 维护肠道健康　① 预防便秘：膳食纤维增加粪便体积，刺激肠蠕动，被结肠细菌发酵后刺激肠黏膜，促进粪便排泄。② 促进益生菌生长：可发酵的膳食纤维作为"益生元"被结肠内微生物利用，促进其生长。③ 肠道屏障功能和免疫性：促进肠道益生菌生长，维持肠道免疫功能。

2. 调节血糖和预防2型糖尿病 ① 膳食纤维有良好的黏性和吸附性，可延缓或减少葡萄糖的吸收利用，减慢血糖水平和胰岛素的反应，降低和维持适宜的体重；② 大多数膳食纤维都具有低的血糖生成指数（glycemic index，GI），其摄入与2型糖尿病呈负相关。

3. 增加饱腹感和调节体重 ① 增加胃内容物体积，减少食物的摄入，增加饱腹感；② 吸附脂肪酸、胆固醇、胆汁酸等，结合矿物质，减少能量摄入，影响营养物质的吸收利用；③ 不溶性膳食纤维还能增加粪便体积，促进肠道蠕动，减少能量和营养物质的吸收。

4. 预防某些癌症 膳食纤维摄入量与肠癌、乳腺癌的发病风险呈负相关。膳食纤维预防肠癌可能的机制：① 增加粪便体积，缩短粪便在肠内存留的时间，稀释致癌物；② 吸附胆酸或其他致癌物；③ 分解产生短链脂肪酸，降低粪便pH，抑制致癌物的生成；④ 改变大肠中的菌相；⑤ 增加肠腔内的抗氧化剂。

二、类胡萝卜素

（一）概述

类胡萝卜素（carotenoids）是由8个异戊二烯基本单位组成的多烯链通过共轭双键构成的一类化合物，广泛存在于动物、植物、微生物及人体内的黄色、橙色或红色的脂溶性色素。

类胡萝卜素可分为两类：① 不含氧原子的类胡萝卜素，为胡萝卜素类；② 含氧原子的类胡萝卜素，为叶黄素类。

类胡萝卜素有 α、β 和 γ 三种异构体，以 β 异构体含量最高，α 异构体次之，γ- 异构体含量最少。α- 胡萝卜素、β- 胡萝卜素、γ- 胡萝卜素及 β- 隐黄素属于维生素A原，而叶黄素、玉米黄素和番茄红素不具有维生素A原的活性。

人体每天摄入的类胡萝卜素约为6mg。我国成年人番茄红素的特定建议值为15mg/d，叶黄素为10mg/d。

类胡萝卜素仅在植物和微生物中可自行合成，动物不能自身合成。类胡萝卜素主要存在于新鲜蔬菜和水果中。β- 胡萝卜素和 α- 胡萝卜素主要来自黄橙色蔬菜和水果，β- 隐黄素主要来自橙色水果，叶黄素主要来自深绿色蔬菜，番茄红素主要来自番茄。

（二）生物学作用

1. 抗氧化作用 类胡萝卜素可猝灭单线态氧、清除自由基和氧化物，以番茄红素的抗氧化活性为最强。流行病学研究表明，番茄红素、β- 胡萝卜素和叶黄素与心血管疾病及一些癌症呈负相关。血浆番茄红素是预防动脉粥样硬化发生的重要保护性因子。

2. 抑制肿瘤作用 番茄红素具有明显的抑制肿瘤作用，能有效预防多种癌症的发生；β- 胡萝卜素可使致癌物质处理的细胞癌前病变发生逆转。

3. 增强免疫功能 番茄红素和 β- 胡萝卜素可促进T、B淋巴细胞增殖，刺激特异性效应细胞功能，增强巨噬细胞、细胞毒性T细胞和NK细胞杀伤肿瘤细胞的能力，减少免疫细胞的氧化损伤；类胡萝卜素还能促进某些白细胞介素的产生，发挥免疫调节功能。

4. 保护视觉功能　叶黄素在黄斑区域内高浓度聚集，是视网膜黄斑的主要色素。增加叶黄素摄入量具有明显预防和改善老年性眼部退行性病变的作用。

三、多酚类化合物

多酚类化合物（polyphenols）是所有酚类衍生物的总称，主要指酚酸和黄酮类化合物。黄酮类化合物又称生物类黄酮或类黄酮，是一类广泛分布于植物的叶、花、根、茎、果实中的多酚类化合物。下面重点介绍黄酮类化合物。

（一）概述

黄酮类化合物通常以糖苷形式存在，目前已知的有数千种，按其结构可分为单体黄烷醇原花青素、花青素、黄酮、黄酮醇和黄烷酮。

不同国家人群黄酮类化合物的膳食摄入量为20~70mg/d。我国居民原花青素的特定建议值为200mg/d，花色苷为50mg/d；绝经前女性大豆异黄酮为55mg/d，绝经后为75mg/d。

黄酮类化合物的主要食物来源有绿茶、有色水果及蔬菜、大豆、巧克力、药食两用植物等。

（二）生物学作用

1. 抗氧化　黄酮类化合物中的酚羟基与自由基反应生成稳定的半醌式自由基，有效清除自由基。黄酮类化合物能直接清除自由基链引发阶段及反应链中的自由基，也可间接清除自由基。

2. 抑制肿瘤　可能的机制：① 抗氧化和抗突变；② 阻断致癌物的合成及代谢活化；③ 抑制蛋白激酶活性；④ 抑制细胞信号传导通路；⑤ 诱导肿瘤细胞周期阻滞，抑制肿瘤细胞增殖，诱导肿瘤细胞凋亡；⑥ 抑制血管生成及提高机体免疫力等。

3. 保护心血管　可能的机制：① 降低血脂含量；② 抑制LDL的氧化；③ 抑制血小板聚集；④ 促进血管内皮细胞一氧化氮的生成，引起血管舒张效应；⑤ 降低毛细血管的通透性和脆性；⑥ 抑制炎症反应。

4. 抑制炎症反应　动物实验和人群研究均证实黄酮类化合物有抗炎作用。

5. 抑制微生物　通过破坏细胞壁及细胞膜的完整性、抑制核酸合成、抑制细菌能量代谢等而发挥抑菌作用。

6. 其他　抗突变、抗衰老、增强免疫、抗辐射及雌激素样作用等。

四、皂苷类化合物

（一）概述

皂苷（saponin）又称皂素，广泛存在于植物的茎、叶和根中，由皂苷元和糖、糖醛酸或其他有机酸组成。根据皂苷元化学结构的不同分为甾体皂苷和三萜皂苷两大类。

目前已研究了100多种植物中的200余种天然皂苷，如人参皂苷、大豆皂苷、三七皂苷、绞股蓝皂苷等。根据饮食习惯和特点，膳食摄入的皂苷约为10mg/d，食用豆类食物较多的人群，其皂苷摄入量高达200mg/d以上。

（二）生物学作用

1. 抗氧化 抑制、降低脂质氧化，清除自由基，增加SOD的含量或提高其活性。

2. 抗肿瘤 抑制DNA合成、破坏细胞膜结构、阻滞细胞周期、诱导细胞凋亡、抑制血管新生、增强机体自身免疫力和抗氧化等发挥抗肿瘤的作用。

3. 抑制微生物 增强机体吞噬细胞和NK细胞的功能，发挥对病毒的杀伤作用。

4. 调节脂质代谢，降低胆固醇 可能的机制：① 阻止外源性胆固醇的吸收；② 阻断肠肝循环，促进胆固醇排泄；③ 与血清胆固醇结合形成不溶性复合物；④ 降低羟甲基戊二酸单酰辅酶A还原酶的活性，提高胆固醇7α–羟化酶的活性；⑤ 促进非受体途径的胆固醇代谢降解。

5. 其他 免疫调节及抗血栓、抗辐射等作用。

五、有机硫化物

有机硫化物（organosulfur compounds，OSCs）包括存在于十字花科植物中的芥子油苷（glucosinolates，GS）及其水解产物异硫氰酸盐（isothiocyanates，ITCs）、存在于百合科葱属植物中的烯丙基硫化物。

（一）十字花科中的异硫氰酸盐类化合物

1. 概述 主要有芥子油苷及其水解产物异硫氰酸盐。目前已从数千种植物中发现了100多种芥子油苷，其含量约占十字花科蔬菜干重的1%以上。

人体膳食摄入芥子油苷10~50mg/d，素食者可高达100mg/d以上。生蔬菜中异硫氰酸盐的生物利用率较煮熟的蔬菜高。

2. 生物学作用 ① 对肿瘤的预防和抑制：诱导Ⅱ相致癌物解毒酶、抑制细胞色素P450酶系、阻滞细胞周期、诱导细胞凋亡。② 对氧化应激的双向调节：增加细胞内抗氧化蛋白水平，发挥直接抗氧化作用、诱导Ⅱ相酶的间接抗氧化效应及引起细胞内谷胱甘肽的耗竭及诱导活性氧的产生而表现致氧化作用。③ 抗菌作用。④ 其他：如调节机体免疫功能、抗炎等多种生物学作用。

（二）百合科中的烯丙基硫化物

1. 概述 百合科中的烯丙基硫化物以大蒜中的含量最为丰富。本部分以大蒜为例介绍百合科中的烯丙基硫化物。

大蒜含30余种含硫化合物，含量约占大蒜总重的0.4%，主要为蒜氨酸和γ–谷氨酰–S–烯丙基半胱氨酸（γ–glutamyl–S–allylcysteine，GSAC）。

2. 生物学作用 ① 抗氧化：清除活性氧，抑制低密度脂蛋白氧化和脂质过氧化，增强SOD、谷胱甘肽过氧化物酶及过氧化氢酶的活性，升高谷胱甘肽水平，提高机体的抗氧化能力。② 抑制肿瘤：通过抗氧化、抗突变、提高机体免疫力、对外源性物质的解毒作用、影响细胞周期、抑制细胞增殖、诱导细胞凋亡等多方面实现。③ 其他：调节脂类代谢、降低血糖血压、抗血栓、调节免疫作用和抗突变等。

学习小结

本章主要介绍了营养素的种类、消化吸收与代谢、生理功能、缺乏与过量、营养状况的评价、膳食营养素参考摄入量与食物来源、其他膳食成分的生物学作用等。在学习过程中，应重点掌握各营养素及膳食成分的生理学作用、营养状况的评价、缺乏与过量的危害及食物来源。通过本章的学习，应具备基础营养的相关理论知识，能够分析和解决在实际工作中遇到的相关问题。

（李永华）

单项选择题

1. 下列指标可以满足某一特定性别、年龄及生理状况群体中绝大多数（97%~98%）个体需要量的某营养素的摄入水平是
   A. EAR
   B. RNI
   C. AI
   D. UL
   E. SPL

2. 以下是半必需氨基酸的是
   A. 亮氨酸
   B. 赖氨酸
   C. 酪氨酸
   D. 谷氨酸
   E. 甘氨酸

3. 下列不属于膳食纤维的是
   A. 纤维素
   B. 半纤维素
   C. 果胶
   D. 淀粉
   E. 抗性淀粉

4. 儿童哪种维生素缺乏的体征可出现比奥斑
   A. 维生素A
   B. 维生素B_1
   C. 维生素C
   D. 维生素D
   E. 维生素E

5. 硒的良好食物来源是
   A. 奶和奶制品
   B. 蛋和蛋制品
   C. 鱼和鱼制品
   D. 瘦肉及动物全血
   E. 海产品和动物内脏

答案：1. B；2. C；3. D；4. A；5. E

第三章 食物营养

学习目标

知识目标
1. 掌握 各类食物营养价值的特点。
2. 熟悉 食物营养价值的评价；不同加工、烹调、储藏对食品营养价值的影响。
3. 了解 食物营养价值的概念及意义。

能力目标 通过学习，能够正确评价食物的营养价值。

素质目标 树立合理选择各类食物的健康观念。

第一节 概述

一、食物营养价值的概念及意义

食物是人类获取能量和营养素的基本来源，是人类赖以生存、繁衍的物质基础，不但为人类提供能量和身体生长发育所必需的营养素，还提供了满足食欲和感官需求的物质。《中国居民膳食指南（2022）》将食物分为五大类：第一类为谷薯类，包括全谷物、杂豆和薯类，主要提供碳水化合物、蛋白质、膳食纤维和B族维生素；第二类为蔬菜水果类，主要提供膳食纤维、维生素、矿物质及植物化学物；第三类为禽畜肉、水产品和蛋类，主要提供蛋白质、脂肪、矿物质和脂溶性维生素；第四类为奶及奶制品、大豆及坚果类，主要提供膳食纤维、脂肪、蛋白质、矿物质和维生素E；第五类为盐和油。

相关链接 | 树立"大食物观"，向植物动物微生物要蛋白

"发展生物科技、生物产业，向植物动物微生物要热量、要蛋白"。实现从传统农作物和畜禽资源向更丰富的生物资源拓展。

微生物创造的蛋白食物资源大致可以分为三大类：第一类是以微生物菌种自身生长而产生的微生物菌体蛋白，例如大型食用真菌，包括蘑菇、木耳等；第二类是通过微生物发酵繁殖自身或产生代谢产物，如单细胞蛋白、氨基酸、多糖、多肽等；第三类是以农用微生物制品的形式，通过与动

植物互作促进动植物产品增长和质量提升，如微生物肥料、微生物农药、微生物饲料、微生物兽药等，在保障粮食安全、生命健康等方面发挥重要作用。

食物的营养价值（nutritional value）是指食品中所含的营养素和能量能够满足人体营养需要的程度。食物营养价值的高低，取决于食物中营养素的种类、数量、相互比例以及是否易被消化吸收。不同的食物因营养素的构成不同，其营养价值也就不同，各有其营养特点，即使是同一种食物由于品种、产地、部位、成熟度、加工和烹调方法的不同，营养价值也存在一定差异。除母乳对4个月以内的婴儿是较全面的营养食物外，没有任何单一的食物能够满足人体所有营养素的需要。因此，了解各种食物的营养价值，是合理搭配食物、达到平衡膳食的重要基础。

二、食物营养价值的评价

食物营养价值的评价主要包括食物所含营养素的种类、含量和营养素的质量两方面。

（一）营养素的种类与含量

评定某种食物营养价值时，应首先对其所含有的营养素种类及含量进行检测和分析。食物中所提供营养素的种类和含量越接近人体需要或组成，此类食物的营养价值就越高。借助食物成分表可初步评价食物的营养价值。化学分析法、仪器分析法、酶分析法等也可以评定食物营养价值，但过程较烦琐。

（二）营养素的质量

在评价某食物的营养价值时，营养素的质与量同等重要。质的优劣体现在营养素可被人体消化利用的程度上。评定食物的营养价值主要通过动物喂养试验和人体试食临床观察，根据生长、代谢、生化等指标，与对照组进行分析比较得出结论后进行评价。营养质量指数（index of nutrition quality，INQ）作为评价食物营养价值的评价指标，是指营养素密度（待测食品中某营养素占参考摄入量的比）与能量密度（待测食品所含能量占参考摄入量的比）之比。其公式如下：

$$INQ = 某营养素密度 / 能量密度 = （某营养素含量 / 该营养素参考摄入量）/$$
$$（所产生能量 / 能量参考摄入量）$$

INQ = 1，表示食物的该营养素与能量供给能力达到平衡；INQ ≥ 1，说明食物中该营养素的供给能力高于能量的供给能力，故 INQ ≥ 1 为营养价值高；INQ < 1，说明此食物中该营养素的供给能力低于能量的供给能力，长期食用此种食物，可能发生该营养素的不足或能量过剩。一般认为 INQ ≥ 1 的食物营养价值高，INQ < 1 的食物营养价值低。

此外，营养素在加工烹调中的变化、食物的抗氧化能力、抗营养因素及食物的血糖生成指数等也可作为食物营养价值评价的依据。

（三）评定食物营养价值的意义

1. 全面了解各种食物的天然组成成分　包括所含营养素种类、非营养素类物质、抗营养因素等；找出现有食物的主要营养缺陷，并指出改造或创制新食品的方向，解决抗营养因素问题，充分利用食物资源。

2. 了解在加工烹调过程中食物营养素的变化和损失　采取相应的有效措施，最大限度保存食物中的营养素含量，提高食物营养价值。

3. 指导人们对食物科学选购及合理搭配　配制营养均衡的膳食，达到预防疾病、维护和促进健康、增强体质、延年益寿的目的。

第二节　植物性食物的营养价值

一、谷类食物营养价值

谷类食物占我国居民膳食构成一半以上。谷类包括大米、小麦、玉米、高粱、荞麦、燕麦、黑米、青稞等，其中大米和小麦是我国传统的主食，其他谷类又称杂粮。谷类为人类提供了50%~60%的能量，主要是淀粉，50%~55%的蛋白质以及B族维生素、膳食纤维和一些矿物质。

（一）谷粒结构及主要营养素分布

各种谷类种子虽有不同的形态大小，但其结构基本相似，都是由谷皮、糊粉层、胚乳和胚四个主要部分组成，谷粒的最外层一般还有谷壳，主要起保护谷粒的作用。各部分所含营养素的种类和比例不同。

1. 谷皮　约占谷粒重量的6%，为谷粒外面的多层被膜，主要含有纤维素和半纤维素，也含有较高的矿物质和脂肪，不含淀粉。

2. 糊粉层　占谷粒重量的6%~7%，介于谷皮与胚乳之间，此层营养素含量相对较高，特别是富含磷、B族维生素以及较多的蛋白质、脂肪。碾磨加工时，糊粉层易与谷皮同时被分离而混入麸糠中，降低了谷类的营养价值。

3. 胚乳　占谷粒重量的83%~87%，为谷粒的中心部分，也是谷粒的主要组成部分。胚乳主要由淀粉组成，其次是蛋白质，也含有少量脂肪、维生素和矿物质。越靠近胚乳周围，蛋白质含量较高；越向胚乳中心，蛋白质含量越低，淀粉含量越高。

4. 胚　占谷粒重量的2%~3%，位于谷粒一端，包括盾片、胚芽、胚轴和胚根四部分。胚富含脂肪，可以用于加工胚芽油。胚还富含蛋白质、矿物质、B族维生素和维生素E。胚柔软且韧性强，不易粉碎，在加工过程中易与胚乳脱离，与糊粉层一起混入糠麸，所以精加工谷类因缺失胚造成营养价值降低。

（二）主要营养成分及特点

谷类中营养素的种类和含量主要受谷物种类、品种、产地、施肥以及加工方法的影响。

1. 蛋白质　谷类蛋白质主要由谷蛋白、白蛋白、醇溶蛋白和球蛋白组成，其中谷蛋白和醇溶蛋白为谷类特有。大多数谷类蛋白质含量为7.5%~15%。谷类蛋白质的必需氨基酸组成不合理，赖氨酸含量较少，故赖氨酸为多数谷类蛋白质的第一限制氨基酸。有些谷类苏氨酸、苯丙氨酸、蛋氨酸和色氨酸含量也较少，因此，谷类蛋白质的生物学价值普遍低于动物性蛋白。利用蛋白质互补作用将谷类与豆类等富含赖氨酸的食物混合，可弥补其赖氨酸的不足，提高营养价值。也可采用赖氨酸强化、基因技术改良品种等方式提高谷类蛋白质的营养价值。

2. 碳水化合物　谷类食物中的碳水化合物的含量较高，主要为淀粉，是人类最经济、最主要的能量来源；其他为糊精、戊聚糖、葡萄糖和果糖以及一定量的膳食纤维（主要在谷皮中）等。谷类淀粉分为直链淀粉和支链淀粉，其含量因品种而异，一般粮食含20%~30%直链淀粉和70%~80%支链淀粉，糯米中几乎全为支链淀粉。支链淀粉的血糖生成指数高于直链淀粉，故增加食物中直链淀粉与支链淀粉比值，有利于糖尿病患者食用。

此外，谷皮中含有丰富的膳食纤维，加工越精细膳食纤维丢失越多，故全谷类食物是膳食纤维的重要来源。

3. 脂肪　谷类脂肪含量普遍偏低，为1%~4%，但燕麦的脂肪含量为7%。谷类脂肪主要集中在糊粉层和胚芽，在谷类加工时，易转入糠麸中。谷类脂肪酸以不饱和脂肪酸为主，如从玉米和小麦胚芽中提取的胚芽油，80%为不饱和脂肪酸，主要为亚油酸和油酸，其中亚油酸占50%以上，具有降低血清胆固醇、防止动脉粥样硬化的作用。从米糠中可提取米糠油、谷维素和谷固醇，对维持和促进机体健康有重要作用。

4. 矿物质　谷类食物中的矿物质主要集中在谷皮和糊粉层中，加工时容易损失。谷类的矿物质含量为1.5%~3%，其中以磷、钙含量最多，此外还有镁、钾、钠等，大多以植酸盐形式存在，因而消化吸收率差。谷类食物含铁少，通常为每100g中含1.5~3mg。

5. 维生素　谷类是人类膳食B族维生素的重要来源，如硫胺素、核黄素、烟酸、泛酸和维生素B_6等，主要分布在糊粉层和胚芽中。谷类加工的精度越高，保留的胚芽和糊粉层越少，维生素损失就越多。玉米和小米含有少量胡萝卜素。玉米和小麦胚芽中含有较多维生素E，是提取维生素E的良好原料。玉米中含有大量结合型的烟酸，不易被人体利用，须经过加碱加工后使其游离，才能被机体吸收利用。谷类几乎不含维生素A、维生素D和维生素C。

6. 植物化学物　谷类含有多种植物化学物，主要存在于谷皮，包括黄酮类化合物、酚酸类物质、植物固醇、类胡萝卜素、植酸、蛋白酶抑制剂等，含量因不同品种有较大差异，在一些杂粮中含量较高。

（三）加工烹调储存对营养价值的影响

谷类营养素分布不均匀，除淀粉主要集中在胚乳外，其他营养素多分布在谷皮、糊粉层和胚芽组织中，加工精度提高使这些营养成分大部分损失。故应合理加工，既要保持良好的感官性质和利于消化吸收，又要最大限度地保留各种营养素。

合理烹调过程可使一些营养素损失。例如淘米，可使维生素B_1丢失30%~60%、维生素B_2和烟酸丢失20%~25%。淘洗次数越多，浸泡时间越长，水温越高，营养素的损失就越大。建议淘米时避免长时间浸泡、用热水淘米、反复搓洗，淘米次数也不宜过多。米、面在蒸煮过程中，B族维生素会有不同程度的损失，当烹调方法不当时，如加碱蒸煮、油炸等，则损失严重，应尽量避免。

谷类在适宜条件下可以贮存很长时间，其蛋白质、维生素、矿物质含量变化不大。当贮藏条件不当时（如相对湿度增大、温度升高等），会使谷粒内酶活性增大，呼吸作用增强，谷粒发热，利于霉菌生长，引起蛋白质、脂肪、淀粉分解产物积聚，酸度升高，最后谷粒发生霉变，完全失去食用价值。故粮谷应贮存于避光、通风、干燥、阴凉的环境。

此外，谷类食物蛋白质中的赖氨酸普遍较低，宜与含赖氨酸多的豆类和动物性食物混合食用，以提高谷类蛋白质的营养价值。

相关链接 | **全谷物**

谷物是膳食的重要组成部分，含有丰富的碳水化合物，是提供我国居民每天所需能量最经济和最主要的食物来源。根据加工程度不同，谷物可分为精制谷物和全谷物。全谷物是指未经精细加工或虽经碾磨（粉碎或压片等）处理仍保留完整谷粒所具备的胚乳、胚芽、谷皮和糊粉层组成的谷物。与精制谷物相比，全谷物含有丰富的营养成分，特别是膳食纤维、微量营养素和多酚等植物化学物。作为健康饮食的重要组成部分，食用全谷物产品被认为对降低膳食相关非传染性疾病的风险有有益影响，包括心血管疾病、癌症、胃肠疾病和2型糖尿病。《中国居民膳食指南（2022）》强调了全谷物的重要性，提出每天摄入全谷物、杂豆类食物50~150g。另据《中国居民膳食指南科学研究报告（2021）》，我国居民谷物以精制米面为主，全谷物及杂粮摄入不足，只有20%左右的成人能达到日均50g以上，品种多为小米和玉米，还需摄入更丰富的种类。

二、薯类食物营养价值

薯类包括甘薯、马铃薯、木薯、山药、芋头等，是我国居民既可作主食又当蔬菜食用的传统食物。马铃薯俗称土豆、洋芋、山药蛋；甘薯又称红薯、白薯、番薯、地瓜、红苕等；木薯又称树薯、树番薯、木番薯、南洋薯、槐薯等。甘薯、马铃薯、木薯被誉为世界三大薯类。

（一）主要营养成分及特点

薯类食物含水量为60%~90%，薯类淀粉含量达鲜重的8%~30%，达干重的85%以上，易消化吸收，可用作能量的来源。薯类富含膳食纤维，质地细腻，对肠胃刺激小，可有效预防便秘，还可降低血脂等。薯类的蛋白质和脂肪含量较低，含有一定量的维生素和矿物质，且富含各种植物化学物。

1. **蛋白质** 含量通常在1%~2%。薯类蛋白质的质量相当于或优于谷类蛋白质。马铃薯蛋白质的氨基酸平衡良好，其中富含赖氨酸和色氨酸，可与谷类搭配发挥蛋白质互补作用。甘薯蛋白质质量与大米相近，但赖氨酸含量高于大米。

2. **脂类** 薯类脂肪含量通常低于0.2%，主要由不饱和脂肪酸组成。

3. **碳水化合物** 薯类食物中含有优质而丰富的淀粉，可作为能量的重要来源，尤其是由木薯生产的淀粉极易消化，适宜婴儿及病弱者食用。魔芋、山药、马铃薯含有大量膳食纤维，是减重、降血压的理想食品。魔芋中含有的葡甘露聚糖是其特有成分，为目前发现的最优良的可溶性膳食纤维之一，可有效预防肥胖、高脂血症、高胆固醇血症。

4. 矿物质 马铃薯富含钾，每100g含钾量高达342mg，有助于排钠、预防和降低高血压。甘薯含有较多的镁、钙、钾，具有降血压、降血糖作用，也可预防骨质疏松。

5. 维生素 薯类中含有相当数量的维生素C，且具有良好的热稳定性。红心薯类中含有胡萝卜素。薯类富含除维生素B_{12}之外的B族维生素，但维生素K和维生素E含量很低，不含维生素A、维生素D。

6. 其他有益成分 山药含有丰富的山药多糖（包括黏液质及糖蛋白）、胆固醇、麦角固醇、油菜固醇、β-谷固醇等，可促进胆固醇排泄，调节血脂和血糖。马铃薯含有抗性淀粉及多酚类物质（包括水溶性的绿原酸、咖啡酸、没食子酸和原儿茶酸），具有抑制胆固醇合成、调节血脂和血压的作用。

（二）加工烹调储存对营养价值的影响

薯类存储不当会发芽并产生毒素，如马铃薯发芽会产生有毒物质龙葵素（亦称茄碱，是一种生物碱），摄入过多，会引起恶心、腹泻等中毒反应。马铃薯皮中含有生物碱，食用时应去皮。快餐中的土豆泥、炸薯条等薯类食品，在加工过程中维生素C被氧化破坏，且油脂含量高，经常食用会导致脂肪摄入过量，增加肥胖的发病风险。山药切片后需立即浸泡在盐水中，防止氧化发黑。

三、豆类食物营养价值

豆类的品种很多，根据蛋白质含量可分为大豆类和其他豆类。大豆类按种皮的颜色可分为黄、黑、青大豆；其他豆类包括豌豆、蚕豆、绿豆、芸豆、小豆等。豆制品是由大豆或其他豆类为原料制作的发酵或非发酵食品，如豆浆、豆腐、豆干、腐竹、腐乳、豆豉酱、粉丝、粉皮等。

（一）主要营养成分及特点

1. 大豆的营养成分

（1）蛋白质：大豆蛋白质含量为35%~40%，是植物性食物中蛋白质含量最多的一类食物。大豆蛋白质由球蛋白、白蛋白、谷蛋白和醇溶蛋白组成，其中球蛋白含量最多，其氨基酸模式接近人体，营养价值较高，为优质蛋白质。大豆中赖氨酸含量丰富，蛋氨酸含量较少，与谷类食物混合食用，可较好地发挥蛋白质互补作用。

（2）脂肪：大豆脂肪含量为15%~20%，以黄豆和黑豆脂肪含量最高，故可用作植物油的加工原料。大豆油不饱和脂肪酸约占85%，其中油酸含量为32%~36%，亚油酸为52%~57%，亚麻酸为2%~10%，还含有1.64%的磷脂。大豆不含胆固醇，但含人体不易吸收的植物固醇，可阻止胆固醇的吸收。大豆油是目前我国居民主要的烹调用油。

（3）碳水化合物：大豆中碳水化合物含量为25%~30%，其中50%为可供人体利用的可溶性糖，如阿拉伯糖、半乳聚糖和蔗糖，但淀粉含量极少；而另一半是人体不能消化吸收利用的大豆低聚糖，如棉籽糖和水苏糖等，主要存在于细胞壁，在肠道细菌作用下发酵产生二氧化碳和氨，可引起肠胀气。近年发现大豆低聚糖具有维持肠道微生态平衡、提高免疫力、降血压、降血脂等保健作用，常见于一些功能性食品。

（4）矿物质与维生素：大豆含有丰富的钙、磷、铁、镁、钾等，是植物性食物中矿物质的良好来源。大豆中维生素B_1、维生素B_2、维生素E、维生素K和胡萝卜素等较多。干豆类几乎不含维生素C，但豆子发芽后可产生大量维生素C，故豆芽是维生素C的良好膳食来源。

2. 大豆中的抗营养因子　抗营养因子是指存在于天然食物中，影响某些营养素的吸收和利用，对人体健康和食品质量产生不良影响的因素。大豆中存在一些抗营养因子，如蛋白酶抑制剂、植物红细胞凝集素、胀气因子（大豆低聚糖）、植酸、豆腥味因子等，可影响人体对某些营养素的消化吸收和利用，但经过浸泡、加热等处理后可以破坏掉。近年研究表明，某些抗营养因子如大豆低聚糖、蛋白酶抑制剂等对人体也具有保健作用。

3. 大豆中的天然活性物质　大豆中含有多种生物活性物质，如大豆皂苷、大豆异黄酮、大豆卵磷脂、大豆甾醇等。研究发现，大豆皂苷具有抗氧化、降血脂、抑制肿瘤、调节机体免疫力等作用；大豆异黄酮具有很强的降脂作用，对抗脂质过氧化造成的损伤，抑制动脉粥样硬化的形成；大豆异黄酮还具有雌激素样作用，可改善妇女更年期症状，抑制乳腺癌、前列腺癌等肿瘤的发生，对预防骨质疏松、延缓衰老也有一定作用。

（二）豆制品的营养价值

豆制品包括非发酵性豆制品和发酵豆制品两类，前者如豆浆、豆腐、豆腐干、干燥豆制品（如腐竹等），后者如腐乳、豆豉、臭豆腐等。豆腐在加工中去除大量粗纤维和植酸，胰蛋白酶抑制剂和植物血细胞凝集素被破坏，营养素的利用率有所提高。豆腐蛋白质含量5%~6%，脂肪0.8%~1.3%，碳水化合物2.8%~3.4%。豆腐干由于加工中去除了大量水分，营养成分得以浓缩；豆腐丝、豆腐皮的水分含量更低，蛋白质含量可达20%~45%。豆浆是富含多种营养素的传统食品，营养成分近似牛奶，蛋白质含量比牛奶还要高，不含胆固醇与乳糖，铁含量虽比牛奶高但吸收率低，维生素含量低于牛奶。豆浆中还含有丰富的不饱和脂肪酸、大豆皂苷、大豆异黄酮、大豆卵磷脂等几十种对人体有益的物质，具有降低人体胆固醇及预防高血压、冠心病、糖尿病等多种疾病的功效，还具有增强免疫、延缓衰老等功能。发酵豆制品因发酵使蛋白质部分降解，消化率提高；还可产生游离氨基酸，增加豆制品的鲜美口味；发酵豆制品维生素B_2、维生素B_6及维生素B_{12}的含量增高，是素食人群补充维生素B_{12}的重要食物。

（三）其他豆类的营养价值

其他豆类主要有豌豆、蚕豆、绿豆、豇豆、小豆、芸豆等。这些豆类淀粉含量较多，为50%~60%；蛋白质含量为20%左右，低于大豆；脂肪含量1%~2%，其他营养成分与大豆相似，也是一类营养价值较高的食物，见表3-2-1。

▼ 表3-2-1　其他豆类的主要营养素含量（每100g可食部）

食品名称	蛋白质/g	脂肪/g	碳水化合物/g	膳食纤维/g	维生素A/U	维生素B_1/mg	维生素B_2/mg	烟酸/mg	钙/mg	磷/mg	铁/mg
豌豆	21.7	1.0	55.7	6.0	100	0.5	0.15	4.5	58	360	5
蚕豆	26.0	1.2	50.9	5.8	150	0.5	0.10	3.0	100	129	7

食品名称	蛋白质/g	脂肪/g	碳水化合物/g	膳食纤维/g	维生素A/U	维生素B₁/mg	维生素B₂/mg	烟酸/mg	钙/mg	磷/mg	铁/mg
绿豆	23.0	1.7	54.7	4.0	100	0.5	0.24	3.0	110	430	6
豇豆	23.9	2.0	49.3	4.7	——	——	——	——	75	570	4
小豆	20.9	0.7	54.9	5.0	20	0.5	0.10	2.5	75	430	4
扁豆	19.6	1.6	54.5	5.9	——	——	——	——	75	570	4

（四）加工烹调储存对营养价值的影响

不同加工和烹调方法，如浸泡、细磨、加热等处理，对大豆蛋白质的消化率有明显的影响。处理后会破坏抗胰蛋白酶、去除大部分纤维素，消化率提高。与豆类相比，豆制品营养素种类变化不大，水分增多，相对含量减少，豆芽可增加维生素C的含量。如熟大豆的蛋白质消化率仅为65%，但加工成豆浆可达85%，豆腐可提高到95%。

此外，大豆中还有抗营养因子如蛋白酶抑制剂，可影响蛋白质的消化吸收；脂肪氧化酶会引起豆腥味；胀气因子（水苏糖、棉籽糖）等可被大肠中的微生物发酵产气，但可活化肠内双歧杆菌并促进其生长繁殖；植酸可与钙、锌、镁、铁等结合，影响其吸收；植物红细胞凝集素可凝集红细胞。这些因素会影响大豆的消化吸收。但经过加热煮熟后，这些因子即被破坏，消化率随之提高，所以大豆及其制品须充分加热煮熟后再食用。

四、蔬菜、水果类食物营养价值

蔬菜和水果种类繁多，是人类膳食的重要组成部分，在我国居民膳食的食物构成中分别占33.7%和8.4%。蔬菜和水果营养丰富，除含有大量的水分，还含有丰富的维生素、矿物质、膳食纤维等，几乎不含蛋白质和脂肪。此外，还含有多种有机酸、芳香物质和色素等成分，这些成分赋予蔬菜、水果良好的感官性状，对增进食欲、促进消化、丰富食物多样性具有重要意义。有些蔬菜水果富含多种植物化学物，具有多种对人体健康有益的生物学作用。

（一）蔬菜的主要营养成分及特点

蔬菜按其品种和可食部位分为叶菜类、根茎类、瓜茄类、鲜豆类、花芽类和菌藻类，不同种类蔬菜的营养素含量差异较大。根据颜色可将蔬菜分为深色蔬菜和浅色蔬菜，其颜色与营养成分的含量有关，一般深色蔬菜营养价值较高。

1. 蔬菜的营养素种类与特点

（1）蛋白质和脂肪：大部分蔬菜蛋白质含量很低，一般为1%~2%。菌藻类中发菜、香菇和蘑菇的蛋白质含量可达20%以上，必需氨基酸含量较高且比例均衡，营养价值较高。蔬菜脂肪含量极低，大多数蔬菜脂肪含量不超过1%。

（2）碳水化合物：不同种类蔬菜碳水化合物含量差异较大，一般为4%左右，根茎类蔬菜

（如藕、南瓜等）相对较多，可达20%以上。蔬菜所含碳水化合物包括单糖、双糖、淀粉及膳食纤维。含糖较多的蔬菜有胡萝卜、番茄、南瓜等。含淀粉较多的是根茎类蔬菜，如土豆、芋头、藕等。蔬菜中膳食纤维含量丰富，主要有纤维素、半纤维素、果胶及少量木质素等，是人体膳食纤维的主要来源，其含量为1%~3%。膳食纤维可促进胃肠蠕动，利于通便，减少或阻止胆固醇等有害物质的吸收，对健康有益。另外，蘑菇、香菇和银耳等菌类中的多糖物质具有提高人体免疫力和抗肿瘤作用。

（3）矿物质：蔬菜是人体所需矿物质的重要来源，如钙、磷、铁、钾、钠、镁、铜等，其中钾含量最多，如辣椒、蘑菇等。蔬菜中钙、镁含量也较多。菌藻类食物中富含铁、锌和硒，如黑木耳中含铁约为185mg/100g。蔬菜中矿物质含量与其品种、季节、土壤、肥料等有关。绿叶蔬菜一般含钙、铁较丰富，如菠菜、雪里蕻、油菜、苋菜等，但蔬菜中的草酸不仅影响本身所含钙和铁的吸收，而且还影响其他食物中钙、铁的吸收。草酸是一种有机酸，能溶于水，加热易挥发，焯水、爆炒均可以破坏。因此在食用含草酸较多的蔬菜（如菠菜）时，可先在开水中烫一下，利于矿物质的吸收。

（4）维生素：蔬菜是人体维生素最直接、最重要的来源。蔬菜中瓜茄类维生素含量最多，其次是花菜类、叶菜类，根茎类维生素含量较低。

1）胡萝卜素：蔬菜中的胡萝卜素在人体内可转变成有生理活性的维生素A和维生素A原。胡萝卜素在各种绿色、黄色以及红色蔬菜中含量较多，如胡萝卜、辣椒、韭菜、番茄、南瓜等。

2）维生素B_2：一般绿叶蔬菜和豆类蔬菜中含维生素B_2较多，每100g约0.1mg，如雪里蕻、油菜、芹菜、青椒、毛豆、菠菜、蒜薹等。

3）维生素C：蔬菜中维生素C的分布一般与叶绿素的分布一致，即绿色越深，维生素C越丰富。所以维生素C在各种新鲜绿叶蔬菜含量最多，其次是根茎类蔬菜，如萝卜；而冬瓜、西葫芦、黄瓜等瓜类蔬菜中含量相对较少。由于谷类和肉类中维生素C含量不高，且动物性食物中除肝、肾以外大多不含维生素C，因此，人体所需的维生素C主要由蔬菜和水果供给，蔬菜在膳食中占比大，所以更重要。

在绿叶蔬菜和豆类中维生素E的含量丰富，此外蔬菜中还含有丰富的维生素K、泛酸、叶酸等人体必需的维生素。

2. **蔬菜中的生物活性物质**　各种蔬菜具有独特的颜色和香气，主要是由于其含有各种色素和芳香物质。蔬菜色素按其溶解性可分为两大类：一类是脂溶性色素，如叶绿素、类胡萝卜素等；另一类是水溶性色素，如花青素、花黄素等。蔬菜的芳香物质主要以萜类、含硫化合物和醇类为主，如大蒜、洋葱、韭菜等气味是各种含硫化合物所致。

蔬菜还含有一些酶类、杀菌物质和具有特殊功能的生理活性成分，如萝卜中含有淀粉酶，生食有助消化；大蒜中含有大蒜素和含硫化合物，洋葱中含有槲皮素，均有杀菌抗炎、降低血清胆固醇的作用，对维持微血管的正常功能有重要意义，生吃大蒜可以预防肠道传染病，刺激食欲；番茄中含有番茄红素，为天然抗氧化剂，可抵抗自由基、抗肿瘤、延缓细胞衰老、预防动脉粥样硬化等。苦瓜中含有苦瓜多肽、苦瓜苷及奎宁等，南瓜中的多糖类和钴元素可有效降低血糖血脂。蘑菇、香菇和银耳中含有香菇多糖和银耳多糖，有增强免疫力和抗肿瘤作用。

3. 蔬菜中的抗营养因子和有害化学成分　蔬菜中含有一些影响人体对营养素消化吸收的物质，此类物质统称为抗营养因子。如生大豆和马铃薯中含有的植物红细胞凝集素、蛋白酶抑制剂，影响维生素、蛋白质等的消化吸收；萝卜、芥菜等十字花科蔬菜及洋葱、大蒜等蔬菜含有的硫苷类化合物可导致甲状腺肿；鲜黄花菜中含有无毒的秋水仙碱，但经肠道吸收后在体内氧化成二秋水仙碱，能产生较大的毒性作用。马铃薯和未成熟的番茄中含有致溶血作用的茄碱，可引起咽喉瘙痒和灼热感，甚至呼吸麻痹。

此外，环境污染、农药化肥的残留等也严重影响蔬菜的产量和品质。如施用化肥不当会使蔬菜中的硝酸盐含量增加，蔬菜腐烂时易形成亚硝酸盐，而新鲜蔬菜若存放在潮湿和过热的地方也容易产生亚硝酸盐。亚硝酸盐食用过多会产生急性食物中毒，产生肠源性青紫症；长期少量摄入也会对人体产生慢性毒作用，亚硝酸盐在人体内还可与胺结合产生致癌作用的亚硝胺。

（二）水果的主要营养成分及特点

水果种类很多，依据果实的形态和生理特征，主要分为仁果类、核果类、浆果类、柑橘类、瓜果类以及热带、亚热带水果6大类。水果主要为人体提供各种矿物质、膳食纤维及维生素，特别是维生素C、胡萝卜素、维生素B_2、钾、钙、镁、磷等，其营养价值类似蔬菜。

1. 水果的营养素种类与特点　鲜果类含水分多，因而营养素含量相对较低，其中蛋白质、脂肪含量均不超过1%。

（1）碳水化合物：水果含碳水化合物6%~28%，因种类和品种的不同差异较大。水果中的碳水化合物主要是果糖、葡萄糖、蔗糖及膳食纤维（纤维素、半纤维素和果胶）。未成熟果实中淀粉含量较高，成熟后淀粉转化为果糖、葡萄糖、蔗糖。仁果类如苹果和梨以含果糖为主，葡萄糖和蔗糖次之；核果类如桃、杏、梅、李、枣等以含蔗糖为主，葡萄糖和果糖次之；浆果类如葡萄、草莓、石榴、猕猴桃等以含葡萄糖和果糖为主，蔗糖较少；柑橘类则以含蔗糖为主。果品中的淀粉以香蕉、苹果、西洋梨等含量较多。淀粉在淀粉酶或酸的作用下，逐步分解后变成可溶性糖，故含淀粉多的果实经过贮藏后会变甜。水果中的山楂、柑橘、苹果等含有较多的果胶。水果中的纤维素和果胶是膳食纤维的重要来源，可增加肠壁蠕动、促进食物消化及粪便的排出，并对降低血糖、血脂、预防结肠癌有一定的作用。

（2）矿物质：水果含有丰富的矿物质，如钾、钠、钙、磷、镁、铁、锌、铜等。除个别水果外，矿物质含量相差不大。干制水果因水分含量降低而使矿物质浓缩，因此葡萄干、杏干、无花果干、柿饼等也是人体矿物质的良好来源。

（3）维生素：水果含有除维生素D和维生素B_{12}外的所有维生素，但含量一般低于绿叶蔬菜。新鲜水果中含维生素C和胡萝卜素较多，维生素B_1、维生素B_2含量不高。鲜枣、猕猴桃、草莓、柑橘中维生素C含量较多，如鲜枣中维生素C含量可达300~600mg/100g。一些深黄色水果中含较多的胡萝卜素，如橘子（早橘）、芒果（大头）、沙棘中胡萝卜素的含量分别为5.14mg/100g，2.08mg/100g，3.84mg/100g。

2. 水果中的其他物质　水果中常含有多种芳香物质、有机酸和色素，它们使水果具有特殊的香味和颜色。水果中因含有多种有机酸而具有酸味，有机酸以柠檬酸、苹果酸、酒石酸含量较多，还有少量苯甲酸、水杨酸、琥珀酸和草酸等。柑橘类果实所含的主要有机酸为柠檬酸。仁果类的苹果、梨及核果类的桃、杏、樱桃等含苹果酸较多。酒石酸又称葡萄酸，为葡萄的主要有机酸。在同一种果实内，往往多种有机酸并存，如苹果中主要是苹果酸，也含有少量柠檬酸和草酸等。一些水果中含有的某些物质具有重要的营养保健作用，如葡萄中的白藜芦醇、西瓜中的番茄红素等，它们具有抗炎、抗氧化、抗衰老、抗肿瘤、增强免疫、降低血脂、保护心脑血管等作用。野生水果如沙棘、酸枣、刺梨、番石榴和金樱子等，维生素C、胡萝卜素、维生素B_2和钙、铁等营养素含量往往优于培植水果，营养价值相对较高。

（三）加工烹调储存对蔬菜、水果营养价值的影响

蔬菜虽含有丰富的维生素和矿物质，但烹调加工不合理，可造成这些营养素大量损失。水溶性维生素和矿物质易溶于水，所以蔬菜宜先洗后切，避免微量营养素损失。洗好后的蔬菜，放置时间也不宜过长，避免维生素被氧化破坏，尤其要避免将切碎的蔬菜长时间浸泡在水中。烹调时，要尽可能做到急火快炒。为了减少维生素的损失，烹调时，加入少量淀粉勾芡，可以保护维生素C。加醋烹调可降低维生素E、维生素C损失。有些蔬菜（如菠菜等）含草酸，为减少草酸对钙吸收的影响，在烹调时，可先将蔬菜放在开水中煮或烫一下后捞出，使其中的草酸大部分溶于水。水果大部分以生食为主，不受烹调加热的影响，但加工成果脯、干果、罐头后，维生素C大部分损失。

新鲜蔬菜不宜久存，勿在日光下曝晒。烹制后的蔬菜尽快食用，因为蔬菜放久了亚硝酸盐含量增加，亚硝酸盐是一种致癌物，对人体健康造成极大危害。

第三节 动物性食物的营养价值

一、畜、禽类食物营养价值

畜肉和禽肉在人类膳食构成中占有重要地位。畜肉是指猪、牛、羊、马、骡、驴、鹿、狗、兔等牲畜的肌肉、内脏及其制品。禽肉包括鸡、鸭、鹅、鸽、鹌鹑、火鸡等的肌肉、内脏及其制品。畜禽肉的营养价值非常相似，不仅能供给人体优质蛋白质、脂肪、脂溶性维生素和矿物质，而且还可加工成各种制品和菜肴。营养素的分布因动物的种类、年龄、肥瘦程度及部位不同而有较大差异。通常动物内脏脂肪含量少，蛋白质、维生素、矿物质和胆固醇含量较高。

（一）主要营养成分及特点

1. 蛋白质　畜禽肉蛋白质易被人体消化吸收，属优质蛋白，主要存在于肌肉组织中，含量为10%~20%。牲畜的品种、年龄、肥瘦程度及部位不同，蛋白质含量差异较大。在畜肉中，猪肉的蛋白质含量平均13.2%左右，牛肉高达20%，羊肉介于猪肉和牛肉之间，兔肉、马肉、鹿肉和骆驼肉的蛋白质含量也达20%左右，狗肉约17%。在禽肉中，鸡肉的蛋白质含量较高，约20%；鸭肉约16%；鹅肉约18%；鹌鹑的蛋白质含量高达20%。不同内脏的蛋白质含量也存在差异。家畜的肝脏含蛋白质较高，心脏、肾脏含蛋白质14%~17%；禽类的肝脏和心脏含蛋白质13%~17%。

动物的结缔组织（如皮肤、筋腱等）中的蛋白质主要是胶原蛋白和弹性蛋白，由于缺乏色氨酸、酪氨酸、蛋氨酸等必需氨基酸，因此蛋白质的利用率低，其营养价值也低。

2. 脂肪　畜禽肉的脂肪是由各种脂肪酸的甘油三酯以及少量卵磷脂、胆固醇和脂色素等组成，脂肪酸主要以硬脂酸、棕榈酸和油酸等饱和脂肪酸为主，熔点较高，不易被机体消化吸收。脂肪含量因品种、年龄、肥瘦程度及部位不同差异较大。在畜肉中，猪肉的脂肪含量最高，羊肉次之，牛肉最低。如猪肥肉脂肪含量高达90%，猪前肘为31.5%，猪里脊肉为7.9%，五花牛肉为5.4%，瘦牛肉为2.3%。禽肉中，火鸡和鹌鹑的脂肪含量较低，低于3%；鸡和鸽子的脂肪含量类似，14%~17%；鸭和鹅的脂肪含量达20%。动物内脏含较高胆固醇，如每100g猪脑中含量为2 571mg，猪肝288mg，猪肾354mg，牛脑2 447mg，牛肝297mg。禽肉的脂肪含量相对畜肉较少，必需脂肪酸比畜肉多，更易消化吸收。必需脂肪酸的含量与组成是衡量食物油脂营养价值的重要方面。动物脂肪含有的必需脂肪酸明显低于植物油脂，因此营养价值低于植物油脂。一般而言，动物油脂中，禽类脂肪的营养价值又高于畜类脂肪。

3. 碳水化合物　畜禽肉中的碳水化合物含量极少，一般以糖原形式存在于肝脏和肌肉中。牲畜在宰前过度疲劳，消耗大量糖原；在贮存过程中，因酶的分解作用，糖原含量进一步减少。

4. 矿物质　畜禽类食物含多种矿物质，含量为0.8%~1.2%。矿物质的分布以内脏最多，瘦肉次之，肥肉最少。肝、肾及血中铁和磷含量较多，并含有一定量的钙、锌和硒。畜肉平均含铁量为5mg/100g，主要以血红素铁的形式存在，吸收利用不受其他因素的影响，生物利用率高，是膳食铁的良好来源。钙含量虽然不高，约为10mg/100g，但其吸收利用率较高。牛肾和猪肾中硒的含量较高，是其他一般食品的数十倍。此外，禽肉中也含钾、钙、钠、镁、磷、铁、锰、硒、硫等，其中硒的含量高于畜肉。

5. 维生素　畜禽肉含有丰富的脂溶性维生素和B族维生素，其中主要以维生素A和维生素B_2为主。内脏含量高于肌肉，特别是肝脏、肾脏。维生素A的含量以牛肝和羊肝最高，维生素B_2以猪肝含量最高。禽肉还是维生素E的良好来源。

（二）加工烹调储存对营养价值的影响

畜禽肉可加工成熟食制品、腌腊制品、熏烤制品、干制品、酱煮制品及罐头制品等，与新鲜食物相比更易保藏且增加了风味。加工中可因高温使B族维生素受损，某些氨基酸如含硫氨基酸、色氨酸、谷氨酸等分解。肉类食物常用炒、焖、蒸、炖、煮、油炸、熏烤等多种烹调方法。适当的烹调可提高蛋白质利用率，改善食物的色香味形，增加食欲。上浆挂糊、急火快炒等使肉类外部蛋白质迅速凝固，减少营养素的外溢损失。长时间油炸、熏烤等严重影响肉类营养素的质量，特别是破坏较多的蛋白质和B族维生素。肉类食物通常采用低温冷藏法和低温冷冻法，也可采用传统方法如干燥法、盐腌法、烟熏法等。低温储藏是在冷库或冰箱中进行，是肉和肉制品储藏中最为实用的一种方法。快速冷冻、缓慢解冻是减少冷冻肉营养损失的重要措施。

二、水产类食物营养价值

水产品主要包括鱼类、甲壳类和软体类等。鱼类有海水鱼和淡水鱼之分，海水鱼又分为深海鱼和浅海鱼。水产动物是人类膳食中优质蛋白质、必需脂肪酸、脂溶性维生素及多种矿物质的重要来源。

（一）主要营养成分及特点

1. 蛋白质 鱼类蛋白质含量一般为15%~25%，平均约为18%。鱼类中蛋白质和脂肪含量根据鱼的种类、成熟度、捕获季节及饲料等不同而有较大的区别。鱼类蛋白含有人体必需的各种氨基酸，尤其富含亮氨酸和赖氨酸，属于优质蛋白质。鱼肉组织中肌纤维细短，间质蛋白少，水分含量较多，所以鱼肉柔软细嫩，较畜、禽肉更易消化，其营养价值与畜、禽肉近似。存在于鱼类结缔组织和软骨中的含氮浸出物主要是胶原蛋白和黏蛋白，煮沸后可形成溶胶，是鱼汤冷却后形成凝胶的主要物质。鱼类还含有较多的其他含氮物质，如游离氨基酸、肽、胺类、嘌呤等化合物，是鱼汤的呈味物质。其他水产品中，河蟹、对虾、章鱼的蛋白质含量为17%，软体动物为15%左右，其酪氨酸和色氨酸含量高于牛肉和鱼肉。

2. 脂肪 鱼类脂肪含量很少，一般为1%~10%，平均为5%。鱼类脂肪主要分布在皮下和内脏周围，肌肉组织中含量很少。脂肪含量因鱼的种类不同而有较大差别，如鳕鱼脂肪含量仅0.5%，而河鳗脂肪含量高达10.8%。

鱼类脂肪多由不饱和脂肪酸组成（占80%），熔点低，常温下呈液态，消化吸收率约为95%。不饱和脂肪酸的碳链较长，其碳原子数多在14~22个。鱼类脂肪中含有长链多不饱和脂肪酸，如二十碳五烯酸（EPA）和二十二碳六烯酸（DHA），具有降低血脂、防治动脉粥样硬化、抗癌等作用。鱼类的胆固醇含量一般约为100mg/100g，但鱼籽中含量较高，如鲳鱼籽胆固醇含量为1 070mg/100g。蟹、河虾等脂肪含量大约为2%，软体动物脂肪含量平均为1%。

3. 碳水化合物 鱼类碳水化合物的含量很低，约为1.5%，主要以糖原形式存在。有些鱼不含碳水化合物，如草鱼、青鱼、乌鲤、银鱼、鲢鱼、鳜鱼、鲈鱼等。海蜇、牡蛎、螺蛳等水产品中碳水化合物含量较高，可达6%~7%。

4. 矿物质 鱼类矿物质含量为1%~2%，磷的含量占总灰分的40%，钙、钠、氯、钾、镁含量丰富。钙的含量较畜、禽肉高，是钙的良好来源，如虾皮中含钙量很高，为991mg/100g。海水鱼类含碘丰富。此外，鱼类含锌、铁、硒也较丰富。河虾富含钙、锌，其钙含量可达325mg/100g，锌含量高达2.24mg/100g。河蚌中锰的含量高达59.6mg/100g，河蚌、田螺、鲍鱼等也是补铁的良好食物。软体动物中矿物质含量为1%~1.5%，其中钙、钾、铁、锌、硒、锰等含量较多，如生蚝锌含量可达71.2mg/100g，蛏干13.6mg/100g，螺蛳10.2mg/100g；海蟹、牡蛎和海参等富含硒，均高达50μg/100g。

5. 维生素 鱼类是维生素A和维生素D的重要来源，也是维生素B_2的良好来源，维生素E、维生素B_1和烟酸的含量也较高，但几乎不含维生素C。如黄鳝维生素B_2含量较高，为0.98mg/100g，河蟹为0.28mg/100g，海蟹为0.39mg/100g。海水鱼的肝脏、鱼油是补充维生素A和维生素D的良好食物。软体动物维生素含量和鱼类近似，但维生素B_1较少。另外贝类食物中维生素E含量较高。

（二）加工烹调储存对营养价值的影响

鱼类的加工、烹调和储存与畜禽肉相似。可加工成多种鱼类制品，所含B族维生素在高温制作时易破坏，为了减少营养素丢失，烹调中宜上浆挂糊、急火快炒。鱼类通常采用低温冷藏或冷冻，也可用不低于15%的食盐储存，否则易腐败变质。

三、蛋类食物营养价值

蛋类主要包括鸡蛋、鸭蛋、鹅蛋、鹌鹑蛋、鸽蛋、火鸡蛋等，食用最普遍、销量最大的是鸡蛋。蛋制品是以蛋类为原料加工制成的产品，如皮蛋、咸蛋、糟蛋、冰蛋、干全蛋粉、干蛋白粉、干蛋黄粉等。各种蛋的结构和营养价值基本相似。在我国居民膳食构成中蛋类约占1.4%，主要提供优质蛋白质、丰富的维生素及一些矿物质等。

（一）蛋的结构

各种蛋大小不一，但结构基本相似，主要由蛋壳、蛋清、蛋黄三部分构成。以鸡蛋为例，每只鸡蛋平均重约50g。其中，蛋壳占全蛋重的11%~13%，主要由碳酸钙构成。蛋壳的颜色由白色到棕色，深浅不一，因鸡的品种而异，与蛋的营养价值无关。蛋白膜和内蛋壳膜紧密相连，阻止微生物进入蛋内；蛋白膜之内为蛋清，蛋清占全蛋重的55%~60%，为白色半透明黏性溶胶状物质，接近蛋黄部分较黏稠；蛋黄占全蛋重的30%~35%，由无数富含脂肪的球形微胞组成，为浓稠、不透明、半流动黏稠物，表面包有蛋黄膜，由两条韧带将蛋黄固定在蛋的中央。蛋黄的颜色受禽类饲料成分的影响，如饲料中添加β-胡萝卜素可以增加蛋黄中的水平，而使蛋黄呈现黄色至橙色的鲜艳颜色。

（二）主要营养成分及特点

蛋类的宏量营养素含量基本稳定，而微量营养素含量受品种、饲料、季节等多方面的影响而有一定差异。蛋类各部分的主要营养成分见表3-3-1。

▼ 表3-3-1 蛋类各部分的主要营养素含量（每100g可食部）

营养成分	全蛋	蛋清	蛋黄
水分 /g	74.1	84.4	51.5
蛋白质 /g	13.3	11.6	15.2
脂类 /g	8.8	0.1	28.2
碳水化合物 /g	2.8	3.1	3.4
钙 /mg	56	9	112
铁 /mg	2.0	1.6	6.5
锌 /mg	1.10	0.02	3.79
硒 /μg	14.34	6.97	27.01
视黄醇当量 /μgRAE	234	—	438
维生素 B_1/mg	0.11	0.04	0.33
维生素 B_2/mg	0.27	0.31	0.29
烟酸 /mg NE	0.2	0.2	0.1

1. 蛋白质　鸡蛋蛋白质含量一般在10%以上，蛋黄高于蛋清。加工成咸蛋或皮蛋后，蛋白质含量变化不大。蛋清中所含蛋白质种类超过40种，主要由卵清蛋白、卵伴清蛋白（卵运铁蛋白）、卵黏蛋白、卵类黏蛋白、卵球蛋白五种蛋白质组成。蛋黄中蛋白质主要是卵黄磷蛋白和卵黄球蛋白。

鸡蛋蛋白质含有人体所需的全部必需氨基酸，相互比例也适宜人体需要，其生物价高达94，易被人体消化吸收和利用，经常被用作参考蛋白。但生蛋清中因含有卵巨球蛋白等抗蛋白酶活性物质，其消化吸收率仅为50%左右。烹调后蛋清完全凝固，可使各种抗营养因子完全失活，消化率可达96%。

2. 脂肪　鸡蛋脂肪含量在10%左右，98%的脂肪集中在蛋黄中，以乳化形式分散成细小颗粒，极易被吸收。蛋类脂肪大部分为中性脂肪，占62%~65%，磷脂占30%~33%，胆固醇占4%~5%，还有微量脑苷脂类。中性脂肪的脂肪酸以油酸为丰富，约占50%，亚油酸约占10%，其余为硬脂酸、棕榈酸等。蛋黄中的磷脂主要是卵磷脂和脑磷脂，分别占70%~80%和10%~15%，是磷脂的良好来源，此外还有少量神经鞘磷脂。卵磷脂可促进脂溶性维生素的吸收，降低血胆固醇。蛋类中的固醇含量较高，主要集中在蛋黄，如鸡蛋中胆固醇含量为585mg/100g，而鸡蛋黄中胆固醇含量为1 510mg/100g。

3. 碳水化合物　蛋类含碳水化合物较少，蛋清中主要是甘露糖和半乳糖，蛋黄中主要是葡萄糖，大部分以与磷蛋白结合的形式存在。

4. 矿物质　蛋类的矿物质主要存在于蛋黄内，蛋黄中含矿物质1.0%~1.5%。其中以磷、钙含量较多，如磷为240mg/100g，钙为112mg/100g。蛋黄富含多种微量元素，包括铁、硫、镁、钾、钠等。蛋黄中的铁含量较高，但由于是非血红素铁，并与卵黄高磷蛋白结合，生物利用率仅为3%左右。蛋中的矿物质含量受饲料等因素影响较大，通过调整饲料成分，可使禽蛋富含硒、碘、锌等，目前市场上已有高碘蛋、高硒蛋、高锌蛋等特种鸡蛋或鸭蛋销售。

5. 维生素　蛋类维生素含量丰富，种类齐全，主要集中在蛋黄内。蛋类的维生素含量受到品种、季节和饲料的影响，以维生素A、维生素E、维生素B_2、维生素B_6、泛酸为主，也含有一定量的维生素D、维生素K等。

（三）加工烹调储存对蛋类营养价值的影响

一般加工烹调如蒸、煮、炒等，除了维生素B_1外，蛋类的其他营养素损失不大。生蛋中含有抗生物素和抗胰蛋白酶，加热后可被破坏，故加工烹调过程中的加热既能杀灭其中的微生物，还可以提高蛋类营养素的消化吸收率。蛋类宜低温冷藏。新鲜蛋类经特殊加工制成风味特异的蛋制品，宏量营养素与鲜蛋相似，但不同加工方法会对一些微量营养素的含量产生影响，如皮蛋在加工过程中加碱和盐，使矿物质含量增加，但对B族维生素造成较大损失，且会增加铅的含量，对维生素A、维生素D的含量影响不大；咸蛋主要是钠含量的增加；糟蛋在加工过程中蛋壳中的钙盐可以渗入蛋内，钙含量比鲜蛋高10倍左右。

四、乳类及其制品类食物营养价值

乳类主要包括牛奶、羊奶、马奶，人们食用最多的是牛乳。乳类能满足初生幼仔迅速生长发育的全部需要，是营养素齐全、容易消化吸收的一种优质食品，也是各年龄组健康人群及特殊人群（如婴幼儿、老年人、患者等）的理想食品。乳制品是以乳类为原料经浓缩、发酵等工艺制成的产品，如乳粉、酸乳、炼乳等。

各种乳类营养成分相近，主要为人类提供优质蛋白质、脂肪、维生素A、核黄素、钙等营养物质，其中以牛奶食用最普遍。乳类营养成分除脂肪含量变动较大外，其他成分比较稳定，但也受奶牛的品种、产地、季节、饲料等因素的影响而略有变化。

（一）乳的主要营养成分及特点

鲜乳是由水、蛋白质、脂肪、乳糖、矿物质、维生素等组成的一种复杂乳胶体，水分含量占86%~90%，因此与其他食品相比，其营养素含量相对较低。鲜乳奶味温和，稍有甜味，具有由低分子化合物如丙酮、乙醛、二甲硫、内酯和短链脂肪酸形成的特有奶香味。

1. 蛋白质　牛乳蛋白质含量为2.8%~3.3%，主要由酪蛋白（79.6%）、乳清蛋白（11.5%）和乳球蛋白（3.3%）组成。酪蛋白属于结合蛋白，与钙、磷等结合，形成酪蛋白胶粒，并以胶体悬浮液的状态存在于牛乳中，使乳液具有不透明性。乳清蛋白不耐热，加热时易凝固而沉淀，对酪蛋白具有保护作用。乳球蛋白与机体免疫有关，一般初乳含量高于成熟乳的含量。牛乳中蛋白质含量较人乳高2倍多（表3-3-2），且牛乳中的酪蛋白与乳清蛋白的比例与人乳正好相反，因此在生产婴儿配方奶时常利用乳清蛋白调整牛乳蛋白比例使之接近人乳水平。乳类蛋白质消化吸收率为87%~89%，生物价为85，属天然优质蛋白。

2. 脂类　乳脂肪含量一般为3.0%~5.0%，主要为甘油三酯，少量磷脂和胆固醇。乳脂肪呈高度乳化状态，以较小的微粒分散于乳浆中，易于消化吸收，吸收率可达97%。乳脂肪的脂肪酸组成复杂，其中油酸、亚油酸和亚麻酸分别占30%、5.3%和2.1%，短链挥发性脂肪酸（如丁酸、己酸、辛酸）约占9%，是乳脂肪风味良好的原因。

3. 碳水化合物　乳类中碳水化合物主要是乳糖，含量为3.4%~7.4%，还有少量葡萄糖、果糖和半乳糖。人乳中含量最高，羊乳次之，牛乳最少。乳糖不仅有调节胃酸、促进胃肠蠕动和消化液分泌的作用，还能促进钙的吸收、抑制腐败菌的生长，助长肠道乳酸杆菌繁殖，尤其对婴儿消化道功能的完善具有重要意义。

4. 矿物质　乳类食品富含多种矿物质，其含量一般为0.7%，富含钙、磷、钾，其中大部分与有机酸结合形成盐类，少部分与蛋白质结合或吸附在脂肪球膜上。据研究，每100ml牛乳中含钙110mg，约为人乳的3倍，且吸收率高，是钙的良好来源。此外，牛乳中还含有铜、锌、硒、碘、锰、铬等多种微量元素。但是牛乳中铁含量很低，为贫铁食品，用牛乳喂养婴儿时应注意铁的补充。

5. 维生素　牛乳含有人体所需的各种维生素，其含量主要受季节、饲养方式的影响，如放牧季节牛乳中维生素A、维生素D、胡萝卜素和维生素C含量相比冬春季节在棚内饲养明显增多。牛乳中维生素D含量较少，但夏季日照多时，其含量有一定的增加。牛乳是B族维生素尤其是维生素B_2的良好来源。此外，乳类还含有多种酶类，如促进消化的水解酶、抗菌作用的溶菌酶、过氧化物酶等。乳类中也含有乳铁蛋白、免疫球蛋白、生物活性肽、共轭亚油酸、激素和生长因子等生理活性物质。

营养成分	人乳	牛乳	羊乳
水分/g	87.6	89.8	88.9
蛋白质/g	1.3	3.0	1.5
脂肪/g	3.4	3.2	3.5
碳水化合物/g	7.4	3.4	5.4
热能/kJ	272	226	247
钙/mg	30	104	82
磷/mg	13	73	98
铁/mg	0.1	0.3	0.5
视黄醇当量/μg RAE	11	24	84
维生素B_1/mg	0.01	0.03	0.04
维生素B_2/mg	0.05	0.14	0.12
烟酸/mg	0.20	0.10	2.10
维生素C/mg	5.0	1.0	——

（二）乳制品的主要营养成分及特点

乳制品加工工艺的不同，其营养素含量有很大差异。

1. 巴氏杀菌乳、灭菌乳和调制乳　巴氏杀菌乳为仅以生牛/羊乳为原料，经巴氏杀菌等工序制得的液体产品。灭菌乳又分为超高温灭菌乳和保持灭菌乳，前者定义为以生牛/羊乳为原料，添加或不添加复原乳，在连续流动的状态下，加热到至少132℃并保持很短时间的灭菌，再经无菌灌装等工序制成的液体产品；保持灭菌乳则为以生牛/羊乳为原料，添加或不添加复原乳，无论是否经过预热处理，在灌装并密封之后经灭菌等工序制成的液体产品。调制乳是以不低于80%的生牛/羊乳或复原乳为主要原料，添加其他原料或食品添加剂或营养强化剂，采用适当的杀菌或灭菌等工艺制成的液体产品。这三种形式的产品是目前我国市场上流通的主要液态乳，除维生素B_1和维生素C有损失外，营养价值与新鲜生牛/羊乳差别不大，但调制乳因其是否进行营养强化而差异较大。

2. 乳粉　指以生牛/羊乳为原料，经加工制成的粉状产品。以生牛/羊乳或其加工制品为主要原料，添加其他原料，添加或不添加食品添加剂和营养强化剂，经加工制成的乳固体含量不低于70%的粉状产品称为调制乳粉。目前市场上的产品多为调制乳粉。

（1）全脂奶粉：鲜奶消毒后除去70%~80%的水分，采用喷雾干燥法，将乳喷成雾状微粒即成全脂奶粉。喷雾干燥法生产的奶粉质量较好，对蛋白质的性质、奶的色香味及其他营养成分影响很小，且受热均匀，粉粒较小，溶解度高，无异味。一般全脂奶粉的营养素含量为鲜奶的7~8倍。

（2）低脂或脱脂奶粉：其生产工艺同全脂奶粉，只是原料奶须经脱脂处理，因此其脂肪含量很低，脂溶性维生素损失较多，其他营养成分变化不大。此种奶粉特别适合腹泻婴儿及要求低脂膳食的患者。

（3）调制配方奶粉：是以牛乳为基础，根据不同人群（婴幼儿、孕妇、中老年等）的生理特点和营养需要，对牛乳的营养成分加以适当调整和改善调制而成，主要改变了牛乳中酪蛋白和乳清蛋白的比例，补充乳糖的不足，以适当的比例强化维生素A、维生素D、维生素B_1、维生素B_2、维生素C、叶酸、牛磺酸及微量元素铁、铜、锌、锰等。常见调制奶粉多为婴幼儿配方奶粉，是以牛乳为基础，按照母乳的组成和模式，加以调制而成，使之接近母乳，从而适应婴幼儿的生理特点和营养需求。

3. 发酵乳　是以消毒鲜奶、奶粉或炼乳等为原料，接种乳酸菌，经不同工艺发酵而成的奶制品，其中酸牛奶最普遍。奶经过乳酸菌发酵后，其中乳糖分解为乳酸，蛋白质发生凝结及不同程度的降解，脂肪发生不同程度的水解，钙完全溶解，消化吸收率大大提高，还可形成独特的风味，营养价值更高，如蛋白质的生物价从85提高到87.3，叶酸含量增加了1倍。酸牛奶还具有多种保健功能：可刺激胃肠道蠕动和胃酸的分泌，预防便秘；乳酸菌中的乳酸杆菌和双歧杆菌作为肠道益生菌，可调节肠道菌群，抑制肠道腐败菌的生长繁殖，防止腐败胺类产生，对人体的健康有重要作用，尤其对乳糖不耐受症者更适合。

4. 炼乳　炼乳是牛奶除去水分之后的浓缩乳，按其成分不同可分为加糖炼乳、淡炼乳、调制炼乳三种。目前市场上的炼乳主要是加糖炼乳和淡炼乳两个品种。

（1）加糖炼乳：甜炼乳是在牛奶中加入约16%的蔗糖，经减压浓缩到原体积的40%的一种乳制品。成品中蔗糖含量可达40%~45%，渗透压因而增大。利用其渗透压的作用可抑制微生物的繁殖，因而成品的保质期得以延长。如果工艺不当，容易发生美拉德反应，使赖氨酸受到轻微损失。甜炼乳糖分过高，食用前需加大量水分稀释，以致蛋白质等营养素含量相对较低，故不宜长期喂养婴幼儿。

（2）淡炼乳：淡炼乳又称无糖炼乳或蒸发乳。新鲜牛奶经巴氏高温消毒和均质后，在真空低温条件下浓缩至原体积的1/3，装罐密封再经加热灭菌制成。淡炼乳保存了牛奶中的大部分营养成分，仅B族维生素在浓缩过程中有所损失，若给予强化，按适当的比例冲稀后，其营养价值与鲜奶相当。高温处理后形成的软凝乳块及经均质处理后脂肪球微细化，均有利于消化吸收，故淡炼乳适合喂养婴幼儿。

（3）调制炼乳：以生乳和/或乳制品为主料，添加或不添加食糖、食品添加剂和营养强化剂，添加辅料，经加工制成的黏稠状产品，也有加糖调制炼乳和淡调制炼乳之分。淡炼乳经高温灭菌后，维生素受到一定的破坏，因此常用维生素加以强化，按适当的比例冲稀后，其营养价值基本与鲜乳相同。

5. 复合奶　将脱脂奶粉和无水奶油分别溶解，按一定比例混合，再加入50%的鲜奶即成复合奶，其营养价值与鲜奶基本相似。

6. 奶油　可分为鲜奶油和脱水奶油，是由牛奶中分离的脂肪制成的产品。鲜奶油的脂肪含量一般在18%以上，其余为水和少量蛋白质、乳糖、维生素、矿物质及色素等，脱水奶油，又称白脱油、黄油，脂肪含量一般为80%~83%，水15%~18%，非脂乳固体2%~5%。奶油主要用于烹调和佐餐，也是糕点、焙烤类食品的重要原料。

7. 奶酪 也称干酪，是一种营养价值较高的发酵乳制品，是在原料奶中加入适量的乳酸菌发酵剂或凝乳酶，使蛋白质发生凝固，并加盐、压榨排除乳清之后的产品。各种奶酪的含水量和营养素含量差异较大。就含水量而言，硬质奶酪为30%~40%，软质奶酪为40%~60%，而农家奶酪高达70%~80%。硬质奶酪的热量和脂肪含量高，是钙的良好来源。软质奶酪所含蛋白质和钙稍低，但总体而言，其蛋白质、脂肪含量丰富，糖类含量很低。

奶酪制作过程中，维生素D和维生素C被破坏和流失，其他维生素大部分保留。由于发酵作用，蛋白质被分解成肽和氨基酸等产物，使奶酪蛋白质消化率高达98%。而脂肪在发酵中的分解产物使奶酪具有独特风味，也利于消化吸收。乳糖在奶酪制作过程中大部分随乳清流失，少量乳糖在发酵中起促进乳酸发酵的作用，对抑制有害菌的繁殖具有重要意义。

（三）加工储存对营养价值的影响

鲜奶食用前必须经过消毒处理，因其水分含量高，营养丰富，微生物易于生长繁殖。鲜奶常用的消毒方法有巴氏消毒法和超高温灭菌法，前者消毒后应低温储存，储存期3天左右；后者可在常温保存15天。鲜奶经消毒处理，除维生素B₁和维生素C有一定损失外，其他营养成分保存良好。为了减少对光敏感的维生素B和维生素C的损失，奶及奶制品应避光保存。研究发现避光还能保持奶特有的鲜味。

学习小结

本章主要介绍了常见的各种食物的营养价值及加工、烹调、储存对其营养价值的影响，包括食物的营养价值、食物营养评定及其意义。植物性食物的营养价值，包括作为主食的谷类、薯类以及蔬菜、水果、豆类等；动物性食物的营养价值，包括畜禽肉、水产品、蛋奶类等。叙述了各种食物的营养素种类及特点以及不同的加工烹调储存对食物营养价值的影响。

学习时应重点掌握常见食物主要营养素种类及营养特点，熟悉食物营养价值的定义及评定的意义。

（焦凌梅）

单项选择题

1. 食品中所含热能和营养素能满足人体需要的程度称为
   A. 食品的营养素密度
   B. 食品的营养价值
   C. 食品的热能密度
   D. 食品营养质量指数
   E. 营养

2. 谷物类蛋白质的营养价值不高主要是因为
   A. 富含亮氨酸
   B. 缺乏赖氨酸
   C. 脂肪含量低
   D. 吸收率低
   E. 糖类含量高

3. 影响蔬菜中钙吸收的主要因素是
   A. 磷酸
   B. 草酸

C. 琥珀酸
D. 植酸
E. 柠檬酸

4. 大豆中产生豆腥味的主要酶类是
   A. 淀粉酶
   B. 脂肪氧化酶
   C. 脲酶
   D. 蛋白酶
   E. 脱氢酶

5. 消化功能不良，饮鲜奶易出现腹胀等不适症状者，较适宜选择食用的奶制品为
   A. 全脂奶粉
   B. 脱脂奶粉
   C. 酸奶
   D. 淡炼乳
   E. 奶油

答案：1. B；2. B；3. B；4. B；5. C

特殊医学用途配方食品

第一节　特殊医学用途配方食品介绍

一、概念和分类

特殊医学用途配方食品（food for special medical purpose，FSMP）名称在不同国家不完全一致，但产品定义和用途基本相同，产品定位为区别于普通食品和药品的一类"特殊食品"，各国法规的定义中大部分都体现了这类食品为满足进食、消化、吸收能力受限或存在障碍的患者对营养素或膳食的特殊需要的目的，并要求在医生或临床营养师指导下使用。FSMP在增强临床治疗效果、促进康复、缩短住院时间、改善患者生活质量方面具有重要的临床意义。随着临床营养的发展，临床医生和患者对这类食品的需求日益增加，这类食品未来的发展潜力也非常大。

（一）概念

1. 中国　定义这类产品为"特殊医学用途配方食品"，指为了满足进食受限、消化吸收障碍、代谢紊乱或特定疾病状态人群对营养素或膳食的特殊需要，专门加工配制而成的配方食品。该类产品必须在医生或临床营养师指导下，单独食用或与其他食品配合食用。

2. 国际食品法典委员会（Codex Alimentarius Commission，CAC）　定义这类产品为"特殊医学用途配方食品"，是为患者进行膳食管理并仅能在医生监督下使用的，经特殊加工或配制的用于特殊膳食的一类食品。这种食品适用于对普通食品或其中某些营养素在进食、消化、吸收或代谢方面受限或有障碍的患者，或因病情有其他特殊的营养需求的人，或者他们的膳食并不能仅通过改善正常膳食进行管理，而必须使用特殊膳食的其他食品或两者结合使用。

3. 欧盟 定义这类产品为"特殊医学用途配方食品"，指一类经专门加工或配制的食品，该类食品用于患者（包括婴儿）的膳食管理并需要在医疗监督下使用。专门用于进食、消化、吸收、代谢或者排泄普通食品或其中某些营养素或代谢物的能力受限或存在障碍患者的全部或者部分膳食；或用于有其他特殊营养需求的患者，这类患者的膳食管理无法仅通过普通膳食的改变来实现。

4. 美国 定义这类产品为"医用食品"，指在医生指导下食用，或提供肠内营养支持的、基于公认的科学原理、根据医学评价专门加工配制而成的配方食品。

5. 澳大利亚 定义这类产品为"特殊医学用途配方食品"，指为了个体的膳食管理经特殊配方而成的，用于患有某类疾病、代谢紊乱或其他医疗状况患者的膳食管理的一类食品，需在医师监督指导下使用，该类食品不得有声称与疾病预防、诊断、治疗或减轻某疾病、紊乱或状况或者与治疗用途相关的任何用语。

（二）分类

1. 适用于 1 岁以上人群的特殊医学用途配方食品 根据不同的临床需求和适用人群，将特殊医学用途配方食品分为三类，即全营养配方食品、特定全营养配方食品、非全营养配方食品，基本涵盖了目前临床上需求量大、研究证据充足的产品。

（1）全营养配方食品：是指可以作为单一营养来源满足目标人群营养需求的特殊医学用途配方食品。

（2）特定全营养配方食品：是指可以作为单一营养来源满足目标人群在特定疾病或者医学状况下营养需求的特殊医学用途配方食品。常见的特定全营养配方食品有糖尿病全营养配方食品，呼吸系统疾病全营养配方食品，肾病全营养配方食品，肿瘤全营养配方食品，肝病全营养配方食品，肌肉衰减综合征全营养配方食品，创伤、感染、手术及其他应激状态全营养配方食品，炎症性肠病全营养配方食品，食物蛋白过敏全营养配方食品，难治性癫痫全营养配方食品，胃肠道吸收障碍、胰腺炎全营养配方食品，脂肪酸代谢异常全营养配方食品，肥胖、减脂手术全营养配方食品。

（3）非全营养配方食品：是指可以满足目标人群部分营养需求的特殊医学用途配方食品，不适用于作为单一营养来源。常见非全营养配方食品有营养素组件（蛋白质组件、脂肪组件、碳水化合物组件）、电解质配方、增稠组件、流质配方和氨基酸代谢障碍配方。使用前可以与其他产品混合（如蛋白质、糖类、脂肪模块）。

2. 适用于 0 至 12 月龄的特殊医学用途婴儿配方食品 《食品安全国家标准 特殊医学用途婴儿配方食品通则》附录 A 列举了我国常见的六类特殊医学用途婴儿配方食品，可满足我国绝大部分特殊医学状况婴儿的需求。包括无乳糖配方或低乳糖配方食品、乳蛋白部分水解配方食品、乳蛋白深度水解配方或氨基酸配方食品、早产/低出生体重婴儿配方食品、氨基酸代谢障碍配方食品和母乳营养补充剂等。

对于目前尚未涵盖的特殊医学用途配方食品，以及未来根据疾病或医学状态、最新权威科研结果研制的新产品，将根据临床需求、科学证实等资料，在专家充分论证的基础上不断完善，以满足适用人群的特殊营养需求。

二、营养学特征

针对不同疾病的特异性代谢状态，特殊医学用途配方食品对相应的营养素含量提出了特别规定，适应特定疾病状态或疾病某一阶段的营养需求，为患者提供有针对性的营养支持，是进行临床营养支持的一种有效途径。各类特殊医学用途配方食品的营养学特征如下。

（一）全营养配方食品

《食品安全国家标准　特殊医学用途配方食品通则》（GB 29922—2013）中对全营养配方食品规定了能量和所有必需营养素含量要求。

1. 适用于1~10岁人群的全营养配方食品　每100ml（液态产品或可冲调为液体的产品在即食状态下）或每100g（直接食用的非液态产品）所含有的能量应不低于250kJ（60kcal）。能量的计算按每100ml或每100g产品中蛋白质、脂肪、碳水化合物的含量乘以各自相应的能量系数17kJ/g、37kJ/g、17kJ/g（膳食纤维的能量系数，按照碳水化合物能量系数的50%计算），所得之和为kJ/100ml或kJ/100g值，再除以4.184为kcal/100ml或kcal/100g值。

蛋白质的含量应不低于0.5g/100kJ（2g/100kcal），其中优质蛋白质所占比例不少于50%。蛋白质的检验方法参照GB 5009.5。亚油酸供能比应不低于2.5%，α-亚麻酸供能比应不低于0.4%。脂肪酸的检验方法参照GB 5009.168。

2. 适用于10岁以上人群的全营养配方食品　每100ml（液态产品或可冲调为液体的产品在即食状态下）或每100g（直接食用的非液态产品）所含有的能量应不低于295kJ（70kcal）。能量的计算同上。蛋白质的含量应不低于0.7g/100kJ（3g/100kcal），其中优质蛋白质所占比例不少于50%。蛋白质的检验方法参照GB 5009.5。亚油酸供能比应不低于2.0%，α-亚麻酸供能比应不低于0.5%。脂肪酸的检验方法参照GB 5009.168。

（二）特定全营养配方食品

特定全营养配方食品的能量和营养成分含量是以相应年龄段全营养配方食品为基础，依据特定疾病或医学状况对营养素的特殊要求进行适当调整，以满足目标人群的营养需求。《食品安全国家标准　特殊医学用途配方食品通则》（GB 29922—2013）中明确了八种应用时间长、科学证据充分的特定全营养配方食品。这八种食品可在全营养配方食品基础上调整营养素含量技术指标。

1. 糖尿病全营养配方食品　该配方食品在满足患者平衡膳食的基础上，提高蛋白质的供能比；同时对碳水化合物的种类和质量有严格的要求，突出强调低血糖生成指数（glycemic index，GI）膳食，一般要求GI≤55；适当提高膳食纤维的摄入量，膳食纤维的含量应不低于0.3g/100kJ（1.4g/100kcal）；限制钠盐的摄入量。

2. 呼吸系统疾病全营养配方食品　呼吸系统疾病患者主要表现为咳嗽、咳痰、胸痛、气短，严重的表现为呼吸窘迫综合征，需要适量添加中链甘油三酯（medium-chain triglyceride，MCT）以减轻胃肠负担。其中脂肪供能比应为30%~55%；当脂肪供能比＞40%时，MCT提供的能量应为总能量的10%~20%。同时，可在配方中选择性添加n-3多不饱和脂肪酸（以EPA和DHA计），供能比应为1%~6%。

3. 肿瘤全营养配方食品　临床上肿瘤患者营养不良的发生率很高，部分患者由于疾病消耗、化学治疗（简称化疗）、手术等原因常导致恶病质，表现为厌食、贫血、消瘦、精神抑郁等，因此应尽早对患者进行营养支持，提供必要与足够的营养，提高免疫功能，减少体重丢失，降低并发症发生率和死亡率。

该特定全营养配方产品通常应满足如下技术要求：蛋白质含量不宜过高或过低，一般不低于0.8g/100kJ（3.3g/100kcal）；提高n-3多不饱和脂肪酸（以EPA和DHA计）的供能比（1%~6%）；可选择添加营养素（精氨酸、谷氨酰胺、亮氨酸）。

4. **炎症性肠病全营养配方食品**　炎症性肠病是一种特殊的慢性肠道炎症性疾病，主要包括溃疡性结肠炎（ulcerative colitis，UC）和克罗恩病（Crohn disease，CD）。该病患者由于肠道炎症或药物影响，食欲减退，营养素吸收不佳，因此炎症性肠病常伴随不同程度的营养不良，需要改善患者的营养状况和临床症状。炎症性肠病患者用全营养配方食品应满足如下技术要求：① 选择易消化吸收的优质蛋白质，如食物蛋白质水解物、肽类和/或氨基酸；② 选择易吸收利用的脂肪，脂肪供能比不多于40%，其中中链甘油三酯不低于40%。

5. **食物蛋白过敏全营养配方食品**　该类配方食品适用于1岁以上的食物蛋白过敏患者。将食物蛋白深度水解成短肽和游离氨基酸，或者直接采用单体氨基酸代替蛋白质。所使用的氨基酸来源应符合《食品安全国家标准　特殊医学用途配方食品通则》（GB 29922—2013）或《食品安全国家标准　食品营养强化剂使用标准》（GB 14880—2012）的规定。

6. **难治性癫痫全营养配方食品**　生酮饮食是该病患者的主要营养支持途径。生酮饮食配方采用高脂肪、适量蛋白质和低碳水化合物，在提供营养的同时为大脑提供必要的能量，缓解癫痫的发作。

7. **肥胖、减脂手术全营养配方食品**　该类患者多伴有代谢紊乱，所以该类食品的配方特点是限制能量的同时保证充足的蛋白质和微量营养素（维生素、矿物质等）。其产品配方应满足如下技术要求：每日摄入的能量为600~1 200kcal；每100kcal产品中应适当增加某些营养素的含量。其他营养素应调整的范围参见《食品安全国家标准　特殊医学用途配方食品通则》（GB 29922—2013）。

8. **肾病全营养配方食品**　肾病患者营养支持的目的是减轻肾脏负担，减轻或消除临床症状，改善肾功能，所以配方根据透析或非透析慢性肾病患者对营养素的不同需求，着重调整蛋白质及电解质的水平。对于非透析慢性肾病患者，产品配方中蛋白质含量应不高于0.65g/100kJ（2.7g/100kcal）；对于透析治疗的患者，产品配方中蛋白质含量应不低于0.8g/100kJ（3.3g/100kcal）；其他营养素应调整的范围参见《食品安全国家标准　特殊医学用途配方食品通则》（GB 29922—2013）。

其他五种特定全营养配方食品，包括肝病全营养配方食品，肌肉衰减综合征全营养配方食品，创伤、感染、手术及其他应激状态全营养配方食品，胃肠道吸收障碍、胰腺炎全营养配方食品和脂肪酸代谢异常全营养配方食品，由于目前营养素调整证据尚不充分，暂不规定其营养素调整范围。今后将随着科学证据的不断积累，根据临床营养支持需要，在充分保证其安全性和科学性的前提下，通过修改问答的方式完善其技术指标。

（三）非全营养配方食品

由于非全营养配方食品不能作为单一营养来源满足目标人群的营养需求，需要与其他食品配合使用，故对营养素含量不作要求。非全营养特殊医学用途配方食品应在医生或临床营养师的指导下，按照患者个体的特殊状况或需求而使用。各类产品的技术指标应符合表4-1-1的要求。

▼ 表4-1-1　常见非全营养配方食品的主要技术要求

产品类别	配方主要技术
蛋白质（氨基酸）组件	1. 由蛋白质和/或氨基酸构成 2. 蛋白质来源可选择一种或多种氨基酸、蛋白质水解物、肽类或优质的整蛋白
脂肪（脂肪酸）组件	1. 由脂肪和/或脂肪酸构成 2. 可以选用长链甘油三酯（long-chain triglyceride, LCT）、中链甘油三酯（MCT）或法律法规批准的其他脂肪（酸）来源
碳水化合物组件	1. 由碳水化合物构成 2. 碳水化合物来源可选用单糖、双糖、低聚糖或多糖、葡萄糖聚合物或法律法规批准的其他原料
电解质配方	1. 以碳水化合物为基础 2. 添加适量电解质
增稠组件	1. 以碳水化合物为基础 2. 添加一种或多种增稠剂 3. 可添加膳食纤维
流质配方	1. 以碳水化合物和蛋白质为基础 2. 可添加多种维生素和矿物质 3. 可添加膳食纤维
氨基酸代谢障碍配方	1. 以氨基酸为主要原料，但不含或仅含少量与代谢障碍有关的氨基酸。常见的氨基酸代谢障碍配方食品中应限制的氨基酸种类及含量要求见表4-1-2 2. 添加适量的脂肪、碳水化合物、维生素、矿物质和/或其他成分 3. 满足患者部分蛋白质（氨基酸）需求的同时，应满足患者对部分维生素及矿物质的需求

资料来源：中华人民共和国国家卫生和计划生育委员会.中华人民共和国国家标准（GB 29922—2013）：食品安全国家标准　特殊医学用途配方食品通则.2013。

▼ 表4-1-2　常见的氨基酸代谢障碍配方食品中应限制的氨基酸种类及含量

常见的氨基酸代谢障碍	配方食品中应限制的 氨基酸种类	配方食品中应限制的氨基酸含量/ （mg/g蛋白质等同物）
苯丙酮尿症	苯丙氨酸	≤ 1.5
枫糖尿症	亮氨酸、异亮氨酸、缬氨酸	≤ 1.5[a][1]
丙酸血症/甲基丙二酸血症	蛋氨酸、苏氨酸、缬氨酸	≤ 1.5[1]
	异亮氨酸	≤ 5
酪氨酸血症	苯丙氨酸、酪氨酸	≤ 1.5[1]

常见的氨基酸代谢障碍	配方食品中应限制的氨基酸种类	配方食品中应限制的氨基酸含量/（mg/g蛋白质等同物）
高胱氨酸尿症	蛋氨酸	≤1.5
戊二酸血症Ⅰ型	赖氨酸	≤1.5
	色氨酸	≤8
异戊酸血症	亮氨酸	≤1.5
尿素循环障碍	非必需氨基酸（丙氨酸、精氨酸、天冬氨酸、天冬酰胺、谷氨酸、谷氨酰胺、甘氨酸、脯氨酸、丝氨酸）	≤1.5[①]

注：①指单一氨基酸含量。

（四）食品添加剂和营养强化剂

特殊医学用途配方食品基质复杂，产品涵盖液态、固态、半固态等多种形态，适用于1~10岁人群的产品中食品添加剂的使用可参照《食品安全国家标准　食品添加剂使用标准》（GB 2760—2014）婴幼儿配方食品中允许的添加剂种类和使用量，适用于10岁以上人群的产品中食品添加剂的使用可参照该标准中相同或相近产品中允许使用的添加剂种类和使用量。营养强化剂的使用应符合《食品安全国家标准　食品营养强化剂使用标准》（GB 14880—2012）的规定。

（五）氨基酸

根据所使用人群的特殊营养需求，可在特殊医学用途配方食品中选择添加一种或几种氨基酸，所使用的氨基酸来源应符合《食品安全国家标准　特殊医学用途配方食品通则》（GB 29922—2013）和/或《食品安全国家标准　食品营养强化剂使用标准》GB 14880—2012的规定。

如果在特殊医学用途配方食品中添加其他物质，应符合国家相关规定。

三、功效及合理利用

（一）功效

特殊医学用途配方食品作为一种预包装食品，其形态与食品相似，食用方便，且具有科学、均衡和全面的配方，可以方便地为患者提供长期或短期全面的营养，国内外长期临床应用实践表明，在目标人群无法进普通膳食或无法用日常膳食满足其营养需求时，特殊医学用途配方食品可以作为一种营养补充途径，在患者治疗、康复及机体功能维持过程中，为患者提供营养支持和保障，纠正代谢失衡，减少感染等并发症发生，降低死亡率，增强治疗效果，缩短治疗周期，促进康复，改善患者生活质量，降低治疗费用，具有重要的临床意义，被许多国家列入医保报销范围。但此类食品不是药品，不能替代药物的治疗作用，产品也不得声称对疾病的预防和治疗功能。

（二）合理利用

首先，特殊医学用途配方食品的配方应以医学和/或营养学的研究结果为依据，其安全性及临床应用（效果）均应经过科学证实。其次，不同年龄、不同临床需求的人群适用不同的产品。特殊医学用途配方食品适用于无法进普通膳食或无法用日常膳食满足营养需求的人群，其中，全营养配方食品适用于需对营养素进行全面补充且对特定营养素没有特别要求的人群；特定全营养配方食品适用于特定疾病或医学状况下需对营养素进行全面补充的人群，并可满足人群对部分营养素的特殊需求；非全营养配方食品则适用于需要补充单一或部分营养素的人群。

《食品安全国家标准　特殊医学用途配方食品通则》（GB 29922—2013）中要求特殊医学用途配方食品必须在医生和/或临床营养师的指导下使用，所以医务人员应当了解该类产品的营养学特点、适用人群及应用要求。同时结合患者的实际情况，适当调整产品的适用范围和使用方法，科学指导患者使用。

第二节　特殊医学用途配方食品的管理

特殊医学用途配方食品在国内外均得到广泛认可与应用，并将其作为一种特殊膳食用食品来管理。很多国际组织和发达国家都针对性制定了相应的法规标准，并采取相应的管理方式对这类食品实施有效管理，这对我国相关法规或标准的制定具有重要意义。

一、我国特殊医学用途配方食品的管理

在我国，特殊医学用途配方食品已有40多年的使用历史，其前身主要是按照药品管理的静脉注射营养液（肠外营养）和一小部分肠内营养制剂，用于临床营养支持。2010年发布《食品安全国家标准　特殊医学用途婴儿配方食品通则》（GB 25596—2010），2013年发布《食品安全国家标准　特殊医学用途配方食品通则》（GB 29922—2013）和《食品安全国家标准　特殊医学用途配方食品良好生产规范》（GB 29923—2013），共3项关于特殊医学用途配方食品的食品安全国家标准。2015年修订发布的《中华人民共和国食品安全法》，第一次明确了特殊医学用途配方食品作为"食品"的法律地位，同时明确对其实施严格的监督管理，并要求进行注册才允许上市；国家市场监督管理总局根据《中华人民共和国食品安全法》的要求，发布了《特殊医学用途配方食品注册管理办法》及配套文件，以指导和规范我国特殊医学用途配方食品的注册管理工作。当前，我国对特殊医学用途配方食品建立了比较完善的法规标准体系，并且对其实施严格的监管要求，这对保证这类食品的安全、营养以及临床效果提供了保障。《国民营养计划（2017—2030）》临床营养行动中，明确提出要推动特殊医学用途配方食品的规范化应用。

（一）《食品安全国家标准　特殊医学用途婴儿配方食品通则》（GB 25596—2010）

适用于0~12月龄婴儿的特殊医学用途婴儿配方食品。根据国际经验，参考其他国家的相关标准，我国发布了该标准。该标准涵盖了六类产品类别，对1岁以下婴儿的特殊医学用途配方食品

规定了营养素含量、标签标识等方面内容。

（二）《食品安全国家标准　特殊医学用途配方食品通则》（GB 29922—2013）

适用于1岁以上人群的特殊医学用途配方食品国家标准。在该标准制定过程中，我国结合临床营养研究和国内研究成果，参考《中国居民膳食营养素参考摄入量》（2013版）和婴幼儿相关标准，借鉴国际食品法典委员会、欧盟、美国、澳大利亚、新西兰等组织、国家和地区的法规相关内容，在标准中明确了1岁以上人群特殊医学用途配方食品的定义、分类及产品中各项营养指标的限量，同时还规定了污染物、真菌毒素和微生物限量等内容，对于食品添加剂和营养强化剂，标准也作出相应规定。对于科学依据尚不充分的某些营养支持方案，暂缓制定相应标准。

（三）《特殊医学用途配方食品良好生产规范》（GB 29923—2013）

适用于特殊医学用途配方食品（包括特殊医学用途婴儿配方食品）的生产企业。该生产规范对特殊医学用途配方食品的生产过程提出了要求。规定了特殊医学用途配方食品生产过程中原料采购、加工、验收、包装、贮存和运输等各个环节的场所、设施、人员的基本要求和管理准则，保证了该类产品的安全性，规范了企业生产。

（四）《中华人民共和国食品安全法》（2021年修正）

长期以来，我国特殊医学用途配方食品一直采用药品审批制度，流程复杂、审批时间长、成本高，导致产品价格高，严重制约了该类产品的使用与发展。2015年修订的《中华人民共和国食品安全法》确立了特殊医学用途配方食品的法律地位，将其与婴幼儿配方食品、保健食品列为特殊食品实施注册管理。产品广告由食品药品监管部门审查批准。产品销售主要通过传统零售以及医务渠道，其中特定全营养产品只能在医务渠道销售。2021年修正的《中华人民共和国食品安全法》保持上述要求。

（五）《特殊医学用途配方食品注册管理办法》（国家食品药品监督管理总局令第24号）

该标准于2016年3月7日出台，2016年7月1日起实施。国家食品药品监督管理总局根据申请，依照本办法规定的程序和要求，对特殊医学用途配方食品的产品配方、生产工艺、标签、说明书以及产品安全性、营养充足性和特殊医学用途临床效果进行审查，并决定是否准予注册。

（六）《特殊医学用途配方食品生产许可审查细则》（2019年）

适用于特殊医学用途配方食品的生产许可条件审查，该细则对生产场所、设备设施、设备布局和工艺流程、人员管理、管理制度进行了规定，明确了该类产品生产许可流程。

（七）《特殊医学用途配方食品标识指南》（2022年）

明确了特殊医学用途配方食品标识，强调了其应符合相关法律、法规、规章和食品安全国家标准的规定；指导了特殊医学用途配方食品企业规范标识，引导医生、临床营养师和消费者科学合理使用特殊医学用途配方食品，进一步提升全社会对特殊医学用途配方食品的认知度和辨识度；同时为了安全性，要求在醒目位置标示"请在医生或临床营养师指导下使用""不适用于非目标人群使用"等警示说明。

二、国外特殊医学用途配方食品的管理

早在20世纪80年代，特殊医学配方食品在许多发达国家和地区已开始广泛使用，国际食品法典委员会及欧盟、美国、澳大利亚、新西兰、日本等多个组织、国家都针对性地制定了一系列的法律法规和管理措施来保证该类产品生产和使用的安全性。

（一）国际食品法典委员会

国际食品法典委员会（CAC）制定了两项标准：一是《特殊医用食品标签和声称法典标准》（CODEX STAN 180—1991），该标准指出特殊医用食品是在医生监督下使用的，经特殊加工或配制的一类食品，其目标人群是那些对普通食品或其中的某些营养素在进食、消化、吸收或代谢方面受限或有障碍的患者，或因病情有其他特殊的营养需求的人，或者其膳食不能仅通过改善正常膳食而必须使用特殊膳食或与两者结合而进行管理的人；二是《婴儿配方及特殊医用婴儿配方食品标准》（CODEX STAN 72—1981）。2001年第34届国际食品法典委员会会议更新了专门针对特殊医学用途配方食品允许使用的添加剂名单。

（二）欧盟

欧盟在《特殊医用食品指令》（1999/21/EC）中直接采用国际食品法典委员会对特殊医用食品的定义，对于特定全营养和非全营养配方食品，标准对其营养素没有具体规定。对于全营养配方食品，标准按照不同年龄分别规定了婴儿和1岁以上人群的营养素含量。值得注意的是，特殊医用婴儿配方食品除符合该标准的要求外，还应满足正常婴儿及较大婴儿配方食品的其他相关要求（91/321/EEC）。在标签标识方面，要求产品必须标识营养成分、渗透压、正确使用和贮藏方法，并要求注明不能肠外使用、是否为营养唯一来源、不适用于非目标人群等。

2001年欧盟颁布的《可用于特殊营养目的用食品中的可添加物质名单》（2001/15/EEC），明确规定了可使用在特殊医用食品中的营养物质来源及使用量。对拟添加的新成分/新原料可根据欧盟《新资源食品、新原料标准》[（EC）No 258/97]的规定添加，获得欧洲食品安全局（European Food Safety Authority，EFSA）的批准。特殊医学用途配方食品在欧盟不需要上市前的注册批准，个别成员国要求产品上市前到相关部门备案。

（三）美国

美国对于医用食品的管理相对宽松，只有《医用食品进口和生产指导手册》（FY 06/07/08）1项指导原则，将医用食品分为全营养配方、非全营养配方、用于1岁以上的代谢紊乱患者的配方食品以及口服的补水产品4类，同时还规定了医用食品的生产、抽样、检验和判定等多项规定。和普通食品的要求一样，拟在医用食品中添加的新成分/新原料需要进行GRAS（generally recognized as safe）评估。医用食品不需要上市前的注册批准。

（四）澳大利亚和新西兰

澳大利亚和新西兰于2012年6月正式发布《特殊医学用途食品》（Standard 2.9.5），该标准于2014年6月正式实施。该标准规定了特殊医学用途食品的定义、销售、营养素含量、标签标识4部分内容，强调针对1岁以下的特殊医学用途食品不属于该标准的范畴。同时，该标准以附表的形式明确规定了营养素来源及使用量，包括维生素、矿物质、氨基酸等。

（五）日本

日本对特殊医学用途配方食品采取审批制的管理模式。《健康增进法》（2002年法律第103号）第26条规定：特殊医学用途配方食品上市前需要通过日本厚生劳动省批准。目前有两种审批标准：对于患者用标准配方食品，分别为全营养食品、低蛋白质食品、无乳糖食品、除过敏原食品4类，针对每类产品，日本厚生劳动省根据每类患者用特殊食品的许可标准对所申报产品配方进行审核批准，时间短，程序简单，许可标准中规定了各类产品的营养素含量、说明书、标签；对于需要个别审批的食品，厚生劳动省则需要对该类产品进行全面的技术审评和批准，时间长，审批流程复杂。

总之，随着医学和社会的发展，未来各国会更多关注特殊群体，进一步完善和细化特殊医学用途配方食品的管理和相应规范的修订。

学习小结

本章分别介绍了特殊医学用途配方食品的概念、分类、营养学特征、功效和合理利用及特殊医学用途配方食品的管理，详细阐述了特殊医学用途配方食品的分类、营养学特征及不同组织、国家和地区特殊医学用途配方食品的概念、管理等内容。

学生通过本部分的学习应初步掌握特殊医学用途配方食品的概念、分类，熟悉特殊医学用途配方食品的营养学特征，明确特殊医学配方食品的功效和合理利用，了解不同组织、国家和地区对该类产品的管理。

（欧凤荣）

单项选择题

1. 患者，女，68岁，结肠癌术后3个月。食欲差，进食量少，主要为流食，能量及蛋白质摄入严重不足。近1个月体重下降5kg。体格检查：身高158cm，体重42kg。实验室检查：血红蛋白62g/L，白蛋白38g/L，葡萄糖8.72mmol/L。该患者需要行肠内营养支持，特殊医学用途配方食品中蛋白质含量应
   A. 不低于1.0g/100kJ
   B. 不低于0.9g/100kJ
   C. 不低于0.8g/100kJ
   D. 不低于0.7g/100kJ
   E. 不低于0.6g/100kJ

2. 患者，男，56岁。近1年多饮多尿，体重下降6kg。实验室检查：空腹血糖7.5mmol/L，糖化血红蛋白8.2%。近期食欲差，需用肠内营养品营养支持，下列最适合该患者的是
   A. 组件膳
   B. 低GI型肠内营养液

C. 短肽类肠内营养粉

D. 低渗型肠内营养粉

E. 高蛋白型肠内营养粉

3. 适用于0至12月龄的特殊医学用途婴儿配方食品不包括

A. 乳糖配方食品

B. 乳蛋白水解配方食品

C. 氨基酸配方食品

D. 早产或者低出生体重婴儿配方食品

E. 氨基酸代谢障碍配方食品和母乳营养补充剂

4. 特殊医学用途配方食品组件不包括

A. 蛋白质／氨基酸组件

B. 益生菌组件

C. 脂肪组件

D. 电解质组件

E. 碳水化合物组件

5. 13种特定全营养配方食品不包括

A. 自身免疫疾病全营养配方食品

B. 呼吸系统疾病全营养配方食品

C. 创伤、感染、手术及其他应激状态全营养配方食品

D. 难治性癫痫全营养配方食品

E. 食物蛋白过敏全营养配方食品

答案：1. C；2. B；3. A；4. B；5. A

营养配餐和食谱编制

学习目标

知识目标	1. 掌握 营养食谱编制的原则、要求和工具；食谱编制的方法和步骤。 2. 熟悉 中国居民膳食指南和膳食宝塔；食谱的能量及营养素的计算方法。 3. 了解 膳食结构的类型及特点；中国膳食结构的特点及变化趋势。
能力目标	能够熟练地进行能量及营养素的计算，能够运用适宜的食谱编制方法为配餐对象编制食谱。
素质目标	具有以人为本进行营养配餐和食谱编制的责任意识以及精益求精的职业精神。

第一节　膳食结构与膳食指南

　　膳食结构也称膳食模式，是指膳食中各类食物的种类、数量及其在膳食中所占的比重。一般根据其中的各类食物所能提供的能量及营养素的数量满足人体需要的程度来衡量该膳食模式是否合理。一个国家居民的膳食结构，受其饮食习惯、经济发展水平、文化背景以及地理、气候环境等因素的影响。

一、膳食结构类型及特点

　　一般根据动物性食物和植物性食物在膳食中所占的比重以及蛋白质、脂肪、碳水化合物和能量的供给量来划分膳食结构的类型。根据这一标准，世界上典型的膳食结构可分为以下四种类型。

（一）以植物性食物为主的膳食结构

　　大多数发展中国家的膳食结构属于此类型，也称温饱型模式。膳食构成以植物性食物为主，动物性食物为辅。其特点是提供的能量基本可满足人体的需要，蛋白质和脂肪摄入量均较低，来自动物性食物的营养素如钙、铁和维生素A等摄入量常不足。这类膳食结构容易出现蛋白质-能量营养不良，以致体质低下、健康状况不良、劳动能力降低等。但该膳食结构膳食纤维充足，动物性脂肪较低，有利于冠心病和高脂血症等的预防。

（二）以动物性食物为主的膳食结构

这是多数欧美发达国家的膳食结构类型，也称富裕型模式。膳食构成以动物性食物为主。其特点是粮谷类食物消费量小，动物性食物及糖的消费量大，高能量、高脂肪、高蛋白质和低膳食纤维，属于营养过剩型膳食。长期以动物性食物为主的饮食，优点是蛋白质数量和质量好，某些矿物质和维生素如钙、维生素A等丰富，但同时也会带来相应的问题，如肥胖、高血压、冠心病和糖尿病等营养过剩性慢性疾病的风险。

（三）动植物性食物平衡的膳食结构

该类型是以日本为代表的膳食结构类型，也称营养均衡型模式。膳食构成中动植物性食物的比例适当，其中植物性食物占较大比例，动物性食物数量适当，基本符合营养要求。其特点是膳食能量能满足人体需要但不过剩，蛋白质、脂肪和碳水化合物供能比例合理，由植物性食物提供的膳食纤维和动物性食物提供的营养素（如钙、铁等）均较充足，同时动物脂肪又不高，有利于避免营养缺乏和营养过剩，促进健康。此类膳食结构已经成为世界各国调整膳食结构的参考。

（四）地中海饮食结构

这是居住在地中海地区居民特有的膳食结构，以意大利和希腊为典型代表。这种膳食结构的主要特点包括：① 膳食中富含植物性食物，如水果、蔬菜、谷类、豆类和坚果类等；② 食物加工程度低，新鲜度高；③ 以橄榄油作为主要食用油；④ 每天食用适量奶酪和酸奶；⑤ 每周食用适量鱼、禽、蛋；⑥ 以新鲜水果作为每日餐后食品；⑦ 动物性食物以鱼类最多，食用红肉较少；⑧ 大部分成年人有饮用葡萄酒的习惯。地中海地区居民心脑血管疾病发生率很低，已引起西方国家的关注，并纷纷参照这种膳食模式改进自己国家的膳食结构。

二、中国居民膳食结构的特点及变化趋势

（一）中国居民传统的膳食结构特点

中国居民传统的膳食结构以植物性食物为主，谷类、薯类和蔬菜的摄入量较高，肉类的摄入量较低，豆制品总量不高且随地区不同而不同，奶类消费在大多数地区不多。其特点包括：① 高碳水化合物。北方居民多以小麦和玉米为主食，南方居民多以大米为主食，谷类的供能比例占到70%以上。② 高膳食纤维。谷类和蔬菜摄入量较高，可以提供丰富的膳食纤维，这是我国传统膳食结构最具优势之处。③ 低动物脂肪。居民膳食构成中动物性食物摄入量较少，动物脂肪摄入量也相应较少。我国传统的膳食结构容易出现营养不良，但有利于预防糖尿病、心脑血管等慢性疾病。

（二）中国居民膳食结构的变化趋势

随着社会经济发展和居民生活水平的提高，中国居民膳食结构发生了较大变化。根据中国统计年鉴和历次全国营养调查的数据，人们更趋向于消费动物性食物，尤其是畜肉类食品。在动物性食物消费量增加的同时，植物性食物特别是谷类食物的消费量下降，谷类提供能量占膳食总能量的比例从1982年的71.2%下降到2015—2017年的51.5%，但谷类仍然是我国居民的主要食物，我国居民膳食结构仍然是以植物性食物为主、动物性食物为辅。三大营养素中蛋白质摄入量变化

不大，碳水化合物摄入量呈下降趋势，脂肪摄入量呈上升趋势，脂肪供能比达到了34.6%。

在传统膳食模式演变过程中，不同地区的居民膳食结构逐渐分化，形成优良的膳食模式。近年来，以浙江、上海、江苏等为代表的中国东南沿海地区膳食结构，被认为是东方健康膳食模式的代表，其特点是食物多样、清淡少盐、谷物为主、蔬菜水果充足、鱼虾等水产品摄入量高、奶类豆类丰富等，并有较长的活动时间和较高的运动水平。

三、中国居民膳食指南与膳食宝塔

膳食指南（dietary guideline）是政府部门或学术团体为指导国民合理膳食维持健康而提出的饮食建议。《中国居民膳食指南》是根据营养学原理，结合我国居民膳食消费和营养状况的实际情况制定的，是指导广大居民实践平衡膳食，获得合理营养的科学文件。

《中国居民膳食指南（2022）》包含2岁以上一般人群膳食指南及特定人群指南，一般人群膳食指南是针对2岁以上的所有健康人群。

（一）一般人群膳食指南

1. 食物多样，合理搭配　食物多样是平衡膳食模式的基本原则，不同食物中的营养素及有益膳食成分的种类和含量不同，只有多种食物组成的膳食才能满足人体所需的能量及全部营养素。① 坚持谷类为主的平衡膳食模式；② 每天的膳食应包括谷薯类、蔬菜水果、畜禽鱼蛋奶和豆类食物；③ 平均每天摄入12种以上食物，每周25种以上，合理搭配；④ 每天摄入谷类200~300g，其中包含全谷物和杂豆类50~150g，还需摄入薯类50~100g。

2. 吃动平衡，健康体重　食物摄入量和身体活动量是保持能量平衡、维持健康体重的两个主要因素。① 各年龄段人群都应天天运动、保持健康体重；② 食不过量，控制总能量摄入，保持能量平衡；③ 坚持日常身体活动，每周至少进行5天中等强度身体活动，累计150分钟以上，主动身体活动最好每天6 000步；④ 鼓励适当进行高强度有氧运动，加强抗阻运动，每周2~3天；⑤ 减少久坐时间，每小时起来动一动。

3. 多吃蔬果、奶类、全谷、大豆　① 蔬菜、水果、全谷物和奶制品是平衡膳食的重要组成部分；② 餐餐有蔬菜，保证每天摄入不少于300g的新鲜蔬菜，深色蔬菜应占1/2；③ 天天吃水果，保证每天摄入200~350g新鲜水果，果汁不能代替鲜果；④ 吃各种各样的奶制品，摄入量相当于每天300ml以上液态奶；⑤ 经常吃全谷物、大豆制品，适量吃坚果。

4. 适量吃鱼、禽、蛋、瘦肉　① 鱼、禽、蛋类和瘦肉摄入要适量，平均每天120~200g；② 每周最好吃鱼2次或300~500g，蛋类300~350g，畜禽肉300~500g；③ 少吃深加工肉制品；④ 鸡蛋营养丰富，吃鸡蛋不弃蛋黄；⑤ 优先选择鱼，少吃肥肉、烟熏和腌制肉制品。

5. 少盐少油，控糖限酒　① 培养清淡饮食习惯，少吃高盐和油炸食品，成年人每天食盐不超过5g，烹调油25~30g；② 控制添加糖的摄入量，每天摄入量不超过50g，最好控制在约25g以下；③ 每天反式脂肪酸摄入量不超过2g；④ 不喝或少喝含糖饮料；⑤ 儿童青少年、孕妇、乳母及慢性病患者不应饮酒，成年人如饮酒，一天饮用的酒精量不超过15g。

6. 规律进餐，足量饮水　① 合理安排一日三餐，定时定量，不漏餐，每天吃早餐；② 规律进餐、饮食适度，不暴饮暴食、不偏食挑食、不过度节食；③足量饮水，少量多次，在温和气候条件下，低强度PAL成年男性每天喝水1 700ml，成年女性每天喝水1 500ml；④推荐喝白水或茶水，少喝或不喝含糖饮料，不用饮料代替白水。

7. **会烹会选，会看标签**　①在生命的各个阶段都应做好健康膳食规划；②认识食物，选择新鲜的、营养素密度高的食物；③学会阅读食品标签，合理选择预包装食品；④学习烹饪、传承传统饮食，享受食物天然美味；⑤在外就餐，不忘适量与平衡。

8. **公筷分餐，杜绝浪费**　①选择新鲜卫生的食物，不食用野生动物；②食物制备生熟分开，熟食二次加热要热透；③讲究卫生，从分餐公筷做起；④珍惜食物，按需备餐，提倡分餐不浪费；⑤做可持续食物系统发展的践行者。

（二）中国居民平衡膳食宝塔

中国居民平衡膳食宝塔是根据《中国居民膳食指南（2022）》的准则和核心推荐，将平衡膳食原则转化为各类食物的数量和所占比例的图形化表示（图5-1-1）。

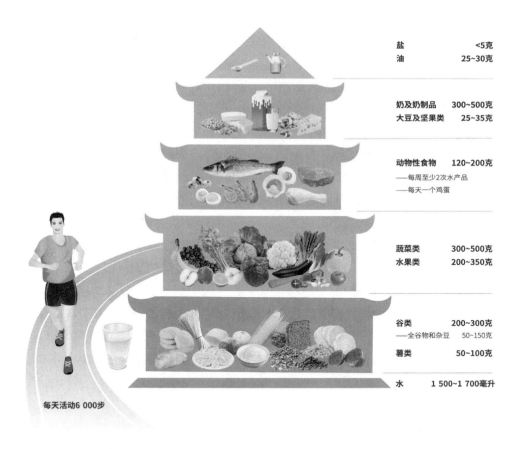

▲ 图5-1-1　中国居民平衡膳食宝塔（2022）

第二节　营养配餐

营养配餐是按人体的需要，根据食物营养素含量，设计一天、一周、一个月或一段时间的食谱，使人体摄入的蛋白质、脂肪、碳水化合物、维生素和矿物质等营养素比例合理，达到平衡膳食的目的。营养配餐是实现平衡膳食的一种措施，平衡膳食的原则是通过食谱表达出来，充分体现其实际意义，因此，食谱编制实质上就是营养配餐。

食谱可以每天编制，为一日食谱；也可以每周编制，为一周食谱。完整的食谱包括食物名称，所用原料的种类、数量，加工处理、烹饪方法以及膳食制度等。

一、营养食谱编制的原则

营养配餐是一项实践性很强的工作，与居民的日常饮食直接相关；营养食谱的编制应遵循以下原则。

（一）保证营养平衡

1. 应满足机体的营养需要　按照《中国居民膳食指南（2022）》和平衡膳食宝塔的要求及就餐者的生理特点，应做到食物品种多化，数量充足，既要能满足就餐者营养素及能量的需要，又能防止过量。应根据用餐者性别、年龄、劳动强度、生理状况和营养素摄入量标准，计算各种食物用量，使平均每天的能量及营养素摄入能满足人体需要。

2. 各营养素之间的比例要适宜　膳食中能量来源及其在各餐中的分配比例要合理。要保证膳食蛋白质中优质蛋白质的适宜比例。要以植物油作为油脂的主要来源，同时还要保证碳水化合物的摄入。各矿物质之间也要配比适当。

3. 食物的搭配要合理　注意主食与副食、杂粮与精粮、荤与素等食物的平衡搭配。

4. 膳食制度要合理　一般应该定时定量进餐，成人一日三餐，儿童及老年人可适当加餐。

（二）照顾饮食习惯，注意饭菜的口味

在可能的情况下，既要膳食多样化，又要照顾就餐者的饮食习惯。注重烹调方法，做到色香味美、质地宜人、形状优雅。

（三）考虑季节和市场供应情况

考虑当地不同季节的食物供应情况，主要是熟悉市场可供选择的原料，并了解其营养特点。

（四）兼顾经济条件

既要使食谱符合营养要求，又要使进餐者在经济上有承受能力，才会使食谱有实际意义。

二、营养配餐的具体要求

营养配餐不仅要有科学合理的加工和烹饪方法，还要有科学合理的膳食调配。

（一）主食

主食是指膳食中以谷薯类为主要烹饪原料的食物，主要提供碳水化合物，如米饭、馒头、面条等，以及杂豆类和红薯、芋头等薯类。主食的要求：① 成品应尽量多样化，原料品种每天达 5

种以上，做到细粮与粗粮、干与稀、谷类和薯类的合理搭配；②宜以薯类代替部分主食，适量选用全谷类、干豆类及营养强化烹饪原料；③主食调配包括米和面、粗细粮的调配，也包括品种和花样的调配。建议一天中最好米、面同时食用，每天能食用粗粮或全谷类食物，以提高膳食中营养素的互补和利用程度，也可增进食欲。

（二）副食

副食是膳食中以蔬菜、水果或动物性食物为主要烹饪原料的食物。副食主要分为荤食和素食，荤食是指畜、禽、鱼、蛋、奶及其制品等动物性食物，素食主要指蔬菜、水果和豆类及其制品等植物性食物。合理地搭配各类副食，能取长补短，使人体获得较为全面的营养，对增进健康大有益处。副食要求：①动物性食品搭配力求品种多，多选用鱼、虾等水产类，畜肉、禽肉应以瘦肉为主，少用肥肉、荤油；②多搭配深色蔬果，蔬菜首选新鲜绿叶蔬菜，适量搭配花、果、根、茎类及菌藻类，且蔬菜和水果不应完全相互代替；③适量搭配豆类及乳类。

三、营养配餐的工具

（一）膳食营养素参考摄入量

膳食营养素参考摄入量（dietary reference intakes，DRIs）是确定营养配餐中能量和营养素的主要依据。编制营养食谱时，首先是以能量需要量为基础，以各营养素的推荐摄入量和/或适宜摄入量为依据确定其需要量。因此首先要了解用餐对象属于何种人群，进而确定其主要营养素推荐摄入量，并按生理状况和体力劳动等进行调整，确定营养目标。编制食谱后，还需以营养素DRIs为标准评价编制的食谱是否合理，如果与DRIs相差<10%，不超过其可耐受最高摄入量，说明编制的食谱合理可用，否则须加以调整。

（二）中国居民膳食指南与平衡膳食宝塔

膳食指南是食谱编制必须遵循的原则。营养食谱的编制需要根据平衡膳食宝塔来考虑食物种类、数量及合理搭配。需要注意：平衡膳食宝塔中建议的各类食物的摄入量均指可食部、生重，每类食物的重量只是这类食物的代表值，并不等同于某一种具体食物的重量，如谷类食品不仅指大米、面粉、玉米、小米、燕麦等，还包括挂面、米粉、面包、饼干、烙饼等谷物制成的产品，其质量应当折算成原料谷物的质量。

（三）食物成分表

编制食谱时，通过食物成分表才能将营养素的摄入量转化为食物的需要量，从而确定食物的品种和数量。需要注意：①食物成分表中的食物原料可能产自不同地区，也可能属于不同品种，其营养素含量差异很大，在查询时应注意；②同一名称的食物原料往往有干品、鲜品、水发品、烹调品等不同含水量的数据，查询的时候应当注意看清其含水量；③食物原料的重量有"市品"和"食部"之分，前者是市场购入时的重量，后者是去掉皮、核、根、骨、刺等不可食部分之后，直接可以入口的重量，因此很多食品重量应当查询"可食部比例"换算成为可食部重量。

第三节　食谱编制

导入案例

患者，女，43岁，教师，平时主要从事日常教学活动。

人体测量：身高161cm，体重58kg，腰围78cm，臀围91cm。血压107/97mmHg。

请思考：为该女性编制一日食谱。

营养食谱的编制，目前常用的方法有三种：计算法、食物交换份法和膳食宝塔法。这三种方法各有特点，适合于不同工作环境和不同对象。计算法比较烦琐，但相对准确，是其他食谱编制方法的基础；食物交换份法比较简单粗略，易掌握，特别适合糖尿病等慢病患者；膳食宝塔法适合不用每天精确计算的人群，快速、简单、粗略。

一、计算法

计算法必须全面了解用餐者的情况，再确定其每日三餐能量和各种营养素的需要量，计算并确定主食、副食和各种调味品的种类和数量，选择合理的加工、烹调方法，完成一日食谱的编制。

（一）确定用餐对象每日能量需要量

主要有查表法和计算法。

1. 查表法　根据用餐对象的性别、年龄、劳动强度和生理状况等，查《中国居民膳食营养素参考摄入量》（2023版）确定其能量需要量。如20岁办公室男性职员按轻体力劳动者，其能量供给量为9.0MJ（2 150kcal）；40岁女性轻体力劳动者，能量供给为7.11MJ（1 700kcal）。集体就餐对象的能量供给量标准可以以就餐人群的基本情况或平均值为依据，包括人员的平均年龄、平均体重及80%以上就餐人员的活动强度。如就餐人群中80%以上为18~29岁中等体力活动的男性，则每日所需能量供给量标准为10.67MJ（2 550kcal）。

如上述案例中，通过查表，该女性能量需要量为7.11MJ（1 700kcal）。

2. 计算法　根据标准体重、个体营养状况（正常、超重/肥胖、消瘦）、劳动强度（轻、中、重），使用单位体重的能量需要（kcal/kg）计算而确定（表5-3-1）。

▼ 表5-3-1　不同体力活动成人每日能量需要量估算表　　　　　　　　　　　　　　　单位：kcal/kg

体型	轻体力活动	中等体力活动	重体力活动
消瘦	35	40	40~45
正常	30	35	40
超重/肥胖	20~25	30	35

全天能量需要量（kcal）= 标准体重（kg）× 单位标准体重能量需要量（kcal/kg）。其中，成

年人身高标准体重（kg）= 身高（cm）–105，体质量指数（body mass index，BMI）= 体重（kg）÷ 身高²（m²）。

如上述案例中，该女性标准体重 =161–105=56（kg），BMI=58（kg）÷1.61²（m²）≈22.4（kg/m²），属正常体重。查表5–3–1得知，正常体重、轻体力活动者单位标准体重能量供给量为30kcal/kg，因此其每日所需能量：56kg × 30kcal/kg≈1 700kcal。

（二）计算三大产能营养素每日需要量

能量的主要来源为蛋白质、脂肪和碳水化合物，为了维持人体健康，三大产能营养素提供的能量占总能量的比例应适宜，一般蛋白质为10%~20%，脂肪为20%~30%，碳水化合物为50%~65%，具体可根据实际情况调整该比例，由此可求得三大产能营养素的产生能量。

根据产能营养素产生的能量值及其能量系数，可求出三大营养素的每日需要量。三大产能营养素的能量系数：碳水化合物17kJ（4kcal）/g，脂肪37kJ（9kcal）/g，蛋白质17kJ（4kcal）/g。

如上述案例，该女性每日能量需要量为1 700kcal，三大产能营养素占总能量的比例取中间值是蛋白质15%、脂肪25%、碳水化合物60%，则三大产能营养素每日需要量计算如下：

蛋白质：1 700kcal × 15% ÷ 4kcal/g≈64g

脂肪：1 700kcal × 25% ÷ 9kcal/g ≈47g

碳水化合物：1 700kcal × 60% ÷ 4kcal/g = 255g

（三）计算三大产能营养素三餐需要量

已知三大产能营养素每日需要量，就可以根据三餐的能量分配比例计算出三大产能营养素的三餐需要量。一般三餐能量的适宜分配比例按照早餐30%、午餐40%、晚餐30%计算。

如根据上一步的计算结果，按照30%、40%、30%的三餐供能比例计算，三餐各需要摄入的三种产能营养素的需要量如下：

早餐：蛋白质 64g × 30% ≈19g

脂肪 47g × 30%≈ 14g

碳水化合物 255g × 30% ≈77g

午餐：蛋白质 64g × 40% ≈26g

脂肪 47g × 40% ≈19g

碳水化合物 255g × 40% = 102g

晚餐：蛋白质 64g × 30% ≈19g

脂肪 47g × 30% ≈ 14g

碳水化合物 255g × 30% ≈77g

（四）每餐主食、副食品种和数量的确定

已知每餐三种产能营养素的需要量，根据食物成分表，就可以确定主食和副食的品种和计算其数量了。

1. 主食品种、数量的确定　由于粮谷类是碳水化合物的主要来源，因此主食的品种、数量主要根据碳水化合物的含量确定。

主食的品种主要根据用餐者的饮食习惯来确定，北方习惯以面食为主，南方则以大米居多。根据上一步的计算，午餐中应含有碳水化合物102g，若以二米饭（大米和小米）为主食，大米提供80%、小米提供20%的碳水化合物，由食物成分表得知，每100g大米和小米含碳水化合物分别为77.2g和75.1g，则：

$$所需大米 = 102g × 80\% ÷（77.2/100）≈ 106g$$

$$所需小米 = 102g × 20\% ÷（75.1/100）≈ 27g$$

其他餐次主食的计算方法同上。

2. 副食品种、数量的确定　根据三种产能营养素的需要量，首先确定了主食的品种和数量，接下来就需要考虑蛋白质的食物来源了。蛋白质广泛存在于动植物性食物中，除了谷类食物能提供的蛋白质，各类动物性食物和豆制品是优质蛋白质的主要来源。因此副食品种和数量的确定应在已确定主食用量的基础上，依据副食应提供的蛋白质数量确定。

计算步骤如下：

（1）计算主食中含有的蛋白质量。

（2）用应摄入的蛋白质数量减去主食中蛋白质量，即为副食应提供的蛋白质量。

（3）设定副食中蛋白质的2/3由动物性食物供给，1/3由豆制品供给，据此可求出各自的蛋白质供给量。

（4）查表并计算各类动物性食物及豆制品的供给量。

（5）设计蔬菜的品种和数量。

仍以上一步的计算结果为例，已知该用餐者午餐应含蛋白质26g，主食大米和小米所需质量分别为106g和27g，由食物成分表得知，100g大米含蛋白质7.9g、100g小米含蛋白质9.0g，则：

$$主食中蛋白质　106g ×（7.9/100）+ 27g ×（9.0/100）≈ 11g$$

$$副食中蛋白质　26g–11g = 15g$$

设定副食中蛋白质的2/3应由动物性食物供给，1/3应由豆制品供给，因此：

$$动物性食物应含蛋白质　15g × 2/3 = 10g$$

$$豆制品应含蛋白质　15g × 1/3 = 5g$$

若选择的动物性食物和豆制品分别为猪肉（脊背）和豆腐干（熏），由食物成分表可知，每100g猪肉（脊背）中蛋白质含量为20.2g，每100g豆腐干（熏）的蛋白质含量为15.8g，则：

$$猪肉（脊背）10g ÷（20.2/100）≈ 50g$$

$$豆腐干（熏）5g ÷（15.8/100）≈ 32g$$

蔬菜的品种和数量可根据不同季节市场的蔬菜供应情况，以及考虑与动物性食物和豆制品配菜的需要来确定。如青椒肉丝（猪肉50g、青椒80g）、香菇油菜（油菜150g、香菇5g）。

3. 确定纯能量食物的量　油脂的摄入应以植物油为主，有一定量动物脂肪摄入。由食物成分表可知每日摄入各类食物提供的脂肪含量，将需要的脂肪总含量减去食物提供的脂肪量即为每日烹调油的供应量。

仍以上一步的计算结果为例，已知该用餐者午餐应含脂肪19g，由食物成分表得知，每100g

大米、小米、猪肉（脊背）和豆腐干（熏）的脂肪含量分别是0.9g、3.1g、7.9g、6.2g，烹调油的供应量：

$$植物油的量\ 19g-106g \times 0.9/100-27g \times 3.1/100-50g \times 7.9/100-32g \times 6.2/100 \approx 11g$$

（五）食谱初步确定

重复第四步骤进行计算，分别算出三餐主、副食的质量，初步形成食谱（表5-3-2）。

▼ 表5-3-2　计算法一日营养食谱

餐次	食物内容及数量
早餐	发糕（玉米面45g、小麦粉30g），煎蛋（鸡蛋50g），牛奶250g，蓝莓100g
午餐	二米饭（大米106g、小米27g），青椒肉丝（猪肉50g、青椒80g），香菇油菜（油菜150g、香菇5g），卤香干（豆腐干32g）
晚餐	荞麦面（荞麦面条75g），彩椒炒虾仁腰果（虾仁50g、彩椒70g、腰果5g），素炒苋菜（苋菜150g），苹果100g

注：1. 全日烹调用植物油26g，盐5g。
2. 全日能量7.46MJ（1 782kcal），蛋白质68.8g（15.4%），脂肪53.5g（27.0%），碳水化合物256.6g（57.6%）。

（六）食谱评价与调整

营养食谱设计出来后还应进行评价，根据食物营养成分数据复查编制的食谱是否满足了推荐摄入量/适宜摄入量又不超过可耐受最高摄入量水平，以确定编制的食谱是否科学合理。一般相差在10%以内，可认为符合要求，否则要增减或更换食品的种类或数量。

需要说明，编制定食谱时，不必严格要求每份营养餐食谱的能量和营养素均与DRIs保持一致。一般情况下，每天的能量、蛋白质、脂肪和碳水化合物的摄入量出入不应该很大。

1. 食谱的评价

（1）食物结构：膳食结构和数量是否符合膳食指南的建议，特别是全谷物及杂豆类是否达到1/3、深色蔬菜占1/2，牛奶、豆类是否满足要求，全天摄入的食物品种是否达到12种以上，每周25种以上。

（2）能量来源：计算能量的三大营养素来源，碳水化合物、脂肪和蛋白质比例是否恰当，食物来源与膳食指南的参考相比是否适宜。

（3）蛋白质来源：来源于动物和豆类的蛋白质（优质蛋白）比例是否合理。

（4）营养素供应：膳食提供的主要营养素是否符合膳食营养素参考摄入量的要求，主要营养素如钙、铁的食物来源是否得当。

（5）其他：如盐、油和添加糖的用量是否得当。

2. 食谱的调整　通过以上对食谱的营养素的计算与评价，如果某种或某些营养素的量与推荐量偏离（不足或超过）较大，则应进行调整，直至基本符合要求。

二、食物交换份法

食物交换份是将食物按照类别、营养特征分类，按照所提供能量或某营养成分相近的原则，进行同类食物之间交换的质量换算表。

食物交换份法简单、实用、易于操作。在营养配餐时，根据不同能量需要，按蛋白质、脂肪和碳水化合物的合理分配比例，计算出各类食物的交换份数和实际质量，并按每份食物等值交换表选择食物。

（一）食物交换份法的原理

1. 食物交换表　按照食物来源和营养特点，食物交换表分为谷薯杂豆类（以下简称谷薯类），蔬菜类，水果类，肉蛋水产品类（以下简称肉蛋类），坚果类，大豆、乳及制品类（以下简称豆乳类），油脂类及调味料，共8类。以每提供90kcal能量为一"份"制订食物交换表或以每提供1g盐（400mg钠）为一"份"制订调味料换算表。表5-3-3~表5-3-10是各类食物和调味料的交换份表，显示每份食物的可食部质量及提供的能量和三大营养素的量。

▼ 表5-3-3　谷薯类食物交换表（每份）

食物种类		质量/g	提供能量和营养成分				食物举例
			能量/kcal	蛋白质/g	脂肪/g	碳水化合物/g	
谷物（初级农产品）		25	90	2.5	0.5	19.0	大米、面粉、玉米面、杂粮等（干、生、非加工类制品）
主食制品	面制品	35	90	2.5	0.4	18.0	馒头、花卷、大饼、烧饼、面条（湿）、面包等
	米饭	75	90	2.0	0.2	19.4	粳米饭、籼米饭等
全谷物		25	90	2.5	0.7	18.0	糙米、全麦、玉米粒（干）、高粱、小米、荞麦、黄米、燕麦、青稞等
杂豆类		25	90	5.5	0.5	15.0	绿豆、赤小豆、芸豆、蚕豆、豌豆、眉豆等
粉条、粉丝、淀粉类		25	90	0.3	0.0	21.2	粉条、粉丝、团粉、玉米淀粉等
糕点和油炸类		20	90	1.4	2.6	13.0	蛋糕、江米条、油条、油饼等
薯芋类		100	90	1.9	0.2	20.0	马铃薯、甘薯、木薯、山药、芋头、大薯、豆薯等

注：以上食品的质量为可食部质量。

▼ 表5-3-4 蔬菜类食物交换表（每份）

食物种类		质量/g	提供能量和营养成分				食物举例
			能量/kcal	蛋白质/g	脂肪/g	碳水化合物/g	
蔬菜类（综合）①		250	90	4.5	0.7	16.0	所有常见蔬菜（不包含干、腌制、罐头类制品）
嫩茎叶花菜类	深色②	300	90	7.3	1.2	14.0	油菜、芹菜、乌菜、菠菜、鸡毛菜、香菜、萝卜缨、茴香、苋菜等
	浅色	330	90	7.2	0.5	14.2	白菜、奶白菜、圆白菜、娃娃菜、菜花、白笋、竹笋等
茄果类		375	90	3.8	0.7	18.0	茄子、番茄、柿子椒、辣椒、西葫芦、黄瓜、丝瓜、南瓜等
根茎类		300	90	3.2	0.5	19.2	红萝卜、白萝卜、胡萝卜、水萝卜等（不包括马铃薯、芋头）
蘑菇类	鲜	275	90	7.6	0.6	14.0	香菇、草菇、平菇、白蘑、金针菇、牛肝菌等鲜蘑菇
	干	30	90	6.6	0.8	17.0	香菇、木耳、茶树菇、榛蘑等干制品
鲜豆类		250	90	6.3	0.7	15.4	豇豆、扁豆、四季豆、刀豆等

注：以上食品的质量为可食部质量。
　　① 如果难以区分蔬菜种类（如混合蔬菜），可按照蔬菜类（综合）的质量进行搭配。
　　② 深色嫩茎：叶花菜类特指胡萝卜素含量≥300μg/100g的蔬菜。

▼ 表5-3-5 水果类食物交换表（每份）

食物种类	质量/g	提供能量和营养成分				食物举例
		能量/kcal	蛋白质/g	脂肪/g	碳水化合物/g	
水果类（综合）①	150	90	1.0	0.6	20.0	常见新鲜水果（不包括干制、糖渍、罐头类制品）
柑橘类	200	90	1.7	0.6	20.0	橘子、橙子、柚子、柠檬等
仁果、核果、瓜果类	175	90	0.8	0.4	21.0	苹果、梨、桃、李子、杏、樱桃、甜瓜、西瓜、黄金瓜、哈密瓜等
浆果类	150	90	1.4	0.5	20.0	葡萄、石榴、柿子、桑葚、草莓、无花果、猕猴桃等
枣和热带水果类	75	90	1.1	1.1	18.0	各类鲜枣、芒果、荔枝、桂圆、菠萝、香蕉、榴梿、火龙果等
果干类	25	90	0.7	0.3	19.0	葡萄干、杏干、苹果干等

注：以上食品的质量为可食部质量。
　　① 如果难以区分水果种类（如混合水果），可按照水果类（综合）的质量进行搭配。

▼ 表5-3-6 肉蛋水产品类食物交换表（每份）

食物种类	质量/g	提供能量和营养成分				食物举例
		能量/kcal	蛋白质/g	脂肪/g	碳水化合物/g	
畜禽肉类（综合）①	50	90	8.0	6.7	0.7	常见畜禽肉类
畜肉类（脂肪含量≤5%）	80	90	16.0	2.1	1.3	纯瘦肉、牛里脊、羊里脊等
畜肉类（脂肪含量6%~15%）	60	90	11.5	5.3	0.3	猪里脊、羊肉（胸脯肉）等
畜肉类（脂肪含量16%~35%）	30	90	4.5	7.7	0.7	前臀尖、猪大排、猪肉（硬五花）等
畜肉类（脂肪含量≥85%）	10	90	0.2	8.9	0	肥肉、板油等
禽肉类	50	90	8.8	6.0	0.7	鸡、鸭、鹅、火鸡等
蛋类	60	90	7.6	6.6	1.6	鸡蛋、鸭蛋、鹅蛋、鹌鹑蛋等
水产类（综合）	90	90	14.8	2.9	1.7	常见淡水鱼、海水鱼、虾、蟹、贝类、海参等
鱼类	75	90	13.7	3.2	1.0	鲤鱼、草鱼、鲢鱼、鳙鱼、黄花鱼、带鱼、鲳鱼、鲈鱼等
虾蟹贝类	115	90	15.8	1.5	3.1	河虾、海虾、河蟹、海蟹、河蚌、蛤蜊、蛏子等

注：以上食品的质量为可食部质量。
　　① 如果难以区分畜禽肉类食物种类（如混合肉），可按照畜禽肉类（综合）的质量进行搭配。内脏类（肚、舌、肾、肝、心、肫等）胆固醇含量高，食物营养成分差异较大，如换算每份相当于70g，换算后需复核营养素的变化是否符合要求。

▼ 表5-3-7 坚果类食物交换表（每份）

食物种类	质量/g	提供能量和营养成分				食物举例
		能量/kcal	蛋白质/g	脂肪/g	碳水化合物/g	
坚果（综合）	20	90	3.2	5.8	6.5	常见的坚果、种子类
淀粉类坚果（碳水化合物≥40%）	25	90	2.5	0.4	16.8	板栗、白果、芡实、莲子
高脂类坚果（脂肪≥40%）	15	90	3.2	7.7	2.9	花生仁、西瓜籽、松子、核桃、葵花籽、南瓜籽、杏仁、榛子、开心果、芝麻等

食物种类	质量/g	提供能量和营养成分				食物举例
		能量/ kcal	蛋白质/ g	脂肪/ g	碳水 化合物/g	
中脂类坚果 （脂肪为20%~40%）	20	90	3.2	6.5	5.3	腰果、胡麻子、核桃（鲜）、 白芝麻等

注：以上食品的质量为可食部质量。

▼ 表5-3-8　豆乳类食物交换表（每份）

食物种类		质量/g	提供能量和营养成分				食物举例
			能量/ kcal	蛋白质/ g	脂肪/ g	碳水化 合物/g	
大豆类		20	90	6.9	3.3	7.0	黄豆、黑豆、青豆
豆粉		20	90	6.5	3.7	7.5	黄豆粉
豆腐	北豆腐	90	90	11.0	4.3	1.8	北豆腐
	南豆腐	150	90	9.3	3.8	3.9	南豆腐
豆皮、豆干		50	90	8.5	4.6	3.8	豆腐干、豆腐丝、素鸡、素什 锦等
豆浆		330	90	8.0	3.1	8.0	豆浆
液态乳	全脂	150	90	5.0	5.4	7.4	全脂牛奶等
	脱脂	265	90	9.3	0.8	12.2	脱脂牛奶等
发酵乳（全脂）		100	90	2.8	2.6	12.9	发酵乳
乳酪		25	90	5.6	7.0	1.9	奶酪、干酪
乳粉		20	90	4.0	4.5	10.1	全脂奶粉

注：以上食品的质量为可食部质量。

▼ 表5-3-9　油脂交换表（每份）

食物种类	质量/g	提供能量和营养成分				食物举例
		能量/ kcal	蛋白质/ g	脂肪/ g	碳水 化合物/g	
油脂类	10	90	0	10.0	0	猪油、橄榄油、菜籽油、大豆 油、玉米油、葵花籽油、稻米 油、花生油等

注：以上食品的质量为可食部质量。

食物种类		质量/g	盐含量/g	钠含量/mg	主要食物
食用盐		1	1	400	精盐、海盐等
鸡精		2	1	400	鸡精类
味精		4.8	1	400	味精类
酱类	豆瓣酱等（高盐）	6	1	400	豆瓣酱、辣椒酱、蒜蓉辣酱等
	黄酱等（中盐）	16	1	400	黄酱、甜面酱、海鲜酱等
酱油		6.5	1	400	酱油、生抽、老抽等
蚝油		10	1	400	蚝油类
咸菜类		13	1	400	榨菜、酱八宝菜、腌雪里蕻、腌萝卜干等
腐乳		17	1	400	红腐乳、白腐乳、臭腐乳等

注：以上食品的质量为可食部质量。

2. 食物交换的原则

（1）以《中国居民膳食营养素参考摄入量》（2023版）和《中国居民膳食指南（2022）》为依据，根据年龄、性别、体力活动和特殊需求确立每日所需的能量水平。

（2）在合理膳食模式下，根据能量水平确立每日所需食物的种类及份数。

（3）对照表5-3-3~表5-3-9按份选择各类食物的具体种类和质量；调味料根据表5-3-10换算相当于盐的质量。

（4）同类食物不同种类间可以直接互换，非同类食物间的食物不宜互换。

（5）进行膳食设计时应考虑能量平衡、食物多样、搭配合理。

3. 食物交换份数的确定 根据不同能量的各种食物需要量，参考食物交换份表，确定不同能量供给量的食物交换份数。

（1）总食物交换份数确定：以每份含能量377kJ（90kcal）为目标确定总份数。具体计算公式如下。

$$总食物交换份数 = 总能量（kcal）÷ 90（kcal）$$

（2）各类食物交换份数确定：根据《中国居民平衡膳食宝塔（2022）》各类食物的推荐量，粗略算出不同能量所需各类食物的交换份数（表5-3-11）。表5-3-11为参考模式，具体使用时要根据用餐者的具体情况，对各类食物的交换份数进行调整。

（3）三餐食物份数确定：按照三餐的供能比确定。

（二）食物交换份法的食谱编制

结合本节导入的案例，食物交换份法食谱编制的过程如下。

1. 确定每日所需能量和食物总份数 根据"计算法"利用能量计算公式计算得到一日能量需

能量/kcal	交换份	谷薯类		蔬果类			肉蛋类		豆乳类			油脂类	
		质量/g	份数	蔬菜/g	水果/g	份数	质量/g	份数	大豆/g	牛奶/g	份数	质量/g	份数
1 200	14	150	6	250	150	1	150	3	20	150	2	20	2
1 400	16	200	8	250	150	1	150	3	20	150	2	20	2
1 600	18	225	9	300	150	2	150	3	20	150	2	20	2
1 800	20	275	11	300	150	2	150	3	20	150	2	20	2
2 000	22	325	13	500	150	2	150	3	20	150	2	20	2
2 200	24.5	375	15	500	150	2	150	3	20	150	2	25	2.5
2 400	27	425	17	500	150	2	150	3	20	150	2	30	3
2 600	29	475	19	500	150	2	150	3	20	150	2	30	3
2 800	31	500	20	500	150	2	175	3.5	20	150	2	35	3.5

注：所列食物搭配并非固定模式，可根据进餐者的具体情况参照有关内容调整。

要为1 700kcal，1 700kcal能量摄入的食物交换份为1 700÷90≈19（份）。

2. 确定每类食物的交换份数 根据表5-3-10，结合患者基本情况，确定每日各类食物的交换份：10份谷薯类食物、2份蔬果类食物、3份肉蛋类食物、2份豆乳类食物、2份油脂类食物。

3. 确定三餐各类食物的份数及食物量 一般三餐分配为早餐:中餐:晚餐为30%:40%:30%，即早、中、晚三餐食物交换份约为6份、7份、6份。主食的分配按照三餐的分配比进行分配。

早餐

谷薯类：10份×30%=3份，由全麦面粉提供，一份全麦面粉为25g，3份即75g，以下计算同。

肉蛋类：1份，鸡蛋，60g。

奶类：1份，牛奶，150g。

水果类：1份，橘子，200g。

共6份。

午餐

谷薯类：10份×40%=4份，由3份大米（75g）和1份小米（25g）提供。

肉蛋类：1份，鸡肉，50g。

豆类：0.5份，豆腐干，25g。

蔬菜类：0.5份，油菜，150g。

油脂类：1份，油脂，10g。

共7份。

晚餐

谷薯类：10份×30%＝3份，小麦粉75g。

肉蛋类：1份，猪肉（里脊），60g。

蔬菜类：0.5份，白菜，165g。

豆类：0.5份，南豆腐，75g。

油脂类：1份油脂，由植物油提供，即10g。

共6份。

4. 根据具体食物初步编制一日食谱　见表5-3-12。

▼ 表5-3-12　交换份法编制一日营养食谱

餐次	食物名称	原料及质量	份数
早餐	全麦面包	全麦面，75g	3
	煮鸡蛋	鸡蛋，60g	1
	牛奶	牛奶，150g	1
	橘子	橘子，200g	1
		小计	6
午餐	二米饭	大米，75g	3
		小米，25g	1
	鸡肉炒豆腐干	鸡肉，50g	1
		豆腐干，25g	0.5
		植物油，5g	0.5
	炒油菜	油菜，150g	0.5
		植物油，5g	0.5
		小计	7
晚餐	肉丝面	小麦粉，75g	3
		猪肉（里脊），60g	1
		植物油，5g	0.5
	豆腐炖白菜	白菜，165g	0.5
		南豆腐，75g	0.5
		植物油，5g	0.5
		小计	6
合计			19

注：1. 全日烹调用植物油20g，盐5g。

　　2. 全日能量7.10MJ（1 697kcal），蛋白质77.5g（18.2%），脂肪53.5g（28.4%），碳水化合物230.8g（54.4%）。

　　3. 食谱中原料的质量均为可食部质量，以下同。

5. 食物互换　按照食物互换的原则，对食物进行互换，可设计一周食谱。同类食物可以互换，如以粮换粮、以豆换豆、以肉换鱼或蛋（表5-3-13~表5-3-15）。例如大米可与面粉或杂粮互换，馒头可与相应量的面条、烙饼、面包等互换；大豆可与相当量的豆制品互换。原则上动物性食物可以互换，或者瘦肉可与等量的鸡、鸭、牛、羊、兔肉互换；鱼可与虾、蟹等水产品互换；牛奶可与羊奶、酸奶、奶粉或奶酪等互换。

▼ 表5-3-13　食物互换举例（早餐互换）

换前	换后
全麦面包（全麦面75g）	肉包子（猪肉50g、面粉75g）
煮鸡蛋（鸡蛋60g）	
牛奶150g	酸奶（发酵乳100g）
橘子200g	鲜枣75g

▼ 表5-3-14　食物互换举例（午餐互换）

换前	换后
二米饭（大米75g、小米25g）	糙米饭（糙米100g）
鸡肉炒豆腐干（鸡肉50g、豆腐干25g、植物油5g）	酿豆腐（猪肉50g、南豆腐75g、植物油5g）
炒油菜（油菜150g、植物油5g）	炒菠菜（菠菜200g、植物油5g）

▼ 表5-3-15　食物互换举例（晚餐互换）

换前	换后
肉丝面（小麦粉75g、猪肉60g、植物油5g）	黑米饭（黑米50g、大米25g）
	清蒸鲈鱼（鲈鱼75g、植物油5g）
豆腐炖白菜（白菜165g、南豆腐75g、植物油5g）	炒三丝（胡萝卜75g、莴笋75g、豆腐丝25g、植物油5g）

食物交换份法是一个比较粗略的方法，实际应用中，可将计算法与交换份法结合使用，首先用计算法确定食物的需要量，然后确定食物种类及数量。通过食物的同类互换，可以以一日食谱为模本，设计出一周、一月食谱。

三、膳食宝塔法

当缺乏配餐对象足够的资料，或是对于一般健康成年人来说，不需要进行精确计算，只需各类食物基本平衡即可，此时可以利用中国居民膳食宝塔推荐的食物量快速进行营养食谱设计，可省去大量的计算工作。基本步骤如下：

（一）确定配餐对象的能量需要量

查中国居民DRIs或者通过计算确定能量需要量。

（二）根据能量需求水平确定各类食物的需要量

《中国居民膳食指南（2022）》按照11个能量水平分别建议了各类食物的摄入量（表5-3-16），应用时根据能量的需要进行选择对应食物需要量。

▼ 表5-3-16　中国居民平衡膳食模式——不同能量下的食物组成

食物种类/（g/d）	能量水平/kcal										
	1 000	1 200	1 400	1 600	1 800	2 000	2 200	2 400	2 600	2 800	3 000
1. 谷类	85	100	150	200	225	250	275	300	350	375	400
——全谷物		适量				50~150				125~200	
薯类（鲜重）		适量			50		75		100		125
2. 蔬菜	200	250	300	300	400	450	450	500	500	500	500
——深色蔬菜					占所有蔬菜的1/2						
3. 水果	150	150	150	200	200	300	300	350	350	400	400
4. 畜禽肉类	15	25	40	40	50	50	75	75	75	100	100
蛋类	20	25	25	40	40	50	50	50	50	50	50
水产品	15	20	40	40	50	50	75	75	75	100	125
5. 乳制品	500	500	350	300	300	300	300	300	300	300	300
6. 大豆和坚果	5	15	15		25				35		
7. 烹调用油	15~20	20~25	25	25	25	25	30	30	30	30	35
8. 烹调用盐	<2	<3	<4	<5	<5	<5	<5	<5	<5	<5	<5

如对于需要1 800kcal能量的对象，需要各类食物：谷类225g（其中全谷物50~150g）、薯类50g、蔬菜400g（深色蔬菜占一半）、水果200g、动物性食物140g（畜禽类50g、水产品50g、蛋类40g）、奶类300g、大豆和坚果25g、烹调油25g、食盐<5g。

平衡膳食宝塔推荐的各类食物量是一段时期内需要摄入食物的平均值和比例，实际生活中不可能也不需要每天都完全按照膳食宝塔的推荐量进食，事实上每人每天摄入的食物品种和数量是不完全一样的。例如不需要每天都吃50g鱼，而是每周吃2~3次、每次150~200g即可；根据个人饮食习惯，喜欢吃鱼或鸡的人，可以多吃点鱼或鸡而少吃猪肉。关键在于日常膳食当中要经常按照平衡膳食宝塔推荐的各层各类食物的大体比例进食。

（三）将食物合理分配至三餐，设计完成食谱

如对于需要1 700kcal能量的对象，编制食谱如下。

1. 主食的设计　包括谷类、薯类和杂豆。谷类一日的摄入量目标是225g，包括3种以上主食类食物，其中全谷物50~150g；另外薯类50g。三餐主食大致按早、中、晚餐各占30%、40%、30%分配，分配如下。

早餐：275g×30%≈83g，吃燕麦红薯粥，即燕麦片33g和红薯50g。

午餐：275g×40%＝110g，吃二米饭，即大米80g和小米30g。

晚餐：275g×30%≈83g，吃大米饭，即大米83g。

2. 动物性食品的设计 一日摄入量为禽畜肉类50g，水产品50g，蛋类40g，奶类300g，三餐设计如下。

早餐：鸡蛋一个，可食部约40g；牛奶200g。

午餐：红烧鸡腿（可食部50g）。

晚餐：清蒸鲈鱼（可食部50g）；酸奶100g。

3. 豆制品及坚果的设计 大豆和坚果25g，设计为干豆15g，坚果10g。分配在早、晚餐食用。

早餐：腰果10g。

晚餐：家常豆腐（大豆15g）。折合成豆腐的质量如下：

$$\frac{35\%（大豆的蛋白质含量）×15g（大豆的量）}{5.7\%（豆腐的蛋白质含量）}=92g$$

4. 蔬菜水果的设计 一日摄入量400g，其中深色蔬菜一半以上。水果200g。蔬菜水果共4种以上，分配如下。

早餐：凉拌黄瓜50g。

午餐：清炒菠菜200g，餐后1个苹果（200g）。

晚餐：香菇油菜（香菇10g、油菜140g）。

5. 烹调油的设计 全日烹调油25g，一般一份菜用3~4g油，三餐分配如下。

早餐：一份拌菜，香油3g。

午餐：两份炒菜、一份汤，烹调油10g。

晚餐：一份清蒸菜，两份炒菜，烹调油12g。

按照以上设计方法，可得到一份全日食谱（表5-3-17）。其中食物种类、各种食物的用量均符合膳食宝塔的要求，预计各种营养素摄入较为均衡。

▼ 表5-3-17 膳食宝塔法一日营养食谱

餐次	食物内容及数量
早餐	燕麦红薯粥（燕麦片33g、红薯50g），煮鸡蛋（鸡蛋40g），牛奶（200g），凉拌黄瓜（黄瓜50g），腰果10g
午餐	二米饭（大米80g、小米30g），红烧鸡腿（鸡腿50g），清炒菠菜（菠菜200g），紫菜蛋汤（紫菜2g、鸡蛋10g），苹果200g
晚餐	米饭（大米83g），清蒸鲈鱼（鲈鱼50g），家常豆腐（豆腐92g），香菇油菜（香菇10g、油菜140g），酸奶100g

注：1. 全日烹调用植物油25g，盐5g。

2. 全日能量7.10MJ（1 696kcal），蛋白质72.1g（17.0%），脂肪54.0g（28.7%），碳水化合物230.4g（54.3%）。

（四）食物同类互换，调配丰富多彩的膳食

营养食谱设计要兼顾营养与美味，根据同类互换、多种多样的原则搭配一日三餐。同类互换指以粮换粮、以豆换豆、以肉换肉。多种多样指选用品种、形态、颜色、口感多样的食物和采用不同的烹调方法。

学习小结

本章主要介绍了我国膳食结构的特点及变化趋势、中国居民膳食指南和平衡膳食宝塔、营养配餐的基本原则、要求、工具等，重点介绍了食谱编制常用的3种方法：计算法、食物交换份法、膳食宝塔法。在学习中，应重点掌握上述几种食谱编制的基本方法。在工作中，要能灵活运用，为患者制订合理的个体化的营养食谱。

（马丽萍）

单项选择题

1. 用计算法编制食谱时，主食的供给量含量的计算一般根据
   A. 蛋白质
   B. 碳水化合物
   C. 脂肪
   D. 能量
   E. 维生素

2. 在交换份法中，肉蛋类食品的能量等值交换份表中可与80g瘦猪肉交换的鸡蛋
   A. 100g
   B. 80g
   C. 60g
   D. 50g
   E. 40g

3. 关于《中国居民膳食指南（2022）》的建议，不正确的是
   A. 每天摄入谷薯类食物250~400g
   B. 每天摄入200~350g的新鲜水果
   C. 鱼、禽、蛋类和瘦肉摄入要适量，平均每天120~200g
   D. 每天摄入相当于300ml以上液态奶
   E. 成人每天食盐不超过6g

4. 按目前的观点，容易引起心脏病、血管病、肥胖等慢性病的膳食模式是
   A. 日本膳食模式
   B. 植物性食物为主的膳食模式
   C. 动物性食物为主的膳食模式
   D. 地中海式膳食模式
   E. 东方膳食模式

5. 若某人全日总蛋白需要50g，主食中的蛋白质提供15g，副食由猪肉和鸡蛋提供，猪肉中的蛋白质含量为20g/100g，鸡蛋为10g/100g，已知鸡蛋的数量为60g，则猪肉的需要量为
   A. 100g
   B. 145g
   C. 180g
   D. 60g
   E. 30g

答案：1.B；2.C；3.E；4.C；5.B

第六章

营养风险筛查与营养评估

学习目标

知识目标	1. 掌握　营养风险、营养风险筛查的概念；营养风险筛查2002（NRS 2002）的临床应用。 2. 熟悉　常见营养筛查工具；常见临床营养评估方法；营养不良的概念。 3. 了解　临床营养风险筛查及营养评估的意义；常见营养缺乏病的症状和体征；临床营养评估的常用指标。
能力目标	运用所学知识对患者进行营养风险筛查和营养评估，实施整体护理应含营养筛查和营养评估内容。
素质目标	在实施整体护理工作中尊重患者，保护患者隐私，体现爱护患者的态度和行为，提高营养筛查和营养评估意识。

导入案例

患者，男，72岁，退休，因"食欲减退伴体重下降1个月"入院。诊断：2型糖尿病，慢性肾脏病4期，高血压。

膳食调查：1周内进食约为平时食量的50%。

人体测量：身高168cm，体重60kg。1个月前体重为65kg。

实验室检查：空腹血糖9.2mmol/L，餐后2小时血糖11.3mmol/L，血清白蛋白32g/L，血清肌酐321μmol/L。

请思考：该患者是否存在营养风险？

　　欧洲临床营养与代谢学会（European Society for Clinical Nutrition and Metabolism，ESPEN）2003年报道，即使在大型医院也有超过30%的患者可因各种因素导致营养不良，其中大部分在入院时即存在营养不良，并在住院期间加重。对已有营养不良或有潜在营养风险的患者进行临床营养支持，可改善临床结局、减少并发症、缩短住院时间等，对此已成共识。但我国每年5 000万住院患者中，接受营养支持的仅160万。这是因为一方面由于医务人员对营养支持的重要性认识不足，另一方面则是缺乏统一、有效的营养风险筛查和营养状况评估，在计划实施和管理方面都缺乏相应的标准、制度以及明确的职责定义。考虑到营养问题导致严重的临床风险，甚至负面的临床结局是不可接受的，因此对可能影响患者临床结局的营养风险进行筛查并进行合理营养支持非常重要。本章主要对营养风险筛查和营养状况评估进行介绍。

第一节 营养风险筛查

营养筛查是医疗护理工作中必不可少的一部分，也是营养工作开始的第一步，护理工作者是接触患者的一线人员，掌握营养筛查工具不但有助于本身护理工作的开展和质量的提高，同时可帮助临床医生和营养师及时开展营养干预工作，提高临床医疗质量，有助于患者的及时康复。

一、营养风险

尽管很早就有人提出营养风险（nutritional risk，NR）的术语，但直至2002年ESPEN才将其明确定义为"现存的或潜在的营养因素导致患者出现不良临床结局的风险"。营养风险与营养不良风险（the risk of malnutrition）的概念有很大差别。营养不良风险仅指发生营养不良现象的风险，不涉及临床结局。营养风险的一个重要特征是与临床结局密切相关，是指营养因素导致不良临床结局的风险，不仅包括已有营养不良的患者，而且也适用于由于疾病、手术或创伤导致的应激代谢状况。临床结局在营养风险概念中的意义需要从两方面来理解：① 存在营养风险的患者因为营养因素产生不良临床结局的可能性较大；② 合理的营养支持能够改善存在营养风险的患者的临床结局。

（一）营养风险的产生原因

营养风险的产生原因主要有以下几种。

1. 营养状况受损　包括患者体重下降、食欲下降等，可以通过体重、体质量指数和近期体重变化等测量指标进行相关的评定。

2. 疾病、手术、创伤等应激状况　疾病引起的厌食、吞咽困难、代谢障碍、疼痛及医源性禁食等都可造成营养物质的摄入、吸收和代谢障碍，这与应激状况下代谢率增加导致的营养物质需求量增加有关。

3. 年龄因素　研究发现，除了患者的营养状况和疾病状况，营养支持对70岁以上的老年患者改善临床结局的可能性较大。

研究表明，营养状况受损、疾病与创伤的严重性及年龄三个方面之间有着复杂的协同关系。因此，准确界定营养风险需要综合考虑三个方面的因素。

（二）营养风险的后果

从定义可以看出，营养风险的主要后果是对临床结局的影响。营养风险是预测临床结局的重要因素之一。根据以往研究，营养风险对临床结局的影响主要有：

1. 住院时间延长　存在营养风险而没有获得适当营养支持的患者，其疾病恢复过程往往比没有营养风险的患者要慢，住院时间较长。

2. 并发症发生率高　研究发现，营养风险与患者并发症的发生率呈显著正相关，营养风险会增加患者的并发症发生率。

3. 死亡率增加 若以≥5分为严重营养风险标准，院内死亡风险增加两倍。

4. 其他不良影响 如影响患者的生活质量、增加住院费用。

二、营养风险筛查

（一）定义

美国肠外肠内营养学会（American Society for Parenteral and Enteral Nutrition，ASPEN）将营养风险筛查（nutrition risk screening，NRS）定义为：识别与营养问题及其相关特点的过程，其目的是发现个体是否存在营养不良或者发生营养不良的危险。美国营养与饮食学会（Academy of Nutrition and Dietetics，AND）则指出，"营养风险筛查是发现患者是否存在营养问题和是否需要进一步进行全面营养评估的过程"。ESPEN认为，"营养风险筛查须是一个快速而简单的过程，通过营养筛查发现存在营养风险的患者，进一步制订并实施营养计划；若患者存在营养风险但不能实施营养计划或暂时不能确定患者是否存在营养风险时，需进一步进行营养评估"。由以上观点不难看出，营养风险筛查与营养评估不同，它是一种简单便捷的方法，是结合疾病和创伤等应激状况对机体营养代谢的影响和机体本身的营养状况，识别可能影响患者临床结局的营养问题的方法。对营养风险筛查概念的理解需注意两个方面：① 营养风险筛查是对可能发生营养不良并影响疾病转归的风险性进行度量，判断是否存在可能因营养问题导致的不良临床结局，以及营养支持能否影响这种结局；② 营养风险筛查不能确定营养不良的类型，不能决定营养支持的具体方案（营养需要量、途径、胃肠、肾功能承受力、营养支持的过渡方法等），营养治疗计划的具体方案仍要依据相应项目的营养评估。

调查显示，在我国医院中，营养风险总发生率达到35.5%，而存在营养风险的患者中仅不到1/3接受了营养支持；不存在营养风险的患者有1/10，也接受了营养支持。营养支持能够改善存在营养风险患者的临床结局，包括降低并发症发生率、缩短住院时间等；若没有获得合理的营养支持，则可能发生不利于患者的临床结局，影响患者的病情康复、生活质量和医疗费用。与此同时，如果对不存在营养风险的患者使用营养支持，不仅对其临床结局没有改善作用，而且还会造成患者不必要的痛苦、医疗费用的增加和医疗资源的浪费。因此，有必要对每个入院患者是否需要营养支持进行科学的评估，即进行营养风险筛查，评估其是否存在营养风险，并根据筛查结果，结合临床具体情况，制订和实施营养支持计划，并可通过结局指标监测营养支持效果。

（二）营养风险筛查与营养评估的区别

营养风险筛查是一种快速简单的过程，通常在入院时由相关医务人员执行或者由社区健康工作者执行；而营养评估由专业的医师、营养师或营养护士对患者进行详细的营养状况和代谢功能的检查，包括体格测量数据、血液生化检查、营养素缺乏的临床表现的检查、营养素摄入量等比较复杂的过程。

经过营养风险筛查，被认为存在营养风险的患者需要进一步的营养评估，以制订和实施营养支持计划。

三、营养风险筛查工具

ASPEN 和 ESPEN 均建议对所有患者进行常规营养风险筛查，但是目前国际上临床实施营养风险筛查的实际情况并不令人满意。调查发现，虽然很多医院或机构有营养风险筛查指南，但实施状况不好，可归结于缺乏标准的评估方法，医务人员未接受相关学习和培训、评估患者营养风险的能力不足两方面原因。

营养风险筛查应当做到简单、有效、快速、可靠、廉价以及对筛查对象风险较低等特征，因此有效的营养风险筛查工具应当包含问题相关的所有部分，观察者间变异较小，让使用者感觉快速、简单、直观和目的性明确，以及和能具体的行动方案联系起来，以便营养师进行后续详细营养评估和制订营养支持计划。

营养风险筛查方法有多种，目前常用的营养筛查工具主要有营养风险筛查 2002（nutritional risk screening 2002，NRS 2002）、营养不良通用筛查工具（malnutrition universal screening tool，MUST）、微型营养评定（mini-nutritional assessment，MNA）等，NRS 2002 最适用于住院患者，而 MUST 和 MNA 则更适用于社区人群。主观全面评定（subjective global assessment，SGA）和全球（营养）领导层倡议营养不良诊断标准共识（global leadership initiative on malnutrition，GLIM）主要作为营养不良的诊断和定级评估工具应用于临床实践。实际工作中，不同专科可能还有适合自己的工具，如儿科的 STAMP 和 STRONGkids、肿瘤患者的 PG-SGA、肾病患者的 7-SGA 和 MIS 等工具，鉴于工具较多，本节不予介绍。此外，为便于学习和比较，将 SGA 和 GLIM 两个评估工具放入本节中进行介绍。

（一）营养风险筛查 2002

营养风险筛查 2002（NRS 2002）于 2003 年发表并被 ESPEN 推荐用于临床，是欧洲住院患者营养风险筛查的首选工具，中华医学会肠外肠内营养学分会（Chinese Society for Parenteral and Enteral Nutrition，CSPEN）也推荐其作为我国住院患者的营养风险筛查工具。当前 NRS 2002 已成为我国目前较常用的营养风险筛查工具之一。CSPEN 的 "营养风险-不足-支持-结局-成本/效果比（Nutritional risk-Undernutrition-Support-Outcome-Cost/effectiveness ratio, NUSOC）多中心协作组"，在中国按三阶段计划对 NRS 2002 进行了前瞻性临床有效性验证工作。《国家基本医疗保险、工伤保险和生育保险药品目录（2017 年版）》中的部分肠内营养或肠外营养用药初步采用了营养风险为医保支付条件。

NRS 2002 基于多方面因素评定患者是否存在营养风险以及判定风险程度，包括：① 人体测量；② 近 1~3 个月体重变化；③ 膳食摄入情况；④ 疾病严重程度；⑤ 年龄。基于上述观点，制订的筛查工具是采用评分方法对营养风险加以量度，包括 3 个方面：① 营养状况受损评分（0~3 分）；② 疾病的严重程度评分（0~3 分）；③ 年龄评分。在 ① + ② 评分基础上，若年龄 ≥ 70 岁者则加 1 分，总分为 0~7 分。NRS 2002 被临床推广的循证基础是丹麦 Kondrup 等对 128 个关于营养支持与临床结局事件的随机对照实验进行 Meta 分析发现，在 NRS 2002 总评分 ≥ 3 分的情况下，大部分研究显示营养支持有效（改善临床结局）；而在 NRS 2002 总评分 < 3 分的情况下，大部分研究显示营养支持无效。因此将是否具有营养风险的评分切割点定为 3 分，即 NRS 2002 总评分

≥3分视为有营养风险，需根据患者的临床情况，制订个体化的营养干预计划。而NRS 2002总评分<3分者虽然没有营养风险，暂时不需要进行营养干预，但应在其住院期间每周筛查1次。适用对象：18~90岁住院患者，住院超过24小时。不推荐用于未成年人，90岁以上老人应用NRS 2002进行营养风险筛查仍需进一步验证。

NRS 2002在临床实际使用中非常简便可靠，对每名入院患者进行筛查大致只需要3~5分钟，一般护士只要经过正规培训即会使用（表6-1-1）。

▼ 表6-1-1　NRS 2002筛查表

营养状况指标（单选）	分数	若"是"请画勾
正常营养状况	0	
3个月内体重减轻>5%或最近1周进食量为需要量的50%~75%	1	
2个月内体重减轻>5%或最近1周进食量为需要量的25%~50%	2	
1个月内体重减轻>5%（或3个月内减轻>15%）或最近1周进食量少于需要量的25%或BMI<18.5kg/m²	3	
疾病严重程度（多选，最后评分选最高分）	分数	若"是"请画勾
骨盆骨折或者慢性疾病患者合并以下疾病：肝硬化、慢性阻塞性肺疾病、长期血液透析、糖尿病、肿瘤	1	
腹部重大手术、卒中、重症肺炎、血液系统肿瘤	2	
颅脑损伤、骨髓抑制、重症监护（APACHE>10分）	3	
总分（年龄≥70岁加算1分）		

注：总分≥3分，患者有营养风险，需营养支持治疗。总分<3分，若患者将接受重大手术，则每周重新评估其营养状况。APACHE，急性生理学和慢性健康状况评价（acute physiology and chronic health evaluation）。

不难看出，NRS 2002具备以下5个方面的优点：① 简单易行，病床边问诊和简单测量即可基本评估是否有营养风险存在；② 营养状况与疾病引起的代谢紊乱共同评估；③ 医生和患者直接沟通，了解病情真实，患者知情，易配合营养治疗；④ 将年龄作为风险指数之一；⑤ 国内正尝试将其嵌入入院患者病历系统，有效实现多学科应用、医护均可操作。

NRS 2002的有效性和可靠性已在欧洲和我国得到验证。如前所述，经NRS 2002评估发现存在营养风险的患者，给予营养支持后临床能缩短患者住院时间和改善预后。护士、营养师和医生使用NRS 2002评估患者营养风险时差异很小。结合我国人群体质量指数（body mass index，BMI）正常值，应用NRS 2002对我国住院患者营养风险进行筛查并判断是否需要营养支持适用于99%以上的我国住院患者。NRS 2002具有花费时间少、不需过多培训的优点，但其不足之处是用于不能确切测量身高体重的小部分患者（如严重水肿等小部分患者），无法确切得到可靠的BMI数据，以及意识不清无法回答评估者的问题的患者。

（二）主观全面评定

主观全面评定（subjective global assessment，SGA）是ASPEN推荐的临床营养状况评估工具（表6-1-2），内容包括详细的病史与身体评估参数。病史主要强调5方面内容：① 体重改变；② 进食改变；③ 现存消化道症状；④ 活动能力改变；⑤ 患者疾病状况下代谢需求。身体评估主要包括5个方面：① 皮下脂肪丢失；② 肌肉消耗；③ 踝部水肿；④ 骶部水肿；⑤ 腹水。

2017年8月国家卫生健康委员会发布《肿瘤患者主观整体营养评估》（WS/T 555—2017），推荐用于恶性肿瘤患者的营养评估，以确定其营养状况。具体适用对象：年龄18岁以上的成年人，病理确诊为恶性肿瘤，神志清楚，无交流障碍，愿意接受评估，非濒临死亡的尚未治疗或已经进行治疗的恶性肿瘤患者。评估内容由患者自我评估及医务人员评估两部分组成，内容包括体重、进食情况、症状、活动和身体功能、合并疾病、应激、体格检查7个方面，前4个方面由患者自我评估，后3个方面由医务人员评估。对照相关表格实时记录，对照评分标准将肿瘤患者的营养状况划分为营养良好、可疑或轻度、中度及重度营养不良四类。基于营养状况分类，该标准还向医务人员推荐了营养干预策略。

研究显示，SGA能很好预测并发症，包括透析、肝移植和HIV感染者，通过SGA评估发现的营养不足患者并发症发生率是营养良好患者的3~4倍。不同研究者之间一致性较高，灵敏度和特异度也比较好。但是，SGA作为营养评定工具有一定局限性，主要有以下原因：① 不易区分轻度营养不足，更多侧重于慢性或已经存在的营养不足，不能很好体现急性营养状况的变化；② 没有将观察指标和如何将患者进行分类直接联系起来，使其用于快速临床筛查存在困难；③ 是一个主观评估工具，使用者在使用该工具前需要接受很好的培训才能够保证该工具的灵敏度和特异度。因此，SGA更适合接受过专门训练的专业人员使用，而并不适合作为大医院常规营养筛查工具。

相关链接 | **基于炎症存在与否的营养不良分类**

基于炎症活动的有无及程度可将营养不良分为3类：饥饿相关营养不良（starvation-related malnutrition）、慢性疾病相关营养不良（chronic disease-related malnutrition）和急性疾病或损伤相关营养不良（acute disease or injury-related malnutrition）。

1. 饥饿相关营养不良　又称原发性营养不良，是一种没有炎症反应的慢性饥饿引起的营养不良。通常指"单纯性饥饿"，如神经性厌食。该类型经营养支持后其营养状况可迅速恢复。

2. 慢性疾病相关营养不良　指炎症为慢性同时表现为轻中度时的营养不足，如慢性器官功能不全、恶性肿瘤、风湿性关节炎。该类型经营养支持后其营养状况可缓慢逐渐恢复至正常。

3. 急性疾病或损伤相关营养不良　指炎症为急性和严重程度时的营养不足，如严重感染、烧伤、创伤等。该类型经营养支持后其营养状况并不能恢复至正常，但营养支持治疗后可减慢其营养状况下降速度。

一、病史

1. 体重变化

最大体重_____　　1年前体重_____　　6个月前体重_____　　目前体重_____

过去6个月体重变化　总量 =_____kg；%体重丢失 =_____

过去2周体重变化：_____增加，_____减少 <5%，_____减少 ≥ 5%

其他病史：（如衣服大小改变，宽松等）

A= 无明显变化；B=5%~10%体重丢失；C=10%或更多持续性体重丢失

2. 摄食改变（相对正常水平）

A= 无明显变化；B= 差但可改善或摄入下降；C= 饥饿，不能进食

3. 胃肠道症状（持续2周以上）

_____无（A），_____些症状（B）（恶心、呕吐、腹泻、厌食），_____多种症状（C）

4. 活动能力

_____无功能障碍（A）

_____功能障碍：轻度（B）_____，严重（C）_____时间 =_____周

5. 疾病及其与营养需求关系

代谢需要（应激）：_____无（A），_____轻微—中度（B），_____高度（C）

二、体格检查（对每一项检查A代表正常，B代表轻度—中度，C代表重度）

1. 皮下脂肪的丢失（肱三头肌、胸壁）_____

2. 肌肉消耗（股四头肌、肱三头肌）_____

3. 踝部水肿_____，骶部水肿_____，腹水_____

三、SGA总体评分（8个选项中含有5个或以上B或C，表示存在营养不良，同级从恶）

_____营养良好（A）

_____中度（或可疑存在）营养不良（B）

_____重度营养不良（C）

（三）营养不良通用筛查工具

营养不良通用筛查工具（malnutrition universal screening tool，MUST）是英国肠外肠内营养协会多学科营养不良咨询小组开发的，被认为广泛适用于医院、社区及其他医疗机构，护士、医生、营养师、社会工作者等不同健康工作者均可以使用。该工具得到英国营养师协会、英国皇家护理学院、英国注册护士协会、英国肠外肠内营养协会的支持，主要用于蛋白质–能量营养不良及其发生风险以及肥胖的筛查，包括3方面评估内容：① BMI；② 体重减轻；③ 疾病所致进食量减少。根据3部分评分得出的总分，分为低风险、中等风险和高风险，然后根据分类进行不同干预。其主要过程如下。

1. BMI　BMI ≥ 20.0kg/m^2（0分），BMI为18.5~20.0kg/m^2（1分），BMI ≤ 18.5kg/m^2（2分）。

2. 体重减轻　过去3~6个月体重减轻 ≤ 5%（0分），5%~10%（1分），≥ 10%（2分）。

3. 急性疾病影响进食情况　如果患者超过5天没有或几乎没有进食，加2分。

4. 评分相加　计算总的营养不良风险：低风险（0分），中等程度风险（1分），高风险（2分）。

5. 根据风险程度采取相应措施

（1）低风险：采用常规性临床照顾；重复筛检，住院患者每周一次，护理院患者至少每月一次，社区居民 >75岁者每年一次。

（2）中度风险：记录3天进食量，若情况改善或者饮食适当可继续观察；如果情况未改善或者饮食不足者，按照住院政策进行临床密切观察；重复筛检，住院患者每周一次，护理院患者至少每月一次。

（3）高度风险：治疗，转营养师、营养治疗小组进行处理；检测和审视治疗计划。若为肥胖患者伴有营养不良，则先治疗营养不良再处理肥胖问题。

（四）微型营养评定

微型营养评定（mini-nutritional assessment，MNA）用于老年患者营养风险评估。新MNA分为两部分，第一部分为筛查，第二部分为评估。第一部分总分如≥12分，表示无营养不良风险，不需进行下一步；如果≤11分，则可进行下一步评估。MNA比SGA更适合于发现65岁以上严重营养不良的患者，不仅适用于住院患者，也可用于家庭照顾患者。MNA既可发现营养风险以及和营养风险相关的生活方式，也可用于白蛋白和BMI均正常的人群。而且MNA评估过程较为简单，一般需要10分钟完成。此外有研究发现，该工具可用于预测健康结局、社会功能、死亡率、就诊次数和住院花费。目前尚需进一步研究揭示MNA是否能够监测患者对于治疗的反应，并进一步证实内外科老年住院患者MNA的评分与患者临床结局的关系。

（五）全球（营养）领导层倡议营养不良诊断标准共识

基于营养不良的诊断缺乏统一的标准和共识，2018年欧洲、美国、亚洲、拉丁美洲等多地临床营养专家开发了一个营养不良诊断和评级工具，该工具全名为全球（营养）领导层倡议营养不良诊断标准共识（global leadership initiative on malnutrition，GLIM）。GLIM将营养不良诊断过程明确分为"营养筛查"和"诊断评定"两个步骤。第一步通过临床经过校验的筛查工具对患者进行营养筛查，第二步对筛查阳性的患者进行营养不良评定及严重程度分级。其中包括3项表现型指标，即低BMI、非自主体重丢失、肌肉质量下降，2项病因型指标，即食物摄入或吸收减少、疾病负担/炎症。对营养不良评定需要至少符合1项表现型诊断标准和1项病因型诊断标准，并利用表现型指标对营养不良严重程度进行等级划分，分为中度和重度营养不良（表6-1-3）。

▼ 表6-1-3 GLIM营养不良诊断标准和分级

GLIM营养不良诊断标准				
表现型指标			病因型指标	
低BMI	非自主体重丢失	肌肉质量下降	食物摄入减少或营养素吸收利用障碍	疾病负担/炎症状态
欧美人群：70岁以下，<20kg/m²；或70岁及以上，<22kg/m²	6个月内体重下降>5%	人体成分分析提示肌肉减少	摄入量≤能量需要量的50%超过1周或摄入量<能量需要量超过2周	存在急性/重度疾病负担：严重感染；烧伤；创伤；闭合性脑损伤；其他疾病
亚洲人群：70岁以下，<18.5kg/m²；或70岁及以上，<20kg/m²	或超过6个月体重下降>10%		导致吸收不足或吸收障碍的慢性胃肠道症状：吞咽困难；恶心/呕吐；腹泻；便秘；腹痛；其他症状	存在慢性炎症相关的疾病负担：心力衰竭；COPD；慢性肾脏病；慢性肝病；恶性肿瘤；其他疾病

GLIM营养不良诊断标准	
表现型指标	病因型指标
	导致吸收不足或吸收障碍的慢性胃肠道症临床疾病/状态：短肠综合征；胰腺功能不全；减肥手术后；食管狭窄；胃轻瘫；肠梗阻；脂肪痢；排出较大的胃肠造口；其他疾病 存在急性或重度炎症状态临床指标：发热 >38 ℃；高CRP水平（>3mg/L）；低白蛋白血症（<30g/L）或低前白蛋白血症（<200mg/L）

GLIM诊断标准：1项表现型指标 + 1项病因型指标

GLIM营养不良分级		
表现型指标	1期，中度营养不良（至少符合1个标准）	2期，重度营养不良（至少符合1个标准）
低BMI	70岁以下 <20kg/m², 或70岁及以上 <22kg/m²	70岁以下 <18.5kg/m², 或70岁及以上 <20kg/m²
非自主体重丢失	6个月内体重丢失 >5%~10%，或6个月以上体重丢失 >10%~20%	6个月内体重丢失 >10%，或6个月以上体重丢失 >20%
肌肉质量下降	肌肉轻至中度减少	肌肉重度减少

注：GLIM，全球（营养）领导层倡议营养不良诊断标准共识；BMI，体质指数；COPD，慢性阻塞性肺疾病；CRP，C反应蛋白。

四、案例分析

针对本章导入病例进行营养风险筛查。

1. 疾病严重程度评分 诊断为2型糖尿病和慢性肾脏病4期，为1分。

2. 营养状态受损评分 ① BMI 21.3kg/m²，为0分；② 饮食摄入量为平时的50%，为2分；③ 体重下降为（5/65）× 100% = 7.7%，为3分。该项评分选最高分，为3分。

3. 年龄评分 72岁为1分。

总评分为1 + 3 + 1 = 5分 ≥ 3分，存在营养风险，需进行营养支持治疗，根据患者情况由营养师进行综合评价并给出具体治疗方案。

第二节　营养评估

在临床工作对所有患者进行营养风险筛查，以明确是否存在确定性的营养风险并因此确定是否具备营养支持的适应证后，应对患者进一步进行营养评估，为后续制订营养支持方案提供依据。

一、营养评估的主要内容

营养评估（nutritional assessment）是对发现初步营养问题的个体进行深入细致的评估过程，主要包括膳食调查、人体测量、实验室检查、临床检查四个部分，也有学者提出增加社会经济状况、身体活动功能状态及物理检查（如生物电阻抗、双能X线）分析人体成分等方面指标进行综合评定，对营养问题做出诊断，同时给出严重程度。经过营养评估，下一步就可根据具体营养问题采取针对性干预措施。与营养筛查相比，营养评估是营养筛查的后续步骤，营养评估工作内容较营养筛查更加详实和细化，但也存在耗时、费力、需要专业人员进行评估的缺点。该工作的实施者主要是营养师，当然接受临床营养培训的临床医师和护士也可以是评估者。

（一）膳食调查

膳食调查（dietary survey）是了解患者营养状况的一个重要组成部分，通过膳食调查可计算各种营养素的摄入情况，还可了解患者饮食史、膳食模式和特殊食物摄入情况，帮助大致了解饮食摄入是否充足和营养因素与疾病之间相互作用关系。目前主要包括询问法和记录法两大类。询问法包括饮食史法、食物频率法、24小时饮食回顾法等；记录法包括记账法和称重法。记录法相对比较准确，但耗时、耗力；询问法相对简单方便，但准确性较差。因此为准确了解患者饮食情况，可结合多种方法。

1. 饮食史 饮食史主要询问患者摄入所有食物的主观和客观信息，如禁忌食物、过敏食物、嗜好食物和摄入的食物。通过对过去和现在的饮食情况的了解，制订可接受的饮食治疗方案。

2. 食物频数法 食物频数法是一种问卷调查，主要通过对患者在一段时间内（如过去1个月或1年）的饮食习惯了解来评估营养摄入情况。食物频数的调查应包括食物类别清单，如谷类、蔬菜、水果、牛奶、肉类、豆类等，并询问患者每天、每周、每月大致摄取某种食物的频率。食物的定量需要在记录食物的频数基础上增加大致食物量的估计。该方法也称为半定量食物频数法。

3. 24小时饮食回顾法 24小时饮食回顾法指回忆过去24小时所摄取的食物的种类和数量。但单凭24小时饮食回顾并不能反映整体饮食摄入情况，一般需要调查连续3天的情况，3天内最好包括1个周末假日。记录人员一般通过一些食物的模型和绘图帮助患者明确食物的大小等。

4. 记账法 记账法是临床常用的一种饮食记录法，即患者将每天摄取的所有食物种类和数量像流水账一样进行记录。一般要求记录3天，也可更长，可借助食物模型或食物秤了解食物的重量。记录内容应包括每天进食的时间、所有食物（包括正餐和点心）、摄入食物的名称、食物摄入量、烹调方法，以及食物制作过程中的特殊方法和步骤。

5. 称重法 称重法即对每天摄取全部食物进行称量，然后对所用食物的种类和量进行记录。该方法比较准确，但耗时、耗力，主要在某些需要精确称量的患者治疗饮食中应用，如低蛋白饮食、糖尿病饮食等。

（二）人体测量

人体测量（anthropometry）是通过对人体一些体格数据进行测量来了解机体的总体营养状况的一种方法，主要包括身高、体重、皮褶厚度、上臂围、上臂肌围、腹围等指标；也可测定人体组织构成包括人体总脂肪、总体水和瘦体组织。通常以水下称重法测量人体组织构成作为"金标准"，但目前临床常用方法为多频生物电阻抗分析法，其利用微电流通过体内高传导性的体液进行传导，根据体液量不同所产生的导电性差异进行判断，基于该理论发展起来的多频分段检测可分段计算身体不同部位的电阻抗，而多频率方法甚至可以测出细胞外液和细胞内液的阻抗。

1. 身高

（1）直接测量法：测量仪器目前一般采用体重身高计。测定时患者赤足，足底与地板平行，足跟靠紧，足尖外展60°，背伸直，上臂自然下垂。测量者于被测者右侧，使测量用滑板底与被测者颅顶点接触，读数记录，以cm为单位。

（2）间接测量法：适用不能站立者，临床有些危重患者，如昏迷患者、类风湿关节炎患者等，有很多间接计算方法，包括通过膝高、尺骨长度、上臂距、身体各部累计长度等来计算，本文仅介绍膝高推算公式。通过膝高（即屈膝90°，测量从足底至膝部大腿表面的距离）推算身高，公式如下。

欧美推算公式：

男性身高（cm）=64.19-0.04×年龄（岁）+2.02×膝高（cm）

女性身高（cm）=84.88-0.24×年龄（岁）+1.83×膝高（cm）

日本推算公式：

男性身高（cm）=115.3+1.13×膝高（cm）-0.12×年龄（岁）

女性身高（cm）=123.9+1.20×膝高（cm）-0.40×年龄（岁）

2. 体重　被测者清晨空腹，排空大小便，穿单衣裤立于体重计中心，读数，以kg为单位。各类人群因发育期变化很大，故在进行个人评价时比较困难；对集体进行评价时，可与本国不同年龄测定的平均值比较。体重评价可按以下方法进行。

（1）理想体重：理想体重曾称标准体重，有人将身高和理想体重列成表格，以受检者身高查找出相应理想体重，并以实际测量体重与之比较。为方便起见，国外常用Broca公式计算理想体重，即理想体重（kg）=身高（cm）-100；或平田公式，即男性理想体重（kg）=［身高（cm）-100］×0.9，女性理想体重（kg）=［身高（cm）-100］×0.9-2.5。我国推算理想体重多用Broca改良公式，即理想体重（kg）=身高（cm）-105。

评价标准：实测体重占理想体重百分数±10%，营养正常；超过10%但未超过20%，为超重；超过20%，为肥胖；低于10%但不低于20%，为瘦弱；低于20%为严重瘦弱。

（2）体重比：包括实际体重与理想体重比和实际体重与平时体重比，前者反映肌蛋白消耗的情况，后者则提示能量营养状况。

实际体重与理想体重比（%）=（实际体重-理想体重）/同身高理想体重×100%

评价标准：相当于理想体重±10%为营养正常；超过10%但未超过20%为超重，超过20%为肥胖；低于10%但不低于20%为瘦弱，低于20%为严重瘦弱。

实际体重与平时体重比（%）=实际体重/平时体重×100%

评价标准：实际体重为平时体重85%~95%，为轻度能量营养不良；75%~85%，为中度能量营养不良；<75%，为重度能量营养不良。

$$相当于理想体重百分比（\%）= 实际体重 / 同身高理想体重 \times 100\%$$

评价标准：>90%无营养不良，80%~90%为轻度营养不良，60%~80%为中度营养不良，<60%为重度营养不良；>200%为病态肥胖，>150%为肥胖，>120%为超重。此项指标主要反映体内肌蛋白消耗的情况。

（3）体重丢失率：可反映能量与蛋白质代谢情况，提示是否存在蛋白质-能量营养不良。

$$体重丢失率（\%）=（原体重 - 现体重）/ 原体重 \times 100\%$$

评价标准：无肥胖或水肿患者，若在1周内体重丢失 >2%，1个月内体重丢失 5%，3个月内体重丢失 >7.5%，或6个月内体重丢失 10%，均有可能存在蛋白质-能量营养不良。

（4）BMI：体质量指数，是目前最常用的评价体型的一种方法，常用来评价肥胖和消瘦，其公式如下：

$$BMI = \frac{体重（kg）}{[身高（m）]^2}$$

BMI的评价标准有多种，由于人种的不同，包括WHO成人标准、亚太地区成人标准、中国成人标准（表6-2-1）。

▼ 表6-2-1　各地成人BMI评定标准　　　　　　　　　　　　　　　　　　　　　单位：kg/m²

等级	WHO成人标准	亚太地区成人标准	中国成人标准
正常值	18.5~24.9	18.5~22.9	18.5~23.9
轻度消瘦	17~18.4	17~18.4	17~18.4
中度消瘦	16~16.9	16~16.9	16~16.9
重度消瘦	<16	<16	<16
超重	25~29.9	23~24.9	24~27.9
一级肥胖	30~34.9	25~29.9	≥28
二级肥胖	35~39.9	30~39.9	
三级肥胖	≥40	≥40	

18岁以下青少年BMI的参考值如下。

11~13岁：BMI<15.0kg/m²，存在蛋白质-能量营养不良；BMI<13.0kg/m²，为重度蛋白质-能量营养不良。

14~17岁：BMI<16.5kg/m²，存在蛋白质-能量营养不良；BMI<14.5kg/m²，为重度蛋白质-能量营养不良。

值得注意的是在利用体重评价患者营养状况时，需监测患者体重变化，以了解其营养状况变化情况。此外，某些疾病、症状或治疗的影响，如脱水、腹水、水肿、巨大肿瘤、利尿剂的使用等，实际测得的患者体重可能并非其真实体重，此时不适宜采用体重来判断其营养情况。

3. 上臂围（mid-arm circumference，MAC） 即通过软尺测量上臂中点的围度，包括了上臂肌肉和脂肪的含量，因此一定情况下可反映机体营养状况，尤其是反映肌蛋白贮存和消耗程度，是快速而简便的评价指标，也能反映能量代谢情况。

美国男性上臂围为29.3cm，女性为28.5cm；日本男性为27.4cm，女性为25.8cm；日本数据与我国较为接近。测量值超过标准值的90%为营养正常，90%~80%为轻度营养不良，80%~60%为中度营养不良，低于60%为重度营养不良。

4. 皮褶厚度（skinfold thickness） 指皮下脂肪的厚度，目前主要采用肱二头肌、肱三头肌、肩胛下角等部位测量，主要反映脂肪的营养状况。本文主要介绍三头肌皮褶厚度（triceps skinfold thickness，TSF）的应用。

TSF的测量方法为在肩峰至尺骨鹰嘴处的中点上约2cm处，测量者以左手拇指将皮肤连同皮下组织捏起，然后使用皮褶厚度计从拇指下测量1cm左右处皮褶厚度。如患者为卧床，则将右前臂舒适地横置在胸部。

我国目前尚无群体TSF的调查理想值数据，因此采用国外参考值：美国男性为12.5mm，女性为16.5mm；日本男性为8.3mm，女性为15.3mm。测量值超过参考值的90%为营养正常，90%~80%为轻度体脂消耗，80%~60%为中度体脂消耗，低于60%为严重体脂消耗，若超过120%则为肥胖；TSF若<5mm则表示无脂肪，脂肪消耗殆尽。

5. 上臂肌围（mid-arm muscle circumference，MAMC） 可反映肌肉组织储备情况，用来评估瘦体组织。主要通过上臂围和TSF计算。公式如下：

$$MAMC（cm）=MAC（cm）-［0.314×TSF（mm）］$$

评价标准：我国男性上臂肌围平均为25.3cm，女性为23.2cm。测量值超过标准值90%为营养正常，90%~80%为轻度肌蛋白消耗，80%~60%为中度肌蛋白消耗，低于60%为重度肌蛋白消耗。

上臂肌围可较好地反映蛋白质含量变化，与血清白蛋白含量相关密切，当血清白蛋白<28g/L时，87%患者臂肌围缩小，故能较好地反映体内蛋白质贮存情况，也可用作患者营养状况好转或恶化的指标。

6. 腰围（waist circumference） 是反映脂肪总量和脂肪分布的综合指标，也是临床估计患者腹部脂肪是否过多最简单和实用的指标，该指标可作为反映代谢综合征的一个重要指征。腰围测量方法：被测者自然站立，平视前方，保持自然呼吸状态，测量者选取肋下缘最底部和髂前上棘最高点的连线中点用无伸缩性材料制成的卷尺测量水平绕腰一周的围度，刻度需读至0.1cm。中国腰围标准：男性<85cm，女性<80cm；超过以上值者为向心性肥胖。

（三）实验室检查

炎症和疾病严重程度的量化指标具有重要意义。主要实验室检查项目包括肝功能、肾功能、血浆蛋白、氮平衡状况、矿物质在体内的水平变化（如钾、钙、镁、磷、锌、铁等）和维生素在体内的水平变化等。本文主要介绍蛋白相关代谢的指标。

1. 白蛋白　白蛋白（albumin，ALB）通常是肝脏合成的主要蛋白质，体内含量较多，为4~5g/kg（体重），其半衰期约20天，是临床上评价蛋白质营养状况常用指标之一。正常值为35~55g/L；28~34g/L为轻度缺乏，21~27g/L为中度缺乏，低于21g/L为重度缺乏。血清白蛋白低于30g/L，临床预后差，死亡率高。

2. 运铁蛋白　运铁蛋白（transferrin，TRF）又称转铁蛋白，在体内的周转率比白蛋白快，半衰期为8~10天，因此是评价蛋白质营养状况时比较敏感的指标。正常值为2.0~4.0g/L；轻度缺乏，1.5~2.0g/L；中度缺乏，1.0~1.5g/L；重度缺乏，<1.0g/L。运铁蛋白半衰期较短，细胞外存储量仅4mg，可作为测量内脏蛋白质储存的方法。但运铁蛋白代谢复杂，影响因素较多，缺铁、肝功能损害与蛋白质丧失等均可影响运铁蛋白的值。作为人群营养状态的指标有一定准确性，但用作测定个体营养状况则价值不大。

3. 视黄醇结合蛋白和前白蛋白　视黄醇结合蛋白（retinol-binding protein，RBP）和前白蛋白（prealbumin，PAB）半衰期比白蛋白短，且特异性高。前白蛋白半衰期约为2天，视黄醇结合蛋白半衰期约为0.5天。与白蛋白相似，这两种蛋白质都在肝脏内合成，严重肝功能障碍时血清浓度都下降。视黄醇结合蛋白血清正常值为40~70mg/dl。前白蛋白用放射免疫扩散法测定，正常值为250~500mg/L；轻度缺乏，150~250mg/L；中度缺乏，100~150mg/L；重度缺乏，<100mg/L。

4. 氮平衡　可反映蛋白质摄入是否能满足机体的需要，体内蛋白质合成和分解代谢的情况，是评价蛋白质营养状况最常用指标。60kg体重的成人，每天排出3.5g氮，相当于22g蛋白质，这些损失是无法避免的，称为必要的氮损失（obligatory nitrogen losses，ONL）。理论上讲，每天至少要供给22g蛋白质，才能维持体内的氮平衡，保证机体组织更新的需要。

人体每天摄入氮量经过体内利用后剩余部分及体内代谢产生的氮，90%以上从尿中排出，主要是以尿素形式排出，其余是尿酸、尿肌酐、氨基酸及氨等，合称为非尿素氮，每天丢失量约为2g。粪便中丢失氮为12mg/kg（体重），汗及毛发丢失氮为5mg/kg（体重）。通常可利用下列公式：

$$NB = I - [(U - Ue) + (F - Fe) + S]$$

注：NB，氮平衡；I，摄入氮＝摄入蛋白质（g）/6.25；U，尿素氮；Ue，尿内源性氮；F，粪氮；Fe，粪内源性氮；S，皮肤氮。

临床上考虑到测量粪氮、皮肤氮及内源性氮的实际困难，因此通常用公式NB＝I-（U+3.5）（通过评估摄入氮和尿素氮来计算）。若NB等于0，表示处于零氮平衡，摄入和消耗处于平衡；若大于0，则表示处于正氮平衡，摄入大于消耗；若小于0，则处于负氮平衡，摄入小于消耗。

（四）临床检查

患者营养状况评价除了了解饮食摄入情况、人体测量、生化数据外，临床检查也是了解其营养状况的一个重要环节。临床检查包括病史采集和体格检查，病史包括饮食史、病史、用药史、食物过敏史等，而体格检查包括对人体各部分与营养疾病相关的体征进行检查。常见营养问题的体格检查项目如下。

1. 坐位　头发、皮肤、眼睛、口唇、口角、牙齿、牙龈、舌头、指甲等。

2. 卧位　全身皮肤，包括颈部、胸背、上下肢、臀部；心脏、肺部、肝脏、脾脏、骨骼及神经系统。具体项目可按表6-2-2进行检查。

▼ 表6-2-2　临床症状、体征与营养素缺乏

部位	临床症状、体征	可能缺乏的营养素
全身	消瘦、发育不良 贫血	能量、蛋白质、维生素、锌 蛋白质、铁、叶酸、维生素 B_{12}、维生素 B_6、维生素 C
头发	脱发、易脱、脆、干燥、稀疏 色素少 头发竖立	蛋白质-能量营养不良 生物素、蛋白质-能量营养不良 蛋白质
皮肤	干燥 毛囊角化过度 毛囊周围淤血 皮炎 脂溢性皮炎 鼻唇沟皮脂溢出 出血	维生素 A、必需氨基酸 维生素 A、必需氨基酸 维生素 C、维生素 K 烟酸、其他 维生素 B_2 烟酸、维生素 B_2、维生素 B_6 维生素 C、维生素 K
眼	眼干燥症、比奥斑、夜盲 眼睑炎，畏光	维生素 A 维生素 A、维生素 B_2
唇	干裂 口角炎	维生素 B_6、维生素 B_2、烟酸 维生素 B_6、维生素 B_2、铁
牙龈	出血、肿胀	维生素 C
舌	品红色舌 舌乳头萎缩 舌炎	维生素 B_2 铁、烟酸、叶酸、维生素 B_6 铁、烟酸、叶酸、维生素 B_6、维生素 B_{12}
指甲	反甲	铁
皮下	组织水肿	蛋白质-能量营养不良、维生素 B_1
肌肉骨骼	肌肉消耗 弓形腿 肋骨串珠	蛋白质-能量营养不良 维生素 D、钙 维生素 D、蛋白质-能量营养不良
循环系统	水肿 右心肥大 舒张压下降	维生素 B_1、蛋白质 维生素 B_1 维生素 B_1
神经系统	多发性神经炎、球后视神经炎 精神病 中枢神经系统失调	维生素 B_1 维生素 B_1、烟酸 维生素 B_{12}、维生素 B_6
其他	甲状腺肿 肥胖症 高脂血症 动脉粥样硬化症 糖尿病 饥饿	碘 各种营养素失调 各种营养素失调 各种营养素失调 各种营养素失调 各种营养素失调

（五）功能评估

因营养不足引起的精神和身体功能异常一般可在床旁进行测量。肌肉力量可进行定性测量或定量测量，如肌肉力量的恢复与外科手术的效果密切相关。询问患者对活动的耐受能力、呼吸情况和最大呼吸量。通过有效的精神计分系统来评估患者的精神状况。

握力（grip strength）是反映瘦体组织的一个良好指标，经常用来作为评价肌肉的功能。握力测定主要通过握力计来测量，测量者自然站立，胳膊自然下垂，单手持握力计，一次性用力紧握握力计，记录读数，测量3次，取平均值。握力结果判定见表6-2-3。目前没有关于使用握力评定营养不良的指标，但低握力提示营养状况低下，肌肉功能较差。

▼ 表6-2-3　握力结果判定 单位：kg

| 年龄/岁 | 男 | | 女 | |
	左手	右手	左手	右手
20~29	43.0	43.8	26.0	27.0
30~39	43.6	45.0	27.2	27.4
40~49	41.1	42.5	26.3	26.4
50~59	36.0	36.5	21.9	23.7
>60	32.0	32.2	21.1	22.2

（六）液体平衡检查

检查机体是否有脱水或水肿，监测每日体重改变可了解液体平衡状况。临床上要求记录出入液平衡，并测量血肌酐、尿素、电解质水平等。

二、综合营养评估

与非专业人员常常单纯使用体重、体质指数、皮褶厚度、上臂围、上臂肌围及腰臀比等指标判断机体营养状况不同的是，ESPEN认为营养评估应包含多项内容，利用单一指标评定误差较大，因此经过营养风险筛查认定存在营养风险时，推荐使用综合评估方法，从而提高评估的准确性。

（一）营养风险指数

营养风险指数（nutritional risk index，NRI）是对外科患者在术前综合四个参数加以评定的重要指标。

$$NRI = 10.7 \times ALB + 0.003\,9 \times TLC + 0.11 \times Zn - 0.044 \times Age$$

其中，ALB表示血清白蛋白，TLC表示淋巴细胞计数，Zn表示血清锌水平，Age表示患者年龄。

评定标准：NRI ≤ 55，表示存在高危险性；NRI > 60，表示危险性低。

Bouillanne等在2005年针对老年患者的营养评估进一步提出了老年营养风险指数（geriatric nutritional risk index，GNRI）的概念。

$$GNRI = 1.489 \times 血清白蛋白（g/L）+ 41.7 \times （实际体重/理想体重）$$

如果实际体重大于理想体重，实际体重/理想体重按1.0计算；男性理想体重（kg）= 0.75 × 身高（cm）− 62.5；女性理想体重（kg）= 0.60 × 身高（cm）− 40。

GNRI营养评估分为4个等级：高营养风险（GNRI < 82），中营养风险（82 ≤ GNRI < 92），低营养风险（92 ≤ GNRI ≤ 98），无营养风险（GNRI > 98）。

（二）营养评定指数

营养评定指数（nutritional assessment index，NAI）是对食管癌患者进行营养状况评定的综合指数。

$$NAI = 2.64 \times MAMC + 0.60 \times PAB + 3.76 \times RBP + 0.017 \times PPD - 53.80$$

其中，MAMC表示上臂肌围（cm），PAB表示血清前白蛋白（mg/L），PPD表示用纯化蛋白质衍生物进行皮肤迟发型超敏反应（硬结直径 ≥ 5mm者，PPD = 2；< 5mm者，PPD = 1；无反应者，PPD = 0）。

评定标准：若NAI ≥ 60，表示营养状况良好；若40 ≤ NAI < 60，表示营养状况中等；若NAI < 40，表示营养不良。

（三）预后营养指数

预后营养指数（prognostic nutritional index，PNI）是综合分析四种营养评估参数与外科手术患者预后相关性关联之后提出的综合营养评估方法。

$$PNI（\%）= 158 - 16.6 \times ALB - 0.78 \times TSF - 0.20 \times TFN - 5.80 \times DHST$$

其中，ALB表示血清白蛋白（g/L），TSF表示三头肌皮褶厚度（mm），TFN表示血清运铁蛋白（mg/L）；DHST为迟发型超敏皮肤试验（直径 ≥ 5mm者，DHST = 2；直径 < 5mm者，DHST = 1；无硬结反应者，DHST = 0）。

评定标准：若PNI < 30%，表示发生术后并发症及死亡的可能性均很小；若30% ≤ PNI < 40%，表示存在轻度手术危险性；若40% ≤ PNI < 50%，表示存在中度手术危险性；若PNI ≥ 50%，表示发生术后并发症及死亡的可能性均较大。

此外，营养风险筛查方法中的微型营养评定法同时也可用于营养评估。现有资料表明，住院患者预后指数（hospital prognostic index，HPI）对死亡率的预测可达72%，灵敏度74%、特异度66%，虽然尚未在临床上得到普遍应用，但不乏潜在的应用价值。

第三节　临床营养诊疗流程

由于单靠一种工具或方法并不能准确地判断存在的营养问题，因此需要进行综合评定，而且对营养治疗的效果和临床预后均需监测，因此临床营养工作是一个连续的流程，目前国内外建立了很多临床营养工作的流程，方便临床营养工作的开展，当前国内外均提倡营养的一个流程为筛—评—诊—治—监测，即首先要对患者进行筛查（screening，S），初步发现问题进行深入的营养评估（assessment，A），确定存在的营养问题[诊断（diagnosis，D）]后制订营养治疗方案（干预（intervention，I），在治疗过程中，要严密监测（monitor，M）营养治疗的反应，及时调整方案。而通常发现的营养问题即营养失调（nutritional disorder），指由于各种原因导致的一种或多种营养素缺乏或过量的情况，即营养紊乱或营养失衡，包括营养不足（undernutrition）、营养过剩（overnutrition）、微量营养异常（micronutrient abnormalities）、再喂养综合征（refeeding syndrome）、肌肉减少症（sarcopenia）、虚弱（frailty），其中营养不足又称为营养不良（malnutrition）。故国内有学者将营养诊断按营养不良分为三级诊断体系，以帮助区分甄别营养筛查、评估和综合评定。三级诊断分别为一级诊断营养筛查、二级诊断营养评估，三级诊断综合评定，具体方法和内容可参照诊断模式表（表6-3-1）。营养治疗方法主要包括治疗膳食、肠内营养和肠外营养，方法见相关章节，本章不再赘述。当前我国医保政策规定，使用肠内或肠外营养药物前均需对患者进行营养风险筛查和评估，只有在筛查和评估基础上发现有营养风险和营养不良，才能使用这些营养治疗药物。

▼ 表6-3-1 营养不良 三级诊断模式表

应用人群	诊断级别	诊断方法	诊断内容
所有患者	一级诊断	营养筛查	营养风险筛查
			营养不良风险筛查
			营养不良筛查
营养筛查阳性患者及特殊人群如肿瘤患者	二级诊断	营养评估	营养不良
			营养不良程度
严重营养不良患者	三级诊断	综合评定	人体组成
			重要脏器功能
			心理状态
			代谢水平

学习小结

本章介绍了临床常用的营养风险筛查及营养状况评定方法，为尽可能避免不良临床结局，应对住院患者进行营养风险筛查（NRS 2002），根据筛查结果决定是否进行营养支持，营养筛查是临床营养工作的第一步。在制订个体营养支持方案前，应对患者进行营养评估，以确定/调整营养处方，营养评估应考虑多项内容，应优先考虑综合营养评估方法。

（谭荣韶）

**单项
选择题**

1. 需进行营养支持治疗的患者，其营养风险筛查2002评分应大于等于
   A. 1分
   B. 2分
   C. 3分
   D. 8分
   E. 9分

2. 营养风险筛查2002的营养受损评分中，1周内饮食摄入较正常需要量减少25%时，饮食摄入可评为
   A. 1分
   B. 2分
   C. 3分
   D. 4分
   E. 5分

3. 营养风险筛查2002的营养受损评分中，3个月内体重丢失超过5%时，体重丢失可评为
   A. 1分
   B. 2分

C. 3分
D. 4分
E. 5分

4. 患者，男，身高165cm，体重50kg，现患喉癌，一般情况差，体质较虚弱。对该患者进行营养风险筛查2002评分，营养受损评分可评为
   A. 1分
   B. 2分
   C. 3分
   D. 4分
   E. 5分

5. GLIM评定营养不良分级，6个月内体重丢失超过10%时，可判断营养不良分级为
   A. 轻度
   B. 重度
   C. 中度
   D. 无营养不良
   E. 轻中度

答案：1. C；2. A；3. A；4. C；5. B

医院膳食

学习目标

知识目标	1. 掌握　医院膳食的种类、适用范围及特点。 2. 熟悉　医院膳食中各种膳食的概念及食物选择。 3. 了解　医院膳食的配制原则。
能力目标	运用所学知识对患者进行医院基本膳食、治疗膳食指导。
素质目标	充分考虑患者的个体情况，尊重患者，具有爱护患者的态度和行为。

医院膳食（hospital diets）是指患病期间帮助诊断或疾病治疗中使用的饮食。医院膳食包括基本膳食、治疗膳食和试验膳食等，本章着重介绍基本膳食和治疗膳食。

第一节　基本膳食

医院基本膳食又称医院常规膳食（regular hospital diet），是按照不同疾病的病理和生理需要，通过改变食物质地或改变烹调方法配制而成的膳食，包括普通饮食、软食、半流质饮食、流质饮食四种形式。

一、普通饮食

普通饮食（normal diet）简称普食，与健康人膳食基本相似。膳食所提供的能量及营养素均衡、合理，能够满足人体需要，防止患者住院期间因饮食不当而导致营养不良。住院患者中普食的应用量最高，占住院患者膳食的50%~60%。

（一）适用范围

体温正常或接近正常、无咀嚼或消化吸收功能障碍、对膳食无特殊要求、不需限制任何营养素的恢复期患者。适用于眼科、妇科、小手术前后以及内外科患者恢复期等。

（二）膳食原则

1. 膳食均衡多样化　提供的能量应满足患者基础代谢、食物特殊动力作用、日常活动及疾病消耗。各种营养素比例适宜，保持饮食的平衡及满足机体对营养素的需要。住院患者活动较少，按轻体力活动参考摄入量供给。每日提供总能量7.11~9.00MJ（1 700~2 150kcal），并根据个体差异（如年龄、身高等）适当调整。蛋白质供给量应占总能量的10%~20%，其中优质蛋白质占蛋白质总量的1/3以上。脂肪供给量应占总能量的20%~30%，不宜超过30%。碳水化合物供给量应占总能量的50%~65%。维生素、矿物质等供给量应参考DRIs供给充足。食物品种及菜式应多样化，选用合理的烹调方法，做到色、香、味、形俱全，促进食欲及消化。

2. 合理分配　应将全天膳食适当地分配于三餐中。一般能量分配比例为早餐25%~30%，午餐40%，晚餐30%~35%。

（三）注意事项

1. 不宜用刺激性食物或调味品，如大蒜、洋葱、辣椒等。

2. 不宜选用难消化食物及油炸、腌熏食物等。

3. 注意不同民族的饮食习惯及禁忌，如回民膳食等。

4. 注意食物过敏因素，如部分皮肤病患者对海产品过敏等，尽可能选择应季、主流食物。

（四）食谱举例

普食一日食谱举例见表7-1-1。

▼ 表7-1-1　普食一日食谱举例

餐次	食物内容及数量
早餐	牛奶250ml，煮鸡蛋（鸡蛋50g），馒头（面粉75g），拌胡萝卜丝（胡萝卜50g）
加餐	草莓100g
午餐	二米饭（大米75g、黑米25g），茄子炒肉丝（茄子100g、瘦猪肉75g），炒小白菜（小白菜150g）
加餐	葡萄100g
晚餐	二米饭（大米75g、小米25g），红烧鱼（鲩鱼100g），清炒丝瓜（丝瓜200g）

注：1. 全日烹调用植物油25g，盐5g。
　　2. 全日能量7.77MJ（1 858kcal），蛋白质73.9g（15.9%），脂肪56.9g（27.6%），碳水化合物262.4g（56.5%）。

二、软食

软食（soft diet）具有易消化、易咀嚼、质软、少渣的特点，是介于普食和半流食之间的膳食。每日供应3~5餐，三次正餐数量可略少于普通饮食，可在下午或晚上增加一次辅餐。

（一）适用范围

轻度发热、消化吸收能力弱、牙齿咀嚼不便、不能食用大块食物者，如老年人及幼儿、消化道疾病恢复期的患者。

（二）膳食原则

1. 软食应达到患者的营养需要　保证维生素、矿物质等各种营养素的摄入，遵循营养平衡的原则，每天膳食供能量为7.11~8.79MJ（1 700~2 100kcal），蛋白质为70~80g，其他营养素按照膳食营养素参考摄入量要求供给，长期食用软食的患者因蔬菜切碎、煮软导致流失较多的维生素，应注意适当补充。

2. 应选用含植物纤维及动物肌肉纤维较少的食物 经过制备使之软化，达到质软的效果。

3. 选用适宜的制作方法 食物烹调和加工要细、软、烂，如多采用蔬果汁、蔬果泥、肉泥、蒸蛋羹的形式，尽可能达到易咀嚼消化、清淡少油的要求。烹调的适宜方法为蒸、拌和炖等。

（三）注意事项

避免油腻、辛辣食物，不宜食用凉拌蔬菜和坚果类。

（四）食谱举例

软食一日食谱举例见表7-1-2。

▼ 表7-1-2　软食一日食谱举例

餐次	食物内容及数量
早餐	粥（大米50g），拌黑木耳碎（黑木耳10g），煮鸡蛋（50g），软饼（面粉50g）
加餐	猕猴桃100g
午餐	软饭（大米150g），清蒸鱼（鲩鱼100g），煮苋菜（苋菜200g）
加餐	苹果100g
晚餐	软饭（大米100g），蒸汽水肉（瘦猪肉75g），煮生菜（生菜200g）

注：1. 全日烹调用植物油25g，盐5g。
　　2. 全日能量8.28MJ（1 979kcal），蛋白质64.8g（13.1%），脂肪51.2g（23.3%），碳水化合物314.7g（63.6%）。

三、半流质饮食

半流质饮食（semi-liquid diet）是一种介于软食和流质饮食之间的过渡饮食。呈半流质状态，比较稀软，具有易咀嚼和消化的特点。

（一）适用范围

食欲差、咀嚼吞咽不便者，高热、消化道疾患（如腹泻、消化不良）、口腔疾患、手术恢复期、身体虚弱者等。

（二）膳食原则

1. 能量供给应适宜，尤其是术后早期，或虚弱、高热者，不宜供给过高的能量，每天所提供的能量为6.28~7.53MJ（1 500~1 800kcal），蛋白质50~60g/d，脂肪40~50g/d，碳水化合物约250g/d，营养素配比合理。

2. 各种食物皆应为细、软、碎、易咀嚼、易吞咽，含膳食纤维少，无刺激性的半固体食物。

3. 半流质饮食含水分多，能量密度低，故应适当增加餐次，每日5~6餐，每餐间隔2~3小时，全天主食不超过300g。这样做既能满足机体对能量与营养素的需求，又能减轻消化道负担。

4. 食物可选择稀饭、细面条、面包、蛋糕、藕粉、馄饨等。肉类应煮烂切碎或制成肉泥。蔬菜、水果制成汁、泥等。

5. 加餐食物的总容量为300ml左右。

6. 腹部手术后禁食可致胀气食物，如牛奶、过甜食物、豆类等。

（三）注意事项

1. 不宜采用油炸、烟熏等加工方法。

2. 避免刺激性调味品的使用。

（四）食谱举例

半流质饮食一日食谱举例见表7-1-3。

▼ 表7-1-3　半流质饮食一日食谱举例

餐次	食物内容及数量
早餐	菜粥（大米50g、菜叶50g），小肉包（瘦猪肉50g、面粉50g）
加餐	银耳汤（银耳10g、糖10g）
午餐	肉菜馄饨（瘦猪肉50g、荠菜100g、面粉100g）
加餐	蒸鸡蛋（鸡蛋50g）
晚餐	臊子面（瘦猪肉25g、蘑菇50g、番茄100g、豆腐50g、面条100g）

注：1. 全日烹调用植物油10g，盐5g。
　　2. 全日能量6.86MJ（1 640kcal），蛋白质64.8g（15.8%），脂肪45.0g（24.7%），碳水化合物244.0g（59.5%）。

四、流质饮食

流质饮食（liquid diet）也称流食，是一种不平衡膳食，提供的能量、蛋白质和其他营养素含量均较少，不宜长期食用。一般包括流质、清流质、浓流质、冷流质、不胀气流质（忌甜流质）五种。

（一）适用范围

适用于极度衰弱、病情危重、无力咀嚼食物、高热、急性传染病及患消化道疾病、外科大手术后的患者。由肠外营养向全流质或半流质饮食过渡前，宜先采用清流质或不胀气流质。清流质也可用于急性腹泻和严重衰弱患者初期。浓流质用于口腔、颌面部及颈部手术后患者。咽部术后1~2天宜进食冷流质。

（二）膳食原则

1. 流质饮食供给的能量、蛋白质及其他营养素均不足，长期应用时应补充使之营养平衡，可添加必要营养制剂。能量供给为每日3.35~6.69MJ（800~1 600kcal）。其中浓流质能量最高，清流质能量最低。在病情允许的情况下，可选择少量易消化的脂肪来源，如芝麻油、花生油、黄油和奶油等，以增加饮食中的能量。

2. 食物应制成液体状态或进入口腔后即溶化成液体，具有易吞咽、少渣、不油腻、不胀气的特点。口味咸甜适中，以促进食欲。

3. 食物可选择牛奶、蒸蛋、米汤、米糊、土豆泥浓汤、菜汁、果汁、藕粉、肉汤等。清流质等特殊流质应按照病情的需要特殊配制。

4. 一日进食6~7次，每餐液体量200~250ml，少量多餐。

（三）注意事项

1. 避免选用油腻、有刺激性的食物。

2. 清流质和不胀气饮食应避免选用易产气的食物。

（四）食谱举例

流质饮食一日食谱举例见表7-1-4。

▼ 表7-1-4　流质饮食一日食谱举例

餐次	食物内容及数量
早餐	牛奶冲米粉（牛奶100ml、米粉15g、糖10g）
加餐	豆浆（黄豆25g、糖10g）
午餐	鸡蛋冲米粉（鸡蛋50g、米粉15g）
加餐	藕粉（藕粉15g、糖10g）
晚餐	浓米汤（浓米汤250g、蛋清30g）
加餐	芝麻糊40g

注：1. 全日烹调用植物油5g，盐5g。
　　2. 全日能量3.44MJ（821kcal），蛋白质128.9g（14.1%），脂肪24.0g（26.3%），碳水化合物122.3g（59.6%）。

第二节　治疗膳食

治疗膳食（therapeutic diet）也称调整成分膳食，是在平衡膳食基础上，结合患者的病情需要，调整膳食的营养成分和质量，以满足营养素的需求，达到治疗疾病和改善健康状况的目的。

一、高能量高蛋白饮食

高能量高蛋白饮食是一种能量及蛋白质明显高于正常人饮食标准供给量，以迅速、高效补充能量和蛋白质，改善患者的营养状况，满足疾病状态下高代谢状态的饮食。

（一）适用范围

严重营养缺乏或术前、术后的患者；贫血、严重消瘦、吸收障碍综合征等合成代谢不足者；甲状腺功能亢进、恶性肿瘤、严重烧伤和创伤、高热等分解代谢增强者。

（二）膳食原则

1. 增加进食量　在一般膳食的基础上增加高能量的食物，如谷类、食糖和植物油等。为了提高蛋白质的摄入量，可适当增加优质蛋白质食物，如豆类及其制品、奶类、蛋类、禽类、鱼类及瘦肉类等。遵循平衡膳食的原则，循序渐进，少量多餐，避免胃肠道功能紊乱，每日能量供给量以增加300kcal为宜。除三次正餐外，可分别在上午、下午或晚上适量加2~3餐。

2. 注意蛋白质摄入比 每日蛋白质供给量可达 1.5~2.0g/kg，成人每日摄入量宜 100~200g。推荐能量与氮之比为 418~836kJ（100~200kcal）：1g，平均 627kJ（150kcal）：1g，否则治疗效果不佳。因蛋白质摄入量过低易导致负氮平衡，而能量摄入不足可能将所摄入的蛋白质用于能量需要而被消耗。

3. 根据病情调整供给量 如大面积烧伤患者每日能量需要增多，为 8.37~9.21MJ（2 000~2 200kcal）/m²，约每日需要 16.72MJ（4 000kcal），远高于正常人的推荐摄入量；蛋白质需要量也大为增高，约为每日 94g/m²。

4. 注意能量及蛋白质供给与维生素比 长期采用高能量饮食，应及时补充钙，增加 B 族维生素的摄入量。长期采用高蛋白质饮食，维生素 A 的需要量也随之增多，且营养不良者一般肝脏中储存量也降低，故应增加维生素 A 及胡萝卜素的摄入。

5. 控制脂类和糖类摄入量 为了防止血脂升高，在饮食设计时应尽量降低胆固醇、饱和脂肪酸及糖类的摄入量。

（三）食物选择

1. 宜用食物 可多选用含蛋白质高的食物，如瘦肉、鱼类、动物内脏、蛋类、奶类、豆类以及富含碳水化合物的食物（如谷类、薯类、山药、荸荠、藕等），并选择新鲜蔬菜和水果。

2. 忌用食物 辛辣与高脂食物。

（四）注意事项

1. 尽量使用高能量食物代替部分低能量食物。

2. 糖尿病、肥胖症、尿毒症患者不宜食用。当蛋白质代谢及氮的排泄出现障碍时，也不宜食用此类饮食。如肝脏、肾脏等出现严重功能或器质性病变，处于肝性脑病或肝性脑病前期、慢性肾功能不全期（非透析期）患者不宜采用此类饮食。

3. 高能量饮食期间及时监测患者的血脂和体重。

（五）食谱举例

高能量高蛋白饮食一日食谱举例见表 7-2-1。

▼ 表7-2-1　高能量高蛋白饮食一日食谱举例

餐次	食物内容及数量
早餐	酸牛奶（牛奶250ml、糖5g），鸡蛋饼（鸡蛋80g、面粉100g），拍黄瓜（黄瓜100g）
加餐	花卷（面粉50g），香蕉100g
午餐	米饭（大米100g、藜麦50g），豆干炒肉（豆干100g、肉丝50g），猪肝菠菜汤（菠菜150g、猪肝50g）
加餐	牛奶250ml，蒸番薯（番薯100g）
晚餐	米饭（大米100g、红米50g），清蒸鲩鱼（鲩鱼100g），番茄炒牛肉（番茄150g、牛肉50g）

注：1. 全日烹调用植物油25g，盐5g。

　　2. 全日能量11.9MJ（2 848kcal），蛋白质131.7g（18.5%），脂肪72.1g（22.8%），碳水化合物417.9g（58.7%）。

二、低能量饮食

低能量饮食又称限制能量饮食，是一种低于人体正常需要量的饮食，可降低体重，消耗体脂，减轻机体能量代谢负担。

（一）适用范围

需要减重者，如超重或肥胖，需减轻机体代谢负担者，如糖尿病、高血压、冠心病等。

（二）膳食原则

1. 控制总能量 成人患者每日能量摄入量比平日减少2.09~4.18MJ（500~1 000kcal）。减少主食摄入量，成年人每日总能量摄入不低于4.18MJ（1 000kcal）。蛋白质每日供应量不少于1g/kg，且优质蛋白质应占一半以上。

2. 限制脂肪 在保证必需脂肪酸供给的情况下，限制动物性脂肪和含胆固醇高的食物。

3. 适当减少食盐摄入量。

（三）食物选择

1. 宜用食物 面粉、糙米、粗粮、大豆及其制品等，笋、芹菜、冬瓜、番茄、茄子、豆芽等，脱脂奶及脱脂奶粉、蛋清、禽肉、鱼虾类等。

2. 忌用食物 甜点心、肥肉、动物油脂、全脂奶、蛋黄、油、蔗糖等。

（四）注意事项

1. 应选择低脂肪富含蛋白质的食物，如水产类、蛋类、豆类等。

2. 为达到预期效果，患者活动量不应减少。

3. 低能量饮食不适用于妊娠肥胖者。

（五）食谱举例

低能量饮食一日食谱举例见表7-2-2。

▼ 表7-2-2　低能量饮食一日食谱举例

餐次	食物内容及数量
早餐	无糖豆浆200g，鸡蛋白50g，煮玉米（鲜玉米200g）
加餐	苹果100g
午餐	米饭（大米40g、荞麦20g），木耳炒肉片（木耳5g、瘦肉片50g），水煮白菜（白菜250g）
加餐	小番茄100g
晚餐	米饭（大米40g、黑米20g），白灼虾（基围虾50g），水煮生菜（生菜250g）

注：1. 全日烹调用植物油15g，盐5g。

2. 全日能量4.19MJ（1 003kcal），蛋白质47.9g（19.1%），脂肪24.9g（23.3%），碳水化合物144.4g（57.6%）。

三、低蛋白饮食

当肝、肾功能下降时，蛋白质和氨基酸在体内产生的含氮代谢产物出现排泄障碍，在体内堆积而损害机体。低蛋白饮食是为了减少体内含氮代谢产物，减轻肝肾负担，较正常膳食中蛋白质含量低的膳食，以较低水平蛋白质摄入量维持机体接近正常生理功能的运行。

（一）适用范围

急、慢性肾功能不全患者，肾衰竭患者；肝性脑病或肝性脑病前期患者。

（二）膳食原则

1. 蛋白质的量和种类要合适　根据肝、肾功能，一般每日蛋白质量不超过40g。肝衰竭的患者应选择含高支链氨基酸、低芳香族氨基酸的豆类食物，避免动物类食物。肾衰竭患者应尽量选择含必需氨基酸丰富的食物，如蛋、乳、肉类等。限制蛋白质供给量，应根据病情随时调整，若病情好转则逐渐增加量，必要时应辅助麦淀粉饮食。对正在生长发育的患儿尤为重要。

2. 能量供应要充足　鼓励患者多食用麦淀粉、马铃薯、芋头、甜薯等含蛋白质较低的食物代替部分主食，以减少植物蛋白的来源。供给量根据病情决定。若进食量难以满足需要时，需行肠内或肠外营养支持。

3. 充足的矿物质和维生素　供给充足的蔬菜和水果，满足机体对矿物质和维生素的需要。矿物质的供给还应根据病种和病情进行调整，水肿患者需限制钠的供给。

4. 选择适宜的烹调方法　低蛋白饮食患者往往食欲较差，在食物烹调方面更应注意食物的色、香、味、形及多样化。

（三）食物选择

1. 宜用食物　蔬菜类、水果类、食糖、植物油以及藕粉、麦淀粉、马铃薯、芋头等低蛋白质的淀粉类食物。

2. 忌用或少用食物　含蛋白质丰富的食物如鸡蛋、牛奶、瘦肉、鱼、大豆和其制品。含8%~10%非优质蛋白的谷类应限量食用。

（四）注意事项

正在进行血液或腹膜透析的患者不需要严格限制蛋白质摄入量。

（五）食谱举例

低蛋白饮食一日食谱举例见表7-2-3。

▼ 表7-2-3　低蛋白饮食一日食谱举例

餐次	食物内容及数量
早餐	牛奶200ml，马蹄糕（马蹄粉90g、糖10g）
加餐	葡萄100g
午餐	菜心肉丝银针汤粉（麦淀粉90g、瘦肉50g、菜心200g）
加餐	番薯糖水（番薯100g，糖10g）
晚餐	蒸银针粉（麦淀粉90g），三丝炒鸡肉（鸡肉丝55g、芽菜50g、木耳10g、青瓜丝150g）

注：1. 全日烹调用植物油25g，盐5g。

　　2. 全日能量6.03MJ（1 440kcal），蛋白质34.9g（9.7%），脂肪42.1g（26.3%），碳水化合物230.5g（64.0%）。

四、限碳水化合物饮食

限碳水化合物饮食是一种限制碳水化合物类型及含量的饮食。通过对饮食的适宜安排及掌握进食时间和方法，达到预防或治疗倾倒综合征的目的。

（一）适用范围

胃部分切除术后或幽门括约肌手术后，因胃容积缩小而产生倾倒综合征。典型症状多在手术后进半流质饮食时出现，出现的时间可在进食中或饭后5~30分钟，表现有上腹胀满、恶心、呕吐、腹泻、心慌、出汗、眩晕、面色苍白、发热、无力等。发生的原因主要是大量高渗性食物快速进入肠道。

（二）膳食原则

1. 选用低碳水化合物、高蛋白质、中等脂肪量饮食，碳水化合物应以多糖类复合糖类为主，忌用简单糖。

2. 少食多餐，避免胃肠中贮积过多。术后应有逐渐适应的过程，根据患者的耐受情况，循序渐进，细嚼慢咽。

3. 干食物为主，餐后0.5~1小时后再进食液体类食物。

4. 合并基础疾病者慎重选择 凡合并心血管疾病、肾病、高脂血症及尿毒症患者，其膳食中蛋白质、脂肪含量及质量的选择更要慎重。

5. 餐后平卧 餐后20~30分钟平卧可以减轻症状。

6. 适当锻炼 经常做俯卧撑运动可以减轻症状。

7. 定时定量进餐 利于消化吸收，预防倾倒综合征和低血糖综合征。

（三）食物选择

1. 宜用食物 蛋类、鱼、畜肉和禽类，不加糖的乳制品，新鲜蔬菜和水果，适量不加糖的谷类食物，各种油脂类、坚果和花生酱。

2. 忌用或少用食物 各种加糖的甜食、果汁、饮料、酒类、蜂蜜、果酱、果冻等。

（四）食谱举例

限碳水化合物饮食一日食谱举例见表7-2-4。

▼ 表7-2-4 限碳水化合物饮食一日食谱举例

餐次	食物内容及数量
早餐	煮鸡蛋（50g），蒸番薯（番薯100g），凉拌莴笋丝（莴笋100g）
加餐	核桃50g
午餐	米饭（大米50g），红烧肉（五花肉150g），水煮白菜（白菜200g）
加餐	番石榴100g
晚餐	馍（面粉50g），冬菇蒸鸡肉（鸡肉150g、冬菇10g），炒青瓜（青瓜200g）

注：1. 全日烹调用植物油10g，盐5g。
　　2. 全日能量6.97MJ（1 665kcal），蛋白质104.9g（25.2%），脂肪78.1g（42.2%），碳水化合物135.7g（32.6%）。

五、限脂肪饮食

限脂肪饮食又称低脂饮食，是将饮食中各类脂肪摄入量限制在较低水平的饮食。限制饮食中各种类型脂肪的摄入，用于治疗或改善由于脂肪水解、吸收、转运及代谢不正常所引起的疾病症状。

（一）适用范围

适用于急/慢性胰腺炎、胆囊疾病、肥胖症、血脂异常、脂肪肝、高血压、冠心病、脑血管病变、与脂肪吸收不良有关的其他疾病（如肠黏膜疾病、胃切除和短肠综合征等）患者。

（二）膳食原则

1. 控制总能量　每日能量不应低于4.18MJ（1 000kcal）。碳水化合物占总能量的60%左右，控制精制糖的摄入，防止甘油三酯水平升高。

2. 减少脂肪摄入量　结合临床实际情况分为：严格限制脂肪饮食，食物中脂肪含量不超过20g；中度限制脂肪饮食，食物中脂肪含量不超过40g；轻度限制脂肪饮食，食物中脂肪含量不超过50g。减少富含饱和脂肪酸的动物性食物，特别是猪油、牛油、肥肉及奶油等。

3. 适宜的烹调方法　减少烹调油用量，可选用蒸、炖、煮、熬、烩、卤等方法。饮食应清淡，少刺激性，易于消化，必要时少食多餐。

（三）食物选择

1. 宜用食物　主食、豆制品类、蔬菜类、脱脂奶粉、蛋清、鱼虾类、禽肉类、鲜果类。

2. 忌用食物　油条、桃酥及其他煎炸食物、肥肉、香肠、动物油脂及内脏、全脂奶、蛋黄、核桃、花生、芝麻、椰子、巧克力、雪糕等。

（四）注意事项

严格限制脂肪，必要时可补充脂溶性维生素制剂。

（五）食谱举例

限脂肪饮食一日食谱举例见表7-2-5。

▼ 表7-2-5　限脂肪饮食一日食谱举例

餐次	食物内容及数量
早餐	脱脂牛奶200ml，鸡蛋白25g，荞麦馒头（荞麦面粉50g）
加餐	橙100g
午餐	米饭（大米80g、藜麦20g），姜葱蒸鲈鱼（鲈鱼150g），水煮白菜（白菜200g）
加餐	番石榴100g
晚餐	米饭（大米80g、小米20g），冬菇蒸兔肉（兔肉150g、冬菇10g），炒青瓜（青瓜200g）

注：1. 全日烹调用植物油10g，盐5g。

2. 全日能量6.21MJ（1 485kcal），蛋白质60.9g（16.4%），脂肪36.0g（21.8%），碳水化合物229.4g（61.8%）。

六、低饱和脂肪酸低胆固醇饮食

低饱和脂肪酸低胆固醇饮食是一种限制饱和脂肪酸和胆固醇在较低水平的饮食，目的是降低血脂水平。

（一）适用范围

高胆固醇血症、高甘油三酯血症、高脂蛋白血症、高血压、动脉粥样硬化、肥胖症、胆结石、冠心病及存在患冠心病危险的患者。

（二）膳食原则

1. **控制总能量** 达到或维持理想体重，避免肥胖，成年人每日能量供给不少于4.18MJ（1 000kcal）。以复合碳水化合物为主，少用精制糖。

2. **限制脂肪总量** 由脂肪提供的能量不能超过总能量的25%，一般在40g/d左右，不超过50g/d为宜。调整饮食脂肪酸比例。

3. **限制胆固醇摄入** 在低脂饮食基础上，每日胆固醇摄入应限制在300mg以下。有高胆固醇血症者控制在200mg以下，在限制胆固醇时要保证摄入充足的蛋白质，可选用大豆蛋白代替部分动物性蛋白质。

4. **限制饱和脂肪酸摄入** 饱和脂肪酸可使人体血胆固醇含量增高，其最大限度不超过总能量的10%。单不饱和脂肪酸降低胆固醇及低密度脂蛋白，不饱和双键少，可提高供能比例至10%。多不饱和脂肪酸在不饱和双键易发生过氧化反应，不宜多用。

5. **保证充足的维生素、矿物质和膳食纤维** 饮食中宜多选用粗粮、杂粮、大豆制品、香菇木耳、蔬菜、水果等植物性食物，有助于降低胆固醇和血脂。

（三）食物选择

1. **宜用食物** 面粉、糙米、粗粮、豆浆、豆腐、豆渣、笋、叶菜、冬瓜、番茄、茄子、豆芽，脱脂奶及脱脂奶粉、蛋清，禽肉，鱼虾类。

2. **忌用食物** 甜点心，肥肉、动物油脂、动物内脏、全脂奶、蛋黄、油、蔗糖等。

（四）注意事项

低胆固醇饮食不适用于正在生长发育期的儿童、孕妇及创伤恢复期的患者。

（五）食谱举例

低饱和脂肪酸低胆固醇饮食一日食谱举例见表7-2-6。

▼ 表7-2-6　低饱和脂肪酸低胆固醇饮食一日食谱举例

餐次	食物内容及数量
早餐	淡豆浆（豆浆200g），鸡蛋白（50g），花卷（面粉50g）
加餐	苹果100g
午餐	米饭（大米80g、红米20g），木耳肉片炒豆干（木耳10g、瘦肉50g、豆干25g），炒冬瓜（冬瓜200g）
加餐	草莓100g

餐次	食物内容及数量
晚餐	米饭（大米80g、荞麦20g），西蓝花炒虾仁（西蓝花100g、虾仁75g），水煮菜心（菜心150g）

注：1. 全日烹调用植物油10g，盐5g。

2. 全日能量5.84MJ（1 395kcal），蛋白质62.1g（18.1%），脂肪35.0g（22.6%），碳水化合物206.8g（59.3%）。

3. 胆固醇280mg。

七、限钠（盐）饮食

限钠饮食是限制饮食中钠的含量，纠正水钠潴留，以维持水、电解质平衡的饮食。食盐是钠的主要来源，限制食盐的摄入量是限钠的主要措施。

一般将限钠饮食分为三种。低盐饮食：饮食中忌用一切咸菜，烹调用盐控制在3g或酱油控制在15ml以内，全日供钠2 000mg左右。无盐饮食：限制食盐、酱油等调味品的使用，其余同低盐饮食，全日供钠1 000mg左右。低钠饮食：在无盐饮食的基础上，忌用含钠高的蔬菜，全日供钠不超过500mg。

（一）适用范围

肝硬化腹水、高血压、肾脏疾病、心功能不全、水肿等患者。

（二）膳食原则

1. 根据病情需要，及时调整饮食中钠的供给量 如当肾小球肾炎患者血压下降、水肿消失后，即应增加饮食中钠的供给量，以不使症状加重为度。

2. 对限钠要采取慎重态度 如60岁以上储钠能力迟缓的患者、心肌梗死患者、回肠切除手术后患者、黏液性水肿和重型甲状腺功能减退合并腹泻患者等，最好根据24小时尿钠排出量、血钠、血压等临床指标来决定是否需要限钠。

3. 适当改进烹调方法 可选用蒸、炖等方法保持食物本身的鲜美味道，也可用番茄汁、芝麻酱等调料来改善口味。注意菜肴的色、香、味、形，使之能引起患者食欲。

4. 根据患者的食欲适量选择食物，对食量少者可适当放宽选食范围。

（三）食物选择

1. 宜用食物 谷类、畜肉、禽类、鱼类和豆类食物、乳类、蔬菜和水果。

2. 忌用食物 各种盐或酱油制作或腌制的食物及调味品，如油条、香干、咸菜类、盐橄榄、蜜饯、咸肉、火腿、板鸭、咸蛋、皮蛋、咸鱼等海产品，以及盐、酱油、辣酱等。

（四）注意事项

市售无盐酱油以氯化钾代替氯化钠，故高血钾患者不宜使用。

（五）食谱举例

限钠（盐）饮食一日食谱举例见表7-2-7。

餐次	食物内容及数量
早餐	低脂牛奶200ml，肉包（猪瘦肉50g、面粉60g），蒸山药（150g）
加餐	草莓100g
午餐	米饭（大米80g、紫米20g），番茄牛肉炖马铃薯（牛肉50g、马铃薯100g、番茄50g），凉拌菠菜（菠菜150g）
加餐	葡萄100g
晚餐	米饭（大米80g、糙米20g），鸡丝芦笋（鸡胸肉50g、芦笋100g），清炒西蓝花（西蓝花150g）

注：1. 全日烹调用植物油25g，盐3g。
　　2. 全日能量6.99MJ（1 670kcal），蛋白质60.1g（14.4%），脂肪48.1g（25.9%），碳水化合物249.2g（59.7%）。
　　3. 钠1 935mg。

八、少渣饮食

少渣饮食又称低膳食纤维饮食，是一种膳食纤维和结缔组织含量极少，易于消化的饮食。目的是减少膳食纤维对消化道的刺激和梗阻，减少肠蠕动，减少粪便产生。根据病情，对于饮食中的纤维含量可给予不同程度的限制。

（一）适用范围

各种急性和慢性肠炎、伤寒、痢疾、结肠憩室炎、肠道肿瘤等患者；消化道少量出血的患者；肠道、食管狭窄患者及某些食管静脉曲张等情况。

（二）膳食原则

1. 限制饮食中纤维的摄入量　尽量少用粗粮、整豆、坚果、蔬菜、水果等含纤维多的食物，以减少其对炎性病灶的刺激及刺激肠蠕动与粪便形成。

2. 控制脂肪含量　由于胃肠道功能较弱，易导致脂肪泻。

3. 改进食物制备方法　将食物切碎煮烂，做成泥状，使之易于消化吸收，且每次进食数量不宜太多，应少量多餐。

（三）食物选择

1. 宜用食物　精细米面制作的粥、烂饭、面包、软面条、饼干；切碎制成软烂的嫩肉、动物内脏、鸡、鱼等；豆浆、豆腐脑；乳类、蛋类；菜汁，去皮制软的瓜类、番茄、胡萝卜、马铃薯等。

2. 忌用食物　各种粗粮、老的玉米，整粒豆、硬果，富含膳食纤维的蔬菜水果，油炸、油腻的食物，辣椒、胡椒、咖喱等浓烈刺激性调味品。

（四）注意事项

少渣饮食不宜长期应用，根据病情及时调整。

（五）食谱举例

少渣饮食一日食谱举例见表7-2-8。

餐次	食物内容及数量
早餐	蒸水蛋（鸡蛋50g），鱼片粥（鱼片50g、大米50g）
午餐	冬瓜肉丝汤粉（米粉150g、冬瓜100g、瘦肉75g）
加餐	牛奶200ml，花卷（面粉50g）
晚餐	鲜肉云吞（面粉100g、瘦猪肉75g）

注：1. 全日烹调用植物油20g，盐5g。
　　2. 全日能量6.63MJ（1 585kcal），蛋白质62.2g（15.7%），脂肪49.0g（27.8%），碳水化合物223.8g（56.5%）。
　　3. 膳食纤维2g。

九、高纤维饮食

高纤维饮食又称多渣饮食，是在正常饮食基础上增加膳食纤维数量（包括纤维素、半纤维素、木质素和果胶等）的饮食。具有促进胃肠蠕动、防治便秘、降低结肠管腔内压力和间接降低血清胆固醇的作用。

（一）适用范围

无张力便秘、无并发症的憩室病及其他需要增加食物纤维的情况。

（二）膳食原则

1. 膳食纤维摄入要求　在正常饮食的基础上，增加膳食纤维摄入量。包括：① 粗粮，如玉米、玉米面、玉米渣、小米、粗粮制品、糙米、各种杂豆等；② 含纤维多的蔬菜，如芹菜、豆芽、油菜、小白菜、菠菜、笋类、芥蓝、萝卜等；③ 水果，水果除了纤维素、半纤维素外，还富含果胶及有机酸，均有利于通便，除鲜果外，也可用干果类。全日膳食纤维摄入量35~40g。

2. 增加水的补充　水作为通便的润滑剂，可促进肠蠕动，有协助排便的作用。

（三）食物选择

1. 宜用食物　粗粮、玉米、玉米渣、糙米、全麦面包、豆类、芹菜、韭菜、豆芽、笋、萝卜、香菇、海带、琼脂、魔芋、果胶等。

2. 忌用或少用食物　辛辣食物，过于精细的食物。

（四）注意事项

1. 适当增加饮食中脂肪的摄入量，以增进食欲，润滑肠道。

2. 长期过多食用膳食纤维可造成腹泻，影响部分微量元素及维生素的吸收利用。

（五）食谱举例

高纤维饮食一日食谱举例见表7-2-9。

▼ 表7-2-9　高纤维饮食一日食谱举例

餐次	食物内容及数量
早餐	牛奶250ml，水煮玉米（玉米150g），韭菜炒鸡蛋（鸡蛋50g、韭菜100g）

餐次	食物内容及数量
加餐	苹果100g
午餐	米饭（糙米100g、大米50g），芹菜炒肉片（芹菜100g、肉片75g），炒芥蓝（芥蓝150g）
加餐	膳食纤维素10g
晚餐	米饭（小米50g、藜麦50g、大米50g），红萝卜豆芽炒鸡肉丝（鸡肉100g、红萝卜50g、豆芽50g），水煮丝瓜（丝瓜150g）

注：1. 全日烹调用植物油25g，盐5g。
　　2. 全日能量7.98MJ（1 908kcal），蛋白质78.2g（16.4%），脂肪58.1g（27.4%），碳水化合物268.1g（56.2%）。
　　3. 膳食纤维36g。

十、低嘌呤饮食

低嘌呤饮食是一种限制饮食中嘌呤含量的饮食。嘌呤主要以嘌呤核苷酸的形式存在，其在体内代谢的最终产物为尿酸。若血清中尿酸生成增多，尿酸经肾脏排泄减少，可导致高尿酸血症，严重时出现痛风症状。

（一）适用范围

急/慢性痛风、高尿酸血症、尿酸性结石患者。

（二）膳食原则

1. 限制嘌呤的摄入量　每日应控制在150~250mg/d（正常600~1 000mg/d）。选用嘌呤含量低于150~250mg/100g的食物。

2. 控制总能量摄入，限制脂肪摄入　高脂肪会抑制尿酸的排泄，并促使患者发病，也不利于减轻体重，脂肪的供给量可占总能量的20%~25%。应使患者体重控制在理想体重的下限，一般为6.28~7.53MJ/d（1 500~1 800kcal/d）。烹调时用油量要适量，并应尽量选用植物油。禁食油炸食物。

3. 摄入适量蛋白质　每日50~70g，优质蛋白质选用不含或少含核蛋白的奶类、鸡蛋、干酪等。限制肉类、鱼、禽类等核蛋白较高的食物。肉类食物应先余，弃汤后再进行烹调。

4. 保证维生素及矿物质的摄入量　尿酸及尿酸盐在碱性环境中易被中和、溶解，B族维生素和维生素C也可以促进尿酸盐的溶解，因此应多食用富含维生素的蔬菜、水果等碱性食物，有利于尿酸盐的溶解与排泄。

5. 多饮水　无肾功能不全时宜多饮水。每日水的摄入量为2 000~3 000ml，以增加尿酸的排泄。

（三）食物选择

1. 宜用食物　严格限制嘌呤者宜用嘌呤含量低于50mg/100g的食物，中等限制的可用嘌呤含量为50~150mg/100g的食物。常见食物的嘌呤含量见表7-2-10~表7-2-12。

2. 忌用食物　不论病情如何，痛风患者和高尿酸症者忌高嘌呤食物，如脑、肝、肾等动物内脏及凤尾鱼、肉汁、鸡汁等。

▼ 表7-2-10　嘌呤含量很少的食物（每100g食物中嘌呤含量＜50mg）

类别	品种
谷类	大米、小米、米粉、大麦、小麦、荞麦、富强粉、玉米、面粉、面条、白薯、马铃薯、芋头、通心粉、面包、馒头、苏打饼干、蛋糕
蔬菜类	白菜、卷心菜、芥菜、芹菜、青菜、空心菜、芥蓝、茼蒿、苦瓜、冬瓜、南瓜、丝瓜、西葫芦、茄子、青椒、萝卜、胡萝卜、黄瓜、甘蓝、莴苣、刀豆、番茄、洋葱、葱、姜、蒜头
水果类	橙、橘、梨、苹果、桃、西瓜、香蕉、哈密瓜等
干果类	花生、核桃、杏仁、葡萄干、栗子、瓜子
乳类	牛奶、酸奶、奶粉、炼乳、奶酪、奶油、冰激凌
蛋类	鸡蛋、鸭蛋
其他	海参、海蜇皮、海藻、猪血、猪皮、枸杞子、木耳、红枣、蜂蜜、茶、咖啡、巧克力、可可等

▼ 表7-2-11　嘌呤含量中等的食物（每100g食物中嘌呤含量50~150mg）

类别	品种
肉类	猪肉、牛肉、羊肉、兔肉、鹿肉、火腿、牛舌
禽类	鸡、鸭、鹅、鸽、火鸡
水产类	鲤鱼、鳗鱼、鳝鱼、鳕鱼、鲑鱼、鲈鱼、草鱼、黑鲳鱼、大比目鱼、金枪鱼、鱼卵、小虾、龙虾、乌贼、蟹
干豆类及其制品	黄豆、黑豆、绿豆、赤豆、青豆、菜豆、四季豆、豆腐干、豆腐
谷类	麦麸、麦糠、麦胚、麦片
蔬菜类	芦笋、菠菜、蘑菇

▼ 表7-2-12　嘌呤含量高的食物（每100g食物中嘌呤含量150~1 000mg）

类别	品种
内脏	牛肝、牛肾、猪肝、猪小肠、胰腺、脑
水产类	凤尾鱼、白带鱼、白鲳鱼、鲭鱼、鲱鱼、鲢鱼、小鱼干、牡蛎、蛤蜊
肉汤	各种肉类、禽类制得的浓汤和清汤

（四）注意事项

防止饮食过量，禁酒限盐。

（五）食谱举例

低嘌呤饮食一日食谱举例见表7-2-13。

▼ 表7-2-13 低嘌呤饮食一日食谱举例

餐次	食物内容及数量
早餐	牛奶250ml，馒头（面粉50g），凉拌芹菜（芹菜100g）
加餐	草莓100g
午餐	米饭（大米80g、紫米20g），番茄炒鸡蛋（鸡蛋100g、番茄100g），水煮生菜（生菜150g）
加餐	葡萄100g
晚餐	米饭（大米100g、小米50g），清蒸草鱼（草鱼150g），清炒黄瓜（黄瓜150g）

注：1. 全日烹调用植物油20g，盐5g。
   2. 全日能量6.97MJ（1 665kcal），蛋白质66.2g（15.9%），脂肪46.1g（24.9%），碳水化合物246.4g（59.2%）。
   3. 嘌呤230mg。

十一、高钙饮食

钙是人体内含量最多的矿物质，它能降低毛细血管和细胞膜的通透性，抑制神经肌肉的兴奋性，参与肌肉收缩、细胞分泌和凝血等过程。给予因某些原因造成钙流失的患者高钙饮食，以维持其正常功能。我国推荐成人钙参考摄入量为800mg/d。

（一）适用范围

高血压、软骨病、骨质疏松、关节炎、透析患者、低血钙（抽搐）者。

（二）膳食原则

1. 多摄入含钙丰富的食物，如奶酪、黄豆、木耳、海带、紫菜、虾皮、芝麻酱等。

2. 均衡摄取各种维生素，特别是维生素D的含量应充足。

3. 少喝咖啡、茶、啤酒。

（三）食物选择

1. 宜用食物　奶类及其制品，黄豆、豆干、豆腐、千张等，白菜、雪菜、油菜、荠菜、海带、紫菜等，田螺、海参、虾、泥鳅、芝麻酱等。

2. 忌用或少用食物　粉丝、凉粉等，藕粉、竹笋、苋菜、菠菜。

（四）注意事项

必要时补充钙片和维生素D。

（五）食谱举例

高钙饮食一日食谱举例见表7-2-14。

▼ 表7-2-14 高钙饮食一日食谱举例

餐次	食物内容及数量
早餐	牛奶250ml，馒头（面粉100g），芝麻拌海带（海带25g，芝麻10g）
加餐	豆浆250ml
午餐	二米饭（大米80g、小米20g），黄豆焖排骨（黄豆25g、排骨150g），炒油菜（油菜200g）

餐次	食物内容及数量
加餐	芦柑100g
晚餐	燕麦米饭（大米80g、燕麦20g），白灼虾（虾150g），炒白菜（白菜200g）

注：1. 全日烹调用植物油20g，盐5g。

2. 全日能量7.34MJ（1 755kcal），蛋白质80g（18.2%），脂肪58.5g（30%），碳水化合物226.5g（51.8%）。

3. 钙820mg。

十二、高钾饮食

钾是人体细胞内液的主要阳离子，主要生理作用是维持细胞的新陈代谢、调节渗透压和酸碱平衡、保持神经肌肉的应激性和心肌的正常功能。正常血钾浓度为3.5~5.5mmol/L。我国推荐成人适宜摄入量为2 000mg/d。高钾饮食主要用于纠正低血钾情况（血清钾低于3.5mmol/L）。

（一）适用范围

对预防由服用利尿剂引起的低血钾症效果较好，慢性或严重的低血钾症患者以口服或静脉滴注钾盐为主；防治高血压。

（二）膳食原则

1. 高钾饮食的钾含量至少应超过3 120mg/d。

2. 多摄入含钾丰富的食物，如富含蛋白质的瘦肉、鱼、虾、豆类食物，粗粮、新鲜水果蔬菜。每100g豆类含钾600~800mg。每100g食物含钾量高于800mg以上的常见食物有黄豆、赤小豆、豌豆、竹笋、紫菜等。

3. 食物不同部位含钾量不同。食物中的钾多集中于谷皮、果皮和肌肉中，钾易溶于水。肉汤、果汁、菜汤均含有相当数量的钾。

（三）食物选择

1. 宜用食物　主食、干豆类、鲜豆类、根茎类蔬菜及菠菜、苋菜、油菜、芹菜、香菜、大葱、蘑菇、香菇等，瘦肉类、禽肉类、鱼类、干果类及橘子、广柑等。

2. 忌用或少用食物　辛辣刺激性食物、含糖量过高的食物、脂肪量过高的食物等。

（四）食谱举例

高钾饮食一日食谱举例见表7-2-15。

▼ 表7-2-15　高钾饮食一日食谱举例

餐次	食物内容及数量
早餐	牛奶250ml，煮鸡蛋（鸡蛋50g），豆沙包（标准粉100g、赤小豆20g）
加餐	香蕉250g
午餐	米饭（大米100g），酱爆肉丁莴笋丁（瘦猪肉100g、莴笋50g），炒油菜（油菜150g）
加餐	橘子250g

餐次	食物内容及数量
晚餐	米饭（大米50g），煮玉米（玉米100g），红烧牛肉马铃薯（牛肉150g、马铃薯100g），炒菠菜（菠菜150g）

注：1. 全日烹调用植物油25g，盐5g。
    2. 全日能量7.91MJ（1 890kcal），蛋白质76.1g（16.1%），脂肪60.0g（28.6%），碳水化合物261.3g（55.3%）。
    3. 钾3 530mg。

十三、吞咽困难饮食

（一）适用范围

由神经系统疾病、神经系统损伤、癌症放化疗后造成的口咽性吞咽困难的患者；需要吞咽训练的患者。

（二）膳食原则

1. 吞咽障碍患者尽早实现经口进食，改善患者营养状况，减轻吞咽时的残留，防止误吸，削减和/或缩短管饲喂养的比例和时间。

2. 吞咽障碍食物应具备流体食物黏度适当、固态食物不易松散、易变形、密度平均顺滑等特点。

3. 吞咽障碍高危人群在经口进食前应进行吞咽功能的筛查和评估，根据评估再考虑是否经口进食，并确定合适的食物性状。

4. 吞咽障碍食物分为6级，液体食物分为3个级别（1级低稠型、2级中稠型、3级高稠型），固体食物分为3个级别（4级细泥型、5级细馅型、6级软食型）；在固体食物里面增加吞咽练习专用食物。每一级食物都应具体描述物性特点及适合的患者。

5. 当食物摄入不满足营养需求时，可选择肠内营养制剂或特殊医学用途配方食品。

6. 当经口饮食不达到营养需求时，应选择持续或间歇管饲肠内营养。

（三）食物选择

吞咽功能障碍患者的食物选择见表7-2-16。

▼ 表7-2-16 吞咽功能障碍患者的食物选择

吞咽功能	食物选择	适用患者
上下牙床间可以进行碾压	6级软食型	高龄老人及存在误吸或窒息风险的吞咽功能、咀嚼功能轻度下降患者
有舌和上下腭之间的压碎能力	5级细馅型	可以通过舌运送食物的患者
有食团形成和食团保持能力，不需要撕咬或咀嚼即可咽下	4级细泥型	不需要咀嚼能力但能有意识地将舌头推上腭的患者，有运送食物的能力、可以经口进食的患者
不需要咀嚼即可直接咽下	吞咽训练食物	作为吞咽造影或吞咽喉镜最容易咽下的候选检查食物。拔管前后的患者和经口进食的初试患者
用"吃"表达最合适的液体	3级高稠	重度吞咽障碍患者

吞咽功能	食物选择	适用患者
用"喝"表达最合适的液体	2级中稠	开始治疗性经口进食的患者
用"吸"表达最合适的液体	1级低稠	轻度吞咽障碍患者

（四）食谱举例

吞咽困难6级软食型一日食谱举例见表7-2-17。

▼ 表7-2-17　吞咽困难6级软食型一日食谱举例

餐次	食物内容及数量
早餐	红萝卜肉末粥（大米50g、红萝卜50g、猪肉50g），软蛋糕（50g）
加餐	稠酸奶150g
午餐	肉菜馄饨（肉50g、白菜100g、面粉100g）
加餐	蒸鸡蛋（鸡蛋50g）
晚餐	番茄鱼胶煮面条（鱼胶100g、番茄100g、面条100g）

注：1. 全日烹调用植物油20g，盐6g。
　　2. 全日能量6.40MJ（1 530kcal），蛋白质63.9g（16.7%），脂肪49.0g（28.8%），碳水化合物208.4g（54.5%）。

学习小结

　　本章主要介绍了医院膳食的种类、概念、适用范围、配膳原则及注意事项。学习时应掌握医院膳食的种类、适应范围及特点；根据患者的不同需要，熟悉各种饮食的可选和禁选食物；能够根据患者的消化和耐受能力开展食物科学烹调、合理调配，达到增强免疫力、促进组织修复、降低营养风险、促进疾病康复、辅助治疗的目的。

（赵泳谊）

单项选择题

1. 大面积烧伤患者应采用
   A. 高能量高蛋白饮食
   B. 低蛋白饮食
   C. 低脂饮食
   D. 低盐饮食
   E. 低胆固醇饮食

2. 低胆固醇饮食要求每日胆固醇摄入应控制
   A. 300mg 以下
   B. 500mg 以下
   C. 800mg 以下
   D. 1 000mg 以下
   E. 1 200mg 以下

3. 低盐饮食不适用于
   A. 缺血性心力衰竭患者
   B. 高血压患者
   C. 肝硬化腹水患者
   D. 肾脏患者
   E. 肺炎患者

4. 医院常规膳食不包括
   A. 普通饮食
   B. 软食
   C. 低蛋白饮食
   D. 半流质饮食
   E. 流质饮食

5. 低蛋白饮食不适用于
   A. 急性肾炎患者
   B. 尿毒症患者
   C. 肝衰竭患者
   D. 急性肾功能衰竭患者
   E. 中度烧伤患者

   答案：1. A；2. A；3. E；4. C；5. E

第八章

肠内与肠外营养

学习目标

知识目标	1. 掌握　肠内营养和肠外营养的概念、适应证、禁忌证及肠内营养的优点。 2. 熟悉　常用的肠内营养制剂、肠外营养制剂的种类以及实施途径、输注方式。 3. 了解　肠内营养和肠外营养的并发症和处理方法、临床监测及注意事项等。
能力目标	运用所学知识对目标人群进行肠内、肠外营养治疗。
素质目标	尊重并爱护患者，选择最适合患者的治疗方式，体现医者仁心的态度和行为。

第一节　肠内营养

导入案例

患者，男，73岁，因"左侧肢体乏力1年，吞咽困难1个月"入院。既往慢性支气管炎病史。近1个月患者进食量少，每天只能进食少量米汤、牛奶100~300ml，体重近1个月下降3kg。

人体测量：身高169cm，体重55kg，体质量指数（BMI）19.3kg/m²，腰围84cm。

实验室检查：血清白蛋白33g/L，血红蛋白104g/L，肝肾功能正常，血糖正常。

诊断：脑梗死后遗症。

请思考：该患者是否具有肠内营养的适应证？适用哪种肠内营养支持方案？

肠内营养（enteral nutrition，EN）指经消化道提供各类营养素的营养支持方式，包括经口肠内营养和管饲肠内营养两种。肠内营养除了并发症少、价格低廉、易操作外，还能维持小肠绒毛与黏膜的完整，进而减少细菌与毒素的移位。因此，只要肠道有功能，应首选肠内营养。

一、肠内营养适应证

1. **经口摄食不足或不能经口摄食者**　①口腔、咽喉肿瘤手术后；②营养素需要量增加而摄入不足，如脓毒症、多发性创伤与骨折、重度烧伤、甲状腺功能亢进、恶性肿瘤及其化疗或放疗时、厌食、抑郁症；③中枢神经系统紊乱，如知觉丧失、脑血管意外以及咽反射丧失而不能吞咽者。

2. 胃肠道疾病　如胃肠道瘘、炎症性肠病、短肠综合征恢复期、消化道憩室疾病、急性胰腺炎的恢复期、不完全肠梗阻等。

3. 代谢性疾病　如先天性氨基酸代谢缺陷病，可以采用缺乏这种氨基酸的特殊应用膳食进行肠内营养，减少疾病对机体的损害。

4. 慢性消耗性疾病导致的营养不良　如恶性肿瘤、艾滋病、心血管疾病等，以及重度厌食合并蛋白质–能量营养不良的患者。

5. 胃肠道检查、术前肠道准备及围术期　营养补充以纠正及预防营养不良。

二、肠内营养禁忌证

1. 小肠广泛切除后早期（1 个月内），应进行肠外营养，从而减少消化液的丢失。1 个月后应逐渐向肠内营养过渡，以刺激肠黏膜的增生和代偿。

2. 高排性肠瘘患者如缺乏足够的小肠吸收面积，无论从上端或下端喂养均有困难时，不能贸然进行管饲，以免加重病情。

3. 处于休克、严重应激状态、完全性或机械性肠梗阻、麻痹性肠梗阻、上消化道出血、急性腹膜炎、重症胰腺炎急性期、顽固性呕吐或严重腹泻时不宜行肠内营养。

4. 严重吸收不良综合征及长期少食衰弱的患者，在肠内营养治疗前应给予一段时间含谷氨酰胺的肠外营养，以维持其小肠酶的活力及黏膜细胞的状态。

5. 年龄 <3 个月的婴儿不能耐受高渗的肠内营养，应采用等渗液体，同时应注意可能产生的电解质紊乱并适当补充缺失的水分。

三、肠内营养途径

肠内营养是通过消化道途径为患者进行营养支持的方法，主要取决于患者胃肠道解剖的连续性、功能的完整性、肠内营养实施的预计时间、有无误吸可能等因素。根据途径不同可以将肠内营养分为口服营养补充和管饲喂养。

（一）口服营养补充

口服营养补充途径是以增加口服营养摄入为目的，将能够提供多种宏量营养素和微量营养素的营养液体、半固体或粉剂的制剂加入饮品和食物中口服。口服营养补充（oral nutritional supplement，ONS）是肠内营养的首选，是最安全、经济、符合生理的肠内营养支持方式。口服营养补充通常用于食物摄入不足以满足机体需求的情况下补充摄入，在很多情况下口服营养补充为全营养产品，也可用作唯一的营养来源。

（二）管饲喂养

管饲喂养途径的选择原则包括以下几个方面：① 满足肠内营养需要；② 置管尽量简单方便；③ 尽量减少对患者的损害；④ 患者舒适和有利于长期带管。肠内营养的管饲途径分为两大类：一是无创置管技术，主要指经鼻胃途径放置导管，根据病情需要，导管远端可放置在胃十二指肠或空肠中；二是有创置管技术，根据创伤大小，分为微创[经皮内镜下胃造口术（percutaneous endoscopic gastrostomy，PEG）、经皮内镜下空肠造口术（percutaneous endoscopic jejunostomy，PEJ）]和外科手术下的各类造口技术。

1. 鼻胃管 是最常用的肠内营养管饲途径，具有无创、简便、经济等优点，其缺点是有鼻咽部刺激、溃疡形成、易脱出和吸入性肺炎风险等，适用于较短时间（2~3周内）接受肠内营养的患者。

2. 鼻十二指肠管或鼻空肠管 导管尖端位于十二指肠或空肠，主要适用于胃或十二指肠动力障碍，有误吸高风险的患者。此法可有效避免营养液的反流或误吸。

3. 胃造口 是将导管经过腹壁置入胃内，可以进行减压或喂养。胃造口入路便捷，同时由于胃具有很大的储存能力，并能调节渗透压、延长食物通过时间，因此是不能口服患者长期肠内营养的首选途径。

4. 空肠造口 是肠内营养常用的喂养途径之一，已广泛应用于需要进行围术期营养支持及胃排空障碍的患者。空肠造口可单独进行，也可以采用空肠穿刺造口的方法。

四、肠内营养输注方式

1. 分次推注 将一定量的营养液在一定时间内用注射器（>50ml）缓慢推注。推注的速度不快于30ml/min，适用于胃排空能力较好的患者。根据患者营养需求及胃肠耐受情况不同，每次可给予100~500ml，每日3~8次。分次推注适用于鼻胃管或胃造瘘，可活动或不想连续使用喂养泵的患者，有类似于正常膳食的间隔，但容易引起腹部不适和恶心呕吐，不宜用于鼻肠管或空肠造口的患者。

2. 间歇重力滴注 将配制的液体经输注管和喂养管相连，缓慢滴入肠道内，每次30~60分钟或更长的时间。间歇重力滴注的优点比连续输注有更多活动时间，并保证胃肠道有一定的周期性休息状态。此法较分次推注耐受性好，大多数患者可耐受这种喂养方式。

3. 经泵连续输注 通过肠内营养泵连续16~24小时输注，除输注匀浆饮食外，多采用此种方式，可最大限度减少胃残留量，降低腹泻发生以及血糖的波动，尤其适用于危重患者及空肠造口喂养的患者。开始时应采用低浓度、低剂量、低速度的输注方法，以后逐渐增加直至全量。

五、常用肠内营养制剂

常用的肠内营养制剂根据氮的来源，可分为要素型肠内营养制剂、非要素型肠内营养制剂、组件型肠内营养制剂及特殊应用型肠内营养制剂四大类。肠内营养制剂还包括特殊医学用途配方食品（food for special medical purpose，FSMP），FSMP是区别于普通食品和药品的一类"特殊食品"，该类产品必须在医生或临床营养师指导下使用（详见第四章）。

（一）要素型肠内营养制剂

要素型肠内营养制剂（elemental diet）是一种营养素齐全、不需消化或稍加消化即可吸收的少渣营养剂，一般为氨基酸、葡萄糖、脂肪、矿物质和维生素的混合物，并经胃肠道供给，为人体提供必需的能量及营养素，适用于消化、吸收功能不良或胰腺外分泌功能不良的患者，但其高渗透压容易引起高渗性腹泻，同时口味相对不佳，费用也较高。

1. 要素型肠内营养制剂的分类　主要包括两种：以多肽为氮源的要素膳，以氨基酸为氮源的要素膳。

2. 要素型肠内营养制剂的组成　主要由氮源、脂肪、糖类、维生素和矿物质组成。

（1）氮源：L-氨基酸、蛋白质完全水解或部分水解产物。要素型肠内营养制剂氮源的氨基酸组成直接影响其营养价值，其中必需氨基酸的组成模式应与参考模式相近。

（2）脂肪：有长链脂肪酸和/或中链脂肪酸，常用的有红花油、葵花籽油、玉米油、大豆油、花生油等。

（3）糖类：单糖、双糖、葡萄糖低聚糖、玉米低聚糖、糊精等。

（4）维生素和矿物质：由多种维生素和矿物质组成，矿物质包括微量元素和常量元素。

（二）非要素型肠内营养制剂

非要素型肠内营养制剂（non-elemental diet）是以整蛋白或蛋白质游离物为氮源，渗透压接近等渗（300~450mOsm/L），口感较好，适合口服，亦可管饲，使用方便，耐受性强，适用于胃肠道功能正常或基本正常的患者。

1. 整蛋白为氮源的肠内营养制剂

（1）含牛奶配方：氮源为全奶、脱脂奶或酪蛋白，蛋白质生物价值高，口感较以大豆蛋白分离物为氮源者佳。但含有乳糖，不宜用于乳糖不耐受症患者。

（2）无乳糖配方：对于乳糖不耐受症患者，可采用不含乳糖配方的营养制剂。氮源为可溶性酪蛋白盐、大豆蛋白分离物或鸡蛋清固体。

（3）含膳食纤维配方：适用于血糖异常、结肠疾患、便秘或腹泻等患者，使用时应采用口径较大的输注管。

2. 匀浆制剂　此类制剂采用天然食物经捣碎器捣碎并搅拌后制成。其成分需经肠道消化后才能被人体吸收和利用，残渣量较大，故适用于肠道功能正常的患者。匀浆制剂一般包括商品匀浆和自制匀浆两类。

（1）商品匀浆：是无菌、即用的均质液体，其成分明确，可通过细孔径鼻饲管，使用较为方便，缺点是营养成分不易调整，价格较高。

（2）自制匀浆：由多种食物混合、搅拌后制成，每天食谱中包括米面主食、肉类、奶、蛋、豆、菜、油、盐等，在保证每日所需各种营养素摄入量的同时，注意营养素的食物来源及其比例。自制匀浆价格较低、制备方便灵活，三大营养素及液体量明确，但维生素和矿物质的含量不明确或差异较大，固体成分易沉降，不易通过细孔径鼻肠管。

（三）组件型肠内营养制剂

组件型肠内营养制剂（modular diet）是以某种或某类营养素为主的肠内营养制剂，也称不完全型营养制剂。它可对完全型营养制剂进行补充或强化，以弥补其在适应个体差异方面欠缺灵活的不足；亦可采用两种或两种以上的组件型肠内营养制剂构成组件配方（modular formulas），以适合患者的特殊需要。组件型肠内营养制剂包括蛋白质组件、脂肪组件、糖类组件、维生素及矿物质组件等。

1. 蛋白质组件 其氮源为氨基酸混合物、蛋白质水解物或高生物价整蛋白，包括酪蛋白、乳清蛋白、大豆蛋白分离物等，该组件适用于创伤、烧伤、大手术等需要增加蛋白质的患者。

2. 脂肪组件 包括长链甘油三酯（LCT）和中链甘油三酯（MCT）两种。LCT富含必需脂肪酸，适合必需脂肪酸缺乏的患者；MCT不含必需脂肪酸，熔点低，分子量小，溶解度高，水解快而完全，直接由门静脉系统进入肝脏，适用于脂肪消化吸收不良的患者，但应用1周以上时应补充必需脂肪酸。此外，MCT有较强的生酮作用，故不宜用于糖尿病酮症酸中毒患者。

3. 糖类组件 包括单糖（葡萄糖、果糖和半乳糖）、双糖（蔗糖、乳糖和麦芽糖）、低聚糖（糊精、葡萄糖低聚糖、麦芽三糖和麦芽糖糊精）或多糖（淀粉和糖原）。糖类组件在临床上一般与其他组件一起组成配方，多应用于特殊需要患者，如心力衰竭、肝衰竭、肾衰竭等患者。

4. 维生素及矿物质组件 维生素组件主要含维生素，矿物质组件含有各种电解质和微量元素。在使用组件型肠内营养制剂时，应添加维生素及矿物质组件。

（四）特殊应用型肠内营养制剂

特殊应用型肠内营养制剂是为某些器官或疾病专门设计的，可以满足特殊情况下代谢异常、代谢障碍和营养素需要量的改变。常见剂型包括肝病专用制剂、肾病专用制剂、肺病专用制剂、肿瘤专用制剂、糖尿病专用制剂、免疫调节制剂、婴儿用肠内制剂等。

1. 肝衰竭制剂 芳香族氨基酸对中枢神经系统具有抑制作用，浓度高时可产生嗜睡、昏睡等肝性脑病症状。提高血中支链氨基酸的浓度，就能使芳香族氨基酸进入中枢神经系统的量减少，达到纠正肝性脑病的目的。该制剂氮源为14种氨基酸，特点是支链氨基酸含量高，芳香族氨基酸含量低，目的是维持适当营养，有利于肝功能恢复和肝细胞再生，防止或减轻肝性脑病。

2. 肾衰竭制剂 氮源为8种必需氨基酸，可用于急性或慢性肾衰竭，供给8种必需氨基酸可重新利用体内分解的尿素氮合成非必需氨基酸。这样既可减轻氮质血症，也可合成蛋白质，节省必需氨基酸。

3. 创伤制剂 蛋白质及支链氨基酸含量均较高，适用于手术后、烧伤、多发性骨折、脓毒血症等超高代谢患者。

4. 糖尿病用肠内营养制剂 碳水化合物含量低于普通配方，主要由缓释淀粉、果糖和膳食纤维等成分组成，可减慢葡萄糖的释放和吸收速度，减少对胰岛素的依赖。

5. 肿瘤用肠内营养制剂 采用高能量、高脂肪、低碳水化合物配方，同时富含多不饱和脂肪酸、免疫增强物质及抗氧化剂等。该配方符合肿瘤宿主和肿瘤细胞的代谢特点，具有免疫增强作用，可抑制肿瘤生长。

6. 肺疾患用肠内营养制剂 配方特点是低碳水化合物、高脂肪、高蛋白和高能量密度。低碳水化合物、高脂肪目的是减少CO_2产生量和增加热能，高蛋白和高能量密度用以限制液体摄入量，减轻肺水肿。

7. 免疫增强肠内营养制剂 某些特殊营养素有助于增强免疫防御能力，如n-3多不饱和脂肪酸、核苷酸（RNA）和精氨酸等，这些配方在设计理论上考虑到可调整炎症反应，通过降低肠道细菌移位及加强肠道淋巴组织的功能来增强机体对感染的抵抗力。

8. 婴儿用肠内营养制剂　仿造人乳设计，以确保婴儿正常的生长发育。常见商品制剂主要有两类，一类适用于对蛋白质不耐受的婴儿，另一类适用于对乳糖不耐受或有其他胃肠道疾患的婴儿。

9. 先天性氨基酸代谢缺陷症专用制剂　先天性氨基酸代谢缺陷症是某种氨基酸的代谢过程中，因某种酶的缺乏而引起的遗传性疾病。其专用配方是以氨基酸为主要原料，不含或仅含少量与代谢障碍有关的氨基酸，可以加入适量的脂肪、碳水化合物、维生素、矿物质和/或其他成分，加工制成的适用于氨基酸代谢障碍人群的特殊应用型肠内营养制剂，如苯丙酮尿症配方、枫糖尿症配方等。

> **相关链接** ｜　　　　　　　　**要素型肠内营养制剂的分类**
>
> 　　氨基酸型配方又称单聚体配方，三大营养素来源为游离氨基酸、单糖和双糖，以及不同含量中链脂肪酸和/或必需脂肪酸，无须消化即可吸收，不含残渣或残渣极少，且不含乳糖，但口感欠佳，渗透压高，适用于部分胃肠道功能或消化功能明显减弱、但肠道吸收功能部分存在的患者，如短肠综合征等。
>
> 　　短肽型配方又称低聚体配方，由2~10个氨基酸组成的肽称为短肽。短肽型配方制剂中的氮源主要为蛋白质经预消化后的双肽和三肽。其特点为简单消化即可被吸收，味道一般，渗透压介于非要素型肠内营养制剂和氨基酸型配方之间，适用于有胃肠道功能或部分胃肠道功能的患者，如炎症性肠病等。

六、肠内营养并发症的处理

肠内营养是一种简便、安全、有效的营养支持方法，但使用不当也会发生一些并发症，增加患者痛苦且影响疗效。临床上最常发生的并发症是腹泻，最严重的并发症是误吸造成的吸入性肺炎。

1. 腹泻　是肠内营养最常见的并发症。长期营养不良的患者，如短肠综合征、炎症性肠病等，肠道绒毛萎缩、肠道狭窄、吸收面积与能力减低、肠内营养液渗透压过高、乳糖不耐受、营养液配方中脂肪含量过高、输注速度过快、长期使用抗生素引起的菌群紊乱、低蛋白血症等都是引起患者腹泻的常见原因。临床输注肠内营养液时应注意输注速度，输注方式以持续滴注最佳，起初可20~25ml/h，浓度及输注速度应逐步递增，使肠道逐步适应。肠内营养液要新鲜配制并低温保存，避免污染。一旦出现腹泻，排除可能引起腹泻的药物后，积极治疗原发病及预防低蛋白血症，调整肠内营养制剂，可改用含有可溶性膳食纤维的肠内营养配方或者更换为低脂配方，降低营养液浓度，适温持续慢速泵入；若病情严重，暂时停用肠内营养，改用肠外营养支持。

2. 吸入性肺炎　是肠内营养最严重的并发症，常见于幼儿、老年及意识障碍患者。临床上，若患者有呼吸困难、呼吸急促、心率加快、胸片显示肺下部浸润影，则提示有吸入性肺炎。吸入性肺炎的临床症状和预后取决于吸入营养液的量和性质，严重者可引起气管、肺的病理性改变，甚至危及生命，因此要引起高度重视。

防止胃内容物潴留及反流是预防吸入性肺炎的根本。具体措施：① 对易引起吸入性肺炎的高危患者应采用幽门后途径或鼻空肠管进行喂养；② 输注营养液时始终保持床头抬高30°~45°；③ 肠内营养液的量、浓度及输注速度应逐步递增，使肠道逐步适应；④ 及时检查和调整喂养管头端的位置，防止喂养管卷曲或滑出至食管内；⑤ 检查胃潴留情况，如果喂养后4小时胃液>200ml，应考虑改变肠内营养的方式，必要时联合应用促胃肠动力药。

一旦发现患者有吸入内容物征象时，应立即采取以下措施：① 立即停止营养液输注；② 立即行气管内吸引，尽可能吸出误吸的液体及食物；③ 鼓励并帮助患者咳嗽，排出误吸液体；④ 正常进食的患者，应尽早行支气管镜检查，清除食物颗粒；⑤ 静脉输液支持，输入白蛋白减轻肺水肿；⑥ 有血气异常时，行人工机械呼吸；⑦ 应用抗生素防止肺部感染。

3. 其他并发症

（1）导管相关并发症

1）鼻咽及食管损伤：主要是长期放置管径粗而质硬的喂养管，压迫鼻咽部或食管壁，造成黏膜糜烂或坏死。可改置较细、质软的喂养管或改用胃造口或空肠造口方式。

2）堵管：堵管是较常见的情况，原因包括高能量配方、含纤维配方、管道过细、不合适的导管给药、胃液反流导致整蛋白制剂变性凝固等。因此在每次输注前后都应用20~50ml生理盐水或温开水冲洗，选择合适口径营养管及适合浓度的营养液进行输注，也可改用胃造口或空肠造口方式。出现堵塞时，可予温水冲洗，如仍然不通，可用含有胰酶的碱性液体冲洗。

3）造口并发症：主要是由造口出血和溢出内容物引发腹膜炎，继而发生伤口不愈、造口旁疝等。此时需再次手术妥善固定，并注意造口旁腹壁皮肤的消毒和护理。

（2）胃肠道并发症

1）恶心、呕吐：在接受肠内营养支持的患者中，恶心、呕吐的发生率为10%~20%，主要与营养液高渗透压导致的胃潴留、不接受某些营养液的气味、营养液脂肪比例过高、输注速度过快、输注量过大等原因有关。应针对可能的原因进行处理，如果条件允许，可提供等渗、低脂肪的营养制剂，用营养泵均匀、慢速、适温输注。如果怀疑胃排空延迟，需考虑减少镇静剂使用，以及换用低脂配方、减慢输注速度和给予促胃肠动力药。

2）腹胀与肠痉挛：营养液温度过低、输注速度过快、高渗透压均可能引发肠痉挛、腹痛和腹胀。通过调整肠内营养制剂、降低营养液浓度、减慢输注速度或注意营养液温度等措施，可减轻或消除上述症状；如果存在肠梗阻，则应及时停止肠内营养。

3）便秘：便秘多由卧床不活动、肠道动力降低、水摄入减少、膳食纤维摄入不足等原因引起，应适当运动，注意水分的补充，添加富含膳食纤维的肠内营养制剂。

（3）代谢性并发症

1）水代谢异常：高渗性脱水多见于昏迷、气管切开患者，年幼患儿及虚弱的老年患者也较容易发生，尤其是肾功能不全患者，用高渗、高蛋白配方行肠内营养支持时更易发生脱水。此外，使用肠内营养液后腹泻次数过多或腹泻控制不良等也会导致和加重脱水，肠内营养支持时应调整配方，适当增加水分，同时监测每日的出入水量和电解质情况。心、肾功能不全的患者在实施肠内营养支持应严格限制入水量，否则易发生水潴留。

2）糖代谢异常：肠内营养液中糖含量过高或应激状态下糖耐量下降均可导致高血糖。轻度高血糖患者可通过降低肠内营养的滴注速度或营养液浓度、遵医嘱补充适量胰岛素或口服降糖药而加以控制；严重者应暂停原营养液，静脉滴注或皮下注射适量胰岛素，待血糖稳定后，再重新启动肠内营养支持。低血糖者多发生于突然停止肠内营养支持患者，应缓慢停止肠内营养或停用后以其他形式补充适量的糖。

3）电解质平衡紊乱：常见的电解质失衡有钠、钾失衡。当患者营养摄入过量、体液丢失过多或因疾病排出障碍时，容易出现高钠血症或高钾血症。当腹泻、水分摄入过多或心、肾及肝功能不全限制钠、钾摄入时，容易出现低钠血症或低钾血症。应做好体重、出入水量、血电解质的监测，及时给予患者相应措施。

4）维生素缺乏：长期应用要素型肠内营养制剂时，可能会导致维生素缺乏，需在营养液中适当补充，并定期监测。

5）脏器功能异常：少数患者长期肠内营养可引起肝脏有关酶指标升高，可能是营养液中氨基酸进入肝内分解后产生毒性所致，停用后可恢复正常。长期接受肠内营养的患者可定期进行肝肾功能的复查，防止肝肾功能异常的发生。对于有肝肾等功能障碍的患者，应选择相应组件肠内营养制剂，以免加重损害。

（4）感染性并发症：除吸入性肺炎之外，营养液的污染也比较常见，最常见的是配营养液时或护理治疗时医务人员手上的细菌污染管道和营养液。需注意操作的卫生，配制器具也应严格消毒，输注营养液管道应每24小时更换一次，管道接头处应保持基本无菌状态。营养液做到当日配、当日用，室温下放置时间不超过8小时；若营养液打开暂时不用，应加盖后放于4℃冰箱中保存。

七、临床监测及注意事项

医护人员须定期对患者进行相关临床监测，开始时可每周监测2次左右，待肠内营养已给至全量、患者耐受良好后，可每周监测1次。监测指标包括血常规、电解质、肝肾功能和血糖等。如患者对肠内营养不耐受，则应增加监测频次，并建议改用连续输注法，输注时，在浓度、速度、剂量等方面采用循序渐进的方式。

1. 输注浓度与剂量 ① 标准配方肠内营养液的能量密度为4.18kJ/ml（1kcal/ml）。可从2.09kJ/ml（0.5kcal/ml）开始，根据患者实际情况，在2~5天达到标准浓度；② 开始第一天的用量一般为总量的1/4，根据患者耐受情况在2~5天加至全量；③ 若连续输注，开始时输注速度一般为25~50ml/h，以后每12~24小时增加25ml/h，最大速率为125~150ml/h。

2. 输注温度 一般应保持在37℃左右，可使用电热加温器。

3. 输注体位 坐位、半坐卧位（上身抬高30°以上）输注，以防反流，输注结束后维持此体位30分钟。

4. 其他注意事项 ① 进行任何操作均应遵守无菌操作原则。② 妥善固定导管，每次喂养前，应确认导管是否有移位、脱出等，避免误吸（鼻喂养管）与渗漏（胃或空肠造口管）。③ 输注系统（包括输液容器、输注管道）应专人专用，每24小时更换输注系统1次。最好使用一次性营养液容器和一次性输注管道。如果是反复使用的营养液容器，每24小时应彻底清洗消毒后再使用，尽可能减少一套输注系统中的连接点。④ 开封后的瓶装及用粉剂配制的肠内营养液悬挂输注时间不应超过8小时。若超过规定时间未能完成，应丢弃。⑤ 每次输注前后应采用温开水或生理盐水冲洗管道，并用手指轻揉管壁，以彻底清洗，保持管道畅通。

八、案例分析

本节导入的案例分析如下。

1. 营养风险筛查与营养评估　患者BMI 19.3kg/m^2，近1个月只能进食少量流质，体重下降超过5%，营养状态受损评分为3分；疾病严重程度评分为2分；年龄评分为1分；NRS 2002总评分为6分，存在营养风险。进一步经GLIM评估，患者为中度营养不良，需行营养治疗。

2. 营养途径　患者吞咽困难，目前进食量少，经口摄食不足且短时间无法恢复正常进食量，具备肠内营养的适应证。经病情评估需要使用管饲饮食超过4周，推荐采取胃造口的方式进行管饲饮食。

3. 营养治疗方案　患者暂无严重肝肾功能损害及血糖异常等问题，肠道功能正常，采用非要素型肠内营养制剂。若无代谢车测定基础代谢率，则采用估算法将能量暂设定在104~125kJ/kg（25~30kcal/kg），蛋白质在1.0~1.5g/kg，采用间歇重力滴注或经泵连续输注的方式。肠内营养初始阶段需观察肠道耐受性情况，有无腹胀、腹泻、便秘等，定期监测营养相关指标，如前白蛋白、血红蛋白、白蛋白、电解质等，根据结果进一步调整营养治疗方案。

第二节　肠外营养

导入案例

患者，男，75岁，因"食管贲门连接处恶性肿瘤辅助化疗1周后恶心呕吐"入院，未行手术治疗。近1个月食欲较差，以半流质饮食为主。近1周进食后恶心呕吐明显，进食量极少。体重近3个月无意识下降8kg。

人体测量：身高175cm，体重60kg，BMI 19.6kg/m^2。

实验室检查：血红蛋白101g/L，前白蛋白118mg/L，白蛋白30g/L，肝、肾功能正常。

诊断：食管贲门连接处恶性肿瘤。

请思考： 该患者是否具有肠外营养的适应证？如何进行肠外营养支持？

肠外营养（parenteral nutrition，PN）是为无法经胃肠道摄取或摄取营养物不能满足自身代谢需要的患者经静脉提供包括氨基酸、脂肪、碳水化合物、维生素及矿物质在内的营养素，以抑制分解代谢、促进合成代谢并维持结构蛋白的功能的营养支持方式。所有营养素完全经肠外获得的营养支持方式称为全肠外营养（total parenteral nutrition，TPN）。

一、肠外营养适应证

1. 重度营养风险或蛋白质–能量营养不良，经口或经肠道营养素摄入不足，且短期内（10~14天）无法恢复正常进食。

2. 胃肠道吸收功能障碍，如短肠综合征、消化道瘘、放射性肠炎、严重腹泻、顽固性呕吐等。

3. 胃肠道梗阻。

4. 重症活动期炎症性肠病，无法耐受肠内营养支持。

5. 大剂量放、化疗或接受骨髓移植的患者。

6. 重症胰腺炎，无法耐受肠内营养时。

二、肠外营养禁忌证

1. 严重水、电解质紊乱和酸碱平衡失调。

2. 休克、器官功能衰竭终末期。

3. 胃肠道功能正常，完全可以使其获得足量营养者。

三、肠外营养途径

肠外营养途径分为中心静脉途径和周围静脉途径。在实施肠外营养支持的过程中，静脉输注途径的正确选择是肠外营养支持得以顺利实施的前提。选择何种输注途径，需考虑以下因素：患者以往静脉置管病史、静脉解剖走向、凝血功能、预计肠外营养持续时间、护理环境、潜在疾病等。

（一）中心静脉途径

1. **直接经皮穿刺中心静脉置管**　通过手术将导管置入体内，一般由锁骨下静脉（首选）或颈内静脉等部位穿刺，将营养物质通过中心静脉途径输入。适用于营养液渗透压高、周围静脉不能耐受或预计肠外营养支持需要2周以上时。中心静脉管径大且血流速度快，可很快将输入的高浓度营养素液稀释而不至对血管壁产生刺激，能以较大幅度调整输入液体的量、浓度和速度；但需避免穿刺时引起的气胸、血胸、神经或淋巴管（胸导管）的损伤。

2. **经外周静脉穿刺置入中心静脉导管（PICC）**　多采用经肘部静脉（贵要静脉、肘正中静脉或头静脉等）的置管方式。该方法的优点是导管留置时间较长，适用于长期接受治疗的患者，临床应用具有较好的安全性，可降低医疗费用。适合长期（＞2周）应用和渗透压＞900mOsm/L的营养液。

3. **静脉输液港（PORT）**　静脉输液港是一种完全植入患者体内的血管通道器材，是患者的另一个静脉治疗通道，它可以为需要长期及反复静脉治疗的患者提供安全、可靠的静脉通道，减少重复静脉穿刺的痛苦和风险。目前在临床应用方面比较多的是肿瘤患者的静脉化疗，同时可用于静脉营养支持。静脉输液港植入手术一般是在手术室内局部麻醉下进行，医生首先通过血管穿刺或切开的方法，将导管的一端放置在患者中心静脉内，另一端与注射座相连。注射座一般放置于平坦部位的皮下，如胸壁。

（二）周围静脉途径

周围静脉输注具有应用方便、安全性高、并发症少而轻等优点，一般适用于预期只需短期（不超过2周）肠外营养支持的患者或接受部分肠外营养支持（输注营养素的量较少）的患者。

周围静脉置管定义为皮下浅静脉置短导管或钢针，导管末端位于外周静脉，通常在手或前臂处。一般不选择下肢静脉穿刺，以避免静脉栓塞和血栓性静脉炎的危险。由上肢等浅表静脉输入，优点是操作简单、并发症少而轻，但不能耐受高渗液体输注，长期应用可能会引起静脉炎。适合短期（<2周）应用和渗透压≤900mOsm/L的营养液。

四、肠外营养输注方式

1. 全合一输注　在无菌条件下，将所有肠外营养成分均匀混合在一个容器（袋）内，这样可使全天需要的葡萄糖、脂肪乳剂、氨基酸、水、电解质、维生素及微量元素等由一个袋子进行输注。其优点：① 节约时间（准备、接换、注药的操作时间）；② 利用更好，营养素协同利用；③ 降低费用，仅需静脉管道、注射器、连接器；④ 方便输注；⑤ 减少代谢性并发症发生率，如高血糖、电解质紊乱等，进而降低监测费用；⑥ 脂肪替代部分葡萄糖，降低葡萄糖摄入量过多导致不良反应的风险；⑦ 添加脂肪乳剂降低营养制剂渗透压，从而减少静脉刺激，允许外周静脉输注；⑧ 因减少了连接、换瓶及其他操作，降低了感染率。全合一唯一的临床缺点是不能从已配制好的袋中去除已加入的物质成分。目前肠外营养规范化应用，提倡应用全合一系统进行经中心静脉、外周静脉或外周-中心静脉进行输注。

2. 多瓶输注　在肠外营养应用早期，曾使用多（双或三）瓶系统，氨基酸、葡萄糖和脂肪乳同时输注或序贯串输。矿物质和维生素分别加入不同瓶中，在不同时间输注。多瓶输注常发生误差，导致高血糖及电解质紊乱，需要经常调控血糖和血浆电解质，营养素的利用也远不够理想。未经试验的相似营养素的输注会增加生理化学不相容性的风险，中心静脉输注或推注则进一步加剧不可控的反应，并造成Y形管下方或输液管或套管针腔内阻塞，导致沉淀生成。多瓶系统唯一的优点是对于变化快的患者（如ICU的患者）的需求易灵活调整。

五、常用肠外营养制剂

（一）碳水化合物制剂

碳水化合物是营养支持的重要能量来源，包括葡萄糖、果糖、转化糖、山梨醇、木糖醇、麦芽糖等。其中以葡萄糖最常用，常用葡萄糖制剂浓度为5%、10%、25%和50%，可提供机体代谢所需能量的50%~70%。葡萄糖的代谢依赖于胰岛素，对糖尿病和手术创伤所致胰岛素不足状态下的患者需补充外源性胰岛素。经周围静脉输注时，葡萄糖浓度不宜超过10%。

（二）脂肪乳剂

脂肪乳剂是肠外营养中较理想的一种提供能量及必需脂肪酸的静脉制剂，具有能量密度高、等渗、富含必需脂肪酸等优点。

1. 脂肪乳剂组成及分类　脂肪乳剂是将植物油如大豆油等加入乳化剂（卵黄磷脂、大豆磷脂等）、等渗剂（甘油、山梨醇等）及水，经高压匀化器乳化而成，与体内乳糜微粒相似。

脂肪乳剂可分为长链脂肪乳剂、中长链脂肪乳剂、结构脂肪乳剂、鱼油脂肪乳剂等。其中中长链脂肪乳剂是中链和长链三酰甘油各占50%的一类脂肪乳剂。

2. 脂肪乳剂应用　目前有10%、20%和30%长链脂肪乳剂，20%中长链脂肪乳剂，橄榄油脂肪乳剂，鱼油脂肪乳剂等可供选择。临床上最常用的为中长链脂肪乳剂。相对而言，危重症患者选用中长链脂肪乳剂较长链脂肪乳剂更有利于改善氮平衡。鱼油脂肪乳剂有益于减少腹部大手术后患者的感染性并发症发生率，缩短住院时间。肠外营养中联合应用脂肪乳剂和葡萄糖，可明显减少单独应用葡萄糖供能时伴随的高血糖风险，为伴胰岛素抵抗的危重患者提供了方便、高效的营养支持方式。

（三）氨基酸制剂

氨基酸是合成蛋白质和其他生物活性物质的底物。因此，每天必须补充一定量的外源性氮。健康成人的氨基酸基本需要量是0.8~1.0g/（kg·d），但在严重分解代谢、明显的蛋白质丢失或重度营养不良时需要增加补充量。

1. 氨基酸制剂组成及分类　氨基酸注射液中，含有的必需氨基酸是氨基酸制剂的主体，在人体合成蛋白质过程中起主导作用，发挥着各自不同的功能。此外，可选用的非必需氨基酸也有十多种。合适的必需氨基酸与非必需氨基酸的比例能保证氨基酸制剂中氨基酸有效利用，达到既能满足营养需要又无明显副作用的目标。

2. 氨基酸制剂的应用　目前临床上常用的氨基酸制剂是平衡型氨基酸制剂，如果没有特殊代谢限制，应尽可能选用所含氨基酸种类完整的平衡氨基酸制剂，以补充必需氨基酸。近年来也有适用于婴幼儿、肝病、肾病、烧伤及肿瘤等各种疾病的氨基酸制剂问世。对于肾衰竭患者提倡必需氨基酸疗法，应选用高比例的必需氨基酸制剂，使尿素氮水平下降。对于肝功能不全患者，由于患者血中芳香族氨基酸水平上升，进入大脑后可引起肝性脑病，因此应选择支链氨基酸为主的氨基酸制剂。

（四）电解质、维生素、微量元素

1. 电解质制剂　电解质主要是用于维持血液的酸碱平衡和水、电解质平衡，以保持机体恒定的内环境。常用的肠外营养电解质溶液主要有各种浓度氯化钠、碳酸氢钠、氯化钾、氯化钙、葡萄糖酸钙、硫酸镁及有机磷制剂等。电解质的补给量因患者的病情、病程不同而有相应变化，需根据血清及24小时尿中的电解质检查结果予以调整用量。

2. 维生素制剂　维生素参与三大营养物质代谢及人体生长发育、创伤修复等。肠外营养时应根据需要补充多种维生素，包括4种脂溶性维生素和9种水溶性维生素。脂溶性维生素在体内有一定的储备，短期禁食者不易缺乏；水溶性维生素在体内无储备，营养支持时常规提供多种维生素可预防其缺乏。

3. 微量元素制剂　微量元素参与酶的组成、三大营养物质的代谢、上皮生长、创伤愈合等生理过程。微量元素虽在体内含量很少，却是机体不可缺少的。短期肠外营养不易发生微量元素缺乏，长期全肠外营养时，则应重视可能出现的微量元素缺乏问题。

六、肠外营养并发症的处理

肠外营养尤其是长期肠外营养可导致一系列并发症，严重者甚至可危及患者生命。因此，对于并发症的预防、发现并及时处理就显得极为重要。临床上常见的肠外营养的并发症主要有导管相关并发症、代谢性并发症、脏器并发症等。

（一）导管相关并发症

1. 机械性并发症　与放置中心静脉导管有关，其中多数发生在放置导管的过程中。常见的有置管失败、气胸、血胸、动脉损伤、胸导管损伤、空气或导管栓塞、静脉血栓形成等。发生后需拔出导管，治疗并发症，从其他静脉另行置管。

2. 感染性并发症　主要是指中心静脉导管相关感染，是肠外营养时最常见的并发症，包括导管细菌移位、导管出口处、皮下隧道或植入装置的局部感染。最严重的并发症是导管相关败血症，可因穿刺时未严格执行无菌技术、导管护理不当、营养液细菌污染、导管放置时间过长或患者存有感染病灶引起。发生后应立即拔出导管，行血培养和导管头培养，改用外周静脉营养。若血培养阳性，则应根据药敏试验结果选用抗生素。

3. 导管栓塞　是较为常见的并发症。置管前预冲小剂量肝素或用肝素涂层导管，能有效预防导管内血栓形成。

（二）代谢性并发症

1. 糖代谢紊乱

（1）高血糖、高渗性非酮性昏迷：因快速、大量输入葡萄糖，机体不能及时利用，使血糖水平骤增所致。高血糖导致高渗状态使脑细胞脱水，患者出现嗜睡或昏迷。预防措施是进行血糖监测，应用胰岛素调控血糖于正常范围内。如发生高渗性昏迷，应立即停止葡萄糖输入，输入低渗盐水以降低血渗透压，同时静脉滴注胰岛素，使血糖逐渐下降。在纠正过程中要防止血糖下降太快而导致急性脑水肿。

（2）低血糖：应用肠外营养时体内胰岛素分泌相应增加，若突然中止肠外营养液的输入，而血胰岛素仍处于较高水平，极易发生低血糖，故肠外营养突然中止应为禁忌。不应利用同一静脉途径输血或输入其他不含糖类液体而停止肠外营养。对有糖代谢异常者，可用等渗葡萄糖液500ml作为过渡，然后再完全停用肠外营养。此外，还需关注胰岛素用量及PVC袋对胰岛素的吸附问题。

2. 氨基酸代谢紊乱　氨基酸的浓度和摄入量应根据患者的病情和耐受性而定，尤其是严重肝肾功能损害时，全肠外营养能量供给不足而氨基酸过量供给，患者易出现肾前性氮质血症。建议全肠外营养配置时采取合适的热氮比，可有效预防肾前性氮质血症，同时监测体重、水平衡、血清尿素氮等指标，有利于早期发现氮质血症。

3. 脂肪代谢紊乱　长期接受肠外营养支持时，若肠外营养液中不含脂肪，则可能发生必需脂肪酸缺乏症。预防的方法是每周至少需要输注10%~20%长链脂肪乳剂2~3次。脂肪乳输入速度过快或输入总量过多时，可发生高脂血症。当患者出现发热、急性消化道溃疡、血小板减少、溶血、肝脾大等症状时，可疑为脂肪超载综合征，应立即停止输注脂肪乳剂并监测血脂。较长期应用脂肪乳剂、用量较大或脂肪廓清能力受损的患者，应定期做血清浊度试验或血脂测定。

4. 电解质及微量元素缺乏　实施肠外营养时，电解质需要量增加，不注意及时补充时易发生电解质缺乏症，低钾血症、低磷血症、低钙血症和低镁血症均可出现。最常见的微量元素缺乏是锌缺乏，其次为铜缺乏和铬缺乏。凡是长期行肠外营养支持者，应每天补充微量元素。

（三）脏器并发症

1. 胆汁淤积性肝功能不全　肠外营养时易引起胆汁淤积性肝功能不全的原因很多，与长期静脉营养过高的能量供给、缺乏食物刺激影响胆汁排泄、肠道菌群失调等有关。营养支持时宜通过减少非蛋白的能量供给，适当促进胆囊排空及胃肠道功能活动等措施进行预防。一旦出现淤胆和肝胆功能异常，应设法改用肠内营养，肠内营养是预防和治疗肝功能异常最有效的措施。

2. 肠道功能受损　长期禁食及使用不含谷氨酰胺肠外营养液时，可破坏肠黏膜正常结构和功能，导致肠黏膜上皮绒毛萎缩、变稀、皱褶变平，肠壁变薄，影响屏障功能，导致肠道细菌移位，引起肠源性感染。在肠外营养液中加入谷氨酰胺有明显保护肠道黏膜屏障的作用，尽可能经肠道提供少量肠内营养可起到预防作用。

相关链接 | **再喂养综合征**

再喂养综合征是指机体经过长时间饥饿或营养不良，处于分解代谢状态，体内电解质、维生素贮存耗竭，当重新摄入营养物质，尤其是短时间内大量输注葡萄糖溶液后，血糖升高，使得胰岛素分泌恢复，胰岛素作用于机体各组织，导致钾、磷、镁离子转移入细胞内，发生低磷血症、低钾血症、低镁血症。同时糖代谢和蛋白质合成的增强还消耗维生素 B_1。这一系列的电解质和维生素的缺乏，导致患者出现心律失常、急性心力衰竭、低血压、呼吸困难、麻痹、谵妄、腹泻，甚至休克，严重者可导致死亡。临床上要及时识别再喂养综合征的患者，通过开始低能量营养补充，循序渐进增加能量，同时补磷、补钾、补镁及维生素 B_1 等方法进行预防和治疗。

七、临床监测及注意事项

肠外营养期间进行系统、全面、持续的监测，可以及时发现相关并发症，并尽早处理，防止产生严重后果。此外，还可以通过监测及时调整肠外营养配方，提高营养治疗的效果。

1. 液体出入量　记录每天液体的出入量，可了解患者体液平衡状态，以指导调整每天静脉补液量。

2. 体温、脉搏及呼吸　观察生命体征的变化，以便及时发现有无肠外营养引起的不良反应和感染并发症。

3. 尿糖和血糖　定期测定尿糖和血糖以指导调整葡萄糖和胰岛素的用量，避免高血糖、低血糖等并发症发生。

4. 血清电解质浓度　包括钾、钠、氯、钙、镁、磷等浓度。肠外营养最初3天，每天测1次，指标稳定后可每周测1次。

5. 肝、肾功能　包括血清总胆红素、结合胆红素、天冬氨酸转氨酶、丙氨酸转氨酶、碱性磷酸酶、谷氨酰转移酶、尿素氮、肌酐等，每周测1~2次。

6. 血清渗透压   如疑有血液高渗情况时，应及时用冰点渗透压仪测血清渗透量浓度，成年人正常值为285~310mOsm/L。

7. 接受肠外营养支持超过2周的患者，应每1~2周用超声检测胆囊容积、胆汁稠度等情况，结合肝功能检查结果，综合评定肝胆系统是否受损和有无淤胆的情况。

八、案例分析

本节导入的案例分析如下。

1. 营养风险筛查与营养评估   患者BMI 19.6kg/m²，近1个月只能进食少量半流质，近1周进食后恶心呕吐明显，进食量极少，3个月体重下降11.8%，营养状态受损评分为3分；疾病严重程度评分为1分；年龄评分为1分；NRS 2002总评分为5分，存在营养风险。进一步经GLIM评估，患者为中度营养不良，需行营养治疗。

2. 营养途径   该患者罹患食管贲门连接处恶性肿瘤，消化道完整性、通畅性被破坏，因化疗后出现进食后恶心呕吐明显，近1周进食量极少，存在高营养风险，经口营养素摄入不足，且短期内无法恢复正常进食。同时因食管贲门部肿瘤，一般情况较差而未行手术，暂时无法进行置鼻饲管或PEG/PEJ等行肠内营养。该患者没有血流动力学不稳定，不存在肠外营养禁忌证，应考虑给予肠外营养支持。从安全角度及使用肠外营养的时间，考虑中心静脉途径来实施肠外营养支持。

3. 营养治疗方案   在制订肠外营养配方时，根据大多数肿瘤患者营养治疗原则，若无代谢车测定基础代谢率，则采用估算法将能量暂设定在104~125kJ/kg（25~30kcal/kg），氨基酸1.0~1.2g/kg，非蛋白能量（kcal）:氮（g）达到（150~200）:1。但考虑患者近3个月体重下降超过10%、摄入减少超过7天，是再喂养综合征的高危人群，故在实施肠外营养支持时，应循序渐进，从低能量开始逐步增加，并注意电解质、维生素的供给。营养治疗过程中需做好监测，包括血糖、血钾、血磷及前白蛋白、血红蛋白等，根据病情及时调整方案。

学习小结

本章主要介绍了肠内营养与肠外营养的概念、适应证与禁忌证，肠内营养的优点；常用肠内营养制剂、肠外营养制剂的种类以及实施途径和输注方式；肠内营养和肠外营养的并发症和处理方法、临床监测及注意事项等知识。在学习中要掌握好肠内营养和肠外营养相关的知识，工作中能以此指导临床营养实践和分析。

（郭丽娜）

单项选择题

1. 肠内营养的最常见并发症是
   A. 恶心
   B. 呕吐
   C. 腹胀
   D. 腹泻
   E. 吸入性肺炎

2. 肠内营养最严重的并发症是
   A. 恶心
   B. 呕吐
   C. 腹胀
   D. 腹泻
   E. 吸入性肺炎

3. 对于反复呕吐，有胃食管反流的患者，最好的管饲途径是
   A. 经鼻胃管饲
   B. 经鼻十二指肠管饲
   C. 经口胃管饲
   D. 经胃造瘘管饲
   E. 颈食管造瘘管饲

4. 小肠大部分切除术后第一天应采用的营养支持方式为
   A. 胃造瘘
   B. 肠外营养
   C. 口服营养
   D. 空肠造瘘
   E. 鼻胃管

5. 对肠外营养描述不正确的是
   A. 直接由静脉输入各种营养素
   B. 可通过周围静脉和中心静脉输入
   C. 安全，不引起并发症
   D. 常用于无法吞咽、肠道梗阻的患者
   E. 糖类和脂肪乳是静脉营养中主要的热能来源

   答案：1. D；2. E；3. B；4. B；5. C

内分泌和代谢性疾病的营养治疗

学习目标

知识目标	1. 掌握　糖尿病的营养治疗原则；肥胖症的诊断和医学营养减重方法。
	2. 熟悉　痛风和骨质疏松症的病因、临床表现、营养治疗及营养护理。
	3. 了解　糖尿病患者个体化营养治疗方案制订方法。
能力目标	运用所学知识对糖尿病、痛风、肥胖症和骨质疏松症患者实施整体护理。
素质目标	尊重患者，保护患者隐私，具有爱护患者的态度和行为。

第一节　糖尿病

导入案例

患者，女，40岁，办公室文员，因"多饮、多食、多尿3个月余，近1个月体重下降2kg"门诊就医。患者有糖尿病家族史。

人体测量：身高160cm，体重58kg，BMI 22.7kg/m²，腰围79cm，臀围93cm。

实验室检查：空腹血糖7.5mmol/L，餐后2小时血糖12.3mmol/L，糖化血红蛋白6.7%，血脂正常，肝、肾功能正常。

诊断：2型糖尿病。

请思考： 该患者每日应供给多少能量、碳水化合物、蛋白质和脂肪？

一、概述

糖尿病（diabetes mellitus，DM）是由遗传因素、内分泌功能紊乱等各种致病因子作用，导致胰岛功能减退、胰岛素抵抗等引发的糖类、蛋白质、脂肪、水和电解质等一系列代谢紊乱综合征。据中华医学会糖尿病学分会发布的《中国2型糖尿病防治指南（2020年版）》报告，我国成人糖尿病患病率已达11.2%。糖尿病已经成为严重影响国人身心健康的主要公共卫生问题。

糖尿病的典型症状是"三多一少"，即多饮、多食、多尿和体重减少。其可并发多种急性代谢紊乱和慢性并发症，病情严重者可致器官功能障碍和衰竭，甚至致残或致死。

根据病因学证据，1999年世界卫生组织（WHO）将糖尿病分为4种类型，即1型糖尿病、2型糖尿病、特殊类型糖尿病和妊娠糖尿病。2019年WHO将糖尿病分类更新为6种类型，增加了混合型糖尿病和未分类糖尿病。

诊断糖尿病是以静脉血糖水平作为诊断依据（表9-1-1）。

▼ 表9-1-1　糖代谢状态分类（WHO 1999年）　　　　　　　　　　　　　　　　　　　　　单位：mmol/L

糖代谢状态	静脉血浆血糖浓度	
	空腹	糖负荷后2小时
正常血糖	< 6.1	< 7.8
空腹血糖受损	6.1~< 7.0	< 7.8
糖耐量受损	< 7.0	7.8~< 11.1
糖尿病	≥ 7.0	≥ 11.1

注：空腹血糖受损和糖耐量受损统称为糖调节受损，也称糖尿病前期；空腹血糖正常参考范围下限通常为3.9mmol/L。

二、营养代谢特点

胰岛素的主要生理功能是促进合成代谢、抑制分解代谢，一旦胰岛素不足或缺乏，或组织对胰岛素的敏感性降低和/或胰岛素反应性下降，可引起碳水化合物、脂肪、蛋白质、水与电解质等代谢紊乱。

1. 碳水化合物代谢　肝脏中糖原分解增加，合成减少，糖异生增加。脂肪和肌肉组织对葡萄糖的利用减少，肌糖原合成减少，分解加速。其结果是血糖水平升高，尿糖排出增加，引发多尿、多饮和多食。

2. 蛋白质代谢　糖异生作用增强，蛋白质消耗增加，常呈负氮平衡，若长期未予纠正，青少年患者可有生长发育不良，成人则出现消瘦、贫血和衰弱，抵抗力下降，易并发各种感染性疾病。因此供给足量蛋白质是重要的治疗措施。

3. 脂肪代谢　机体脂肪合成减少，分解加速，脂质代谢紊乱，从而引起血脂增高，可导致大血管和小血管动脉硬化。当脂肪摄入的种类与数量不当时，可使高脂血症、脂肪肝和高血压等并发症加速出现。

4. 维生素代谢　因限制主食和水果摄入量，常造成维生素摄入不足，成为糖尿病性神经病变的诱因之一。

5. 矿物质代谢　多尿可引起锌、镁、钠、钾等从尿中丢失增加。缺锌可引起胰岛素分泌减少，组织对胰岛素作用的抵抗性增强。低镁可引起2型糖尿病患者对胰岛素不敏感，并与视网膜病变和缺血性心脏病有关。三价铬是葡萄糖耐量因子的组成成分，有增强葡萄糖利用和促进葡萄糖转变为脂肪的作用。

三、营养治疗

营养治疗是糖尿病治疗的基础，对任何类型糖尿病都是最基本的治疗措施。我国于2010年制定了首个糖尿病医学营养治疗（medical nutrition therapy，MNT）指南，并先后于2015年及2022年对指南进行了更新，建议任何类型的糖尿病及糖尿病前期患者均需接受个体化MNT。

（一）营养治疗目的

在保证患者正常生活和儿童青少年正常生长发育的前提下，纠正已发生的代谢紊乱，减轻胰岛 β 细胞负荷，从而延缓并减轻糖尿病及其并发症的发生和发展，进一步提高其生活质量。

（二）营养治疗原则

1. 控制总能量　控制总能量是糖尿病营养治疗的首要原则，能量摄入以达到并维持理想体重为宜。具体供给量应根据患者的年龄、性别、身高、体重、生理状况、活动量及有无并发症来确定，既要将体重控制在合理范围并改善不同疾病阶段的代谢状况，又要满足成人、儿童、青少年及妊娠期等不同情况下各种营养素的合理摄入，预防营养不良。

成年糖尿病患者每日所需能量根据患者理想体重（标准体重）、体型及劳动强度计算，按下列公式（能量供给量见表9-1-2）：

$$每日能量需要量（kcal）＝能量供给量 [kcal/（kg \cdot d）] \times 理想体重（kg）$$

▼ 表9-1-2　成人糖尿病患者每日能量供给量　　　　　　　　　　　　　　　　单位：kJ/kg（kcal/kg）

劳动活动强度	体重过低	正常体重	超重/肥胖
重体力活动	188~209（45~50）	167（40）	146（35）
中体力活动	167（40）	125~146（30~35）	125（30）
轻体力活动	146（35）	104~125（25~30）	84~104（20~25）
休息状态	104~125（25~30）	84~104（20~25）	62~84（15~20）

注：理想体重参考WHO 1999年计算方法。

2. 控制碳水化合物摄入　糖尿病患者每日碳水化合物供能应占总能量45%~60%为宜。接受胰岛素治疗者可适当放宽，对单纯饮食控制而效果不满意者可适当减少。

食物碳水化合物的组成不同，升高血糖能力也不同，其影响程度可用血糖生成指数（glycemic index，GI）衡量。GI是食物的一种生理学参数，是衡量食物引起餐后血糖反应的一项有效指标，它表示含50g可利用碳水化合物的食物和相当量的葡萄糖或白面包在一定时间内（一般为2小时）体内血糖应答水平百分比值，公式如下：

$$GI＝含有50g可利用碳水化合物的食物餐后血糖应答 \div$$
$$50g葡萄糖（或白面包）的餐后血糖应答 \times 100$$

餐后血糖应答一般用血糖应答曲线下面积来表示。

通常定义GI ≤ 55为低GI食物，55~70为中等GI食物，≥ 70为高GI食物。低GI的食物，在胃肠中停留时间长，能量释放缓慢，葡萄糖进入血液后峰值低，下降速度慢，有助于维持血糖稳态；高GI食物，进入胃肠后消化快、吸收完全，升血糖快。

一般规律是粗杂粮的GI低于精制米面，复合多糖的GI低于单、双糖，多种食物混合低于单一食物。故对糖尿病患者来说，主食应粗细搭配，尽量选择玉米、燕麦、高粱、小米等粗杂粮，少用精制米面；多选用富含复合多糖的谷类，少用富含单、双糖的蜂蜜、蔗糖、甜的糕点、饮料等纯糖及其制品，以避免餐后高血糖。常见食物的GI见表9-1-3。

▼ 表9-1-3　常见食物的血糖生成指数

食物	血糖生成指数	食物	血糖生成指数
谷类及制品		豆腐干	24
面条（全麦粉，细）	37	绿豆	27
面条（小麦粉，扁粗）	46	扁豆	38
馒头（富强粉）	88	黑豆汤	46
烙饼	80	四季豆	27
油条	75	乳及乳制品	
大米饭（籼米，精米）	82	豆奶	19
大米饭（籼米，糙米）	71	酸奶（加糖）	48
黑米饭	55	全脂牛奶	27
糯米饭	87	脱脂牛奶	32
玉米（甜，煮）	55	牛奶（加糖和巧克力）	34
玉米片（市售）	79	酸乳酪（普通）	36
荞麦面条	59	布丁	43
荞麦面馒头	67	冰激凌	51
薯类、淀粉及制品		方便食品	
马铃薯	62	白面包	88
马铃薯泥	87	面包（全麦粉）	69
甘薯（红，煮）	77	面包（45%~50%燕麦麸）	47
藕粉	33	苏打饼干	72
豆类及制品		爆玉米花	55
黄豆（浸泡）	18	蔬菜类	
豆腐（炖）	32	胡萝卜（金笋）	71
豆腐（冻）	22	南瓜（倭瓜，番瓜）	75

食物	血糖生成指数	食物	血糖生成指数
山药（薯蓣）	51	芒果	55
雪魔芋	17	葡萄干	64
芋头（蒸）	48	菠萝	66
芦笋	15	西瓜	72
绿菜花	15	糖类	
菜花	15	葡萄糖	100
芹菜	15	绵白糖	84
黄瓜	15	蔗糖、方糖	65
茄子	15	麦芽糖	105
青椒	15	蜂蜜	73
番茄	15	胶质软糖	80
菠菜	15	巧克力	49
水果类及制品		混合膳食	
樱桃	22	馒头＋芹菜炒鸡蛋	49
李子	24	饼＋鸡蛋炒木耳	48
柚	25	饺子（三鲜）	28
桃	28	包子（芹菜猪肉）	39
苹果、梨	36	牛肉面	89
柑（橘）	43	番茄汤	38
葡萄	43	米饭＋红烧猪肉	73
猕猴桃	52	米饭＋鱼	37
香蕉	52		

相关链接 | **血糖负荷**

血糖负荷（glycemic load，GL）是单位食物中可利用碳水化合物质量与该食物GI的乘积，是综合考虑碳水化合物"质"与"量"估算食物血糖效应的重要参考指标，可用来评价摄入一定数量某种食物后对人体血糖影响的程度。

GL＝碳水化合物数量（g）/100×GI

GL分级和评价：GL<10，为低GL食物；GL为11~19，为中等GL食物；GL>20，为高GL食物。

摄入低GL食物能维持患者饱腹感，可降低餐后血糖波动，也能延缓食物在胃肠道停留时间，拮抗胰岛素分泌及胰岛素抵抗等过程。

3. 适量蛋白质摄入 肾功能正常的糖尿病患者蛋白质摄入宜占总能量的15%~20%，其中优质蛋白大于蛋白质总量的50%。有显性蛋白尿或肾小球滤过率下降的糖尿病患者蛋白质摄入应控制在每日0.8g/kg。

4. 限制脂肪和胆固醇摄入 目前国内外指南普遍推荐脂肪供能应占总能量的20%~35%，其中饱和脂肪酸不超过总能量的12%，反式脂肪酸不超过2%，适当增加多不饱和脂肪酸与单不饱和脂肪酸。2型糖尿病患者的胆固醇摄入量不宜超过300mg/d。

5. 高膳食纤维摄入 膳食纤维供给量为25~36g/d或（12~14）g/1 000kcal，保证可溶性膳食纤维摄入10~20g/d。

6. 充足的维生素和矿物质摄入 糖尿病患者体内各种物质代谢异常，会造成多种维生素和矿物质缺乏，尤其是维生素C、维生素E、β-胡萝卜素和硒等抗氧化营养素的缺乏，应注意补充足量。铬与糖尿病的关系十分密切，三价铬是葡萄糖耐量因子的组成成分，含活性铬的食物有酵母、牛肉、肝和蘑菇等。锌是胰岛素组成部分，与胰岛素活性有关，能协助葡萄糖在细胞膜上的转运，动物性食物是锌的主要来源。血压正常者，食盐摄入量应控制在≤5g/d；高血压患者，食盐摄入量应控制在2~3g/d。

7. 合理餐次分配 定时定量进餐，防止每餐进食过多，加重胰岛分泌的负担，或每餐进食量过少，发生低血糖或酮症酸中毒。应用胰岛素治疗容易发生低血糖者，可在三次正餐之间加餐2~3次，加餐量应从正餐的总量中扣除，做到加餐不加量。三餐能量可按30%、40%、30%分配，加餐从上一正餐中分出5%~10%。

（三）特殊情况及并发症处理

1. 低血糖 对非糖尿病患者来说，低血糖症的诊断标准为血糖<2.8mmol/L，而接受药物治疗的糖尿病患者只要血糖<3.9mmol/L就属低血糖，即需要补充葡萄糖或含糖食物。意识清醒者，给予15~20g葡萄糖并于15分钟后检测血糖，若仍≤3.9mmol/L，则再次给予葡萄糖口服或静脉注射；意识障碍者，给予50%葡萄糖液20~40ml静脉注射或胰升糖素0.5~1.0mg肌内注射。糖尿病患者应常规随身备碳水化合物类食品，一旦发生低血糖，立即食用。

2. 糖尿病肾病 营养治疗原则：① 保证能量供给，尽量选择低GI食物。② 限制蛋白质摄入，对未开始透析的糖尿病肾病G$_{1-2}$期患者，推荐蛋白质摄入量为0.8g/（kg·d）；未开始透析的糖尿病肾病G$_{3-5}$期患者，推荐蛋白质摄入量为0.6g/（kg·d），同时推荐补充复方α-酮酸治疗。对已透析的糖尿病肾病G$_5$期患者，蛋白质摄入量可适当增加至1.0~1.2g/（kg·d）。蛋白质来源应以优质蛋白为主，必要时可补充复方α-酮酸制剂。③ 限制钠盐摄入，未开始透析的糖尿病肾病患者食盐供给量为3.75~5.0g/d，透析患者食盐应控制在5.0g/d。④ 根据病情补钾。

3. 妊娠糖尿病　建议到孕期营养门诊获得不同孕期个体化营养治疗方案。营养治疗原则：① 应控制每日总能量摄入，以妊娠早期不低于6.69MJ/d（1 600kcal/d），妊娠中晚期7.53~9.20MJ/d（1 800~2 200kcal/d）为宜；伴孕前肥胖者应适当减少能量摄入，但妊娠早期不低于6.69MJ/d（1 600kcal/d），妊娠中晚期适当增加。② 每日摄入的碳水化合物不低于175g（主食量200g以上），摄入量占总热量的50%~60%为宜；蛋白质不应低于70g；饱和脂肪酸不超过总能量摄入的7%；限制反式脂肪酸的摄入；每日摄入25~30g膳食纤维。③ 每天的餐次安排为3次正餐和2~3次加餐，早、中、晚三餐的能量应分别控制在每日摄入总能量的30%、40%、30%，加餐从上一正餐中分出5%~10%。④ 保证维生素和矿物质的摄入，有计划地增加富含铁、叶酸、钙、维生素D、碘等的食物，如瘦肉、家禽、鱼、虾、奶制品、新鲜水果和蔬菜等。⑤ 应根据孕前BMI制订妊娠期的增重目标，建议孕前正常体重孕妇妊娠期增重8.0~14.0kg，孕前超重和肥胖孕妇妊娠期增重应减少。

4. 儿童糖尿病　儿童糖尿病多为1型，其营养治疗详见第十六章第一节。

四、营养护理

（一）营养筛查与营养评估

对成人住院患者，通过营养风险筛查2002（NRS 2002）对患者的营养风险进行判断，若判定为存在营养风险，需对患者进行营养评估。

（二）营养护理计划实施

1. 加强饮食心理护理　糖尿病病程较长，过程中患者难免出现焦虑、烦躁等负性情绪。有的患者不重视饮食治疗，认为自己年龄大，应讲享受不讲长寿；有的患者误认为糖尿病什么都不能吃，每天只吃素食，产生悲观、忧虑、恐惧心理等。为此，护理人员应密切关注患者心理状态变化，为其进行讲解糖尿病相关知识，纠正其对糖尿病的错误认知，进而使患者的疾病防治意识提升，利用语言及非语言形式给予患者适当鼓励，增强其治疗信心，使患者以最佳的状态面对治疗。

2. 食物选择

（1）宜用食物：粗杂粮、大豆及其制品、鱼类、瘦肉、脱脂奶、蛋清、新鲜蔬菜。

（2）忌用或少用食物：纯糖及其制品、高淀粉类食物（若食用应按食物交换份减掉相应主食）、高饱和脂肪酸食物、高胆固醇食物、甜的水果（血糖、尿糖控制不好者最好暂时不用，病情稳定者可限量食用低GI水果，但应减掉部分主食）、高盐食物、酒。

（三）营养监测

对患者的饮食依从性进行监测管理，随访中需要对体重、血糖、糖化血红蛋白等变化进行监测评估，并调整治疗方案。

（四）营养健康教育

1. 开展规范化糖尿病健康教育　利用录像、幻灯、新媒体、食品模型等手段开展糖尿病知识讲座、宣教和咨询，使患者全面了解糖尿病的相关知识，尤其是糖尿病的饮食治疗。建议2型糖尿病患者遵循《成人糖尿病食养指南（2023年版）》的8条原则和建议：① 食物多样，养成和建立合理膳食习惯；② 能量适宜，控制超重肥胖和预防消瘦；③ 主食定量，优选全谷物和低GI食物；④ 积极运动，改善体质和胰岛素敏感性；⑤ 清淡饮食，限制饮酒，预防和延缓并发症；⑥ 食养有道，合理选择应用食药物质；⑦ 规律进餐，合理加餐，促进餐后血糖稳定；⑧ 自我管理，定期营养咨询，提高血糖控制能力。

2. 教会患者及家属利用食物交换份做到食物多样化 食物交换份是按照食物的来源、性质将食物分为四大组别，每份食物所含能量相仿，约377kJ（90kcal），同类食物中各种食物可以互相交换。每份同类食物交换份中，蛋白质、脂肪、碳水化合物等营养素含量相近（详见第五章第三节）。

五、案例分析

本节导入的案例分析如下。

该患者门诊就医，诊断2型糖尿病，无并发症，给予糖尿病营养治疗，按照糖尿病营养治疗原则结合患者身高、体重、劳动强度等制订个体化营养治疗方案。

1. 确定每日所需能量 ① 患者BMI 22.7kg/m²，体重属正常范围；② 理想体重（kg）=160（cm）−105 = 55kg；③ 查表9-1-2，轻体力活动正常体重成人糖尿病每日能量供给量为30kcal/kg，全日所需能量（kcal）=30kcal/kg × 55kg = 1 650kcal。

2. 确定碳水化合物、蛋白质和脂肪需要量 ① 鉴于该患者血糖偏高，血脂正常范围，无其他并发症，建议碳水化合物、蛋白质、脂肪应分别占总能量的55%、18%和27%；② 碳水化合物需要量（g）= 1 650kcal × 55% ÷ 4kcal/g ≈ 227g，蛋白质需要量（g）= 1 650kcal × 18% ÷ 4kcal/g ≈ 74g，脂肪需要量（g）= 1 650kcal × 27% ÷ 9kcal/g ≈ 50g。

3. 餐次分配 早午晚三餐能量可按30%、40%、30%分配。

4. 食谱举例 糖尿病患者一日食谱举例见表9-1-4。

▼ 表9-1-4 糖尿病患者一日食谱举例

餐次	食物内容及数量
早餐	牛奶250ml，馒头（面粉50g），拌小菜（菠菜50g、绿豆芽50g），鸡蛋羹（鸡蛋50g）
加餐	苹果150g
午餐	二米饭（大米60g、小米30g），豆腐干炒青椒（豆腐干30g、青椒150g），家常带鱼（带鱼100g）
晚餐	发糕（玉米面30g、面粉60g），猪肉炒芹菜（瘦猪肉丝50g、芹菜丝150g）

注：1. 全日烹调用植物油22g，盐5g。

2. 全日能量6.84MJ（1 635kcal），蛋白质73.7g（18.0%），脂肪50.1g（27.6%），碳水化合物222.3g（54.4%）。

3. 早午晚三餐能量占总能量比例分别为26%、38%、31%，上午加餐占总能量比例为5%。

第二节　高尿酸血症及痛风

导入案例

患者，男，51岁。2个月前饮大量啤酒、吃烧烤食物后出现左侧第一跖趾关节红肿，伴疼痛；3天前因生日聚餐再次出现上述症状，疼痛剧烈不能忍受。患者近一周饮食摄入量减少15%，近2个月体重减少1.5kg（体重下降率1.8%），为进一步诊治收入院。

人体测量：身高170cm，体重82kg，BMI 28.4kg/m²。

实验室检查：尿素氮6.4mmol/L，肌酐81μmol/L，总二氧化碳23.2mmol/L，尿酸511μmol/L。

诊断：痛风。

请思考：患者全日能量、蛋白质和嘌呤需要量是多少？饮食中需要注意哪些问题？

一、概述

高尿酸血症（hyperuricemia）和痛风是同一疾病的不同状态。高尿酸血症是嘌呤代谢紊乱引起的代谢异常综合征。无论男性还是女性，非同日2次血尿酸水平 >420μmol/L，称为高尿酸血症。我国高尿酸血症患病率约为13.3%。血尿酸水平超过其在血液或组织液中的饱和度，可在关节局部形成尿酸钠晶体并沉积，诱发局部炎症反应和组织破坏，即痛风（gout）。调查发现，约1/3的高尿酸血症患者发展为痛风。高尿酸血症及痛风是慢性肾病、高血压、心脑血管疾病和糖尿病等疾病的独立危险因素，是过早死亡的独立预测因子。

临床上通常根据病程可将痛风分为4期：无症状高尿酸血症期、痛风性关节炎急性发作期、痛风性关节炎发作间歇期和慢性痛风性关节炎期。也有指南根据疾病进展和表现将高尿酸血症和痛风分为3个阶段、8个状态（不同疾病状态可同时出现），见表9-2-1。

▼ 表9-2-1　高尿酸血症和痛风的疾病状态

阶段	内容
临床前阶段	
无症状高尿酸血症	高尿酸血症，不伴有关节炎等症状
无症状MSU沉积	有MSU沉积证据，但不存在痛风（可通过影像学或显微镜下证实MSU沉积）
无症状高尿酸血症伴MSU沉积	高尿酸血症并MSU沉积，但不存在痛风
临床阶段	
痛风	由MSU沉积引起临床症状的疾病（包括痛风发作、慢性痛风性关节炎或皮下痛风石）
痛风石性痛风	痛风伴至少一处皮下痛风石
侵蚀性痛风	痛风伴至少一处痛风性骨破坏
病程阶段	
初次痛风发作	痛风首次发作

阶段	内容
复发型痛风发作	一次以上的痛风发作

注：MSU，单钠尿酸盐。

二、营养代谢特点

1. 嘌呤代谢　嘌呤是核酸中的RNA及DNA分解代谢后的产物，它主要包括腺嘌呤、鸟嘌呤、次黄嘌呤、黄嘌呤等。在嘌呤代谢分解当中，嘌呤环氧化释放出氧化嘌呤，继续氧化成次黄嘌呤和黄嘌呤，后两者再氧化成尿酸。约80%的尿酸源于体内核苷酸或核蛋白的分解，20%的尿酸源于膳食中富含嘌呤的食物。尿酸主要由肾脏（66%）和肠道（34%）排出体外。

2. 宏量营养素代谢　食物中的嘌呤多与蛋白质共存，高蛋白质饮食不但使嘌呤摄入增多，而且可促进内源性嘌呤的合成和核酸的分解。脂肪摄入过多通过多种机制如游离脂肪酸的增加，促进嘌呤代谢、引起胰岛素抵抗、菌群紊乱，影响酸碱平衡等促进了尿酸生成增多和排泄减少，导致尿酸增加。碳水化合物丰富，能增加尿酸排泄，并可减少体内脂肪氧化而产生过多的酮体，故应是能量的主要来源。

3. 维生素代谢　B族维生素和维生素C可促进组织沉积的尿酸盐溶解，有利于缓解痛风。

4. 水　多喝水、多排尿，可促进尿酸排泄；反之，喝水少、尿量少，会减少尿酸排泄，还可能增加尿酸盐结晶在肾脏的形成，甚至发展为痛风性肾病。

三、营养治疗

（一）营养治疗目的

尽快终止急性症状，预防急性关节炎的复发，阻止或逆转并发症。因此，一方面要限制外源性嘌呤的摄入，减少尿酸来源；另一方面要促进尿酸排泄，控制高尿酸血症。

（二）营养治疗原则

1. 限制总能量　超重或肥胖一般按84~104kJ/（kg·d）[20~25kcal/（kg·d）]，切忌减重过快。

2. 多食用新鲜蔬菜　绝大多数瓜类、块茎、块根类及大多数叶菜类蔬菜为低嘌呤食物。不宜多食香菇、草菇、芦笋、紫菜、海带及谷类胚芽等嘌呤含量较高的植物性食品。

3. 限果糖　果糖会加速尿酸的生成，可食用含果糖较少的水果，如柠檬、樱桃、草莓、菠萝和桃子等，不要过量食用水果和大量饮用果汁。

4. 充足水　心肾功能正常者，每日应饮水2 000~3 000ml，可饮用白开水、苏打水和淡茶水等。尽量保证每日尿量约为2 000ml，尿酸碱度（pH）为6.3~6.8，有利于尿酸排泄，减少尿酸盐结晶形成。避免饮用可乐、橙汁和苹果汁等含果糖饮料或含糖软饮料。

5. 注意烹调方法　少用刺激调味品，肉类煮后弃汤可减少嘌呤量。

6. 禁酒　酒精是导致痛风发作的风险因素之一。饮酒导致尿酸水平升高是因为：① 酒精的代谢增加了三磷酸腺苷的消耗，导致尿酸产生增加；② 酒精导致血清乳酸水平升高，从而减少尿酸排泄；③酒中含有嘌呤导致尿酸产生增加。可见饮酒过度对痛风有危害，建议痛风患者禁酒。

7. 选择低嘌呤食物　一般人膳食摄入嘌呤为600~1 000mg/d，在痛风急性期，嘌呤摄入量应控制在150mg/d以内。痛风性关节炎急性发作期只能选择嘌呤含量很少的食物（每100g食物中嘌呤含量<50mg），无症状高尿酸血症期、痛风性关节炎发作间歇期和慢性痛风性关节炎期可适量选择嘌呤含量中等的食物（每100g食物中嘌呤含量50~150mg），禁用嘌呤含量高的食物（每100g食物中嘌呤含量150~1 000mg）。食物嘌呤分类及含量详见第七章第二节。

四、营养护理

（一）营养筛查与营养评估

对成人住院患者，使用NRS 2002进行营养风险筛查，若评分≥3分，判定为存在营养风险。需对存在营养风险的患者进行营养评估。

（二）营养护理计划实施

1. 加强饮食心理护理　患者由于疼痛影响进食和睡眠，疾病反复发作导致关节畸形和肾功能损害，担心丧失劳动能力，因而出现焦虑、抑郁等情绪，护士应向其宣教痛风的有关知识，讲解饮食与疾病的关系，并给予精神上的安慰和鼓励，使其能配合治疗。

2. 食物选择　选用低嘌呤食物，禁用高嘌呤食物，无症状高尿酸血症期、痛风性关节炎发作间歇期和慢性痛风性关节炎期可适量选用中等嘌呤食物。食物嘌呤分类及含量详见第七章第二节。

（三）营养监测

对患者的饮食依从性进行监测管理，随访中需要对体重、血尿酸等变化进行监测评估，并调整治疗方案。

（四）营养健康教育

高尿酸血症和痛风诊断后，需立即对患者进行宣教和生活方式干预。

1. 建议痛风患者参加病友会。痛风病友会是一种集专科医生、多学科医生、护士、患者和家属为一体的综合组织。目前国内常见的病友会有疾病健康讲座、座谈会和微信病友群等。病友会通过增加医患沟通，让患者主动参与、相互影响，改变患者对疾病的认识、态度及信念，更重要的是增加治疗依从性，从而改善预后。

2. 指导患者保持心情愉快，避免情绪紧张，生活要有规律，超重/肥胖者应减轻体重。

3. 指导患者严格控制饮食，避免进食高嘌呤的食物，勿饮酒。每天饮水2 000~3 000ml，有助于尿酸由尿液排出，适当碱化尿液，避免或减少在肾脏形成尿酸盐结晶或结石。

4. 鼓励患者定期且适度的运动，建议每周至少进行150分钟中等强度的有氧运动［每次30分钟，每周5次，心率在（220-年龄）×（50%~70%）范围内］。应避免剧烈运动以免诱导痛风发作，运动后及时补充水分。指导患者保持受累关节舒适，若有局部温热和肿胀，尽可能避免活动。

5. 指导患者自我检查，如平时用手触摸耳轮及手足关节处是否产生痛风石。

6. 嘱患者戒烟，避免被动吸烟，定期复查血尿酸，门诊随诊。

五、案例分析

本节导入的案例分析如下。

1. 营养风险筛查与营养评估　患者近一周饮食摄入量减少15%，近2个月体重减少1.5kg（体重下降率1.8%），营养状态受损评分为0分；疾病严重程度和年龄评分均为0分；NRS 2002总评分为0分，无营养风险。1周后复筛。

2. 营养治疗方案

（1）确定每日所需能量：① 患者BMI为28.4kg/m²，肥胖；② 理想体重（kg）=170（cm）- 105 = 65kg；③ 患者需逐步减重，能量需要量为20~25kcal/（kg·d），每日能量需要量（kcal）=24kcal/kg×65kg=1 560kcal。

（2）确定蛋白质和嘌呤需要量：① 该患者为痛风急性发作，蛋白质需要量为0.8~1.0g/（kg·d），每日蛋白质需要量（g）=（0.8~1.0）g/kg×65kg=52~65g；② 嘌呤摄入量应<150mg/d。

3. 食谱举例　痛风急性发作期一日食谱举例见表9-2-2。

▼ 表9-2-2　痛风急性发作期一日食谱举例

餐次	食物内容及数量
早餐	牛奶250ml，苏打饼干50g，拌黄瓜（黄瓜100g）
午餐	米饭（粳米75g），韭菜炒鸡蛋（鸡蛋50g、韭菜200g），萝卜丝汤（白萝卜100g）
加餐	酸奶150g，西瓜100g
晚餐	包子（富强粉75g、鸡蛋白50g、白菜150g），番茄蛋花汤（番茄150g、鸡蛋白25g）
加餐	牛奶250ml

注：1. 全日烹调用植物油15g，盐5g。
　　2. 全日能量6.34MJ（1 517kcal），蛋白质59.9g（15.8%），脂肪45.0g（26.7%），碳水化合物218.1g（57.5%）。
　　3. 嘌呤105mg。

第三节　肥胖症

导入案例

患者，女，38岁，办公室文员，因"产后5年体重增加20kg，近1年睡眠时打鼾明显"就诊。

人体测量：身高158cm，体重83.5kg，BMI 33.5kg/m²，腰围96cm，臀围110cm，体脂率45.3%，内脏脂肪等级12。

实验室检查：高密度脂蛋白胆固醇0.83mmol/L，甘油三酯2.39mmol/L，尿酸460μmol/L。

诊断：肥胖症。

请思考：该患者属于何种类型肥胖？如何诊断和治疗？

一、概述

肥胖（obesity）是指人体脂肪过量贮存，脂肪细胞数目增多和/或细胞体积增大，与其他组织失去正常比例的状态。正常成年男性脂肪组织重量占体重的15%~20%，女性占20%~25%。若成年男性脂肪组织超过体重的25%，女性超过30%，即为肥胖症。当前，中国50%以上的成年人和约20%的学龄儿童超重或肥胖，肥胖已成为危害中国居民健康的严重公共卫生问题。

按照病因和发病机制，肥胖症可分为单纯性肥胖和继发性肥胖。单纯性肥胖与年龄、遗传、生活习惯及脂肪组织特征有关，占肥胖者的95%以上，它是高血压、冠心病和2型糖尿病等疾病的重要危险因素。继发性肥胖是由多种神经内分泌疾病、某些药物以及激素等引起，如肾上腺皮质功能亢进症、性腺功能减退症、长期大量服用糖皮质激素、避孕药等，此类肥胖应针对原发病进行治疗。

超重/肥胖的诊断主要是采用BMI和腰围，用BMI诊断超重和肥胖，用腰围诊断向心性肥胖。我国目前建议使用BMI $\geq$ 24.0kg/m^2 和 $\geq$ 28.0kg/m^2 分别诊断成人超重和肥胖，采用腰围男性 $\geq$ 90.0cm、女性 $\geq$ 85.0cm诊断成人向心性肥胖（表9-3-1）。

此外，可用双能X射线吸收法（dual energy X-ray absorptiometry，DXA）、CT断层法、生物电阻抗分析法（bio-electrical impedance analysis，BIA）等方法测量脂肪分布面积。

▼ 表9-3-1　中国成人超重或肥胖诊断标准临界值

分类	体质量指数/（kg/m^2）		腰围/cm	
	WHO	中国	IDF	CDS
超重	25.0~29.9	24.0~27.9	—	—
肥胖	$\geq$ 30.0	$\geq$ 28.0	—	—
向心性肥胖	—	—	男：$\geq$ 90.0	男：$\geq$ 90.0
	—	—	女：$\geq$ 80.0	女：$\geq$ 85.0

注：WHO，世界卫生组织；IDF，国际糖尿病联合会；CDS，中华医学会糖尿病学分会。

二、营养代谢特点

1. 合成代谢　肥胖患者摄入食物后，体内合成代谢明显比正常人旺盛。

2. 蛋白质代谢　肥胖者饮食常常是高能量、高脂肪、高蛋白，过多的蛋白质经过体内异生作用合成脂肪贮存起来，加重肥胖。

3. 碳水化合物代谢　肥胖初期空腹血糖正常，随着肥胖程度加重和病程延长，糖耐量减退（受损或者异常），餐后血糖增高，随后空腹血糖增高，发展为糖尿病。

4. 脂肪代谢　肥胖患者存在着明显脂质代谢紊乱，容易诱发高脂血症、脂肪肝、高血压及冠心病。

5. 维生素和矿物质代谢　肥胖患者体内脂溶性抗氧化维生素，如维生素E和β-胡萝卜素水平下降，血钙、磷和锌水平下降，出现代谢紊乱。

三、营养治疗

减重治疗包括生活方式调整、内科药物及外科手术治疗等多种手段。科学合理的营养治疗联合运动干预是目前最有效、最安全的减重基础治疗。调节饮食减少能量摄入和配合运动增加能量消耗，是减重的最佳方法。

（一）营养治疗目的

保证机体蛋白质及其他各种营养素的需要，维持机体能量摄入与能量消耗的负平衡，并持续相当时间，促使体脂逐渐分解，达到减轻体重目的。

（二）营养治疗原则

营养治疗的核心原则是能量负平衡，即摄入的能量少于消耗的能量。基于能量负平衡的饮食干预方法对体重控制均有效果，包括限能量饮食、高蛋白饮食、间歇式断食饮食、营养代餐、低碳水化合物饮食等。

1. 限能量饮食（calorie restrict diet，CRD） 在目标能量摄入基础上每日减少能量摄入 500~1 000kcal（男性为 1 200~1 400kcal/d，女性为 1 000~1 200kcal/d），或较推荐摄入量减少 1/3 总能量，其中，碳水化合物占每日总能量的 55%~60%，脂肪占每日总能量的 25%~30%。限能量饮食可有效减轻体重，改善代谢，容易长期坚持，适用于所有年龄段的超重/肥胖人群。

2. 高蛋白饮食（high protein diet，HPD） 每日蛋白质摄入量超过每日总能量的 20% 或 1.5g/（kg·d），但一般不超过每日总能量的 30% 或 2.0g/（kg·d）的饮食模式。高蛋白饮食可减轻饥饿感，增加饱腹感和静息能量消耗，减轻体重，利于多种心血管疾病危险因素的控制。高蛋白饮食使用时间不宜超过半年，不适用于孕妇、儿童、青少年、老年人及肾功能异常者。

3. 低/极低碳水化合物饮食（low carbohydrate diets，LCDs/very low carbohydrate diets，VLCDs） 饮食中碳水化合物供能比 ≤40%，脂肪供能比 ≥30%，蛋白质摄入量相对增加的一类饮食。VLCDs 以饮食中碳水化合物供能比 ≤20% 为目标。生酮饮食是 VLCDs 的极特殊类型。短期 LCDs 干预的减重效果显著，有益于控制体重、改善代谢；长期 LCDs 的安全性和有效性仍需进一步研究。

4. 间歇性能量限制（intermittent energy restriction，IER） 按照一定规律在规定时期内禁食或给予有限能量摄入的饮食模式，目前常用的 IER 方式包括隔日禁食法（每 24 小时轮流禁食）、4:3 或 5:2 IER（在连续/非连续日每周禁食 2~3 天）等。在 IER 禁食期，能量供给通常在正常需求的 0~25%。IER 有益于体重控制和代谢改善，不适用于孕妇、儿童和青少年减重。

5. 低血糖指数饮食 以低血糖食物为主的膳食结构。食物的血糖生成指数 ≤55 为低 GI 食物，具有低能量、高膳食纤维的特性，可使胃肠道容受性舒张，增加饱腹感，有利于降低总能量摄入，减轻体重，改善胰岛素抵抗。

6. 营养代餐 代餐食品是为满足成人控制体重期间一餐或两餐的营养需要，代替部分饮食，专门加工配制而成的一种控制能量食品。中国营养学会发布的首个中国营养学会团体标准《代餐食品》（T/CNSS 002—2019），对于代餐食品的原料、感官、营养成分、标签、名称等做出了明确要求。代餐食品可有效减低体重和体脂，但非可持续饮食方式，长期使用的安全性仍待进一步研究。

7. 终止高血压饮食（dietary approaches to stop hypertension，DASH） 从美国大型高血压防治

计划发展而来的饮食模式，强调增加蔬菜、水果、低脂（或脱脂）奶、全谷类食物摄入，减少红肉、油脂、精制糖及含糖饮料摄入，进食适量的坚果、豆类。DASH可降低超重/肥胖者的体重、BMI和体脂含量。

8. 地中海饮食　以植物性食物为主，包括全谷类、豆类、蔬菜、水果、坚果等；鱼、家禽、蛋、乳制品适量，红肉及其产品少量；食用油主要是橄榄油；适量饮红葡萄酒。脂肪供能比为25%~35%，其中饱和脂肪酸摄入量低（7%~8%），不饱和脂肪酸摄入量较高。地中海饮食可降低超重/肥胖者、糖尿病和代谢综合征患者及产后女性的体重。

四、营养护理

对肥胖症患者开展健康教育与心理护理干预，可全面改善患者生活方式，且能提高整体护理满意度。

（一）营养筛查与营养评估

对成人住院患者，使用NRS 2002进行营养风险筛查，若评分≥3分，判定为存在营养风险。需对存在营养风险的患者进行营养评估。

（二）营养护理计划实施

1. **加强饮食心理护理**　很多患者因自身肥胖，负面情绪相对较大。护理人员需要对患者内心情况进行实时体察，同时开展针对性心理疏导，告知患者良好心态的重要性，详细解答患者疑问，讲解既往治疗成功的案例，逐渐增强其治疗信心。

2. **食物选择**

（1）宜用食物：粗杂粮、瘦肉、鱼虾类、豆类及其制品、低脂牛奶、各类蔬菜、水果等。

（2）忌用或少用食物：富含饱和脂肪酸的各类食物，如肥肉、猪牛羊油、可可油等；各类油煎、油炸食品；富含精制糖的各种糕点、饮料、零食和酒类。

（三）营养监测

对患者的饮食摄入情况进行监测管理，随访中需要对体重、身体成分、腰围等变化进行监测评估，并调整治疗方案。

（四）营养健康教育

1. **开展规范化营养教育**　做好肥胖症的防治教育，鼓励患者正确认识疾病，积极配合治疗。使患者明确营养治疗是治疗肥胖最安全、有效的方法。患者应长期控制能量摄入，增加能量消耗，持之以恒地改变不良的生活习惯。

2. **指导患者合理进食**　三餐外不随意增加任何食物，尤其是巧克力、冰激凌、甜饮料、炸鸡、炸薯条等高能量食物，避免选用动物内脏、肥肉、鱼籽等高胆固醇食物。

3. **鼓励患者参加体育运动**　在限制饮食的同时，还需增加一定量的有氧运动和无氧运动，如打球、骑车、登山、游泳、慢跑、快走、哑铃、拉力器、平板支撑、健腹轮等。老年肥胖患者可坚持每天三餐后散步或快走。运动不仅能减轻体重，而且能改善胰岛功能，但需注意强度，切不可操之过急。

五、案例分析

本节导入的案例分析如下。

患者 BMI 33.5kg/m²，腰围 96cm，为向心性肥胖。膳食调查发现，患者 24 小时能量摄入约 2 200kcal，喜欢甜饮品，很少运动。进一步检查发现，患者肝肾功能基本正常。结合患者意愿制订减重方案：采用限能量饮食方法，每周减重目标为 1.0kg。

1. 确定能量需要量　因每周减重目标为 1.0kg，全日需减少能量约 1 000kcal，故能量需要量为 2 200-1 000=1 200kcal。

2. 确定蛋白质需要量　蛋白质占总能量的 15%~20%，全日蛋白质需要量 45~60g。

3. 一日减重食谱　一日减重食谱举例见表 9-3-2。

▼ 表9-3-2　一日减重食谱举例

餐次	食物内容及数量
早餐	脱脂牛奶（250ml），煮鸡蛋 1 个（鸡蛋 50g），煮燕麦片（燕麦片 50g），拌菠菜（菠菜 100g）
午餐	二米饭（糙米 20g、大米 30g），鸡胸肉炒芹菜（鸡胸肉 50g、芹菜茎 150g），素炒油菜心（油菜心 150g）
加餐	苹果 200g
晚餐	二米饭（大米 30g、小米 20g），凉拌豆腐（北豆腐 100g），素炒生菜（生菜 250g）

注：1. 全日烹调用植物油 15g，盐 5g。
　　2. 全日能量 5.05MJ（1 207kcal），蛋白质 57.0g（18.9%），脂肪 39.0g（29.1%），碳水化合物 156.9g（52.0%）。

第四节　骨质疏松症

导入案例

患者，女，61 岁，反复腰背疼痛 7 年余，未正规诊治。因近日抱孙子爬楼梯后自觉症状加剧就诊。无创伤史，50 岁绝经。
人体测量：身高 162cm，体重 59kg，BMI 22.5kg/m²。
辅助检查：血钙、血磷、血清甲状旁腺素、血皮质醇水平正常，血碱性磷酸酶水平轻度升高；腰椎侧位 X 线片示 L_3、L_4、L_5 腰椎骨质疏松；DXA 骨密度 T-值为 -2.9。
诊断：骨质疏松症。
请思考：该患者属于骨质疏松症的哪种类型？营养治疗要注意什么？

一、概述

骨质疏松症（osteoporosis）是一种以骨量低下、骨组织微结构损坏，导致骨脆性增加，易发生骨折为特征的全身性骨病。骨质疏松症可发生于任何年龄，但多见于绝经后女性和老年男性。依据病因，骨质疏松症分为原发性和继发性两大类。原发性骨质疏松症包括绝经后骨质疏松症（Ⅰ型）、老年骨质疏松症（Ⅱ型）和特发性骨质疏松症（青少年型）。绝经后骨质疏松症一般发生在女性绝经后5~10年内；老年骨质疏松症一般指70岁以后发生的骨质疏松；特发性骨质疏松症主要发生在青少年，病因尚未明。继发性骨质疏松症指由影响骨代谢的疾病或药物或其他明确病因导致的骨质疏松。全国骨质疏松症流行病学调查显示：50岁以上人群骨质疏松症患病率为19.2%，其中女性为32.1%，男性为6.9%；65岁以上人群骨质疏松症患病率为32.0%，其中女性为51.6%，男性为10.7%。

骨质疏松症主要症状是骨痛，尤以腰背痛最常见，主要由于骨吸收增加、骨质破坏引起。主要并发症是骨折，以椎体骨折最常见，而髋部骨折危害最大。

DXA测量的骨密度是目前通用的骨质疏松症诊断依据。对于绝经后女性、50岁及以上男性，建议参照WHO推荐的诊断标准（表9-4-1）。DXA测量的骨密度通常需要转换为T-值（T-score）用于诊断，T-值=（骨密度的实测值−同种族同性别正常青年人峰值骨密度）/同种族同性别正常青年人峰值骨密度的标准差。推荐使用骨密度DXA测量的中轴骨（腰椎1~4、股骨颈或全髋部）骨密度或桡骨远端1/3骨密度的T-值≤−2.5为骨质疏松症的诊断标准。

▼ 表9-4-1　基于双能X射线吸收法（DXA）测定骨密度的分类标准

诊断	标准
正常	T-值≥−1.0
骨量减少	−2.5<T-值<−1.0
骨质疏松	T-值≤−2.5
严重骨质疏松	T-值≤−2.5+脆性骨折

二、营养代谢特点

1. **钙**　钙是骨的主要成分，机体总钙量的99%存在于骨质和牙齿中。老年人骨质疏松症的发生和发展与钙摄入状况有密切关系。在青少年期开始就有足够的钙供给，增加骨矿化程度，使成年后骨密度峰值增加；长期保持足量钙摄入，使女性闭经后及进入老年后的骨密度较高，骨质疏松速度减慢，骨折的危险性也会降低。随年龄增长而出现的骨矿物质丢失可能是长期钙摄入不足、吸收不良和排泄增多综合作用的结果。

2. **磷**　高磷摄入，引起血磷偏高，抑制$1,25-(OH)_2D_3$生成，最终使钙吸收下降。但增加磷摄入可减少尿钙丢失，因此，综合结果对钙平衡影响不大。一般认为钙磷比值1∶2~2∶1范围是合适的。值得注意的是食物中普遍富含磷，一些食品在加工时添加多种含磷的添加剂。

3. **维生素**　维生素D能促进小肠钙吸收，减少肾钙排泄，有助于骨质钙化。维生素A和维生素C参与骨胶原和糖胺聚糖的合成，后两者是骨基质的成分，对骨钙化有利。

4. **蛋白质**　蛋白质是构成骨基质的重要原料，长期蛋白质缺乏，会造成骨基质合成不足，新骨生成落后；但蛋白质摄入过多会增加尿钙排泄，影响骨骼健康。

三、营养治疗

骨骼强壮是维持人体健康的关键，骨质疏松症的防治应贯穿生命全过程。骨质疏松症初级预防：指尚无骨质疏松但具有骨质疏松症危险因素者，应防止或延缓其发展为骨质疏松症并避免发生第一次骨折。骨质疏松症二级预防和治疗：指已有骨质疏松症或已经发生过脆性骨折，防治目的是避免发生骨折或再次骨折。

（一）营养治疗目的

维持骨量和骨质量，预防增龄性骨丢失；避免跌倒和骨折。

（二）营养治疗原则

1. 充足的钙摄入 《中国居民膳食营养素参考摄入量》（2023版）建议：50岁以上中老年人群推荐每日钙摄入量为800mg，可耐受的最高摄入量为2 000mg。尽可能通过饮食摄入充足的钙，饮食中钙摄入不足时，可给予钙剂补充。对于高钙血症、高钙尿症患者，应避免补充钙剂；补充钙剂需适量，超大剂量补充钙剂可能增加肾结石和心血管疾病的风险。

2. 适量蛋白质 每日蛋白质摄入量为1.0~1.2g/kg，日常进行抗阻训练的老年人每日蛋白质摄入量为1.2~1.5g/kg。动物性食物摄入总量应争取达到平均120~150g/d，推荐摄入牛奶300~400ml/d或蛋白质含量相当的奶制品。

3. 控盐 每天食盐摄入量不超过5g。

4. 充足的维生素D 首先建议接受充足的阳光照射（直接暴露皮肤于阳光下接受足够紫外线照射，注意避免涂抹防晒霜，但需防止强烈阳光照射灼伤皮肤）。对于维生素D缺乏或不足者，每日口服维生素D_3 1 000~2 000IU；对于存在肠道吸收不良或依从性较差的患者，可考虑使用维生素D肌内注射制剂。补充维生素D后2~3个月时检测血清25-(OH)D水平，如不能使25-(OH)D水平达到30μg/L以上，可适当增加剂量。肥胖患者通常需要较大剂量。使用活性维生素D或其类似物并不能纠正维生素D缺乏或不足。不建议单次口服超大剂量普通维生素D进行补充。

5. 规律运动 增强骨骼强度的负重运动，包括散步、慢跑、太极、瑜伽、跳舞和打乒乓球等活动；增强肌肉功能的运动，包括重量训练和其他抗阻运动。每周运动≥3天，每天应当进行累计40~60分钟中等强度运动（如快走、慢跑），其中抗阻运动进行20~30分钟。

6. 戒烟、限酒，避免过量饮用咖啡及碳酸饮料。

四、营养护理

（一）营养筛查与营养评估

对成人住院患者，使用NRS 2002进行营养风险筛查，若评分≥3分，判定为存在营养风险。需对存在营养风险的患者进行营养评估。

（二）营养护理计划实施

1. 加强饮食心理护理 关心患者的病痛，为其尽快减轻病痛，协助患者取得舒适体位，做好各项生活护理，取得患者信任，建立良好的护患关系，进行心理护理，使患者保持良好的心理状态、积极配合治疗。

2. 食物选择

（1）宜用食物：富含钙和维生素D的食物，如乳类及其制品、豆类及其制品、小鱼、小虾、沙丁鱼、鲑鱼、青鱼等。

（2）忌用或少用食物：含膳食纤维过多的粗杂粮，含草酸高的菠菜、冬笋、茭白等（用时先沸水焯过），含磷高的动物肝脏和各种添加剂等。

（三）营养监测

对患者的饮食摄入情况进行监测管理，随访中需要对骨密度、血钙、25-（OH）D水平等变化进行监测评估，并调整治疗方案。

（四）营养健康教育

健康教育是预防和尽早发现骨质疏松症的有效手段。

1. 对绝经后妇女及老年男性患者进行健康教育　告知易患骨质疏松症年龄段、有关骨质疏松的临床表现及诊断方法，使他们定期检查，尽早发现骨量减少和骨质疏松，以便早期防治。

2. 指导患者尽量避免或少用影响骨代谢的药物，如糖皮质激素。

3. 积极开展营养宣教　了解患者每日钙的摄入量是否符合要求，指导患者合理补钙，并向患者介绍食物中钙的含量，以及促进和抑制钙吸收的因素，使患者学会自我调节钙的摄入。告知补钙注意事项：① 补钙的同时要注意补充维生素D；② 补钙最佳时间应是在睡觉前或两餐之间；③ 补钙时要增加饮水量，以减少发生结石的机会；④ 少量多次补钙效果更佳；⑤ 补钙并非越多越好。

4. 大力提倡规律性运动　多做户外活动，多晒太阳，促进骨骼健康。

5. 采取避免跌倒的生活措施　如清除室内障碍物，使用防滑垫，安装扶手等。

五、案例分析

本节导入的案例分析如下。

1. 营养风险筛查与营养评估　患者近一周饮食摄入量未减少，体重未减少，BMI 22.5kg/m^2，营养状态受损评分为0分；疾病严重程度和年龄评分均为0分；NRS 2002总评分为0分，无营养风险，一周后复筛。

2. 营养治疗方案

（1）确定能量需要量：① 该患者理想体重（kg）=162（cm）–105=57kg；② 全日能量需要量为25~30kcal/kg，总能量（kcal）=（25~30）kcal/kg×57kg=1 425~1 710kcal。

（2）确定蛋白质和钙需要量：全日蛋白质需要量（g）=（1.0~1.2）g/kg×57kg =57~68.4g，钙需要量800mg。

3. 食谱举例　骨质疏松症患者一日食谱举例见表9-4-2。

餐次	食物内容及数量
早餐	牛奶250ml，花卷（面粉50g），煮鸡蛋（鸡蛋55g），拍黄瓜（黄瓜100g）
午餐	米饭（大米75g），虾皮烧豆腐（虾皮15g、豆腐100g），炒油菜（油菜250g）
加餐	苹果200g
晚餐	小米粥（小米25g），馒头（面粉50g），肉丝白菜（肉丝50g、黑木耳5g、白菜100g），炒菜花（菜花100g）

注：1. 全日烹调用植物油20g，盐5g。
　　2. 全日能量6.31MJ（1 508kcal），蛋白质67.1g（17.8%），脂肪49.9g（29.8%）、碳水化合物197.5g（52.4%）。
　　3. 钙1 065mg。

学习小结

　　本章主要介绍了糖尿病、高尿酸血症和痛风、肥胖症以及骨质疏松症的疾病概述、营养代谢特点、营养治疗原则以及营养护理原则。在学习中，应重点掌握上述疾病的营养治疗原则与营养护理原则。在工作中，要能灵活运用，为糖尿病、高尿酸血症和痛风、肥胖症以及骨质疏松症患者制订合理的个体化的营养治疗方案。

（史琳娜）

单项选择题

1. 患者，女，62岁，退休在家。患有2型糖尿病。身高160cm，体重76kg，空腹血糖6.7mmol/L，尿糖（±）。每日总能量供给量为
   A. 55kg×（20~25）kcal/kg
   B. 76kg×（20~25）kcal/kg
   C. 55kg×（25~30）kcal/kg
   D. 76kg×（25~30）kcal/kg
   E. 55kg×（30~35）kcal/kg

2. 糖尿病患者碳水化合物的供给量应占总能量的
   A. 0~10%
   B. 15%~25%
   C. 30%~35%
   D. 45%~60%
   E. 80%~90%

3. 对于痛风急性期患者，下列饮食缓解措施不当的是
   A. 选择低嘌呤食物
   B. 烹调食物禁用油炸、油煎，宜采用蒸、煮、炖、卤等
   C. 摄入含果糖较高的水果
   D. 禁酒及禁食刺激性食物
   E. 每日食盐量不超过5g

4. 患者，男，20岁，身高170cm，体重85kg，其BMI属于

A. 肥胖

B. 正常

C. 消瘦

D. 营养不良

E. 超重

5. 原发性骨质疏松症的特征为

A. 骨量减少

B. 骨的微观结构不变

C. 骨的脆性降低

D. Ⅰ型为老年性骨质疏松症

E. Ⅱ型为高转换型骨质疏松症

答案：1. A；2. D；3. C；4. A；5. A

第十章

心脑血管疾病的营养治疗

学习目标

知识目标	1. 掌握　高血压、冠心病、脑血管病的营养治疗原则。
	2. 熟悉　高血压、冠心病、脑血管病的营养代谢特点；结合临床治疗与营养治疗的原则，合理实施营养护理。
	3. 了解　高血压、冠心病、脑血管病患者个体化营养治疗方案制订方法。
能力目标	运用所学知识对高血压、冠心病、脑血管病患者实施整体护理。
素质目标	尊重患者，保护患者的隐私，具有爱护患者的态度和行为。

第一节　高血压

导入案例

患者，男，33岁。发现高血压2年，间断服用降压药，血压170/120mmHg。近1年体重增加15kg，偶有头痛。营养门诊就诊。

人体测量：身高177cm，体重95kg，BMI 30.3kg/m²，体脂率25.4%，基础代谢率1 889kcal/d。

实验室检查：甘油三酯3.05mmol/L，总胆固醇6.06mmol/L，低密度脂蛋白胆固醇4.11mmol/L，高密度脂蛋白0.69mmol/L。

诊断：原发性高血压，血脂异常。

请思考：该患者每日应供给多少能量、碳水化合物、蛋白质和脂肪？如何限钠？

一、概述

高血压（hypertension）是一种以体循环动脉收缩期和/或舒张期血压持续升高为主要特点的全身性疾病。高血压可分为原发性高血压（essential hypertension，即高血压病）和继发性高血压（secondary hypertension，即症状性高血压）。原发性高血压占高血压的90%以上。继发性高血压指某些确定的疾病和原因引起的血压升高，约占高血压不到10%。

2023年版《中国高血压防治指南》显示：2018年我国成人高血压加权患病率为27.5%，中国高血压的患病率总体呈增高趋势，近年来中青年人群中高血压患病率上升趋势更明显。从南方到北方，高血压患病率递增；农村地区高血压患病率增长速度快于城市。

高血压诊断界值为140/90mmHg。我国高血压患者的知晓率、治疗率和控制率已取得较好成绩，但总体仍处于较低的水平，分别为51.6%、45.8%和16.8%。高钠低钾饮食、吸烟、社会心理因素、超重和肥胖、过量饮酒、高龄是我国人群高血压发病重要的危险因素。脑卒中仍是目前我国高血压人群最主要的并发症，冠心病事件也有明显上升。

无论是否应用药物降压，生活方式干预是高血压的治疗基础，生活方式干预从2018年版的"七部曲"转变为2023年版的"八部曲"：减少钠盐摄入、增加钾摄入，合理膳食，控制体重，不吸烟，限制饮酒，增加运动，心理平衡，管理睡眠。和2018年版相比，2023年版增加了"管理睡眠"的措施。

二、营养代谢特点

高血压是一种遗传因素和环境因素相互作用所致的疾病。一般认为多种因素影响了血压，包括膳食因素、肾素–血管紧张素–醛固酮系统、中枢神经系统和自主神经等。钠和体重是高血压的主要膳食影响因素，其他膳食影响因素包括钾、钙、镁、脂类、蛋白质、膳食纤维、维生素等。

1. 钠　我国膳食中的钠80%来自烹饪时的调味品和含盐高的加工食品，钠盐摄入量与高血压显著正相关，食盐摄入高的地区，高血压发病率高。有研究发现每人每天钠盐平均摄入量增加2g，收缩压和舒张压分别增高2.0mmHg和1.2mmHg。钠摄入过多引起高血压可能与水钠潴留、心输出量增加、组织过度灌注、周围血管阻力增加有关。限制钠盐摄入可降低高血压和心血管事件的发生率，尤其是超重者。

2. 体重　成年人体重增加与高血压发病的危险性直接相关，其中以20~40岁开始增加体重者尤为明显。超重可使高血压的发病率增加2~5倍。研究表明BMI每增加$1kg/m^2$，高血压发生危险5年内增加9%。另外体脂肪分布同样重要，向心性肥胖者更容易患高血压。

3. 其他膳食影响因素　①钾能直接扩张血管、增加尿钠排出而降低血压；②钙通过促进尿钠排出、调节激素的血管活性、调节交感神经系统活性等机制影响血压，但不提倡用超过膳食营养素推荐供给量（recommended dietary allowance，RDA）的钙摄入量来防治高血压；③镁可降低外周血管阻力，与血压呈负相关；④饱和脂肪酸和胆固醇摄入过多，易致动脉硬化，也可引起肥胖症和高血压；⑤膳食蛋白质摄入量与血压呈负相关，有人提出富含精氨酸、酪氨酸、色氨酸、蛋氨酸和谷氨酸的蛋白质可降低血压，尤其是大豆蛋白富含精氨酸，还富含钙、镁、钾等，有辅助降压的作用；⑥膳食纤维可以增强饱腹感、延缓脂肪和葡萄糖的吸收，减轻体重，对控制血压有利；⑦维生素C和B族维生素对改善脂代谢及血管结构和功能有益，有助于高血压的防治。

三、营养治疗

（一）营养治疗目的

通过合理控制总能量，保持理想体重；采用低盐、低脂、低胆固醇、适宜蛋白质饮食；合理增加钾、钙、镁、膳食纤维摄入，从而实现良好血压控制，保护心、脑、肾等重要靶器官。

（二）营养治疗原则

1. 限制总能量　超重/肥胖患者减重是降低血压的一种有效的非药物治疗方式，应控制每日总能量以达到并保持理想体重。高血压患者减重目标：BMI<24kg/m²；男性腰围<85cm，女性腰围<80cm。可以每天比原来减少300~500kcal能量摄入，每周体重减轻0.5~1kg为宜。少量多餐，每天4~5餐。

2. 限制钠盐　建议每日钠盐摄入不超过5g。除了控制烹调用钠盐，还要注意酱油、酱类、蚝油、鸡精、味精等调味品以及腌制、卤制、泡制等加工食品中的隐形钠盐。在烹调时尽可能用量具如特制盐勺控盐，必要时选用低钠盐或用食醋调味等，同时限制各种含钠加工类食品的摄入。

3. 减少脂肪、限制胆固醇　每日脂肪占总能量的比例<30%，其中饱和脂肪<10%，植物油<25g/d，胆固醇<300mg/d，对于血胆固醇水平已经升高的患者，建议每天摄入的胆固醇总量控制在200mg以下。采用蒸、煮、炖、拌等少油烹调方式，避免油炸、油煎、烧烤等烹调方式，少吃如香肠、培根、腊肠等加工食品，其隐含脂肪和钠盐都较多。

4. 适量碳水化合物　每日谷薯类占总能量的45%~55%，其中全谷物或杂豆占谷类的1/4~1/2，做到粗细搭配。限制添加糖的摄入，如葡萄糖、果糖及蔗糖等。薯类和粗杂粮富含膳食纤维，对控制血压及防治并发症有益。

5. 适量蛋白质　蛋白质可按1g/kg（体重）供给，可多选择奶类、鱼类、大豆及其制品作为蛋白质来源。奶制品和豆制品还是钙的良好来源。各种瘦肉、蛋类等优质蛋白适量。过量摄入蛋白质，可能加重肾脏负担，且其代谢产物可引起血压波动。

6. 多吃蔬菜、适量水果　新鲜蔬菜、水果富含矿物质、维生素和膳食纤维，为高血压患者补充了钾、钙、镁等矿物质，提供了丰富的维生素C和B族维生素，膳食纤维增加饱腹感的同时，又利于控脂、控糖、控压。每天应摄入新鲜蔬菜300~500g，且深色蔬菜要占总蔬菜量的一半以上。新鲜水果200~350g/d。

7. 常饮淡茶　茶叶中含有多种防治高血压病的有效成分如茶多酚等，可以适量饮用，但浓度应清淡，以免兴奋交感神经。

8. 适量运动　规律的运动可以增加能量消耗、减轻体重，还可以改善血压水平。根据自身的身体状况决定自己的运动种类、运动强度、运动时长和频率。建议除日常活动外，应每周4~7天、每天累计30~60分钟的中等强度身体活动。

四、营养护理

（一）营养筛查与营养评估

住院患者应用NRS 2002进行营养风险筛查，≥3分判定为有营养风险，对有营养风险患者进一步实施营养评估。

（二）营养护理计划实施

1. 加强饮食心理护理　高血压患者常合并抑郁症状，对疾病产生恐惧感、缺乏信心。重症高血压患者，有时会产生对饮食的依赖或放纵，可能会通过过度摄取食物来缓解心理的压力，应给予心理疏导和纠正。

2. 食物选择

（1）宜用食物：① 辅助降压食物，如芹菜、胡萝卜、番茄、荸荠、黄瓜、海带、香蕉等；② 辅助降脂食物，如山楂、香菇、蘑菇、黑木耳、银耳、大蒜、洋葱、海鱼、绿豆等；③ 富含钙的食物，如乳类及其制品、大豆及其制品等；④ 富含维生素的新鲜蔬菜、水果，如油菜、小白菜、菠菜、芹菜叶、莴笋、柑橘、大枣、猕猴桃、苹果等。

（2）忌用或少用食物：① 过咸的食物，如腌制品、咸蛋、松花蛋、佐味酱料等；② 高能量食物，尤其是动物油脂或油炸食物；③ 浓茶、咖啡及辛辣刺激性食物。

（三）营养监测

对患者的饮食依从性进行监测管理，随访中需要对体重、血脂、血压和血糖等变化进行监测评估，并调整治疗方案。

（四）营养健康教育

1. 开展高血压健康教育　采用多种形式的集中宣教或个体化指导，使患者及家属全面了解高血压的相关知识，做到定期监测血压，了解血压数值及达标状态。遵医嘱进行生活方式干预，包括减少钠盐摄入、增加钾摄入，合理膳食，控制体重，不吸烟，限制饮酒，增加运动，心理平衡，管理睡眠。同时关注季节变化对血压的影响，老年患者注意保暖。

高血压要坚持长期治疗，自我管理。通过宣教，帮助患者了解合理膳食及营养支持防治高血压的重要性，宣传高盐饮食的危害。高血压是常见病，营养治疗是控制高血压的基础，合理的营养支持往往可以减少药物治疗的剂量，并实现高血压的理想控制，从而减少和预防并发症的发生。

相关链接 | **酪胺反应**

食物药物相互作用中有一个非常经典的反应，就是酪胺反应——食物中的酪胺被人体吸收后，有刺激肾上腺素能神经末梢释放神经递质的活性，经A型单胺氧化酶（MAO）代谢后失活。食用富含酪胺的食物时，如同时使用某些单胺氧化酶抑制剂（MAOI），吸收的大量酪胺不能及时被MAO代谢，就可导致高血压危象（血压急剧升高、心动过速、皮肤潮红、头痛、呕吐等症状），即酪胺反应，严重时可并发脑出血，甚至危及生命。酪胺含量较高的食物包括熏制、风干、发酵的鱼类及肉制品，如咸鱼、热狗、加工三明治肉、熏肉和火腿；大豆制品、蚕豆（同时含有升压成分左旋多巴），因蛋白质分解而富含酪胺；陈年奶酪；未经巴氏灭菌法灭菌的啤酒、葡萄酒、威士忌等；酸菜、辣白菜等发酵食品；一些罐装和冷冻食品可能会添加一些蛋白粉，这也会增加酪胺含量；嫩肉剂或罐装肉汁同样含有大量酪胺。

---

2. 主动开展膳食调查和营养咨询　了解患者饮食习惯，加强其主动参与意识。应以通俗易懂、便于记忆的方式教育患者了解每日总热量及膳食钠的摄入量，并掌握控盐技巧。必要时可为患者制订低盐食谱等。

3. 戒烟限酒　不吸烟，彻底戒烟，避免被动吸烟。戒烟可降低心血管疾病风险，强烈建议高血压患者戒烟。限饮酒，最好忌酒。长期饮酒可诱发酒精性肝硬化，并加速动脉硬化，加重高血压。高血压患者应戒酒，如一定要饮酒，应注意控制总量：白酒<50ml/d，红酒<100ml/d，啤酒<250ml/d。

4. 减轻精神压力，保持心理平衡　精神紧张可激活交感神经从而使血压升高，高血压患者应进行压力管理，可进行认知行为干预，如必要可到专业医疗机构就诊，避免由于精神压力导致的血压波动。

5. 规律作息，保证充足睡眠，不熬夜。

6. 规律的中等强度运动，如快走、慢跑、骑车、游泳、打太极拳等常见健身方式。

五、案例分析

本节导入的案例分析如下。

该患者诊断为原发性高血压、血脂异常，给予限能量低盐低脂饮食治疗，按照高血压营养治疗原则，结合患者身高、体重、劳动强度等制订个体化营养治疗方案。

1. 确定每日所需能量　①患者BMI 30.3kg/m²，属肥胖；②理想体重（kg）=177（cm）-105=72kg；③每日能量供给量（kcal）=72kg × 23kcal/kg=1 656kcal。

2. 确定碳水化合物、蛋白质和脂肪需要量　①建议碳水化合物、蛋白质、脂肪应分别占总能量的50%、20%和30%；②碳水化合物需要量（g）=1 656kcal × 50% ÷ 4 kcal/g=207g，蛋白质需要量（g）=1 656kcal × 20% ÷ 4 kcal/g=82.8g，脂肪需要量（g）=1 656kcal × 30% ÷ 9kcal/g=55.2g。

3. 餐次分配　三正餐、两加餐。

4. 食谱举例　高血压患者一日食谱举例见表10-1-1。

▼ 表10-1-1　高血压患者一日食谱举例

餐次	食物内容及数量
早餐	牛奶200g，馒头（面粉62.5g），拌菜（菠菜50g、绿豆芽50g），煮鸡蛋（鸡蛋60g）
午餐	米饭（大米75g），清蒸鲈鱼（鲈鱼150g），炒油菜（油菜200g）
加餐	苹果200g，脱脂奶200g
晚餐	二合面馒头（玉米面25g、白面50g），肉末豆腐（瘦猪肉50g、南豆腐150g），番茄冬瓜汤（番茄50g、冬瓜150g）
加餐	黄瓜150g，脱脂奶200g

注：1. 全日烹调用植物油20g，盐3g。

2. 全日能量7.04MJ（1 685kcal），蛋白质88.2g（21%），脂肪51.0g（27.2%），碳水化合物218.2g（51.8%）。

第二节 冠心病

导入案例

患者，男，70岁，主因"间断胸闷2年、加重2周"以"不稳定型心绞痛"收入院。既往冠心病病史18年，分别于2002年、2010年、2020年各植入支架2枚，术后症状缓解。高脂血症10年余，服用降脂药。吸烟、饮酒史50年，未戒。

人体测量：身高175cm，体重86kg，BMI 28.1kg/m²。

实验室检查：此次入院各项化验指标正常。

诊断：冠状动脉粥样硬化性心脏病，不稳定型心绞痛，高脂血症。

请思考：该患者每日应供给多少能量、碳水化合物、蛋白质和脂肪？

一、概述

冠心病是冠状动脉性心脏病（coronary heart disease，CHD）的简称，亦称缺血性心脏病（ischemic heart disease，IHD），包括冠状动脉粥样硬化性心脏病和冠状动脉功能性改变即冠状动脉痉挛。冠状动脉粥样硬化性心脏病（coronary atherosclerotic heart disease）是指由于冠状动脉粥样硬化使管腔狭窄或阻塞，导致心肌缺血、缺氧或坏死而引起的心脏病。冠状动脉粥样硬化是导致心肌缺血、缺氧的最主要病因（占95%~99%），因此临床上常用冠心病指代冠状动脉粥样硬化性心脏病。

根据冠状动脉病变的部位、供血范围、血管阻塞程度以及心肌供血不足的发展速度的不同，冠心病分为5型，包括：① 隐匿型或无症状性冠心病；② 心绞痛型冠心病；③ 心肌梗死型冠心病；④ 心力衰竭和心律失常型冠心病；⑤ 猝死型冠心病。

冠心病是严重威胁人类健康的疾病。《中国心血管健康与疾病报告2021》显示，2019年农村、城市心血管病分别占死因的46.74%和44.26%。每5例死亡中就有2例死于心血管病。近年来，中国居民膳食结构发生了很大变化，最为显著的是脂肪供能比上升，农村脂肪供能比首次突破30%推荐上限；而谷物、豆类、水果和蔬菜等摄入不足，膳食结构仍不合理。身体活动与高血压的发病负相关，即活动量越小的人群，高血压发病率越高，而中、高强度身体活动降低心血管病风险。心血管病患者抑郁症发生率较高，心血管患者的心理健康管理需提上日程。

二、营养代谢特点

冠心病的危险因素包括高血压、血脂紊乱、糖代谢异常、吸烟、超重和肥胖、缺少运动锻炼、情绪与压力应激、宫内营养不良等。对危险因素进行干预和治疗，可以有效地预防动脉粥样硬化的发生和发展，防止急性冠脉综合征的发生，减少死亡率，延长患者的寿命。

（一）能量

能量摄入量大于能量消耗量会导致超重或者肥胖，是冠心病的危险因素。

（二）碳水化合物

碳水化合物是能量的主要来源，如果摄入过多，尤其是果糖、蔗糖等单、双糖摄入过多，可升高血浆甘油三酯水平，加重动脉硬化。

（三）蛋白质

动物蛋白质升高血胆固醇的作用强于植物蛋白质，供给量与动脉粥样硬化形成所需的时间和病变程度成正比。动物性食物要选择瘦肉和脱脂奶，以减少脂肪和胆固醇的摄入。植物蛋白如大豆蛋白既含有较高的植物固醇，又含有丰富的氨基酸，利于胆酸排出，减少胆固醇合成；同时大豆卵磷脂可帮助运转和降低胆固醇，使冠心病的发病率降低20%~40%。

（四）脂类

首先了解血清脂蛋白的组成（表10-2-1）。

▼ 表10-2-1　脂蛋白的组成

按比重（密度离心法）分类	蛋白质/%	甘油三酯/%	胆固醇/%		磷脂/%
			游离胆固醇	胆固醇酯	
乳糜微粒（CM）	1~2	80~95	1~3	2~4	3~6
极低密度脂蛋白（VLDL）	6~10	45~65	4~8	16~22	15~20
低密度脂蛋白（LDL）	18~22[①]	4~8	6~8	45~50	18~24
高密度脂蛋白（HDL）	45~55[②]	2~7	3~5	15~20	26~32

注：① apoB100占95%；
　　② 以apoA I 为主。

单纯甘油三酯高，即乳糜血，多伴超重、肥胖，过高易发生胰腺炎。单纯低密度脂蛋白（LDL）高，即"坏"胆固醇高，易导致动脉硬化，是心脑血管病的危险因素。单纯高密度脂蛋白（HDL）高，即"好"胆固醇高，易于胆固醇的转运和清除，减轻动脉硬化。

1. 总脂肪量　总脂肪的摄入量不应超过总能量的30%，不同种类的脂肪酸对冠心病的影响不同，其中饱和脂肪酸和胆固醇与动脉粥样硬化的发病率呈正相关。

2. 饱和脂肪酸　饱和脂肪酸可以升高胆固醇水平，与心血管疾病尤其是冠心病的危险性密切相关。其中碳原子数在12~16个碳原子的饱和脂肪酸，如月桂酸、棕榈酸、肉豆蔻酸，可明显升高血清总胆固醇。我国营养学会推荐饱和脂肪酸低于总能量的10%。

3. 不饱和脂肪酸　膳食中不饱和脂肪酸的摄入量与心血管疾病的发病率和死亡率呈负相关。不饱和脂肪酸分为多不饱和脂肪酸和单不饱和脂肪酸。亚油酸和α-亚麻酸为人体必需脂肪酸，属多不饱和脂肪酸。用多不饱和脂肪酸代替饱和脂肪酸，可使血清中总胆固醇、低密度脂蛋白胆固醇水平显著降低，并且不会升高甘油三酯水平。地中海地区膳食脂肪供能比达到甚至超过总能量的40%，但是血清胆固醇的水平和冠心病发病率却比较低。研究人员归因为当地膳食以橄榄油为主，富含单不饱和脂肪酸。

4. 反式脂肪酸　反式脂肪酸的摄入量与心血管疾病的发病率呈正相关性。反式脂肪酸供能比每增加2%，心血管疾病发生风险可增加23%。因此，我国营养学会建议反式脂肪酸摄入量应低于总能量的1%。膳食中反式脂肪酸大多数来自氢化植物油。常存在于各种油煎、油炸食物，以及饼干、面包、糕点、巧克力派、沙拉酱、咖啡伴侣、某些巧克力等加工类食品中。

5. 胆固醇 高胆固醇饮食是引起血清胆固醇水平升高的主要因素，并增加心脑血管疾病发病的危险性。限制膳食胆固醇有利于预防高胆固醇血症。

（五）膳食纤维

膳食纤维使胃排空时间延长、增加饱腹感，从而减少能量摄入。膳食纤维促进小肠蠕动，使食物在小肠中停留时间缩短，从而减少能量吸收。膳食纤维与胆固醇结合，增加胆固醇的排出。膳食纤维还能与胆盐结合，一方面可以减少脂肪和胆固醇的吸收，另一方面使胆盐的肝肠循环减弱，使体内由胆固醇合成胆汁的活动加强，进而降低血脂和血清胆固醇水平。因此，冠心病患者应适量增加膳食纤维的摄入，每天30~35g。

（六）维生素

维生素能改善心肌的代谢和心肌功能。

1. B族维生素 维生素B_1缺乏可导致心肌代谢障碍，严重者会出现心力衰竭和脚气性心脏病；维生素B_6能促进亚油酸转化合成前列腺素，在酶的作用下生成前列环素，使血小板解聚、血管扩张；维生素B_{12}、泛酸、烟酸等B族维生素均能降低血脂水平，防治动脉硬化。

2. 维生素C 维生素C能够增强血管的弹性，降低血胆固醇水平，防止血栓形成。

3. 维生素E 维生素E能防止多不饱和脂肪酸氧化，抗凝血，增强免疫力，防止动脉粥样硬化。

（七）同型半胱氨酸

同型半胱氨酸是含硫的非必需氨基酸，可导致自由基生成，影响血管内皮及平滑肌的功能，导致动脉硬化形成、血管痉挛和卒中。高同型半胱氨酸血症被认为是冠心病的独立危险因素之一。同型半胱氨酸代谢过程中需要维生素B_6、维生素B_{12}和叶酸作为重要辅助因子。上述三种维生素缺乏时，同型半胱氨酸不能进一步代谢消除，导致血中同型半胱氨酸水平增高。

（八）矿物质

镁对心肌的结构、功能和代谢有重要作用，还能改善脂质代谢和抗血凝。钙可以减少脂质在肠道中的吸收。铬是葡萄糖耐量因子的组成成分，缺铬可引起糖代谢和脂类代谢的紊乱，增加动脉粥样硬化的危险性。过量铁可引起心肌损伤、心律失常和心力衰竭等，应用铁螯合剂可促进心肌细胞功能和代谢的恢复。碘可减少胆固醇在动脉壁的沉着；硒对心肌有保护作用；钒有利于脂质代谢。

三、营养治疗

营养治疗对于改善糖脂代谢、控制血压、保持理想体重及减轻炎症反应等危险因素作用显著，是预防冠心病发生发展的基础。

（一）营养治疗目的

控制膳食总能量以达到并维持理想体重，减少总脂肪、饱和脂肪酸和胆固醇摄入，限制钠盐、单糖、双糖摄入，增加不饱和脂肪酸、膳食纤维、维生素摄入，以预防动脉粥样硬化的发生和发展，防止心脑血管并发症，提高患者生活质量、延长其寿命。

（二）营养治疗原则

1. 控制总能量　为了减轻心脏负担，宜以低于正常标准的5%供能，同时适当运动，防止超重和肥胖。对于体重已经超标或有肥胖症家族史的患者，更应严格控制能量摄入。

2. 适量的碳水化合物　碳水化合物供能应占总能量的45%~55%，食物应以谷薯类为主，粗细搭配，多吃杂粮杂豆，少食甜点、糖果、冰激凌等单、双糖含量高的食物。

3. 适量的蛋白质　蛋白质供能应占总能量的15%~20%。适当减少动物性蛋白摄入，增加植物性蛋白的摄入，不吃肥肉，适量选用瘦肉，常吃低/脱脂奶及其制品。大豆制品具有降低血胆固醇和抗动脉粥样硬化的作用，冠心病患者提倡多食用大豆及其制品。

4. 限制脂肪及胆固醇　脂肪供能应低于总能量的30%，其中饱和脂肪应低于总能量的10%。烹调菜肴时，应尽量不用猪油、黄油等含有饱和脂肪酸的动物油和肥肉，多使用香油、花生油、大豆油、菜籽油、橄榄油等含有不饱和脂肪酸的植物油。增加不饱和脂肪酸含量较多的海鱼、贝类、豆类的摄入。膳食胆固醇应限制在300mg/d以下。如合并高脂血症，膳食胆固醇更应严格限制在200mg/d以下。避免食用含胆固醇较高的食物，如动物脑及肝脏、鱼籽、蛋黄、蟹黄、肥肉等。

5. 多吃蔬菜、水果　蔬菜、水果中富含多种维生素、矿物质、膳食纤维等，每日摄入400~500g新鲜蔬菜和200~300g水果有助于降低冠心病、高血压、脑卒中的危险。

6. 吃清淡少盐的饮食　膳食中各种来源的钠都可影响血压水平，因此应当限制钠的摄入量以降低冠心病和脑卒中的危险。冠心病患者的饮食宜清淡，减少食盐、食品添加剂和味精等使用量，盐的摄入量每人每天不超过4g为宜。烹调方法以蒸、煮、炖、烩、汆、焯拌、生食等少油方式为主。

7. 适当补充维生素制剂　叶酸、维生素B_6、维生素B_{12}的摄入可降低血清同型半胱氨酸的水平，利于降低冠心病的发病率和死亡率。膳食中叶酸、B族维生素主要来源于蔬菜、水果、蛋类和肉类。如摄入量不足，建议冠心病患者或高危人群每天补充含400~600μg叶酸的多种维生素，有助于防止冠心病进展。

8. 减少反式脂肪酸的摄入　首先选择营养成分表里反式脂肪酸标注为零的食品；其次还要看食品配料表，如果配料表里标注有氢化植物油、植物起酥油、起酥油、植脂末、人造黄油、人造奶油、植物奶油、麦淇淋等，都提示该食品含有反式脂肪酸。另外，烹调时油温过高易生成反式脂肪酸，要减少或避免油煎、油炸食物的摄入。

四、营养护理

（一）营养筛查与营养评估

住院患者应用NRS 2002进行营养风险筛查，≥3分判定为有营养风险，对有营养风险患者进一步实施营养评估。

（二）营养护理计划实施

1. 加强饮食心理护理　冠心病患者常对疾病产生恐惧感、缺乏信心，一方面可能影响食欲，另一方面不敢进食，担心再次出现心绞痛或心肌梗死。心力衰竭患者常合并胃肠道水肿，肠蠕动减慢，导致食欲缺乏、厌食，应给予心理疏导和纠正，并通过提升食物的色、香、味等提高患者食欲。

2. 食物选择

（1）宜用食物：① 富含优质植物蛋白的大豆类及其制品；② 富含膳食纤维的粗粮，如玉米、小米、高粱、杂豆等；③ 富含维生素、矿物质及膳食纤维的新鲜蔬菜如芹菜、莴苣、西蓝花、油麦菜、茼蒿等，新鲜水果如苹果、橙子、香蕉、草莓、梨等；④ 富含优质蛋白质及不饱和脂肪酸的深海鱼类；⑤ 富含特殊成分，有降脂、降压作用的海带、香菇、木耳、洋葱、大蒜等。

（2）忌用食物：① 动物油脂及油炸食品，肥猪牛羊肉、肥鸡鸭鹅肉、肥肉馅、炸鸡腿等；② 高胆固醇食物，如动物内脏、脑、肉皮（鸡爪、猪蹄）、蟹黄、鱼籽、蛋黄、全脂奶油、腊肠等；③ 含高能量及高糖类食物，如冰激凌、巧克力、蔗糖、油酥饼、甜点心、蜂蜜、各种水果糖等，这些均为体积小产热高的食物；④ 避免饮酒、含咖啡因饮料及浓茶；⑤ 避免过冷及过热的食物。

（三）营养监测

对患者的饮食依从性进行监测管理，随访中需要对体重、血压、血脂、血糖和同型半胱氨酸等变化进行监测评估，并调整治疗方案。

（四）营养健康教育

1. 开展冠心病健康教育　采用多种形式的集中宣教或个体化指导，使患者及家属全面了解冠心病的相关知识，强调预防重于治疗，加强对血压、血脂、血糖的管理，遵医嘱进行生活方式干预，坚持长期治疗，自我管理。

2. 教会患者合理膳食　帮助患者了解合理膳食及营养支持防治冠心病的重要性，宣传高能量、高脂肪、高盐、高胆固醇膳食的危害，增加膳食纤维摄入及补充维生素的必要性，使患者掌握科学合理的饮食原则，提高自我保健意识。了解每日恰当的摄入量，掌握控盐、控油技巧，做到食物多样化、合理安排餐次，吃动平衡，健康体重。避免暴饮暴食，防止诱发心绞痛或心肌梗死。

3. 戒烟限酒　吸烟可引起心肌缺氧、缺血，心肌应激性增强；大量吸烟可诱发严重心律失常，导致猝死。戒烟可降低心血管疾病风险，强烈建议冠心病患者戒烟，避免被动吸烟。有观点认为少量饮酒（每日摄入酒精不超过25g），尤其是少量饮葡萄酒对冠心病有保护作用，但不提倡将饮酒作为冠心病的预防措施。

4. 避免含咖啡因饮料及浓茶　咖啡因具有升高血压的作用，咖啡及浓茶均能导致交感神经兴奋，导致冠状动脉痉挛，增快心率并加重心脏负荷。因此，冠心病患者应避免饮用含咖啡因饮料及浓茶。

5. 减轻精神压力，保持心理平衡　保持情绪稳定，学习放松心情，良好的心态、乐观的精神有利于病情的稳定和康复。疏导不良情绪，缓解压力应激，防止急性心肌梗死等致命性并发症的发生。

6. 坚持适度运动　选择慢跑、打太极拳、做保健操等有氧运动，每天运动20~60分钟。避免闭气用力活动，如举重、拔河、推重物等。量力而行，避免过劳。

7. 规律作息　保证充足睡眠，不熬夜。建立并维持规律的排泄习惯，防止便秘，避免过度用力排便。

五、案例分析

本节导入的案例分析如下。

1. 营养风险筛查与营养评估　该患者NRS 2002总评分为1分，无营养风险，一周后复筛。

2. 营养治疗方案　该患者冠心病病史18年，曾先后3次植入支架，仍未戒烟戒酒。此次入院治疗，给予限能量低盐低脂低胆固醇饮食治疗。

（1）确定每日所需能量：① 患者BMI 28.1kg/m^2，属肥胖；② 理想体重（kg）=175（cm）– 105 = 70kg；③ 每日能量需要量（kcal）=70kg × 23 kcal/kg= 1 610kcal。

（2）确定碳水化合物、蛋白质和脂肪需要量　① 建议碳水化合物、蛋白质、脂肪应分别占总能量的55%、20%和25%；② 碳水化合物需要量1 610 × 55% ÷ 4 ≈ 221（g）；蛋白质需要量为1 610 × 20% ÷ 4 ≈ 81（g）；脂肪需要量为1 610 × 25% ÷ 9 ≈ 45（g）

（3）餐次分配：三正餐、两加餐。

3. 食谱举例　冠心病患者一日食谱举例见表10-2-2。

▼ 表10-2-2　冠心病患者一日食谱举例

餐次	食物内容及数量
早餐	低脂牛奶250ml，三合面馒头（绿豆面、玉米面各15g、面粉20g），拌菜（菠菜50g、绿豆芽50g），煮鸡蛋（鸡蛋60g）
午餐	二米饭（大米50g、小米各25g），水煮大虾（海虾150g），香菇炒油菜（香菇5g、油菜250g）
加餐	苹果200g
晚餐	杂粮面条（荞麦面25g、面粉50g），番茄牛肉（番茄50g、牛肉50g），拌生菜（生菜200g）
加餐	黄瓜250g，低脂牛奶250ml

注：1. 全日烹调用植物油25g，盐4g。
　　2. 全日能量6.60MJ（1 580kcal），蛋白质79.0g（20.0%），脂肪44.1g（25.1%），碳水化合物216.9g（54.9%）。

第三节　脑血管病

导入案例

患者，男，57岁，因"左侧肢体无力、言语不利6.5小时"以"脑梗死"收入院。既往2型糖尿病病史30年，规律用药；高血压病史1年，未规律用药；饮酒史30年。

人体测量：身高176cm，体重75kg，BMI 24.2kg/m²。

实验室检查：葡萄糖7.61mmol/L，糖化血红蛋白8.6%，低密度脂蛋白胆固醇3.14mmol/L，同型半胱氨酸16.56μmol/L。

诊断：脑梗死，心房颤动，2型糖尿病，高血压，血脂异常，脂肪肝，高同型半胱氨酸血症。

请思考：该患者每日应供给多少能量、碳水化合物、蛋白质和脂肪？如何限钠？

一、概述

脑血管病（cerebral vascular disease，CVD）是脑血管病变导致脑功能障碍的一类疾病的总称，主要包括血管腔闭塞或狭窄、血管破裂、血管畸形、血管壁损伤或通透性发生改变等各种脑血管病变引发的局限性或弥漫性脑功能障碍。脑卒中（stroke）为脑血管疾病的主要临床类型，包括缺血性脑卒中和出血性脑卒中，以突然发病、迅速出现局限性或弥散性脑功能缺损为共同临床特征，是一组器质性脑损伤导致的脑血管疾病。

脑卒中是我国居民致死、致残的第一大原因，有效防控脑卒中对实现健康中国及减少我国贫困人群的战略目标意义重大。《中国脑卒中防治指导规范（2021年版）》指出：根据国内外经验，脑卒中可防可控。对脑卒中的危险因素进行积极有效的干预，可以明显降低脑卒中发病率，减轻脑卒中疾病负担。脑卒中的危险因素分为可干预与不可干预两种。不可干预因素主要包括年龄、性别、种族、遗传因素等；可干预因素包括高血压、糖代谢异常、血脂异常、心脏病、无症状性颈动脉粥样硬化和生活方式等。

二、营养代谢特点

营养因素与脑血管病有密切关系。能量摄入过多，易导致超重与肥胖、糖脂代谢紊乱及高血压、动脉硬化，进而诱发脑血管疾病。高脂肪摄入地区的脑缺血、脑梗死发病率高；而低蛋白质、高盐饮食地区的脑出血发病率高。膳食脂肪中不饱和脂肪酸与饱和脂肪酸的比例失衡同样导致动脉粥样硬化。膳食蛋白质中优质蛋白比例低于总蛋白的50%时，易发生高血压和脑卒中。高钠、低钙、低钾、维生素C缺乏等也是诱发脑血管疾病的营养学因素。

由于创伤或应激，机体通过神经-内分泌反应引起高分解代谢，蛋白质分解加速、合成受抑，糖利用障碍，造成血清白蛋白及运铁蛋白下降，负氮平衡，容易出现营养不良、器官功能障碍、免疫功能低下等并发症，影响神经功能恢复及预后。治疗过程中脱水剂、激素等药物的应用，可进一步引起水、葡萄糖、电解质紊乱。病情轻者进食减少，重者意识障碍或吞咽障碍，造成进食困难，影响营养物质的摄入、消化和吸收，导致更为严重的营养不良。

三、营养治疗

（一）营养治疗目的

脑卒中后由于呕吐、吞咽困难可引起脱水及营养不良，脑卒中患者营养状况与预后密切相关。营养支持为脑血管疾病患者提供营养底物，改善机体代谢状态，保护脑组织，促进神经细胞的修复和功能恢复，预防并发症、改善预后。营养治疗通过调整患者膳食中总能量、蛋白质、脂肪和碳水化合物的合理摄入，纠正营养失衡，预防脑血管疾病发生。

（二）营养治疗原则

1. 能量 根据患者病情轻重、有无并发症、肝肾及消化道功能、血糖血脂水平等因素，计算个体化的能量需求，每日能量104~146kJ/kg（25~35kcal/kg），依据病情选择恰当的营养治疗途径。

（1）肠外营养：如存在剧烈呕吐、消化道出血等肠内营养禁忌证时应禁食，暂时给予肠外营养。合理分配碳水化合物、脂肪、蛋白质比例，其中氨基酸1~1.5g/kg或热氮比（100~150）:1，一般不作为能量来源；同时注意补充水溶性维生素、脂溶性维生素、多种微量元素、矿物质等，并给予丙氨酰谷氨酰胺促进肠道功能修复。脑卒中急性期或存在深静脉血栓风险的患者应避免使用脂肪乳，防止加重栓塞；合并糖尿病或应激性高血糖的患者应使用胰岛素控制血糖。

（2）肠内营养：胃肠道功能好转后逐渐由肠外营养过渡到肠内营养。不能经口进食或昏迷患者可行鼻饲饮食，合理选择鼻胃管、鼻肠管，尽早建立营养支持通道。给予医院自制米汤、过渡奶、混合奶、匀浆等，或者选择匀浆膳、短肽型、整蛋白型等肠内营养制剂，关注营养液能量密度，少量多次或持续滴注/泵入，防止反流、误吸、腹胀、腹泻等不良反应的发生。定期评估营养状态，调整营养治疗方案。

（3）吞咽障碍饮食：患者吞咽功能逐步恢复，筛查、评估吞咽障碍程度，采用改变食物性状（如添加增稠剂）方式，尝试锻炼经口进食。

（4）经口进食：患者吞咽功能恢复，逐步过渡到经口进食低盐低脂饮食。

2. 蛋白质 按1.5~2.0g/（kg·d）供给，占全天总能量的15%~20%，动物蛋白质与植物蛋白质摄入比例应接近1:1。可选择含脂肪少而蛋白质高的鱼类、家禽、瘦肉等，豆类每日不少于30g。

3. 脂肪 脂肪不超过总能量的30%，胆固醇应低于300mg/d。尽量避免进食肥肉、动物内脏及油脂。肥胖、超重者或高脂血症患者脂肪不超过总能量的20%，胆固醇应低于200mg/d。

4. 碳水化合物 占总能量的50%~65%，食物应以谷薯类为主，粗细搭配。减少蔗糖和果糖摄入，增加膳食纤维摄入。

5. 控制钠盐摄入量，尤其伴有高血压者，食盐摄入量应控制在3~5g/d。

6. 食物应多样化，粗细搭配，饮食以清淡为主，少量多餐，每日进食新鲜蔬菜300~500g/d，新鲜水果200~350g/d。

四、营养护理

（一）营养筛查与营养评估

住院患者应用NRS 2002进行营养风险筛查，≥3分判定为有营养风险，对有营养风险患者进一步实施营养评估。

（二）分阶段实施营养护理计划

1. 肠外营养阶段 短期肠外营养首选经周围静脉输入；当营养液渗透压高，周围静脉不能耐受或者预计肠外营养支持需要两周以上时，可选择经中心静脉导管输入。根据患者具体情况，选择经周围静脉的中心静脉置管（PICC），经颈内静脉、锁骨下静脉或股静脉中心静脉置管途径。关注静脉输液管路的护理、输注速度、输液反应等，同时关注肠道变化，包括胃肠减压、恶心、呕吐、肠鸣音、腹胀、腹泻等问题。

2. 肠内营养阶段 为确保肠内营养制剂的安全输入，应根据病情、配方种类和输入途径，决定肠内营养制剂的输注方式。肠内营养制剂输注应遵守由少到多、由慢到快、由稀到浓的循序渐进原则。一般从20~50ml/h开始，若能耐受，则增加速度。只要能耐受，可逐步增加用量。对不耐受者，可将速度减到能耐受的水平，以后逐渐增加。输注方式包括使用输液泵连续输注、间歇重力滴注、注射器推注等。

肠内营养注意事项：① 记录肠内营养制剂的名称、体积、浓度、滴注速度；② 喂养前应该先确定管端位置；③ 胃内喂养时，床头要抬高30°或45°，以免反流误吸；④ 注意肠内营养制剂的温度宜保持37~40℃；⑤ 胃内喂养开始阶段，检查胃残留量，操作中正确认识胃潴留，如呕吐物为4~6小时前食物或空腹8小时胃管内残留营养液＞200ml；⑥ 每24小时更换输液管和输液袋；⑦ 每次间歇输注后或投给研碎药物后，应以20ml左右温水冲洗，保持喂养管通畅；⑧ 前5日每日记录能量和蛋白质摄入量，成分恒定后，每周记录一次。

3. 经口进食阶段 吞咽障碍是脑卒中患者的常见症状，其发生率在20%~65%。吞咽障碍可造成误吸、支气管痉挛、气道阻塞、窒息、脱水和营养不良，对患者的生理、心理健康及预后造成严重影响。对于有吞咽障碍的脑卒中患者需要及时正确地评价，采取适当的有针对性的康复治疗措施及营养支持。最终目的是使患者能够安全、充分、独立摄取足够的营养及水分。

所有急性脑卒中患者经口进食、进水前均应完成吞咽功能筛查。应由经专业训练的医务人员在入院24小时内进行筛查。有吞咽障碍时采用改变食物性状（如添加增稠剂）和代偿性进食方法（如姿势和手法等）改善患者吞咽状况；对不能经口维持足够的营养和水分的患者不要急于停肠内营养，即一边锻炼吞咽功能一边继续维持鼻饲肠内营养。

患者吞咽功能恢复，给予个体化能量的低盐低脂饮食（参考冠心病营养治疗），以达到和维持理想体重及满足各种营养素的需求。

（三）营养监测

对患者的饮食依从性进行监测管理，随访中需要对体重、血压、血脂、血糖和同型半胱氨酸等变化进行监测评估，并调整治疗方案。

（四）营养健康教育

1. 开展脑血管病健康教育 采用多种形式的集中宣教或个体化指导，使患者及家属全面了解脑血管病的相关知识，了解合理膳食及营养支持防治脑血管病的重要性。强调预防重于治疗，加强对血压、血脂、血糖、同型半胱氨酸等指标的管理，遵医嘱进行生活方式干预，坚持长期治疗，自我管理。

2. 戒烟　督促吸烟者戒烟，不吸烟者应避免被动吸烟。

3. 限酒或戒酒　饮酒者应减少饮酒量或戒酒。对于不饮酒者，建议保持不饮酒。

4. 适当活动　个体应选择适合自己的身体活动来降低脑卒中风险。建议老年人、脑卒中高危人群应在进行最大运动负荷检测后，制订个体化运动处方进行锻炼。

5. 改善睡眠　对于成年人（尤其是腹型肥胖、高血压、心脏病或药物抵抗的原发性高血压患者）应详细询问病史，评估是否有睡眠呼吸障碍，必要时行睡眠呼吸监测。睡眠障碍不仅影响患者神经功能恢复、日常生活能力，导致患者注意力涣散、记忆力减退、工作效率下降，甚至会产生焦虑、抑郁情绪，而且会加重脑卒中危险因素如高血压、糖尿病、冠状动脉粥样硬化性心脏病的程度，甚至诱发脑梗死或脑出血的再发。因此，保证休息及睡眠对调节心理、改善脑力活动极为重要。

6. 纠正高同型半胱氨酸血症　进行脑卒中危险因素筛查时，在条件允许的情况下，推荐将血浆同型半胱氨酸作为常规筛查项目。对于高同型半胱氨酸血症的患者，可以通过补充叶酸、维生素 B_6、维生素 B_{12} 预防脑卒中。

7. 脑卒中后情感障碍　应评估患者心理状态，注意脑卒中后有无焦虑与抑郁症状，必要时请心理专科医师协助诊治；对有脑卒中后焦虑、抑郁症状的患者应该行相应干预治疗。心理平衡的调节不容忽视，应积极参加集体活动，克服孤独状态与抑郁情绪，减少紧张及压力，保持心情愉快，保持乐观心态，广泛地接触各方面人群并多交流。

五、案例分析

本节导入的案例分析如下。

1. 营养风险筛查与营养评估　患者 NRS 2002 总评分为 2 分，无营养风险，一周后复筛。

2. 营养治疗方案　该患者诊断脑梗死，既往糖尿病、高血压、饮酒史，化验血脂异常、高同型半胱氨酸血症。给予限能量低盐低脂低胆固醇饮食治疗。

（1）确定每日所需能量：① 患者 BMI 24.2kg/m²，属于超重；② 理想体重（kg）=176（cm）–105 = 71kg；③ 卧床休息以 25kcal/kg 计算，每日能量需要量（kcal）=71kg × 25 kcal/kg= 1 775kcal。

（2）确定碳水化合物、蛋白质和脂肪需要量：① 建议碳水化合物、蛋白质、脂肪应分别占总能量的 55%、20% 和 25%；② 碳水化合物需要量（g）= 1 775kcal × 55% ÷ 4kcal/g ≈ 244g，蛋白质需要量（g）= 1 775 kcal × 20% ÷ 4kcal/g ≈ 88.8g，脂肪需要量（g）= 1 775kcal × 25% ÷ 9kcal/g ≈ 49.3g。

（3）餐次分配：三正餐、两加餐。

3. 食谱举例　脑血管病患者一日食谱举例见表 10-3-1。

餐次	食物内容及数量
早餐	脱脂奶250g，三合面馒头（绿豆面25g、玉米面20g、白面35g），拌菜（茄子120g），蒸蛋羹（蛋60g）
午餐	黑米饭（黑米25g、大米50g），蒸鳕鱼（鳕鱼150g），炒西葫芦（西葫芦200g），拌葱头木耳（葱头25g、水发木耳50g）
加餐	苹果200g，豆浆200ml（大豆20g）
晚餐	杂粮发糕（玉米面25g、白面50g），冬瓜余丸子（冬瓜100g、瘦肉100g），拌生菜（生菜200g）
加餐	番茄100g，坚果15g

注：1. 全日烹调用植物油20g，盐4g。
　　2. 全日能量7.46MJ（1 783kcal），蛋白质94.9g（21.3%），脂肪48.4g（24.5%），碳水化合物241.8g（54.2%）。

学习小结

　　本章主要介绍了高血压、冠心病和脑血管病的疾病概述、营养代谢特点、营养治疗原则以及营养护理原则。在学习中，应重点掌握上述疾病的营养治疗原则与营养护理原则。在工作中，要能灵活运用，为高血压、冠心病、脑血管病患者做好营养宣教和护理。

（许英霞）

单项选择题

1. 引起高血压病的营养因素很多，下列各项中影响最大的是
   A. 维生素C
   B. 钠
   C. 锌
   D. 钙
   E. 镁

2. 高血压患者每日盐摄入量应小于
   A. 2g
   B. 3g
   C. 5g
   D. 6g
   E. 7g

3. 高脂血症患者每日胆固醇摄入量应少于
   A. 100mg
   B. 200mg
   C. 250mg
   D. 300mg
   E. 350mg

4. 冠心病的危险因素不包括
   A. 高血压
   B. 血脂异常
   C. 糖尿病
   D. 正常活动
   E. 吸烟

5. 脑血管疾病患者实施营养治疗时下列不正确的是
   A. 使用NRS 2002进行风险筛查
   B. 昏迷患者优先选择肠外营养
   C. 吞咽障碍患者可经皮胃造瘘放置营养管
   D. 清醒患者鼓励经口进食
   E. 肠道有功能优先选肠内营养

   答案：1. B；2. C；3. B；4. D；5. B

胃肠道疾病的营养治疗

学习目标

知识目标	1. 掌握　慢性胃炎、消化性溃疡的营养治疗与营养护理。 2. 熟悉　急性胃炎、炎症性肠病的营养治疗与营养护理。 3. 了解　腹泻的营养治疗与营养护理。
能力目标	运用所学知识对胃炎、消化性溃疡、腹泻、炎症性肠病患者实施整体护理。
素质目标	尊重患者，保护患者的隐私，具有爱护患者的态度和行为。

第一节　胃炎

胃炎（gastritis）是胃黏膜对胃内各种刺激因素的炎症反应，生理性炎症是胃黏膜屏障的组成部分之一，但当炎症导致胃黏膜屏障及胃腺结构受损，则可出现中上腹疼痛、消化不良、上消化道出血甚至癌变。根据其常见的病理生理和临床表现，胃炎可分为急性、慢性和特殊类型胃炎（包括腐蚀性胃炎和感染性胃炎）。本节主要介绍急性胃炎和慢性胃炎的营养治疗。

一、急性胃炎

导入案例

患者，男，49岁，因"呕吐伴呕血3小时"入院。患者3小时前无明显诱因出现上腹部烧灼样不适，伴恶心、呕吐，非喷射样，呕吐胃内容物3次，呕吐结束后感咽喉不适，呕出少量鲜血，量约5ml左右，胃镜检查示"急性糜烂出血性胃炎"。

人体测量：身高160cm，体重65kg，BMI 25.4kg/m^2。

实验室检查：白蛋白41.22g/L，红细胞计数4.37×10^{12}/L，血红蛋白131g/L，大便隐血试验入院当天阴性，2天后阳性。

诊断：急性糜烂出血性胃炎。

请思考：该患者应该给予怎样的饮食？

（一）概述

急性胃炎是由多种原因引起的急性胃黏膜炎症，包括急性糜烂出血性胃炎（acute erosive hemorrhagic gastritis）、急性幽门螺杆菌（*Helicobacter pylori*, H. pylori 或 Hp）胃炎和除 Hp 以外的其他急性感染性胃炎。

病因与发病机制：① 药物，非甾体抗炎药、铁剂、氯化钾和某些抗肿瘤药物等可导致胃黏膜损伤。② 应激反应，如重度烧伤、严重外伤、大手术及其他严重脏器病变或多脏器功能衰竭等均可引起胃黏膜糜烂、出血。③ 酒精，具有亲脂性和溶脂性，可导致胃黏膜糜烂及出血。④ 物理因素，大剂量放射线照射可致胃黏膜糜烂甚至溃疡。

急性胃炎的临床表现常轻重不一，但发病急骤。轻症仅有食欲不振、腹痛、恶心、呕吐、消化不良等；重症可有呕血、黑便，甚至脱水、酸中毒及休克等。

（二）营养代谢特点

胃具有储存食物和消化食物两方面的功能，食物在胃内的消化包括机械性消化和化学性消化。急性胃炎时，由于胃黏膜损伤、胃液分泌不足等导致胃黏膜的消化作用和屏障作用均减弱。但因急性胃炎具有自限性，病程短，恢复快，一般不会引起营养不良。

（三）营养治疗

1. 营养治疗目的　通过调整膳食类型与营养素配比，减轻胃肠道负担，改善临床症状；补充水和电解质，预防水、电解质紊乱。

2. 营养治疗原则

（1）呕吐频繁或有出血的重症患者，24~48 小时内应禁食，给予胃肠道休息。轻症患者先给予清流质、流质，逐渐过渡到低盐低脂半流食和低盐低脂少渣软食，最后过渡到软食和普食。伴有肠炎腹泻者应禁用牛奶、豆浆、蔗糖等易产气的食物。

（2）少量多餐，每日进餐 5~7 次。

（3）若单纯饮食存在营养摄入不足时，可以口服肠内营养制剂进行补充，必要时采用肠外营养。

（四）营养护理

1. 营养筛查与营养评估　急性胃炎一般不容易引起营养不良，但也应在入院 24 小时内对患者进行营养风险筛查，并结合患者的膳食调查、体格测量、实验室检查结果及临床检查对其营养状况进行评估，并给予个体化的饮食指导。

2. 营养护理计划实施　指导患者合理进行食物选择，注意避免粗糙、辛辣刺激和过热的食物，以减轻对胃黏膜的刺激；多吃新鲜蔬菜、水果，尽可能少吃或不吃烟熏、腌制食物，减少食盐的摄入；急性大出血、上腹痛和呕吐者应禁食，症状缓解后逐渐进食流质、无渣半流质。

（1）宜用食物：① 禁食期结束，可给予流质，如米汤、藕粉、果汁等；② 病情缓解后可选用米粥、碎菜、细面条、面片、馄饨、水饺；③ 恢复期宜增加优质蛋白质的摄入，可给予鱼、瘦肉、鸡蛋、牛奶等，但应注意加工方法，可采用蒸、煮、炖等；④ 烹调用油以植物油为主。

（2）忌用或少用食物：① 忌用粗粮、芹菜、韭菜、豆芽等含粗纤维多的食品；② 禁用油煎、油炸、滑熘和烟熏制品，减少脂肪用量；③ 禁用辛辣刺激性食品和调味品，如辣椒、芥末、咖喱粉、胡椒粉等；④禁用年糕、粽子、元宵、腌肉、腊肠和未发酵的面食等不易消化的食物；⑤禁用各种酒精性饮料；⑥伴有肠炎腹泻者应禁用牛奶、豆浆、蔗糖、碳酸饮料等易产气或引起腹胀的食物；⑦少用碳酸饮料。

3. 营养监测 注意监测患者有无嗳气、反酸、食欲减退、上腹饱胀、恶心、呕吐等症状；注意监测患者每日排便情况。密切关注患者的病情变化，随时调整饮食方案。

4. 营养健康教育 对患者及其照护者进行营养教育，重视合理饮食对疾病康复的重要性，并告知患者急性胃炎的营养治疗原则和饮食宜忌，指导患者根据疾病的不同阶段合理选择饮食，改变不良饮食习惯，减少对胃黏膜的化学性和机械性刺激，从而促进胃炎康复。

（五）案例分析

本节导入的案例分析如下。

1. 营养风险筛查与营养评估 患者 NRS 2002 总评分为 0 分，无营养风险，一周后复筛。

2. 营养治疗方案 该患者入院时呕吐伴呕血，因此给予禁食。入院后再未发生呕血，胃镜下未发现出血点，仅大便隐血试验阳性，2 天后给予全流食。

3. 食谱举例 急性胃炎患者流食一日食谱举例见表 11-1-1。

▼ 表 11-1-1 急性胃炎患者流食一日食谱举例

餐次	食物内容及数量
早餐	米汤 250ml（粳米 25g、白糖 15g）
加餐	稀藕粉（藕粉 25g、糖 5g）
午餐	蒸蛋羹（鸡蛋 50g、食盐 1.5g）
加餐	鲜果汁（苹果 200g、白糖 5g）
晚餐	蛋花汤（鸡蛋 50g、盐 1.5g）
加餐	甜牛奶（鲜牛奶 250g、白糖 8g）

注：1. 全日烹调用植物油 5g。
　　2. 全日能量 2.99MJ（716kcal），蛋白质 22.5g（12.6%），脂肪 19.2g（24.1%），碳水化合物 113.2g（63.3%）。

二、慢性胃炎

导入案例

患者，女，46 岁，因"上腹部不适 1 周"入院。患者 1 周前无明显诱因出现上腹部不适，与进食无关，无明显加重或缓解因素，胃镜检查示"非萎缩性胃炎伴胃底糜烂"。发病以来饮食无明显变化，近期体重无变化。

人体测量：身高 162cm，体重 63kg，BMI 24.0kg/m^2。

实验室检查：红细胞计数 4.16×10^{12}/L，血红蛋白 115g/L，白蛋白 41.90g/L，肝肾功能正常，大便隐血试验阴性。

诊断：慢性非萎缩性胃炎。

请思考：该患者应该给予怎样的饮食？

（一）概述

慢性胃炎（chronic gastritis）是由各种原因引起的胃黏膜慢性炎症，是一种常见病，发病率较高。慢性胃炎的分类方法众多，如基于病因可将慢性胃炎分成 Hp 胃炎和非 Hp 胃炎两大类；基于内镜和病理诊断可将慢性胃炎分萎缩性和非萎缩性两大类；基于胃炎分布可将慢性胃炎分为胃窦为主胃炎、胃体为主胃炎和全胃炎三大类。

病因与发病机制包括：

① Hp 感染：是慢性浅表性胃炎最主要的发病原因。② 十二指肠–胃反流：由于幽门括约肌功能不全，胆汁、胰液和肠液大量反流入胃，削弱胃黏膜屏障功能，使黏膜遭到消化液损伤，产生炎症、糜烂、出血和黏膜上皮化生等变化。③ 免疫因素和遗传因素：患者体内存在自身抗体，如壁细胞抗体，可攻击壁细胞，导致胃酸分泌减少或丧失，引起萎缩性胃炎，同时会发生内因子缺乏，引起维生素 B_{12} 吸收不良，导致恶性贫血的发生。④ 刺激性食物和药物：如长期吸烟、饮酒、喜饮浓茶和浓咖啡、高盐饮食、饮食中缺乏新鲜蔬菜与水果等，药物如阿司匹林、吲哚美辛等可引起胃黏膜表面的损伤。

大多数患者无明显症状，即便有症状也多为非特异性。可表现为中上腹不适、饱胀、钝痛、烧灼痛等，也可出现食欲缺乏、嗳气、反酸、恶心等消化不良症状。症状的轻重与胃镜和病理组织学改变不成比例。

（二）营养代谢特点

慢性胃炎时，由于病程较长，大多数患者的营养状况会受到影响。一方面是因上腹部不适症状影响了进食量；另一方面是胃黏膜损伤，尤其是胃液分泌的改变、内因子的缺乏，在一定程度上影响到蛋白质的消化及维生素 B_{12} 的吸收，引发蛋白质营养不良和贫血。

（三）营养治疗

1. 营养治疗目的　通过调整膳食成分、质地和餐次，减少食物对胃黏膜的机械性和化学性刺激，促进胃黏膜的修复，防止或减少慢性胃炎发作。

2. 营养治疗原则　急性发作期应禁食，间歇期可遵循如下营养治疗原则。

（1）充足的能量：摄取量可略高于正常人。

（2）充足的蛋白质：供给量标准为 1.0~1.5g/（kg·d），应适当增加优质蛋白质的比例，如鱼、虾、鸡肉、嫩牛肉、瘦猪肉等，以改善患者的营养状态。

（3）适当控制脂肪：尤其是动物脂肪的摄入，脂肪能够刺激胆囊收缩素分泌，导致胃排空延缓和胆汁反流，故应适量。供能比占总能量的20%~25%为宜。

（4）减少膳食纤维的摄入：以减轻对胃黏膜的机械性刺激。蔬菜可多选用嫩黄瓜、番茄（去皮）、去皮嫩茄子、冬瓜、嫩白菜、菠菜叶、马铃薯等，烹制时应切细丝、小丁、薄片、煮熟，可制成泥，如土豆泥等，以利于消化。水果可多选用香蕉、苹果、梨等，食时要去皮籽，要嚼碎与唾液充分混合。禁用坚硬、多纤维、易产气的食物。

（5）禁用过凉、过热、过酸、过甜和过咸的食物。

（6）禁烟、酒、浓茶、咖啡和辛辣刺激性的食品或调味品。

（7）注意烹调方法，宜采用蒸、煮、氽、烩、炖、焖等烹调方式，少用油煎、油炸及未经发酵的食品。

（8）进食规律，忌过饥过饱，每日进餐5~6次，养成细嚼慢咽的进餐习惯。

（四）营养护理

1. 营养筛查与营养评估　应在入院24小时内对患者进行营养风险筛查，并结合患者的膳食调查、体格测量、实验室检查结果及临床检查对其营养状况进行评估，并给予个体化的饮食指导。

2. 营养护理计划实施　不同类型的慢性胃炎、胃炎的不同阶段营养治疗原则都是有差异的，医护人员首先应了解患者病情，有针对性地予以营养干预。鼓励患者进易消化、富含蛋白质、维生素的饮食，避免辛辣或粗糙的食物。

（1）急性发作期：①以流食或少渣半流食为主，宜食用新鲜果汁、藕粉、米汤、大米粥、小米粥、鸡茸粥、瘦肉粥、细挂面、薄面片、薄皮馄饨等；②忌用或少用牛奶、豆浆，并减少蔗糖等容易导致腹胀的食品的摄入。

（2）恢复期：①可给予软米饭、馒头、花卷、面片、馄饨、包子、肌纤维较细的瘦肉、鱼肉、虾肉，以及含纤维较少的蔬菜如黄瓜、番茄、嫩茄子、冬瓜、角瓜、甘蓝、白菜心等；②避免含粗纤维多的蔬菜、水果，如韭菜、芹菜、豆芽、蕨菜和未成熟的水果；③禁用油煎、油炸、腌、熏、腊、酱的食物；④禁食糯米饭、年糕、烙饼等不易消化的食物；⑤避免食用生冷、酸辣食物，如冷饮、凉拌菜、辣椒、芥末、胡椒粉、咖喱粉等；⑥禁用各种酒及含酒精的饮料、碳酸饮料等。

（3）慢性萎缩性胃炎：①因胃酸分泌过少或缺乏，可给予浓肉汤、浓鱼汤及适量的糖醋食品，以刺激胃酸分泌，促进消化；②宜多进食含铁丰富的食物，如动物肝脏、动物血、瘦肉、红枣、红小豆等。

（4）慢性非萎缩性胃炎：因胃酸分泌过多，应禁用浓肉汤、浓鱼汤、成酸性食品以及大量的蛋白质等。

3. 营养监测

（1）主观方面：了解患者的食物选择与制作、营养干预的执行情况，观察患者的胃肠道反应（如有无恶心、呕吐、腹痛、腹胀、腹泻，有无胃出血等）。

（2）客观方面：包括膳食调查（评价能量和营养素的摄入水平）、体格测量（体重、人体成分分析、基础代谢率测定等）、实验室检查（血常规、肝功、肾功等）。密切关注患者的病情变化，对饮食方案随时予以调整。

4. 营养健康教育　积极开展营养教育，指导患者在日常生活中养成良好的饮食习惯，避免食用易造成胃黏膜损伤的食品（详见下节"膳食因素与消化性溃疡的关系"）和药物，饮食要规律，戒烟酒，并注意腹部保暖。根据每个患者的具体病情和饮食习惯给予个性化的指导，并教育患者学会自我护理。

（五）案例分析

本节导入的案例分析如下。

1. 营养风险筛查与营养评估　患者 NRS 2002 总评分为 0 分，无营养风险，一周后复筛。

2. 营养治疗方案

（1）确定能量需要量：① 患者 BMI 24.0kg/m^2，属于超重；② 理想体重（kg）=162（cm）－105＝57kg；③ 每日能量（kcal）= 30kcal/kg × 57kg = 1 710kcal。

（2）该患者给予软食。

（3）该患者为慢性非萎缩性胃炎，为预防刺激胃酸分泌，应禁用浓肉汤、浓鱼汤、成酸性食品；控制脂肪的摄入；减少单糖、双糖、牛奶的摄入；禁食咖啡及酒类。

3. 食谱举例　慢性胃炎患者软食一日食谱举例见表 11-1-2。

▼ 表11-1-2　慢性胃炎患者软食一日食谱举例

餐次	食物内容及数量
早餐	白粥（粳米50g），馒头（面粉50g），煮鸡蛋1个（鸡蛋50g），拌香干（香干35g）
午餐	软米饭（粳米100g），清蒸鱼（草鱼150g），清炒油菜心（油菜心200g）
加餐	香蕉200g
晚餐	肉丝挂面（瘦肉丝50g、挂面100g、番茄50g），烩茄子（茄子150g）

注：1. 全日烹调用植物油22g，盐5g。

　　2. 全日能量7.15MJ（1 710kcal），蛋白质72.7g（17.0%），脂肪40.6g（21.4%），碳水化合物263.4g（61.6%）。

第二节　消化性溃疡

导入案例

患者，男，48岁，个体出租汽车司机，平日嗜烟酒，因"上腹部疼痛1个月"入院。1年前无明显诱因出现黑便，呈柏油样，偶有恶心、嗳气、上腹部不适症状。1个月前出现上腹部疼痛，呈烧灼感，以剑突下为甚。患者进食量减少约20%，近期体重、大小便无明显变化。胃镜示：胃溃疡（A$_1$），十二指肠球部溃疡（S$_1$）。

人体测量：身高174cm，体重55kg，BMI 18.2kg/m^2。

实验室检查：红细胞计数4.26×10^{12}/L，血红蛋白137g/L，白蛋白39.25g/L，大便隐血试验阳性，肝肾功能正常。

诊断：胃溃疡，十二指肠球部溃疡。

请思考：该患者应该给予怎样的饮食？

一、概述

消化性溃疡（peptic ulcer，PU）主要指发生在胃和十二指肠的慢性溃疡。由于溃疡的形成与胃酸和胃蛋白酶的消化作用相关故而得名。根据发生部位的不同，常分为胃溃疡和十二指肠溃疡。本病可见于任何年龄，以20~50岁居多，男性多于女性。

消化性溃疡是一种多因素疾病，溃疡的发生是黏膜侵袭因素与防御因素失去平衡的结果，主要病因包括Hp感染、药物、饮食因素、神经精神因素、遗传因素。综合各项研究，消化性溃疡是由于胃酸和胃蛋白酶自身消化所致，胃酸在溃疡形成过程中起决定性作用，是溃疡形成的直接原因。

消化性溃疡的病程较长，病史可达数年至数十年，具有明显的周期性和季节性，可自愈，易复发。发作与缓解相交替，多在秋冬或冬春之交发病，可因精神情绪不佳或过度劳累而诱发。

上腹痛是消化性溃疡的主要症状，其性质可为钝痛、烧灼痛、胀痛、剧痛或饥饿样不适感。疼痛具有明显的规律性，在胃溃疡表现为进餐痛，一般于餐后0.5~1小时发作，持续1~2小时后逐渐缓解，至下次进餐后再度重复上述节律；十二指肠溃疡表现为空腹痛或饥饿痛，疼痛在两餐之间发生，至下次进餐后才得以缓解，部分患者还会发生午夜痛。

其他症状：嗳气、反酸、胸骨后烧灼感、流涎、恶心、呕吐、便秘等，可单独或伴疼痛出现。部分患者的临床表现不明显，仅表现为上腹隐痛或不适。

常见并发症有出血、穿孔、幽门梗阻和癌变。

二、营养代谢特点

（一）营养代谢

消化性溃疡患者由于反酸、嗳气、腹部疼痛等症状，常常食欲下降，进食减少，造成能量和各种营养素的摄入不足；此外，患者的胃肠动力障碍引起营养物质吸收不良，肠黏膜病变影响营养物质吸收利用，易发生水、电解质紊乱。因而，消化性溃疡患者容易发生各种营养不良。

（二）膳食因素与消化性溃疡的关系

消化性溃疡的发生、发展与膳食因素密切相关。

1. 脂类　膳食脂肪能强烈刺激胆囊收缩素的分泌，延缓胃排空，使食物在胃内停留时间延长，促进胃酸分泌，增加胃酸对胃黏膜的损伤；同时，脂肪也能加剧胆汁反流，加重对胃黏膜的腐蚀作用。

2. 蛋白质　仅有微弱的中和胃酸作用，而随着蛋白质在体内的代谢，其分解产物反而是胃酸分泌的强烈刺激剂。

3. 碳水化合物　复合碳水化合物对胃酸分泌无明显影响，但单糖和双糖等简单糖类可刺激胃酸分泌。

4. 其他食物　①酒精：酒精可损伤胃黏膜屏障，造成急性胃黏膜损伤。但酒精对胃酸分泌的影响具有双向性剂量反应。当酒精浓度为1%~4%时，对胃酸分泌呈刺激反应，高浓度时则无刺激反应或呈现抑制作用。葡萄酒与啤酒对胃酸分泌具有极其明显的刺激作用，而白酒则无此作用。②咖啡：是胃酸分泌的强烈刺激剂，易造成胃食管反流，引发消化不良。③牛奶：牛奶中的蛋白质有促进胃酸分泌的作用，同时也有中和胃酸的作用，一般认为前者强于后者。④食盐：消化性溃疡患者对钠的代谢能力差，高盐饮食将造成钠盐在体内潴留，而后者能增加胃酸分泌。

5. 食物的理化性质 过分粗糙的食物，过咸食物，过冷、过热饮食及饮料可引起胃黏膜物理和化学性的损伤，引发溃疡。

6. 进餐习惯与心情 不良的饮食习惯，如进食过快、暴饮暴食和不规律进食可破坏胃酸分泌的节律性；进餐时的情绪变化会导致胃肠功能紊乱。

三、营养治疗

（一）营养治疗目的

通过合理的膳食调配和科学的烹调方法，减轻胃肠道负担，保护胃与十二指肠黏膜，促进溃疡的愈合，防止或减少并发症的发生。

（二）营养治疗原则

1. **足够的能量** 供给按 125kJ/（kg·d）[30kcal/（kg·d）]。

2. **适量的蛋白质** 供给可按 1.0g/（kg·d）。注意选择优质蛋白，如瘦肉、鱼、虾、鸡肉等。

3. **适当控制脂肪** 占总能量的 20%~25%。

4. **饮食规律，定时定量** 可根据病情调节进餐次数。急性发作期宜少量多餐，每餐不宜过饱；病情稳定后应尽快恢复一日三餐，以避免因进餐次数过多所造成的胃酸分泌增加。

5. **避免一切机械性和化学性刺激，保护胃黏膜** ① 禁用具有强烈刺激胃酸分泌的食品和调味品，如肉汤、甜饮料和刺激性食品；② 禁用含粗纤维多的食品，如芹菜、韭菜和粗粮等；③ 禁用易产酸的食品，如马铃薯、红薯等；④ 禁用易产气的食品，如生萝卜、豆类等；⑤ 禁用生冷及坚硬的食品，如冷饮、凉拌菜、腌肉、火腿、腊肠等；⑥ 食物不宜过冷或过热，任何过凉和过热的食品都将对胃黏膜造成损害。

6. **适当控制一般调味品的使用** 食品不宜过酸、过甜或过咸。

7. **细嚼慢咽** 可减少对消化道过强的机械性刺激，并能增加唾液的分泌，以中和胃酸。

8. **避免精神紧张，保持良好的进餐心态。**

9. **注意烹调方法，宜采用蒸、煮、氽、烩、炖、焖等烹调方式，少用油煎、油炸等烹调方式。**

（三）消化性溃疡并发症的处理

1. **出血** ① 大便外观基本正常，大便隐血试验阳性者证明有小量出血。一般不需禁食，应采用低脂、低盐、少渣半流食，可给予冷米汤和冷牛奶等温凉的流质食物，以中和胃酸、抑制胃饥饿性收缩，对止血有利；② 疼痛加剧、黑便者，应禁食，给予肠外营养支持；③ 贫血者应增加富含铁的食物，如猪肝、瘦肉、猪血、红枣等。

2. **幽门梗阻** 当食物通过幽门部受阻时，可发生恶心、呕吐、疼痛等症状。若完全梗阻时应禁食，给予肠外营养；不完全梗阻可进流质饮食。

3. **急性穿孔** 是溃疡病的严重并发症，此时应严格禁食，给予肠外营养。

四、营养护理

（一）营养筛查与营养评估

应在入院24小时内对患者进行营养风险筛查，并结合患者的膳食调查、体格测量、实验室检查结果及临床检查对其营养状况进行评估，并给予个体化的饮食指导。

（二）营养护理计划实施

1. 制订个体化营养治疗方案　针对病情的不同时期以及并发症的发生情况，根据上述营养治疗原则制订相应的营养干预措施，以缓解病情。在急性发作期应采用流质饮食；因传统的流质饮食能量低，故一旦病情好转，应尽早改成半流质饮食，并逐步过渡到软食或普食，也可口服营养补充营养制剂。发生严重并发症时需要禁食，给予肠外营养支持；病情好转后，逐步过渡到肠内营养。

2. 食物选择　①宜用食物：鸡蛋、发酵的面食、藕粉、瘦肉、鸡肉、鱼肉、冬瓜、黄瓜、甘蓝等刺激性弱的食物。各种食物在加工时应切细煮软。②忌用或少用食物：芥末、胡椒、咖喱粉、浓茶、咖啡等刺激性食物；粗粮、芹菜、韭菜、豆芽、藕等含粗纤维多或粗加工的食物；油炸、油煎、生拌、烟熏、腌制、腊味、糯米等不易消化的食物；生葱、生蒜、生萝卜、蔗糖、大豆等易产气的食物；浓肉汤、鸡汤、鱼汤、浓茶、浓咖啡等刺激胃酸分泌的食物；过凉与过热的食物；戒烟戒酒。

（三）营养监测

在营养治疗过程中，需定期对营养治疗效果进行监测和评价。密切观察患者的病情和营养状况，定期复查相关生化指标，如血常规、肝功能、肾功能等；经常为患者测量体重、皮褶厚度、握力、体成分等，询问患者的日常饮食内容和结构，观察患者的胃肠道反应，如有无恶心、呕吐、腹痛、腹胀、腹泻，有无出血等，根据患者的具体情况及时调整营养治疗方案，同时建议患者定期到营养门诊就诊。

（四）营养健康教育

深入全面地了解患者的饮食习惯，与患者家属共同探讨发生疼痛的诱因和饮食注意事项，及时给予相应的膳食指导；教育患者自觉养成良好的饮食习惯，定时定量规律进餐、细嚼慢咽、戒烟戒酒、避免机械性及化学性刺激，预防并发症发生；教育患者注意饮食卫生，特别是Hp感染者，注意手卫生，对其用过的餐具等进行消毒处理等；注意休息，避免精神紧张；停用不必要的非甾体抗炎药。

五、案例分析

本节导入的案例分析如下。

1. 营养风险筛查与营养评估　患者摄入量约为平常的80%，BMI为18.2kg/m²，伴一般情况差，营养状态受损评分为3分；疾病严重程度评分为1分；年龄评分为0分；NRS 2002总评分为4分，存在营养风险。进一步经全球（营养）领导层倡议营养不良诊断标准共识（GLIM）评估，患者重度营养不良，需行营养治疗。

2. 营养治疗方案

（1）确定能量需要量：① 理想体重（kg）=174（cm）−105=69kg；② 每日能量（kcal）= 30kcal/kg × 69kg = 2 070kcal。

（2）患者大便外观基本正常，大便隐血试验阳性，证明有小量出血。给予低盐、低脂、少渣半流食。待病情好转，排便规律，每次均排出黄褐色成形便时改为少渣软食，再逐渐过渡到软食、普食。

（3）避免机械性和化学性刺激：选用细软、易消化、刺激性弱的食品，烹调方法选择蒸、煮、氽、软烧、烩或焖。适当控制一般调味品的使用，食品不宜过酸、过甜或过咸；避免精神紧张，保持良好的进餐心态，细嚼慢咽。

3. 食谱举例 消化性溃疡患者普食一日食谱举例见表11−2−1。

▼ 表11−2−1 消化性溃疡患者普食一日食谱举例

餐次	食物内容及数量
早餐	瘦肉粥（猪瘦肉25g、粳米50g），馒头（面粉100g），拌胡萝卜丝（胡萝卜75g）
午餐	米饭（粳米150g），白菜烧豆腐（白菜100g、豆腐100g），清蒸鲈鱼（鲈鱼200g），清炒菠菜（菠菜100g）
晚餐	米饭（粳米125g），洋葱炒肉（洋葱100g、猪瘦肉75g），炒西葫芦（西葫芦100g）

注：1. 全日烹调用植物油30g，盐5g。
　　2. 全日能量8.63MJ（2 065kcal），蛋白质76.9g（14.9%），脂肪49.6g（21.6%），碳水化合物327.8g（63.5%）。

第三节　炎症性肠病

导入案例

患者，女，27岁，因"克罗恩病1年余，腹痛2天"入院。患者1年前诊断克罗恩病，规律使用药物治疗。2天前患者再次出现腹痛，为隐痛，呈持续性，上腹部为主，可忍受，无其他放射痛，无恶心、呕吐。

人体测量：身高157cm，体重48kg，BMI 19.5kg/m²。

实验室检查：白蛋白35.40g/L，总蛋白60.04g/L，大便隐血阳性，肝、肾功能正常。

诊断：克罗恩病。

请思考： 该患者应该给予怎样的饮食？

一、概述

炎症性肠病（inflammatory bowel disease，IBD）是一类由多种病因引起的、异常免疫介导的肠道慢性及复发性炎症，有终生复发倾向，溃疡性结肠炎（ulcerative colitis，UC）和克罗恩病（Crohn disease，CD）是其主要疾病类型。

炎症性肠病的病因和发病机制尚未完全明确，目前认为是下面多种因素相互作用所致。①环境因素：如饮食、吸烟或暴露于其他尚不明确的因素。②遗传因素：炎症性肠病患者在一定环境因素作用下由于遗传易感而发病。③肠道微生态：炎症性肠病患者可能存在对某些正常肠道菌群的免疫耐受缺失。④免疫失衡：肠道黏膜免疫系统在炎症性肠病肠道炎症的发生、发展和转归过程中始终发挥着重要作用。

溃疡性结肠炎起病缓慢，主要表现：①腹泻，黏液脓血便是溃疡性结肠炎活动期的重要表现；②腹痛、腹胀，轻型患者可无腹痛或仅有腹部不适，具有腹痛—便意—便后缓解的规律；③食欲减退、恶心、呕吐等。此外，重型或病情持续活动者可出现衰弱、消瘦、贫血、低蛋白血症、水及电解质紊乱等。

克罗恩病起病缓慢，病程长，主要表现：①腹痛为最常见症状，常于进餐后加重，排便或肛门排气后缓解；②腹泻亦为克罗恩病的常见症状之一，一般无黏液和脓血；③10%~20%克罗恩病患者右下腹或脐周有包块。

炎症性肠病的肠外表现有外周关节炎、结节性红斑、虹膜睫状体炎、口腔黏膜溃疡、原发性硬化性胆管炎等疾病；全身表现较多且较明显有发热、食欲减退、贫血、消瘦、低蛋白血症和维生素缺乏等症状；常并发肠梗阻、肠穿孔，若累及直肠或结肠黏膜可发生癌变。青春期前患者常伴有生长发育迟滞。

二、营养代谢特点

营养不良在炎症性肠病患者，尤其是克罗恩病患者中多见。轻型患者可能没有或只有轻度铁缺乏，很少出现水、电解质紊乱；中、重型患者因铁丢失较多，可出现中度以上贫血；长期腹泻患者由于水、电解质、维生素、蛋白质等营养素从肠道大量丢失，可出现体重减轻、低蛋白血症、水与电解质紊乱、酸碱平衡失调，最终导致严重营养不良。主要原因如下：

1. 营养素摄入减少　进食可诱发或加重腹痛、腹泻等症状，使得许多患者主动或被动限制进食，导致能量和相关营养素摄取不足。

2. 营养素吸收减少　①广泛小肠黏膜病变或因病变行小肠切除术，导致小肠消化和吸收面积减少，易发生脂肪泻，脂溶性维生素和矿物质缺乏；②克罗恩病患者伴有肠管狭窄或肠瘘时，可引起肠内容物积滞，小肠内细菌过度生长，导致肠道吸收不良。

3. 营养素丢失过多　活动性炎症性肠病可见蛋白质大量丢失，导致低蛋白血症。消化道出血可导致铁缺乏与贫血，而腹泻可造成钙、钾、镁、锌等矿物质大量丢失。

4. 营养素需要量增加　当炎症性肠病患者伴有脓肿等感染并发症时，机体对能量的需要量增加。

三、营养治疗

（一）营养治疗目的

减轻患者的临床症状，纠正水及电解质代谢紊乱，改善患者的营养状况。

（二）营养治疗原则

1. 适宜的能量 缓解期能量摄入以104~125kJ/（kg·d）［25~30kcal/（kg·d）］为宜；活动期需要高出缓解期8%~10%；生长发育期应额外增加10%~20%。

2. 丰富的蛋白质 炎症性肠病患者对蛋白质的需求增加，供给量以1.0~1.5g/（kg·d）为宜，否则容易出现负氮平衡。合并毒血症的营养不良患者蛋白质需求量为2.0g/（kg·d）。可选择易消化的富含蛋白质食物，如豆腐、瘦肉、鸡肉、鱼肉、鸡蛋等。

3. 低脂肪 克罗恩病患者、回肠疾病或进行回肠切除手术者，往往易发生脂肪泻。未被吸收的脂肪酸以及肠道细菌产生的羟基脂肪酸衍生物，均可刺激肠道而加重腹泻症状。因此，炎症性肠病患者应采用低脂肪饮食，以减轻肠道负担。

4. 低膳食纤维 如患者发生肠腔狭窄、肠梗阻或腹泻时，应减少膳食纤维的摄入，采用无渣或低渣饮食。

5. 限制乳糖 多数炎症性肠病患者因对乳糖不耐受而出现腹胀、腹泻和肠痉挛等症状，因此应给予低乳糖或无乳糖饮食，避免摄食牛奶和奶制品等含有乳糖的食物。

6. 补充维生素与矿物质 腹泻严重者可发生脱水，钾、钠、氯离子和维生素（维生素A、维生素D、维生素E与维生素B_{12}）大量丢失，应及时予以补充。

7. 规律进餐并注意膳食质地 饮食应细软、易消化、少刺激、产气少，并采用少量多餐的进餐制度，以减少胃肠道负担。

相关链接 | **肠内营养治疗在克罗恩病和溃疡性结肠炎中不同的作用**

肠内营养治疗在溃疡性结肠炎中的作用主要是纠正营养不良和降低营养风险。肠内营养治疗在克罗恩病中的作用除了纠正营养不良和降低营养风险外，更重要的是能够诱导和维持克罗恩病缓解。全肠内营养治疗可有效诱导或者加速诱导活动期克罗恩病缓解，疗程通常为6~8周。为了纠正克罗恩病患儿营养不良，促进生长发育，肠内营养治疗可以作为克罗恩病患儿的一线治疗。

四、营养护理

（一）营养筛查与营养评估

营养风险和营养不良是炎症性肠病患者普遍存在的问题，需早期识别并改善患者的营养状况。应在入院24小时内对患者进行营养风险筛查，并结合患者的膳食调查、体格测量、实验室检查结果及临床检查对其营养状况进行评估，并给予个体化的营养治疗方案。

（二）营养护理计划实施

1. 制订个体化营养治疗方案 炎症性肠病患者饮食调节是关键，总体把握质软、易消化、少刺激、高营养的原则，少食多餐，定时定量。针对病情发展的不同时期，根据营养治疗原则给予对应的营养干预措施，以缓解病情。

2. 食物选择 ①宜用食物：精制米面、鸡蛋、瘦猪肉、鸡肉、兔肉、鱼虾、菜汤、菜汁、果汁等。必要时可补充维生素和矿物质制剂。②忌用或少用食物：烟酒、辣椒、咖喱粉、芥末等刺激性食物；硬果类、豆类、种子类等不易消化和易致腹胀的食物；萝卜、玉米、韭菜等含粗纤维多的蔬菜；油腻及油炸的食物；可乐、汽水等易胀气食物；生冷食物；海鲜等易过敏的食物。奶类的使用可根据患者的耐受程度而定。对于频繁腹泻的患者要及时补充水分，并记录出入水量。

（三）营养监测

炎症性肠病患者，尤其是克罗恩病患者，营养不良常见，应注意监测患者的体重、BMI，以及铁、钙等矿物质和维生素（尤其是维生素D和维生素B_{12}）是否缺乏，监测血浆总蛋白、白蛋白、前白蛋白水平是否异常；观察患者有无腹痛、腹泻症状（包括腹泻次数、数量），有无便中带血、黏液便；对于炎症性肠病术后患者要注意观察有无发热，有无腹膜炎症状和体征，以预防肠瘘发生；同时运用健康调查量表36（SF-36）对IBD患者的生活质量进行监测。定期到营养门诊复诊，预防复发。

（四）营养健康教育

从医学角度而言，炎症性肠病的发病机制尚未阐明，病程迁延难愈，极易发生营养不良，部分患者需要手术干预，术后更容易出现营养问题。因此，对患者和家属开展科学、系统的营养教育，帮助他们树立战胜疾病的信心具有十分重要的意义。医护人员应从营养不良带来的后果，营养治疗的目的、原则，日常食物和营养制剂的选择等方面对患者及照护者进行营养教育，使其认识到营养治疗的重要性和迫切性，掌握日常饮食制作要点，合理选择食物，必要时接受肠内营养和肠外营养治疗，最终帮助患者实现科学的营养管理。同时，要告知患者心情开朗、情绪稳定、消除顾虑、劳逸结合对疾病的康复至关重要。

五、案例分析

本节导入的案例分析如下。

1. 营养风险筛查与营养评估　患者NRS 2002总评分为0分，无营养风险，一周后复筛。

2. 营养治疗方案

（1）确定能量需要量：①理想体重（kg）=157（cm）-105=52kg；②该患者腹痛入院，大便隐血阳性，提示疾病处于活动期，能量供给为32kcal/（kg·d），能量（kcal）= 32kcal/kg × 52kg = 1 664kcal。

（2）给予低脂少渣软食，注意保证充足的维生素和矿物质。

（3）采取少量多餐，每日进食5~7餐。

（4）避免机械性和化学性刺激：选用细软、易消化、刺激性弱的食品，烹调方法选择蒸、煮、氽、软烧、烩或焖。

3. 食谱举例　炎症性肠病患者一日食谱举例见表11-3-1。

餐次	食物内容及数量
早餐	小米粥（小米50g），煮鸡蛋1个（鸡蛋50g）
加餐	脱脂乳200g，面包50g
午餐	鸡丝挂面（挂面75g、去皮黄瓜75g、鸡丝25g），烩豆腐（豆腐100g）
加餐	蒸鸡蛋羹（鸡蛋50g）
晚餐	大米粥（粳米25g），花卷（面粉50g），烩肉丝胡萝卜丝（瘦肉50g、胡萝卜75g）
加餐	冲米粉（米粉25g），苏打饼干25g

注：1. 全日烹调用植物油15g。

2. 全日能量6.89MJ（1 648kcal），蛋白质69.6g（16.9%），脂肪38.6g（21.1%），碳水化合物255.6g（62.0%）。

第四节　腹泻

导入案例

患者，男，70岁，因"腹泻3月余"入院。患者排水样便，次数2~6次/d，伴上腹部疼痛，呈隐痛，伴全身乏力。食欲较差，每餐进食白粥约150ml，每日3~4次。近3个月体重下降3kg。

人体测量：身高170cm，体重50kg，BMI 17.3kg/m²。

实验室检查：白蛋白26.7g/L，总蛋白63.2g/L，红细胞计数2.96×10¹²/L，血红蛋白98g/L。

诊断：慢性腹泻，小肠部分切除术后状态。

请思考：该患者应该给予怎样的饮食？

一、概述

腹泻（diarrhea）是指排便次数增多（>3次/d）、粪便量增加（>200g/d）、粪质稀薄（含水量>85%）。腹泻可分为急性和慢性两类，病史短于4周者为急性腹泻，超过4周或长期反复发作者为慢性腹泻，是临床上多种疾病的常见症状。根据病理生理机制，分为渗透性腹泻、分泌性腹泻、渗出性腹泻和动力异常性腹泻。但临床上，不少腹泻并非由单一机制引起，常是各种机制作用的结果。

急性腹泻常见的原因包括食物中毒、肠道感染及药物副作用等。慢性腹泻原因包括胃部疾病、肠道感染和非感染性疾病、肠道肿瘤、肝胆胰疾病、甲状腺功能亢进等全身疾病等。

应注意排便次数、排便量及性状等。有些腹泻会伴有腹痛、发热、食欲减退或亢进、营养不良、休克、贫血、出血等。慢性腹泻常见的危险因素主要包括生活方式的改变、食物过敏或食物不耐受、药物因素。某些特殊的膳食成分可能引起或者加重腹泻。

二、营养代谢特点

急性腹泻患者由于胃肠道蠕动过快，营养物质吸收不良，肠黏膜病变影响营养物质吸收利用，易发生水、电解质紊乱。慢性腹泻患者因长期营养物质吸收不良，容易发生各种营养不良。

三、营养治疗

（一）营养治疗目的

缓解腹泻症状，纠正水、电解质紊乱，预防营养不良。

（二）营养治疗原则

1. 急性腹泻

（1）症状较重者：应禁食，使肠道得到充分休息，注意调整体液、电解质平衡。

（2）症状较轻者：选择清流质饮食，如米汤、面汤、果汁等。

（3）症状缓解后：排便次数减少及大便性状改善后，改用低脂、少渣半流质饮食，如米粥、面条、馒头等。

（4）腹泻停止后：逐渐过渡到半流质饮食或软食，逐渐增加富含蛋白质的食物，限制富含膳食纤维的食物，逐步过渡到普食。

2. 慢性腹泻

（1）低脂少渣饮食：避免因脂肪及粗糙食物对肠道的刺激而加重腹泻症状。尽量选择蒸、煮、汆等清淡的饮食烹调方式。

（2）补充矿物质和维生素：一方面由于腹泻导致矿物质及维生素丢失，另一方面由于少渣膳食限制了蔬菜和水果的摄入，长期慢性腹泻常存在矿物质及维生素的缺乏，应适当补充果汁、菜汁等。

（3）益生菌：肠道微生态失衡可能是腹泻的诱发因素，也可以是后果。有关益生菌的最佳菌属、剂量和疗程目前尚无一致意见，一般来说多菌种制剂优于单菌种制剂。

（4）治疗原发病：引起腹泻的原发病多种多样。乳糖不耐受症应避免含乳糖的食品；乳糜泻或明确麦麸过敏的患者，需要无麦麸饮食，戒断含有麦麸的食物，如面粉及其制品、燕麦、啤酒等；高渗性腹泻应停食高渗的食物或药物；胆汁酸及胰酶缺乏导致的脂肪泻，可用中链脂肪酸代替长链脂肪酸。

四、营养护理

（一）营养筛查与营养评估

应在入院24小时内对患者进行营养风险筛查，并结合患者的膳食调查、体格测量、实验室检查结果及临床检查对其营养状况进行评估，并给予个体化的饮食指导。

（二）营养护理计划实施

1. 制订个体化营养治疗方案　针对不同的发病原因及病情阶段，根据上述营养治疗原则制订相应的营养干预措施，以缓解病情。病情较重者给予禁食，病情缓解后应采用流质饮食，根据排便次数减少及大便性状改善情况尽快过渡到半流食、软食、普食。

2. 食物选择 ①宜用食物：精细米面；蛋类；含结缔组织较少的嫩肉、鸡肉、鱼肉等；去皮质软的蔬菜；果汁、菜汁等。各种食物在加工时应切细煮软。②忌用或少用食物：刺激性食物，如芥末、胡椒、咖喱粉、浓茶、咖啡等；富含粗纤维的食物，如粗粮、芹菜、韭菜、豆芽、整粒豆类、坚果及含结缔组织比较多的动物跟腱、老的畜肉等；易产气的食物，如生葱、生蒜、生萝卜、蔗糖、大豆等；油腻食物，如油炸、油煎、肥肉等；烟酒。

（三）营养监测

在营养治疗过程中，需定期对营养治疗效果进行监测和评价。密切观察患者的病情和营养状况，定期复查相关生化指标，如血常规、肝功能、肾功能等；经常为患者测量体重、皮褶厚度、握力、体成分等，根据患者的具体情况及时调整营养治疗方案，同时建议患者定期到营养门诊就诊。

（四）营养健康教育

急性腹泻患者应告知其营养治疗的原则，指导患者根据不同阶段合理选择食物，促进肠道康复。慢性腹泻患者应告知其营养治疗的重要性，针对不同发病原因引起的慢性腹泻给予营养指导，特别是与食物摄入相关的腹泻，如乳糖不耐受症、乳糜泻、麦麸过敏、脂肪泻等。指导患者日常体重监测以便及时发现营养不良。

五、案例分析

本节导入的案例分析如下。

1. 营养风险筛查与营养评估 患者每日仅进食少量白粥，摄入量为平常的0~25%，体重下降率为5.7%，BMI为17.3kg/m²，伴一般情况差，营养状态受损评分为3分；疾病严重程度评分为1分；年龄评分为1分；NRS 2002总评分为5分，存在营养风险。进一步GLIM评估，患者为重度营养不良，需行营养治疗。

2. 营养治疗方案

（1）确定能量需要量：①理想体重（kg）＝170（cm）–105＝65kg；②每日能量（kcal）＝30kcal/kg×65kg＝1 950kcal。

（2）分析该患者发生慢性腹泻的原因可能为部分小肠切除，患者存在营养不良及贫血，应增加蛋白质及铁的摄入。患者摄入严重不足，给予肠内营养治疗，待患者好转后改为普食。

3. 食谱举例 腹泻患者普食一日食谱举例见表11-4-1。

▼ 表11-4-1 腹泻患者普食一日食谱举例

餐次	食物内容及数量
早餐	白粥（粳米25g），包子（面粉75g、鸡蛋60g、包菜100g）
午餐	米饭（粳米125g），香菇蒸鸡（鲜香菇100g、鸡胸肉100g），蒜蓉茼蒿（茼蒿100g）
加餐	猕猴桃200g

餐次	食物内容及数量
晚餐	米饭（粳米125g），清蒸鳜鱼（鳜鱼150g），蒸茄子（茄子200g）
加餐	脱脂牛奶200ml

注：1. 全日烹调用植物油20g，盐5g。

2. 全日能量8.16MJ（1 951kcal），蛋白质85.1g（17.4%），脂肪37.3g（17.2%），碳水化合物318.7g（65.4%）。

学习小结

胃肠道是消化系统的重要组成部分，是营养素消化和吸收的器官，与饮食营养的关系十分密切，可因饮食不当而患病，也可通过合理饮食而缓解甚至治愈其疾病。

本章主要介绍了急/慢性胃炎、消化性溃疡、炎症性肠病、腹泻的病因、临床表现、营养代谢特点、营养治疗原则以及营养护理等内容。在学习中，应重点掌握慢性胃炎和消化性溃疡的营养治疗原则与营养护理，熟悉急性胃炎和炎症性肠病的营养治疗原则和营养护理，了解腹泻的营养治疗与营养护理。在实际工作中，要做好营养宣教工作，并结合患者的实际病情制订个体化的营养处方。

（关　阳）

单项选择题

1. 急性胃炎病情缓解后，可停止禁食，营养治疗开始给予
   - A. 浓肉汤
   - B. 奶酪
   - C. 米汤
   - D. 浓鸡汤
   - E. 咖啡

2. 消化性溃疡营养治疗不适宜的烹调方法为
   - A. 蒸
   - B. 煮
   - C. 烩
   - D. 煎
   - E. 汆

3. 患者，女，39岁，因"消化道溃疡并发上消化道大出血"入院治疗，此时应该给予
   - A. 冷藕粉
   - B. 豆浆
   - C. 禁食
   - D. 牛奶
   - E. 肉汤

4. 患者，55岁，因"发热伴腹痛、腹泻10日余"入院，入院查体体温40℃，腹泻7~8次/d。该患者可以选用的食物是
   - A. 牛奶
   - B. 豆浆

C. 藕粉

D. 鲜榨果汁

E. 肉汤

5. 炎症性肠病的营养治疗原则，下列说法错误的是
   A. 不建议进食牛奶
   B. 缓解期成人的能量可按照25~

30kcal/（kg·d）给予

C. 尽可能给予高能量高蛋白高维生素饮食

D. 儿童活动期克罗恩病诱导缓解推荐肠内营养治疗

E. 联合应用益生菌可能有益

答案：1. C；2. D；3. C；4. C；5. C

第十二章

肝胆胰疾病的营养治疗

学习目标

知识目标	1. 掌握 肝炎、肝硬化、肝性脑病、代谢相关脂肪性肝病、胆囊炎、胰腺炎的营养治疗原则和食物选择，并能运用所学知识对患者进行营养宣教。 2. 熟悉 急性肝炎、慢性肝炎营养治疗的特点及它们之间的异同点；急性胰腺炎、慢性胰腺炎营养治疗的特点及它们之间的异同点。 3. 了解 肝炎、肝硬化、肝性脑病、代谢相关脂肪性肝病、胆囊炎、胰腺炎的营养代谢特点。
能力目标	运用所学知识对肝炎、肝硬化、肝性脑病、代谢相关脂肪性肝病、胆囊炎、胰腺炎患者实施整体护理。
素质目标	尊重患者，保护患者的隐私，具有爱护患者的态度和行为。

第一节　肝炎

　　肝炎（hepatitis）是指各种原因引起的，以肝实质细胞变性坏死为主要病变的肝功能损害。根据病程长短可分为急性肝炎和慢性肝炎；根据发病原因又可分为病毒性肝炎、酒精性肝炎、药物性肝炎、自身免疫性肝炎以及原因不明的肝炎等。虽然病因不同，但各种类型肝炎患者的营养治疗原则基本相同。

一、急性肝炎

导入案例

患者，男，23岁，因"发热、厌油腻食物2周，皮肤、巩膜黄染1周"入院。进食量减少30%。
人体测量：身高173cm，体重71kg，体质量指数（BMI）23.7kg/m²。
实验室检查：丙氨酸转氨酶425U/L，天冬氨酸转氨酶160U/L，白蛋白45g/L，白细胞计数5.2×10⁹/L，血红蛋白126g/L，尿胆红素（＋），尿胆原（＋）。抗HAV-IgG和抗HAV-IgM均（＋）。
诊断：急性甲型黄疸型肝炎。
请思考：该患者应该给予怎样的饮食？

（一）概述

急性肝炎（acute hepatitis）是多种致病因素侵害肝脏，使肝细胞受到破坏，肝脏的功能受损，继而引起人体出现一系列不适症状的一种疾病。肝脏损害病程一般不超过半年，常见的致病因素有病毒、细菌、寄生虫、化学毒物、药物、毒物及酒精等。根据黄疸的有无，临床上将急性肝炎分为黄疸型和无黄疸型。急性黄疸型肝炎在黄疸出现前可有发热、畏寒、乏力、食欲下降、恶心、呕吐、腹胀、腹泻或便秘等症状。1周左右出现黄疸，同时可见肝大、皮肤瘙痒、巩膜及皮肤出现黄染、尿色加深等症状。急性无黄疸型肝炎一般起病缓慢，临床症状相对较轻。

（二）营养代谢特点

1. 蛋白质代谢　急性肝炎由于肝细胞大量坏死或水肿，合成蛋白质能力下降；加之消化能力低下和分解代谢旺盛，容易出现负氮平衡。

2. 脂类代谢　急性肝炎时，由于胆汁淤积，胆固醇合成障碍，可引起高密度脂蛋白水平降低。

3. 碳水化合物代谢　急性肝炎时碳水化合物利用率下降，糖原储存减少，糖异生增强，肝内脂肪积聚，易发生脂肪肝。

4. 微量营养素代谢　急性肝炎时微量营养素吸收和利用均降低，最容易缺乏的维生素是维生素A、维生素C、维生素E、维生素D，微量元素主要是铁、锌和硒。

（三）营养治疗

通过合理的营养治疗，减轻肝脏负担，保护肝功能，增强肝细胞再生能力，提高机体免疫功能，缓解症状。急性肝炎又分急性期与缓解期，营养治疗原则如下。

1. 急性期　以减轻肝脏负担，增强肝细胞再生为目的。

饮食原则：低脂高蛋白的半流食或软食，如患者恶心、食量太少，可采用肠内或肠外营养。① 每天应摄入碳水化合物300~350g，以易消化精细粮为主；② 蛋白质1.5~2.0g/kg，其中优质蛋白质占50%以上；③ 脂肪占总能量25%~30%，以植物油为主；④ 少量多餐，清淡，易消化；⑤ 适当增加新鲜蔬菜、水果的摄入量；⑥ 供给足量液体，可选用鲜果汁、菜汁等，促进有毒物质排出；⑦ 禁用刺激性食物和调味品，绝对禁烟酒。

2. 缓解期　以促进肝脏修复，调节免疫功能为目的。

饮食原则：高蛋白高维生素软食。① 根据患者体力活动情况，每日给予不同能量：卧床者84~104kJ/kg（20~25kcal/kg），轻体力劳动者104~125kJ/kg（25~30kcal/kg），中体力者劳动者125~146kJ/kg（30~35kcal/kg）；② 蛋白质1.5~2.0g/（kg·d），宜选用优质蛋白；③ 脂肪占全日总能量20%~25%为宜，一般不超过50~60g/d；④ 碳水化合物占总能量50%~60%，单、双糖不应超过总能量的5%，以预防脂肪肝；⑤ 多饮水和果汁，保持大便通畅；⑥ 少食多餐，每天进食5~7餐，减轻肝脏负担。

（四）营养护理

1. 营养筛查与营养评估　首先应用NRS 2002进行营养风险筛查。若NRS 2002总评分≥3分，提示营养风险存在，可进一步评估患者的营养状况，制订营养支持计划；若NRS 2002总评分<3分，可一周后再次进行筛查。

2. 营养护理计划实施

（1）制订个体化营养治疗方案：急性肝炎患者应保证足够的能量，予以易消化、清淡、富含多种维生素的流质或半流质饮食，并根据肝功能随时调整饮食，循序渐进。缓解期患者应多吃蔬菜水果，必要时补充多种维生素制剂。出院时做好出院膳食指导。

（2）食物选择：① 宜用食物包括谷类、脱脂乳类、豆制品、水产品、绿叶蔬菜、水果、适量植物油；② 忌用或少用食物有肥肉、糕点、动物油等，以及油炸、霉变和刺激性食物和调味品、粗纤维和坚硬食物。

3. 营养监测　营养监测的内容主要包括体重、肱三头肌皮褶厚度、握力、相关生化指标、胃肠道适应情况、每日排便情况以及患者对营养治疗方案的依从性等。病情变化时可到营养门诊就诊。

4. 营养健康教育　要对患者及家属进行营养教育，使其明确营养治疗的重要性，并指导家属根据患者的饮食习惯制作低脂高蛋白为主的半流食或软食，保证机体的营养需要。

（五）案例分析

本节导入的案例分析如下。

1. 营养风险筛查与营养评估　患者近一周食量减少，体重无明显变化，BMI 23.7kg/m²，营养状态受损评分为1分；疾病严重程度和年龄评分均为0分；NRS 2002总评分为1分，无营养风险，一周后复筛。

2. 营养治疗方案　按照急性肝炎营养治疗原则为患者制订个体化营养治疗方案。

（1）确定能量需要量：① 理想体重（kg）=173（cm）-105=68kg；② 每日能量（kcal）=27kcal/kg×68kg=1 836kcal。

（2）该患者给予高蛋白高维生素低脂肪饮食，注意优质蛋白质的供给，为1.5~2.0g/（kg·d），注意补充丰富的铁、维生素C。食物供给宜量少、质优、易消化。若患者食欲差或膳食摄入不足，可选用肝病专用型肠内营养制剂调整营养代谢。

3. 食谱举例　急性肝炎患者一日食谱举例见表12-1-1。

▼ 表12-1-1　急性肝炎患者一日食谱举例

餐次	食物种类及数量
早餐	花卷（面粉100g），全脂纯牛奶200ml
加餐	苹果200g
午餐	软米饭（大米100g），鲫鱼炖豆腐（鲫鱼150g、豆腐50g），清炒油麦菜（油麦菜200g）
加餐	全脂酸奶150g
晚餐	番茄鸡蛋面片（小麦粉100g、番茄100g、鸡蛋60g），豆腐脑200g

注：1. 全日烹调用植物油20g，盐5g。
　　2. 全日能量7.74MJ（1 851kcal），蛋白质84.9g（18.3%），脂肪50.9g（24.7%），碳水化合物263.3g（57.0%）。

二、慢性肝炎

导入案例

患者，男，31岁，因"上腹不适感5年，伴厌油腻、食欲减退10余天"入院，近10天食量减少约50%，体重无明显增减。

人体测量：身高166cm，体重50kg，BMI 18.1kg/m²。

实验室检查：乙肝五项示"乙肝小三阳"。肝功能：丙氨酸转氨酶1 705.00U/L，天冬氨酸转氨酶827.80U/L，总胆红素81.70μmol/L，结合胆红素49.50μmol/L，γ-谷氨酰转移酶298.03U/L，碱性磷酸酶207.70U/L，白蛋白40.7g/L，前白蛋白152.7mg/L。

诊断：慢性乙型病毒性重型肝炎。

请思考：该患者应该给予怎样的饮食？

（一）概述

慢性肝炎（chronic hepatitis）是由各种不同原因引起的临床和病理学综合征，而不是一个单独的疾病。肝脏组织学检查可见不同程度的肝细胞坏死及炎症反应。病程持续时间超过6个月以上者称为慢性肝炎。慢性肝炎的病因以病毒性肝炎最常见。临床表现以消化系统症状明显，肝大中等以上，可伴有肝掌、蜘蛛痣、进行性脾大，肝功能多项不正常。

（二）营养代谢特点

1. 蛋白质代谢 慢性肝炎时，由于肝细胞功能下降或肝细胞数目减少、膳食中蛋白质摄入不足，使肝脏合成蛋白质的功能发生障碍，临床上可能出现低蛋白性水肿、腹水等。

2. 脂类代谢 慢性肝炎时，由于胆汁分泌减少，小肠对脂肪的消化与吸收发生困难。当糖类代谢发生障碍或膳食摄入不足时，机体主要靠脂肪氧化供能，一旦超过肝脏处理能力，将导致酮体产生，出现酮尿。

3. 碳水化合物代谢 慢性肝炎时肝糖原的合成、释放与贮存都发生障碍，使血糖不稳定，进食后虽然可出现一过性高血糖，但饥饿或进食少时，很快发生低血糖。

4. 矿物质代谢 慢性肝炎时，因食欲下降，进食量不足和肝功障碍，导致微量元素摄入或利用不足。

5. 维生素代谢 慢性肝炎时，由于肝脏的储备能力下降，加之对脂肪的消化与吸收发生障碍，随之而来的是对脂溶性维生素A、D、E、K的吸收减少并发生缺乏。

（三）营养治疗

1. 营养治疗目的 通过合理膳食调配，改善患者营养状态，减轻肝脏代谢负担，支持肝细胞再生，加速肝脏修复。

2. 营养治疗原则

（1）适宜的能量：具体用量根据患者的一般状态与病情而定，对于超重或肥胖者，能量不宜过多。每日能量供给根据患者活动强度判断：卧床者84~104kJ/kg（20~25kcal/kg），轻体力劳动者125~146kJ/kg（30~35kcal/kg）。酒精性肝病患者146~188kJ/kg（35~45kcal/kg）。

（2）充足的蛋白质：可按1.5~2.0g/（kg·d）或占总能量的15%以上，或每人每日供给90~100g，其中50%应供给优质蛋白质。

（3）适宜的脂肪：对于慢性肝炎患者，为保证平衡膳食原则，不宜过度限制脂肪摄入，供给标准宜占全日总能量的20%~25%，即40~50g/d，胆固醇宜低于300mg/d，保证必需脂肪酸和脂溶性维生素的供给，以满足正常的生理需求。

（4）适宜的碳水化合物：碳水化合物摄入量宜占总能量的50%~65%或350g/d左右。

（5）适宜的矿物质：根据患者食欲、消化吸收状况和实验室检查结果确定摄入数量，避免缺乏或过量，需注意补充铁、锌、硒等容易缺乏的矿物质，但应注意钠的摄入量。

（6）充足的维生素：宜多选用B族维生素、维生素C、维生素K等含量丰富的食物，必要时补充相应的维生素制剂。

（7）水：如无肝衰竭，每日饮水量无特殊要求；如发生肝硬化腹水时，每日饮水量同肝硬化失代偿期。

（8）饮食不宜过于精细：适当补充膳食纤维对于调节血糖、血脂等具有良好的作用。

（9）宜少量多餐：每日进食5~7餐，以减轻肝脏负担，要避免一次大量进食。必要时，可选用肝病专用型肠内营养制剂调节营养代谢。

（四）营养护理

1. 营养筛查与营养评估　患者入院后首先应用NRS 2002进行营养风险筛查。若NRS 2002总评分≥3分，提示营养风险存在，进一步评估患者的营养状况，制订营养支持计划；若NRS 2002总评分<3分，可一周后再次进行筛查。

2. 营养护理计划实施

（1）制订个体化营养治疗方案：慢性肝炎应给予低脂、低盐、高蛋白饮食，出现肝性脑病前兆时，则给予低蛋白饮食。没有水肿或腹水的慢性肝炎患者，每日饮水量不少于1 500~2 000ml；合并腹水、少尿的慢性肝炎患者，在限制进水量少于1 000ml/d的同时采取低盐饮食，根据每日尿量，控制进水量；如出现明显的稀释性低钠血症则钠的摄入量限制在500mg/d以下。膳食纤维虽有助于排便并能促进胆汁分泌与排出，但数量不宜过多，否则会增加胃肠负担。

（2）食物选择：①宜用食物包括各种米面类、优质蛋白食品类、蔬菜水果类、植物油、糖果类（宜适量，以不超过总能量的10%为宜）。②忌用或少用食物包括各种不易消化的主食，如油炸糕、油条等；富含饱和脂肪与胆固醇的食品，如肥肉、香肠、人造奶油、蛋黄等高脂肪食品；辛辣刺激性食品和调味品等。

3. 营养监测　在营养治疗过程中，需定期对营养治疗效果进行监测和评价，定期复查相关生化指标；经常为患者测量体重、皮褶厚度、握力，询问患者对日常饮食的适应性，建议患者定期到营养门诊就诊。

4. 营养健康教育　首先要对患者及其家属进行营养教育，使其了解营养治疗对肝细胞功能恢复的重要性，并告知慢性肝炎患者的营养治疗原则及如何制作低盐、低脂、高蛋白饮食。

（五）案例分析

本节导入的案例分析如下。

1. 营养风险筛查与营养评估 患者上腹部不适5年，近10天食量减少约50%，体重无明显增减，BMI 18.1kg/m²，营养状态受损评分为3分；疾病严重情况及年龄评分均为0分；NRS 2002总评分为3分，存在营养风险。进一步经GLIM评估，患者中度营养不良，需行营养治疗。

2. 营养治疗方案

（1）确定能量需要量：① 理想体重（kg）=166（cm）–105=61kg；② 每日能量（kcal）= 35kcal/kg × 61kg = 2 135kcal。

（2）给予该患者高蛋白高维生素低脂肪饮食，注意优质蛋白质的供给，为1.5~2.0g/（kg·d），注意补充丰富的铁、维生素C。

3. 食谱举例 慢性肝炎食谱的制订要与患者沟通，尽量照顾患者的饮食习惯，以集中式供餐为宜。食谱举例见表12-1-2。

▼ 表12-1-2 慢性肝炎患者软食一日食谱举例

餐次	食物内容及数量
早餐	麻酱卷（面粉50g、麻酱5g），红豆粥（红豆10g、大米50g），煮鸡蛋1个（鸡蛋50g），拌菠菜松（菠菜100g、豆干20g、冬笋10g）
加餐	牛奶200g，蛋糕30g
午餐	馄饨（面粉100g、瘦肉末50g、葱50g、瓜片50g），炝甘蓝胡萝卜腐竹（甘蓝100g、胡萝卜25g、鲜腐竹30g）
加餐	煮苹果150g，甜豆浆200g
晚餐	鸳鸯卷（面粉100g），金针菇肉丝汤（金针菇75g、鸡胸肉25g），清蒸鲫鱼（鲫鱼100g）

注：1. 全日烹调用植物油20g，盐5g。
2. 全日能量8.54MJ（2 042kcal），蛋白质86.8g（17.0%），脂肪47.2g（20.8%），碳水化合物317.5g（62.2%）。

第二节　肝硬化

导入案例

患者，男，50岁，因"发现乙肝10余年，上腹不适1个月"入院，近期食欲和体重均无明显增减。腹部超声示肝硬化超声改变，胆囊炎，脾大。肝脏硬度值10.1kPa。

人体测量：身高175cm，体重67kg，BMI 21.9kg/m²。

实验室检查：红细胞计数5.51×10¹²/L，血红蛋白170g/L，白蛋白35.9g/L，血氨77.96μmol/L，肝肾功能正常。

诊断：肝硬化。

请思考： 该患者应该给予怎样的饮食？

一、概述

肝硬化（liver cirrhosis）是一种以肝组织弥漫性纤维化、假小叶和再生结节形成为特征的慢性肝病。临床常出现进行性肝脏损害、门静脉高压及多系统受累的表现，如肝性脑病、消化道出血、继发感染等。本病的流行病学特点为男性多于女性，21~50岁多见。

肝硬化的病因有很多种，在我国以病毒性肝炎为主，欧美国家以慢性酒精中毒多见。肝硬化患者往往呈现慢性肝病面容，晚期可见明显消瘦、肌肉萎缩、腹水等，皮肤可见黄疸、肝掌、蜘蛛痣。此外，部分患者可出现下肢水肿及肝性胸腔积液。

二、营养代谢特点

（一）蛋白质代谢

肝硬化时，机体蛋白质代谢最重要的改变是白蛋白合成减少，分解增加，氨基酸的异常代谢和尿素的合成变化。

（二）脂类代谢

肝硬化时，肝脏对脂肪的利用降低、脂肪动用与分解加强，患者可表现为血浆甘油三酯及游离脂肪酸增加，脂蛋白代谢异常，胆固醇酯及低密度脂蛋白胆固醇水平显著下降，且与肝功能受损程度有关。

（三）碳水化合物代谢

正常情况下肝细胞对胰岛素极为敏感，肝硬化时由于肝细胞大量坏死，患者常出现葡萄糖耐量异常，部分患者可出现2型糖尿病的表现，称为肝源性糖尿病。

（四）矿物质代谢

肝硬化患者由于食物摄入不足与营养素吸收减少可导致铁、锌、硒、钾等元素的缺乏，由此加重患者的食欲减退，导致机体抗氧化能力下降，进而加速肝细胞的损伤、坏死，肝功能恶化。肝硬化腹水患者由于长期钠摄入不足、长期利尿或大量放腹水导致钠丢失，加之抗利尿激素增多致水潴留大于钠潴留，出现稀释性低钠、低氯血症。

三、营养治疗

（一）营养治疗目的

通过合理的营养干预，减轻机体代谢负担，降低自由基等有害物质对肝细胞的损害，增强机体抵抗力，改善患者的营养状态，促进肝功能的恢复。

（二）营养治疗原则

1. 肝功能损害较轻、无并发症者

（1）充足的能量：大多数肝硬化患者处于高代谢状态，能量消耗增加，供给量应高于正常人，可按125~146kJ/（kg·d）[30~35kcal/（kg·d）]供给，具体数量根据患者的自然情况、病情及营养状态而定。

（2）适量的蛋白质：可按1.2~1.5g/（kg·d）供给，具体用量依据患者的营养状态以及机体对膳食蛋白质的耐受性而定。高蛋白质饮食可以促进受损肝细胞的修复和再生，改善患者的营养状态，对于血浆白蛋白过低并伴有水肿及腹水者，高蛋白质饮食尤为必要，它能够纠正低蛋白血症，有利于腹水和水肿的消退。多选用高生物价蛋白质食物，如牛奶、鸡蛋、鱼、虾、瘦肉等。

（3）适量的脂肪：脂肪的摄入不宜过多，以0.7~0.8g/（kg·d），每天不超过50g为宜，来源以植物油为主。

（4）适量的碳水化合物：每日推荐摄入量为350~450g。足够的碳水化合物能增加肝糖原储备，防止毒素对肝细胞的损害，起到保肝解毒的功效。同时，能纠正因肝功能受损可能发生的低血糖反应，并且具有节约蛋白质的作用。

（5）适宜的矿物质：肝硬化时往往伴有不同程度的电解质代谢紊乱，应根据患者的具体情况，注意钾、锌、铁、镁等矿物质的补充。

（6）充足的维生素：肝硬化患者常伴有维生素的缺乏，其中以维生素B_1、维生素B_6、维生素B_{12}、叶酸、维生素A、维生素D、维生素K等缺乏较为明显，应多选用富含多种维生素的食物。

（7）少量多餐，注意食物种类与烹调方法的选择。除正常的一日三餐外，可增加2~3次加餐。

2. 肝功能严重受损者

（1）充足的能量：摄入足够的能量有助于改善患者的营养状态，起到节约蛋白质的作用并能减少体内氨的产生。

（2）适当限制蛋白质的摄入：肝衰竭时，肝脏不能及时清除体内蛋白质分解产生的氨，导致血氨升高，引发肝性脑病。为减轻患者的中毒症状，应限制蛋白质的摄入，蛋白质的摄入量应限制在50~55g/d。同时应注意蛋白质的食物来源，避免摄入含芳香族氨基酸丰富的食物（如带皮的鸡肉、猪肉、牛肉、羊肉等），应增加支链氨基酸的摄入（如牛奶、黄豆等）。

（3）限制脂肪的摄入：每日摄入40~50g为宜，占总能量的20%~25%。

（4）充足的碳水化合物：肝功能严重受损者，机体能量的主要来源为碳水化合物，宜占总能量的70%左右。如食欲差，主食的摄取不足，可适当补充一些甜食，必要时选用一些肝病专用型肠内营养制剂。

（5）充足的维生素：多摄入含维生素丰富的食物，如膳食摄入不足可通过复合维生素制剂予以补充。

3. 肝硬化伴腹水者　肝硬化腹水是肝功能失代偿期最突出的临床表现，严格限制钠和水的摄入是治疗肝硬化腹水的重要措施，应根据腹水量分别采用少盐、低盐、无盐或少钠饮食。同时宜限制液体入量，供给标准应少于1 000ml/d。如出现明显的稀释性低钠血症则应控制在500ml/d以内。即使腹水消退，仍需控制钠、水入量，以减轻机体代谢负担。

4. 肝硬化伴食管–胃底静脉曲张者　门静脉高压导致食管–胃底静脉曲张，是肝硬化合并上消化道出血的重要原因。为此，膳食宜细软、易消化、少刺激，避免一切生、硬和粗糙的食物，避免食用生的蔬菜、水果和产气食物。

四、营养护理

（一）营养筛查与营养评估

患者入院后首先应用NRS 2002进行营养风险筛查。若NRS 2002总评分≥3分，提示营养风险存在，进一步评估患者的营养状况，制订营养支持计划；若NRS 2002总评分<3分，可一周后再次进行筛查。

（二）营养护理计划实施

1. **分期护理**　代偿期肝硬化患者饮食以高热量、高蛋白质、高维生素而易消化的食物为宜。失代偿肝硬化患者应卧床休息，肝功能显著损害或有肝性脑病先兆者应限制或禁食高蛋白质食物；伴有食管–胃底静脉曲张者应以软食为主，若出现消化道出血，应根据出血量决定是否禁食。伴有腹水者应限制钠盐，给予低盐或无盐饮食，限制入水量。

2. **食物选择**　肝硬化患者易选择细软、易消化的食物，避免生、硬、粗糙的食物。避免长时间空腹，白天禁食时间不应超过6小时，采取少食多餐的方法，夜间可加餐。

（1）宜用食物：① 富含优质蛋白质且易消化的食物，如奶类及其制品、蛋类、豆腐类、鱼虾类、嫩的畜禽瘦肉类等；② 多食用包子、馒头、发糕、面包等发酵类面食；③ 瓜菜类以及嫩的生菜、茄子、番茄等高维生素、低纤维的食物。

（2）忌用或少用食物：各种酒类和含酒精的饮料；辛辣刺激性食品和调味品；肥肉以及油煎、油炸、滑熘等高脂肪食品；各种粗加工粮食等含粗纤维多的食品，发生食管–胃底静脉曲张者禁用；少用干豆类、萝卜、碳酸型饮料等产气多的食物，肝功能失代偿期，腹胀明显者忌用。

（三）营养监测

1. **主观方面**　通过了解患者的食物选择与制作、对营养干预的执行情况等，评价依从性；通过观察患者的胃肠道反应，评价耐受性。

2. **客观方面**　包括膳食营养评价、体格测量、实验室检查、生活质量评价等。

（四）营养健康教育

告知患者及照护/照顾者，要注意劳逸结合，避免过度劳累和精神紧张。若患者处于肝硬化失代偿期，则要卧床休息，可根据自己的承受能力进行一些床上肢体锻炼及床边活动；若有腹水及双下肢水肿时，则要尽量卧床，并教会其正确记录出入液体量及测量腹围的方法，以便更好地监测疾病变化；自觉戒酒，根据病情有规律地进食，避免暴饮暴食。出院时做好出院膳食指导。

五、案例分析

本节导入的案例分析如下。

1. **营养风险筛查与营养评估**　患者发现乙肝10余年，上腹不适1个月，近期食欲和体重均无明显增减，BMI 21.9kg/m²，营养状态受损评分为0分；疾病严重情况评分为1分；年龄评分为0分；NRS 2002总评分为1分，无营养风险，一周后复筛。

2. **营养治疗方案**

（1）确定能量需要量：① 理想体重（kg）＝175（cm）−105＝70kg；② 每日能量（kcal）＝

30kcal/kg × 70kg＝2 100kcal。

（2）对于肝硬化无肝性脑病患者，应选用牛奶、鸡蛋白、鱼虾、豆制品等优质蛋白。该患者食欲欠佳，应给予浓缩蛋白质，如乳清蛋白粉、脱脂奶粉、豆粉、干酵母等。饮食采用低渣、细软、易消化、少刺激、富含支链氨基酸的软食或半流食，每日安排进餐4~6次。

3. 食谱举例　肝硬化患者软食一日食谱举例见表12-2-1。

▼ 表12-2-1　肝硬化患者软食一日食谱举例

餐次	食物内容及数量
早餐	藕粉粥（藕粉20g、白糖10g），馒头（小麦粉50g），牛奶200g
加餐	南瓜汤（南瓜200g、白糖10g）
午餐	米饭（稻米100g），清蒸鱼（草鱼200g、白萝卜100g），凉拌番茄（番茄200g、白糖10g）
加餐	苹果200g
晚餐	米饭（稻米100g），豆腐干（小香干50g），甜椒鸡丝（甜椒200g、鸡胸肉100g）
晚加餐	甜豆浆（豆浆300g、白糖10g）

注：1. 全日烹调用植物油20g，盐5g。

　　2. 全日能量8.88MJ（2 121kcal），蛋白质99.9g（18.9%），脂肪52.3g（22.2%），碳水化合物312.7g（58.9%）。

第三节　肝性脑病

导入案例

患者，男，58岁，因"腹胀伴双下肢水肿3年，意识障碍伴发热2天"入院。每日仅进少量流食，摄入量约为平常的50%。腹部增强CT示：经颈静脉肝内门体静脉分流术（TIPS）术后改变，分流管尚通畅，肝硬化失代偿期CT征象，腹水。

人体测量：身高165cm，体重50kg，BMI 18.4kg/m²。

实验室检查：红细胞计数3.7×10¹²/L，血红蛋白90.0g/L，白蛋白30.2g/L，前白蛋白70.75mg/L，血氨91.06μmol/L，肝肾功能正常。

诊断：肝性脑病。

请思考：该患者应该给予怎样的饮食？

一、概述

肝性脑病（hepatic encephalopathy，HE）是由严重肝病引起的，以意识障碍、行为失常和昏迷为主要临床表现的中枢神经系统功能失调综合征，曾称肝性昏迷，发病原因以肝炎后肝硬化最多见。肝性脑病患者主要临床表现为高级神经中枢的功能紊乱，如性格改变、智力下降、行为异常、意识障碍等；运动和反射异常，如扑翼样震颤、肌阵挛、反射亢进和病理反射等。患者早期表现为嗜睡、性格改变、谵妄等，后期表现为不同程度的昏迷、抽搐、脑水肿、脑疝等。根据意识障碍的程度、神经系统体征和脑电图的改变，可将肝性脑病分为5期：0期（潜伏期，又称轻微肝性脑病）、1期（前驱期）、2期（昏迷期）、3期（昏睡期）、4期（昏迷期）。肝性脑病患者多有营养素代谢异常和营养不良。

二、营养代谢特点

肝性脑病患者体内出现严重的代谢紊乱，表现为血中氨、硫醇、芳香族氨基酸（苯丙氨酸、酪氨酸、色氨酸）、酚、吲哚、丙酮酸、乳酸、α-酮戊二酸、γ-羟基丁酸、游离脂肪酸等增加；而血中核苷酸、支链氨基酸（缬氨酸、亮氨酸、异亮氨酸）、葡萄糖以及钾、钠、镁、钙离子等降低；脑脊液中α-酮戊二酸、谷氨酰胺及丁酸等含量增加。由于肝性脑病时血氨和脑内氨的含量都上升，可干扰脑的能量代谢，所以认为氨中毒是肝性脑病的一个重要病因。

虽然肾脏和肌肉组织均可产生氨，但消化道是产生氨的主要部位。肠道氨来源于：① 谷氨酰胺在肠上皮细胞代谢后产生（谷氨酰胺→NH_3 + 谷氨酸）；② 肠道细菌对含氮物质（摄入的蛋白质及分泌的尿素）的分解（尿素→NH_3+CO_2）。氨在肠道内的吸收主要以NH_3形式弥散入肠黏膜，而此过程受肠道内 pH 的影响。当肠腔 pH>6 时，NH_3 大量弥散入血；肠腔 pH<6 时，则 NH_3 从血液转至肠腔，随粪便排出。健康人的肝脏可将门静脉输入的 NH_3 转变为尿素和谷氨酰胺，只有少量进入体循环。肝性脑病时，肝脏对氨的代谢能力明显减退，血氨生成与吸收增多，尤其门体分流存在时，肠道的氨不经肝脏代谢直接进入体循环，导致血氨升高。

三、营养治疗

（一）营养治疗目的

通过合理的营养治疗，减少肠道内氮源性毒物的产生，减轻中毒症状，纠正电解质紊乱和酸碱平衡失调，改善肝功能和机体营养状况。

（二）营养治疗原则

1. 适宜的能量　建议肝性脑病患者每日能量摄入量为146~167kJ/kg（35~40kcal/kg）。具体用量可根据患者的病情予以调整。

2. 严格限制蛋白质的摄入　1、2期肝性脑病每日摄入蛋白质宜限制在0.5g/kg，之后逐渐增加到1.0~1.5g/kg；3、4期肝性脑病在发病初期的数日内需禁食蛋白质，但时间不宜过久，以免出现负氮平衡。意识恢复后，每日蛋白质摄取量以0.5~1.2g/kg为宜。应选用富含支链氨基酸的蛋白质，芳香族氨基酸含量少的乳蛋白或植物蛋白。

3. 适宜的脂肪　每日脂肪的摄取量不宜过多，以0.5~0.7g/kg为宜，最多不超过1.0g/kg。

4. 充足的碳水化合物　碳水化合物是膳食能量的主要来源，供给量占总能量的75%。

5. 适宜的矿物质　肝衰竭时，患者易发生电解质紊乱和酸碱平衡失调，表现为脑内铜、锌含量降低，血清钙、铁、钾等降低，故应足量补充。

6. 充足的维生素　与肝功能相关的维生素A、维生素E、维生素K、维生素C和B族维生素应注意补给。

7. **益生菌与益生元** 益生菌治疗可降低肝性脑病患者血氨水平，减少肝性脑病的复发。乳果糖是临床常见的益生元，对肝性脑病的疗效已得到证实。

8. **适量水的摄入** 水与钠盐的摄入根据水肿和腹水的有无与程度而定。

9. **少量多餐** 根据病情，每日可安排4~6餐，睡前加餐（至少包含复合碳水化合物50g），白天禁食时间不应超过6小时。

10. **烹调方法多样化** 注重色香味形，以刺激食欲。

四、营养护理

（一）营养筛查与营养评估

患者入院后首先应用NRS 2002进行营养风险筛查。若NRS 2002总评分≥3分，提示营养风险存在，进一步评估患者的营养状况，制订营养支持计划；若NRS 2002总评分<3分，可一周后再次进行筛查。

（二）营养护理计划实施

1. **制订个体化营养治疗方案** 患者出现轻度性格或行为异常开始数日内限制蛋白质摄入，给予含丰富维生素、低脂肪且易消化的流质或半流质饮食，以碳水化合物为主。植物性食物中的膳食纤维及精氨酸可促进氨的排出。昏迷者可经鼻饲进食，但当胃不能排空时应停止鼻饲，给予肠外营养。

2. **食物选择**

（1）宜用食物：能经口进食者可给予葡萄糖、米汤以及细粮和少纤维的水果等提供碳水化合物的食物。1、2期肝性脑病患者蛋白质的来源首选富含支链氨基酸的大豆制品。3、4期肝性脑病患者应避免从肠道补充蛋白质，并经肠外营养补充富含支链氨基酸（branched chain amino acid，BCAA）制剂。昏迷、不能经口进食者，可给予鼻饲饮食或肠外营养，饮食内容为自制匀浆或肝病专用型全营养制剂。

（2）忌用或少用食物：猪肉、牛肉、羊肉的蛋白质含有芳香族氨基酸丰富，产氨多，宜禁用。鸡肉、鸭肉和鱼中支链氨基酸含量比畜肉类多，可少量食用。牛奶和蛋类产氨少，随着病情的好转可适量选用并逐渐加量。

（三）营养监测

在营养治疗中，需定期评价与监测营养状况。

1. **主观方面** 通过观察患者的胃肠道反应评价耐受性。

2. **客观指标** 包括体格测量、实验室检查、辅助检查等。

（四）营养健康教育

加强营养宣教，使患者及家属能深刻认识到营养治疗对本病的重要性，自觉戒酒，应日间均匀进食小餐或液态营养品，深夜补充夜宵。合理选择蛋白质类食物，避免暴饮暴食。

五、案例分析

本节导入的案例分析如下。

1. 营养风险筛查与营养评估 该患者每日仅进少量流食，摄入量约为平常的50%，BMI 18.4kg/m²，伴一般情况差，营养状态受损评分为3分；疾病严重程度评分为2分；年龄评分为0分；NRS 2002总评分为5分，存在营养风险。进一步经GLIM评估，患者为重度营养不良，需行营养治疗。

2. 营养治疗方案 确定营养需要量：① 标准体重（kg）=165cm−105=60kg；② 患者卧床，体型消瘦，食欲差，每日非蛋白质能量需要量按30kcal/（kg·d）计算，该患者每日非蛋白质能量需要量为30kcal/kg×60kg=1 800kcal，待患者食欲好转后再增加能量供给；③ 蛋白质供给量按1g/（kg·d）计算，该患者每天需摄入蛋白质60g；④ 全天总能量需要量（kcal）=1 800kcal+60g×4kcal/g=2 040kcal。

3. 食谱举例 肝性脑病患者软食一日食谱举例见表12-3-1。

▼ 表12-3-1　肝性脑病患者软食一日食谱举例

餐次	食物内容及数量
早餐	大米粥（稻米50g），馒头（小麦粉50g），甜豆浆（豆浆300g、白糖10g）
午餐	软米饭（稻米100g），青椒豆腐干（青椒200g、豆腐干100g）
加餐	红枣粥（红枣干20g、梗米50g）
晚餐	番茄面（挂面50g、番茄100g），蜂蜜发糕（淀粉50g、蜂蜜10g），甜豆腐脑（豆腐脑300g、蜂蜜10g）
加餐	藕粉粥（藕粉20g、白糖10g）

注：1. 全日烹调用植物油20g，盐5g。
2. 全日能量8.24MJ（1 969kcal），蛋白质57.2g（11.6%），脂肪36.5g（16.6%），碳水化合物353.1g（71.8%）。

第四节　代谢相关脂肪性肝病

导入案例

患者，男，36岁，因"体重增加20余年，发现脂肪肝6年余"入院。否认乙肝病史，乙型肝炎表面抗原（−），丙型肝炎病毒抗体（−），戊型肝炎病毒抗体（−），无大量饮酒史。

人体测量：身高180cm，体重117.5kg，BMI 36.3kg/m²，颈围47cm，腰围114cm，臀围128cm，腰臀比0.89。

实验室检查：白蛋白45g/L，丙氨酸转氨酶89U/L，天冬氨酸转氨酶35U/L，碱性磷酸酶55U/L，γ-谷氨酰转移酶70U/L，尿酸527μmol/L，葡萄糖8.8mmol/L，总胆固醇8.22mmol/L，甘油三酯3.68mmol/L，低密度脂蛋白胆固醇5.40mmol/L，高密度脂蛋白胆固醇0.84mmol/L。

腹部超声：重度脂肪肝。

诊断：代谢相关脂肪性肝病。

请思考：该患者应该给予怎样的饮食？

一、概述

代谢相关脂肪性肝病（metabolic associated fatty liver disease，MAFLD）是以肝细胞脂肪过量堆积为病理特征的慢性肝病，其不仅导致肝脏炎症、纤维化和恶性肿瘤的发生，而且常合并多种代谢紊乱，引起痛风、2型糖尿病、高血压乃至动脉粥样硬化等重大疾病的发生。2020年年初，由22个国家和地区的32位专家组成的国际专家小组发布的有关MAFLD新定义的国际专家共识声明，提出全面又简便的MAFLD诊断标准，该标准与饮酒量无关，可应用于任何临床情境。新的诊断标准基于肝活检组织学或影像学检查，甚至血液生物标志物检查提示存在脂肪肝，同时满足以下三项条件之一：超重/肥胖、2型糖尿病、代谢功能障碍。

二、营养代谢特点

1. 蛋白质代谢 脂肪肝影响蛋氨酸的代谢。蛋氨酸作为一种必需氨基酸，其代谢由激素、胰岛素和胰高血糖素及氧化还原状态所调节，因此容易受环境、营养因素和病理状态影响。

2. 脂肪代谢 MAFLD存在着明显的脂代谢紊乱。血脂只有与蛋白质结合成脂蛋白，才能呈溶解状态并在血浆中转运，高密度脂蛋白是唯一通过胆固醇的逆向转运来产生抗动脉粥样硬化作用的脂蛋白。高密度脂蛋白的载脂蛋白只在肝脏合成，当肝功能异常或脂肪性肝纤维化时，脂蛋白对脂质的代谢和转运发生障碍，脂代谢出现异常。

3. 糖类代谢 当肝脏受损肝功能异常时，可干扰葡萄糖的生成或利用糖原合成、甘油三酯合成的机制，引起低血糖或葡萄糖耐量降低而血糖升高，一般肝细胞损害超过80%时，几乎均伴糖代谢异常，其中70%表现为低血糖。

三、营养治疗

目前，MAFLD采用综合治疗，包括营养、运动、药物、健康教育（行为和心理）4个方面。通过营养治疗降低患者体重和体质量指数，这是MAFLD综合治疗的核心和基础。

（一）营养治疗目的

调整饮食结构和平衡，控制基础状态游离脂肪酸的吸收，控制餐后高脂血症，减少胰岛素抵抗，促进脂蛋白对脂质的代谢和转运，增加体内抗氧化剂的量，从而使患者血清转氨酶和肝组织病理学恢复正常，防治代谢性并发症。

（二）营养治疗原则

1. 控制能量摄入 能量供给应根据患者年龄、病情、病程、身高、体重、劳动强度和活动量等综合判定。一般根据患者的理想体重进行计算。对于轻度脂肪肝，每日能量供给量以125kJ/kg（30kcal/kg）为宜，中重度脂肪肝者以84~104kJ/kg（20~25kcal/kg）为宜。

2. 控制碳水化合物的摄入 碳水化合物占总能量的50%~60%，单、双糖应<10g/d。多选血糖生成指数低的食物，少用蔗糖、果糖、葡萄糖和含糖量高的糕点等。

3. 适当提高蛋白质的质和量 每日蛋白质供给量以1.2~1.5g/kg为宜，占总能量的15%~20%，建议1/3以上为优质蛋白。

4. 控制脂肪和胆固醇的摄入　脂肪占总能量的20%~25%，饱和脂肪酸、多不饱和脂肪酸供能比均应＜10%，亚油酸与n-3多不饱和脂肪酸比例应为（5~10）∶1，避免n-3多不饱和脂肪酸含量不足。高胆固醇血症者的胆固醇摄入应＜300mg/d。烹调油应多用植物油。

5. 补充足够的维生素和矿物质　注意补充富含维生素C、维生素B_6、维生素B_{12}、维生素E、叶酸、钾、锌、镁等的食物，以维持正常代谢，保护肝脏，纠正和防止缺乏。

6. 补充足够的膳食纤维　脂肪肝患者膳食纤维以40g/d为宜。饮食不宜过分精细，主食应粗细搭配，多吃蔬菜、水果和菌藻类。

7. 禁酒，少食刺激性食物　饮食宜清淡，盐5g/d以下。

四、营养护理

（一）营养筛查与营养评估

针对MAFLD，主要通过膳食调查、体格测量和实验室检查，评估患者的日常营养素摄入、体成分改变、营养代谢变化等，从而制订合理的个体化的营养治疗方案。

（二）营养护理计划实施

1. 制订个体化营养治疗方案　建议中等程度的能量限制，肥胖成人需将日常饮食减少25%，目的在于1年左右减重5%~10%，同时改变饮食组分，给予低糖低脂的平衡膳食，减少含糖饮料及饱和脂肪、反式脂肪的摄入，增加膳食纤维含量。对于重度肥胖症患者，生活方式干预的效果并不理想，可考虑进行减重手术。

2. 食物选择

（1）宜用食物：富含维生素、粗纤维的新鲜蔬菜；含钾和维生素高的水果，如香蕉、西瓜、山楂等；有调脂作用的海带、海蜇、海参、海藻等；烹调用油选择植物油，可选用橄榄油、茶油。多选用趋脂类食物，如兔肉、海米、干贝、淡菜、海带等。

（2）忌用或少用食物：动物脂肪、骨髓、黄油、内脏等，忌食煎炸食品和甜食（包括含糖饮料、巧克力等），少食盐，戒烟酒。

（三）营养监测

通过健康宣教加强自我监督，设置自我记录的图表，让患者针对自己的饮食、运动、体重、腰围以及与生活质量相关指标进行记录，以供医患交流和完善个体化的饮食和锻炼计划。

（四）营养健康教育

1. 健康宣教　通过健康宣教纠正患者及照护者的不良生活方式和行为；调整心态和情绪，自觉接受饮食、运动及药物治疗，避免滥用药物。

2. 限烟、限酒　要求患者每周至少2天以上不能喝酒，2周内不能有大量饮酒（酒精＞80g/d），晨起和睡前2小时不吸烟。

3. 坚持长期运动锻炼　鼓励每周3~4次锻炼（强度达到基于年龄的心率上限的60%~70%），鼓励患者根据个体差异、工作性质选择适合自己的运动项目，要持之以恒。

五、案例分析

本节导入的案例分析如下。

1. 营养风险筛查与营养评估 患者 NRS 2002 总评分为 0 分，无营养风险，一周后复筛。

2. 营养治疗方案

（1）确定能量需要量：① 理想体重（kg）=180（cm）−105=75kg；② 该患者为轻体力劳动，BMI=36.3kg/m²，肥胖；③ 根据患者的饮食习惯，制订低热量低脂肪饮食减重，全天总能量（kcal）=75kg×20kcal/kg=1 500kcal。

（2）监测体质量及人体成分体脂的变化，随时调整营养治疗配方。

（3）同时补充多种维生素制剂。

3. 食谱举例 MAFLD 患者一日食谱举例见表 12-4-1。

▼ 表 12-4-1　代谢相关脂肪性肝病患者一日食谱举例

餐次	食物内容及数量
早餐	脱脂纯牛奶 250ml，花卷（小麦粉 75g），煮鸡蛋（鸡蛋 60g）
午餐	二米饭（大米 75g、小米 25g），清炒菠菜（菠菜 200g），芹菜炒牛肉（芹菜茎 100g、青椒 20g、瘦牛肉 75g）
晚餐	大米饭（大米 75g），香干圆白菜（豆腐干 50g、圆白菜 100g），鸡片西葫芦（鸡胸肉 50g、西葫芦 150g）

注：1. 全日烹调用植物油 20g，盐 5g。
　　2. 全日能量 6.54MJ（1 562kcal），蛋白质 81.9g（21.0%），脂肪 37.9g（21.8%），碳水化合物 223.2g（57.2%）。

第五节　胆囊炎

导入案例

患者，男，57 岁，因"间断右上腹痛，伴皮肤巩膜黄染、发热 3 月余"入院。

人体测量：身高 169cm，体重 70kg，BMI 24.5kg/m²。

实验室检查：白细胞计数 8.0×10⁹/L，血红蛋白 161g/L，总胆红素 29.8μmol/L，结合胆红素 7.3μmol/L。

腹部超声检查：肝脏大小形态正常，胆囊增大，壁厚，腔内可见多个强回声光团伴声影。胆总管内径约 1.2cm，未见结石影。

诊断：胆总管结石并不全梗阻；慢性胆囊炎；胆石症。

请思考：该患者应该给予怎样的饮食？

一、概述

胆囊疾病中较常见的是胆囊炎（cholecystitis）和胆石症（cholelithiasis），两者常同时存在，互为因果。胆石症是指胆道系，包括胆囊及胆管在内的任何部位发生结石的疾病，是胆管系统中常见疾病之一。尽管是不同的疾病，但在营养治疗方面有诸多相似之处。急性发作期应禁食或严格限制脂肪摄入，通过静脉补给全部或部分营养。在缓解期或无症状时，采用低脂饮食。

二、营养代谢特点

1. 蛋白质代谢 适宜的蛋白质摄入对于维持氮平衡、修复受损的胆道组织、恢复其正常生理功能具有重要作用。研究表明，低蛋白饮食易形成胆红素结石；而高蛋白饮食易发生胆固醇结石。因此，应摄取适量的蛋白质，尤其是富含大豆磷脂、具有较好消石作用的大豆制品。

2. 脂类代谢 高脂肪饮食刺激胆囊收缩素的分泌，使胆囊收缩，腹痛加剧，易形成胆固醇结石。然而，低脂肪饮食将使胆汁中葡萄糖二酸–1, 4–内酯减少，从而产生大量不溶于水的非结合胆红素，促进胆红素结石的形成。

3. 碳水化合物代谢 碳水化合物对胆囊的刺激作用较脂肪和蛋白质弱，适量摄取能增加糖原储备，具有节约蛋白质和保护肝脏功能的作用。但高碳水化合物尤其是简单糖类摄取过多，将引起超重或肥胖，导致葡萄糖转化为胆固醇及脂肪酸的过程增强，易形成胆红素结石。

4. 其他 近年来，人类流行病学调查和临床观察资料表明，绝大多数胆结石患者存在肉类蛋白质和草酸摄取过量而膳食纤维和水分摄取量明显不足的情况。由此可见，草酸和肉类蛋白是导致胆结石的重要潜伏因子，而膳食纤维可与胆汁酸结合，使胆汁中胆固醇溶解度增加，减少胆石形成。

三、营养治疗

（一）营养治疗目的

通过合理限制膳食中脂肪和胆固醇的摄入，达到降低体内脂肪和胆固醇代谢，改善临床症状，增强机体抵抗力的目的。

（二）营养治疗原则

对于不需手术治疗的胆结石、胆囊炎患者应供给低脂肪、低胆固醇软食。

1. 适宜的能量 供给标准据患者的病情及一般状况而定，可略低于正常量，以每日7.56~8.40MJ（1 800~2 000kcal）为宜，肥胖者可低于此标准，以减轻体重。

2. 适量的蛋白质 每日蛋白质供给量以1~1.2g/kg为宜。宜多选用含脂肪低的高生物价优质蛋白食物，其中优选大豆制品和鱼虾类。

3. 严格限制脂肪和胆固醇的摄入、适当增加磷脂的摄入 每日脂肪适宜摄入量为20~40g，多用植物油，少用动物油。每日胆固醇适宜摄入量应<300mg；若合并严重高胆固醇血症，则应控制在200mg以内，禁用高胆固醇食品。增加磷脂的摄入，选择磷脂含量丰富的食品或口服卵磷脂予以补充。

4. 适量的碳水化合物 每日摄入300~500g为宜，来源应以复合糖类为主，减少简单糖类的摄入。

5. 充足的维生素 维生素A能防止胆结石的形成，有助于胆管上皮细胞的生长和病变胆道的恢复；维生素K对内脏平滑肌具有解痉镇痛作用，对于缓解胆道痉挛和胆绞痛具有良好的效果；B族维生素和维生素C、维生素E也与胆道疾患的恢复密切相关，应予以充分补给。

6. 大量饮水　多饮水及饮料可以加速胆汁排泄、防止胆汁淤积，有利于胆道疾患的恢复。每日饮水量以1 500~1 700ml为宜。

7. 少量多餐、定时定量，注意烹调方法的选择，根据病情每日可进餐5~7次。

四、营养护理

（一）营养筛查与营养评估

用NRS 2002对入院患者进行筛查。若NRS 2002总评分≥3分，提示营养风险存在，可进一步评估患者的营养状况，制订营养支持计划；若NRS 2002总评分＜3分，可一周后再次进行筛查。

（二）营养护理计划实施

1. 制订个体化营养治疗方案　对患者的营养状况和肠道功能进行正确评估，根据病情随时调整营养治疗方案。如急性发作期应禁食，使胆囊得到充分的休息，由静脉补充营养，可缓解疼痛，保护肝脏。症状缓解后或症状较轻能经口进食时，可给予低脂、适量蛋白质、适量碳水化合物和维生素的饮食，必要时给予肠内营养制剂作为口服营养补充（oral nutritional supplements，ONS）。避免暴饮暴食、高脂肪饮食和酗酒。

2. 食物选择

（1）宜用食物：质地软、刺激小的富含膳食纤维食物；粗杂粮、大豆制品、新鲜的水果和蔬菜、鱼虾、瘦肉等；洋葱、大蒜、香菇、木耳、海洋植物等具有降脂作用的食物宜多选。

（2）忌用或少用食物：高脂肪食物，如肥肉、动物油、油煎和油炸食品，限制烹调用油；高胆固醇食物，如动物脑、肝脏、肾脏、鱼籽、蟹黄等；过酸食品，以免诱发胆绞痛；刺激性食品和调味品；产气食物，如生葱、生蒜、生萝卜、炒黄豆等。

（三）营养监测

在胆石症营养治疗中，需定期评价与监测患者的营养状况。

1. 主观方面　了解患者对营养治疗方案的执行情况，询问患者饮食后的反应，如恶心、呕吐、腹痛、腹胀、腹泻等。

2. 客观指标　定期进行体格测量，如体重、体成分分析、基础代谢率测定等，实验室检查（如血常规、肝功能、肾功能、血糖、血脂等），生活质量评价等。

（四）营养健康教育

告知患者及照护者进低脂易消化饮食，忌油腻食物，少量多餐，避免暴饮、暴食，合理安排作息时间，避免过度劳累和精神紧张，注意保暖，预防感冒，增强抗病能力。

五、案例分析

本节导入的案例分析如下。

1. 营养风险筛查与营养评估　患者NRS 2002总评分为0分，无营养风险，一周后复筛。

2. 营养治疗方案

（1）确定能量需要量：① 理想体重（kg）=169（cm）-105=64kg；② 患者卧床，BMI=24.5kg/m²，体型超重；③ 能量摄入标准应为25kcal/（kg·d），全天能量（kcal）=25kcal/kg×64kg=1 600kcal。

（2）确定蛋白质、脂肪需要量：① 蛋白质按1.0g/（kg·d）标准给予，全天蛋白质需要量（g）=64kg×1.0g/kg=64g；② 该患者诊断为胆总管结石并不全梗阻、慢性胆囊炎、胆石症，手术前后应限制脂肪在20~30g/d左右。

（3）采用低胆固醇饮食，适当增加膳食纤维摄入量。

3. 食谱举例 胆结石患者一日食谱举例见表12-5-1。

▼ 表12-5-1 胆结石患者一日食谱举例

餐次	食物内容及数量
早餐	小米粥（小米40g），馒头（小麦粉60g），蒸马铃薯（马铃薯50g），煮鸡蛋白（鸡蛋白30g）
加餐	酸奶250g
午餐	丝瓜肉丝面（丝瓜100g、猪肉50g、挂面100g）
晚餐	大米粥（稻米75g），猪肉白菜炖粉条（白菜200g、粉条25g、猪肉40g）

注：1. 全日烹调用植物油20g，精盐5g。
  2. 全日能量6.71MJ（1 603kcal），蛋白质61.5g（15.3%），脂肪32.0g（18.0%），碳水化合物267.3g（66.7%）。

第六节 胰腺炎

一、急性胰腺炎

导入案例

患者，女，51岁，因"持续性上腹痛伴恶心、呕吐1个月"入院。近3个月体重无变化，近1周进食量无变化。

人体测量：身高157cm，体重50kg，BMI=20.3kg/m²。

实验室检查：白细胞计数15.97×10⁹/L，中性粒细胞百分比92.40%，总蛋白61.42g/L，白蛋白41.43g/L，球蛋白19.99g/L，淀粉酶（血）58U/L，脂肪酶126U/L。大便隐血阳性，肝肾功能正常。

诊断：急性胰腺炎；慢性萎缩性胃炎。

请思考：该患者应该给予怎样的饮食？

（一）概述

急性胰腺炎（acute pancreatitis，AP）是指多种原因导致胰腺内胰酶被激活所引起的胰腺组织自身消化、水肿、出血甚至坏死的炎症反应，是临床常见的急腹症之一。按照胰腺受损的程度可分为轻症急性胰腺炎（急性水肿型）和重症急性胰腺炎（急性坏死型）。

急性胰腺炎常见的病因有胆石症、大量饮酒、暴饮暴食、血脂异常。其临床表现和病情轻重取决于病因、病理类型及诊治是否及时。急性胰腺炎主要症状为急性发作的持续性上腹部剧烈疼痛，常向背部放射，伴有腹胀、恶心、呕吐等。临床上大多数患者的病程呈自限性，20%~30%患者临床经过凶险，总体病死率为5%~10%。

（二）营养素代谢特点

1. 能量代谢　急性胰腺炎初期机体处于应激状态，分解代谢大于合成代谢，机体代谢率可高于正常的20%~25%，能量代谢呈现负平衡状态。临床表现为体重减轻、抵抗力低下，甚至全身衰竭。

2. 蛋白质代谢　急性重症胰腺炎患者表现为分解代谢亢进，蛋白质破坏、分解增加，特别是骨骼肌等肌肉组织出现明显的消耗现象，尿中尿素氮、肌酐等蛋白质分解产物明显增多，最终发展为明显的负氮平衡。肝脏利用氨基酸的能力下降，蛋白质合成能力减退。

3. 脂类代谢　急性胰腺炎时，由于胰腺组织的破坏，能拮抗脂肪分解的胰岛素分泌量不足，促使脂肪分解的肾上腺素、去甲肾上腺素等激素分泌增加，致使脂肪动员与分解增加，血清酮体和游离脂肪酸增加。

4. 碳水化合物代谢　由于胰腺组织的炎症、坏死，胰腺的外分泌和内分泌功能均受到一定程度的影响。具有降血糖作用的胰岛素分泌相对不足，糖利用障碍，出现葡萄糖不耐受或胰岛素抵抗，患者多呈现高血糖症。

5. 矿物质代谢　应激状态下，由于患者呕吐频繁、禁食，加之机体内分泌紊乱，患者可能出现低钾、低钙、低镁、低锌等。慢性胰腺炎急性发作时，更易出现低锌与低镁。

6. 维生素代谢　应激状态下，机体对部分维生素的消耗和需求增加，尤其是水溶性维生素，由于体内无储备或储备量很少，长期禁食可导致水溶性维生素缺乏而影响机体代谢。最常见的为维生素 B_1 和叶酸的缺乏。

（三）营养治疗

1. 营养治疗目的　通过合理的营养支持，提供代谢所需的底物，减轻胰腺负担，缓解临床症状，纠正代谢紊乱和水、电解质平衡失调，帮助患者渡过凶险多变的病程，促进受损胰腺组织的修复。

2. 营养治疗原则

（1）轻症型：发病初期，需短期禁食，患者腹痛明显减轻、肠鸣音恢复、血淀粉酶水平降至正常时，先从清流质开始，逐渐增加进食量并过渡到正常饮食，也可以口服补充低脂型全营养制剂。

（2）重症型：应绝对禁食，采用全肠外营养治疗。此期机体处于高分解、高代谢、持续负氮平衡状态，给予的能量以满足机体需要为原则，可按104~125kJ/（kg·d）［25~30kcal/（kg·d）］供给，氮量按0.2~0.25g/（kg·d）给予。此型一般需禁食7~10天，若出现严重并发症则需禁食20~50天。

（3）重症胰腺炎恢复期：当胰腺炎症趋于控制，胃肠道功能开始恢复时，应逐渐由肠外营养向肠内营养过渡。肠功能恢复前，可酌情选用肠外营养；一旦肠功能恢复，就要尽早进行肠内营养。采用鼻空肠管或鼻胃管输注法，注意肠内营养制剂的配方、温度、浓度和输注速度，并依据耐受情况进行调整。

能量按125kJ/（kg·d）[30kcal/（kg·d）]供给，氮量按0.25~0.3g/（kg·d）给予。急性胰腺炎能量来源主要为碳水化合物，所以应给予高碳水化合物饮食。脂肪具有强烈刺激胰腺分泌的作用，还能加重腹痛症状，无论是发作期还是恢复期，都应禁用高脂肪饮食。全日脂肪摄入量为30g。应供给多种维生素的食物，利于疾病恢复。同时应注意少量多餐，每日以5~6餐为宜，每餐选用1~2种食物，逐步从流质过渡至半流质、软食，切忌暴饮暴食。禁止饮酒及刺激性食物。

（四）营养护理

1. 营养筛查与营养评估　NRS 2002综合考虑了患者BMI、近期体重和摄食变化、疾病严重程度、年龄等方面问题，既能准确反映患者目前的营养状况，又能预测住院患者在治疗过程中可能发生的营养风险。

2. 营养护理计划实施　急性胰腺炎患者在胃肠功能耐受的情况下，应尽早开展经口或肠内营养；不能经口进食的患者，肠内营养优于肠外营养。

（1）肠内营养：肠蠕动恢复初期，应选择对胰腺分泌刺激性最小的氨基酸型或短肽型肠内营养制剂；随着消化功能的逐渐恢复，调整为低脂、半消化型或整蛋白型肠内营养制剂。肠内营养的途径：开始阶段选用对胰腺分泌刺激最小的空肠途径；随着消化吸收功能的恢复，选用鼻胃管途径或胃造口途径。注意事项：应遵循浓度从低到高、剂量从少到多、速度从慢到快、温度与体温接近的原则。

（2）肠外营养：输注途径主要包括周围静脉和中心静脉两种，具体方案根据肠外营养时间长短和病情而定。每日所需营养供给标准和具体内容：能量84~104kJ/kg（20~25kcal/kg），氮量按0.2~0.25g/kg；热：氮比为（150~180kcal）∶1g为宜；内环境稳定后逐渐增加能量和总氮量，二者的比例调整为（100~150kcal）∶1g。葡萄糖100~180g/d，同时加用胰岛素，二者的比例为（4~6）∶1。脂肪乳剂按1~2g/（kg·d）给予。水溶性维生素、脂溶性维生素及矿物质用量需要根据病情而定。病程较长的重症胰腺炎患者需要补充谷氨酰胺，用量一般为0.3g/（kg·d）。肠外营养的输注方式以全营养混合液（三合一）为首选。

（3）膳食营养：少食多餐，食物多样化。随着病情恢复可给予易消化的低脂、高碳水化合物全流质饮食。恢复正常进食后，宜给予富含优质蛋白质而低脂肪的鱼虾类、嫩的畜禽瘦肉类、蛋清、豆腐、脱脂奶等；主食可选用面条、面片、烂米粥等。

3. 营养监测　对患者的胃肠道症状进行观察，并对血气、血糖、心电图等指标进行动态监测，定时行血常规和肝肾功能检查。由于患者可能长期禁食并卧床，容易引起口腔、皮肤、呼吸系统和泌尿系统的感染，故应密切监测患者的生命体征和病情变化，保持呼吸道通畅和口腔清洁，防止肺部感染。

4. 营养健康教育　主动向患者及照顾者讲解营养治疗的必要性、有效性及可行性，并告知其可能出现的不良反应及有效的应对策略，增加患者对治疗的信心，保持良好的心态，积极配合营养治疗。

（五）案例分析

本节导入的案例分析如下。

1. 营养风险筛查与营养评估　患者近3个月体重无变化，近1周进食量无变化，营养状态受损评分为0分；疾病严重程度评分为2分；年龄评分为0分；NRS 2002总评分为2分，无营养风险，一周后复筛。

2. 营养治疗方案

（1）确定营养需要量：① 理想体重（kg）=157（cm）-105=52kg；② BMI=20.3kg/m^2，体型正常；③ 该患者为急性胰腺炎恢复期，应限制脂肪摄入量在30g/d左右；④ 蛋白质摄入量在1.0~1.2g/（kg·d）；⑤ 能量供给为30kcal/（kg·d），全天能量（kcal）=30kcal/kg×52kg=1 560kcal。

（2）给予优质蛋白质低脂少渣软食，注意保证充足的维生素和矿物质。

（3）采取少量多餐，每日进5~6餐。

（4）避免机械性和化学性刺激：选用细软、易消化、刺激性弱的食品，绝对禁饮酒及刺激性食物。

3. 食谱举例　急性胰腺炎恢复期患者一日食谱举例见表12-6-1。

▼ 表12-6-1　急性胰腺炎恢复期患者一日食谱举例

餐次	食物内容及数量
早餐	山药枸杞粥（稻米75g、山药150g、枸杞子5g、白砂糖10g），鸡蛋羹（鸡蛋白30g）
加餐	脱脂酸奶250g
午餐	番茄面（细挂面80g、番茄250g），清蒸黄鱼（黄鱼25g）
加餐	苹果250g
晚餐	菠菜肉末面片（小麦粉80g、菠菜100g、猪肉20g），凉拌茄子（茄子150g）

注：1. 全日烹调用植物油20g，精盐5g。

2. 全日能量6.60MJ（1 577kcal），蛋白质54.2g（13.7%），脂肪27.4g（15.6%），碳水化合物278.4g（70.7%）。

二、慢性胰腺炎

导入案例

患者，男，51岁，因"持续性上腹疼痛1年"入院。既往慢性胆囊炎病史5年。

人体测量：身高161cm，体重65kg，BMI=25.1kg/m^2。

实验室检查：白细胞计数13.97×10^9/L，中性粒细胞百分比92.4%，白蛋白38.43g/L，球蛋白22.69g/L，血糖8.1mmol/L，血钙2.20mmol/L，淀粉酶（血）67U/L，脂肪酶230U/L，肝、肾功能正常。

腹部CT平扫：胰腺及胰周改变。

诊断：慢性胰腺炎，慢性胆囊炎。

请思考：该患者应该给予怎样的饮食？

（一）概述

慢性胰腺炎（chronic pancreatitis, CP）是指各种不同病因引起的胰腺组织和功能的持续性损害，其病理特征为胰腺纤维化。临床上以反复发作的上腹部疼痛和/或胰腺外分泌功能不全为主要特征，可合并胰腺内分泌功能不全、胰腺钙化、胰管假性囊肿形成等。

1. 病因　慢性胰腺炎的危险因素涉及多方面，主要为毒性代谢物（如酒精、吸烟、高甘油三酯血症、高钙血症）、胰腺导管或胆道梗阻、自身免疫、特发性和基因突变；其中以胆道疾病和嗜酒为主要病因。

2. 主要临床表现　慢性胰腺炎的早期症状不明显，后期主要为胰腺外分泌不足和胰腺内分泌不足导致的症状。① 消化不良：表现为慢性腹痛、腹胀、痉挛、排便次数增加和脂肪泻；症状通常在餐后加重，特别是在进高脂肪含量的食物后。② 体重减轻和营养不良：体重减轻与脂肪消化吸收不良有密切关系，表现为低体脂和肌肉质量以及较低的握力。

（二）营养素代谢特点

1. 能量代谢　慢性胰腺炎时，能量的摄入与消耗呈现负平衡状态。本病的高分解代谢状态与体重下降、瘦体组织群的丢失呈明显正相关。

2. 蛋白质代谢　由于长期蛋白酶缺乏，导致蛋白质消化与吸收不良，表现为消瘦、水肿等蛋白质–能量营养不良。

3. 脂类代谢　慢性胰腺炎最显著的变化是对脂肪的消化不良和吸收障碍，临床表现为脂肪泻。

4. 碳水化合物代谢　慢性胰腺炎后期，胰岛细胞严重受损，患者常因胰岛素分泌不足而并发糖尿病或糖耐量异常。

5. 矿物质与维生素代谢　胰腺功能不全时，由于脂肪吸收不良可造成脂溶性维生素缺乏，还可能存在矿物质缺乏。

（三）营养治疗

1. 营养治疗目的　通过合理的营养支持，降低对胰腺的刺激，缓解疼痛，防止或纠正并发症，改善预后，提高生命质量。

2. 营养治疗原则　慢性胰腺炎的营养治疗方案在病程的不同阶段应区别对待。急性发作期，腹痛、厌食明显，应考虑胃肠外营养或肠内营养；缓解期，腹痛等症状基本消失后，可给予高碳水化合物、无脂或低脂、高维生素、少渣饮食；待病情逐渐稳定后，可增加饮食量并调整种类。

（1）充足的能量：推荐每日能量摄入量为125~146kJ/kg（30~35kcal/kg）。

（2）适宜的蛋白质：推荐每日蛋白质供给量为1.0~1.5g/kg。应选用脂肪含量低的优质蛋白质，以减轻胰腺负担。

（3）限制脂肪的摄入：每日脂肪摄入量应控制在20~30g，病情好转后可逐渐增至40~50g。由于慢性胰腺炎多伴有胆道疾病或胰腺动脉硬化，应限制胆固醇的摄入，<300mg/d，避免食用高胆固醇食物。如果患者存在明显的消化、吸收不良，需采用胰酶替代治疗，使患者能最大限度地耐受经口进食。

（4）充足的碳水化合物：供给量应在300g/d以上，以满足机体对能量的需求。对于存在糖尿病或葡萄糖耐量明显异常者，应按糖尿病营养治疗原则控制总能量和碳水化合物的摄入，并注意减少简单糖类的摄入。由于膳食纤维可吸收胰酶，延缓营养物质吸收，慢性胰腺炎患者应采用低纤维膳食。

（5）充足的维生素和适宜的矿物质：宜多选用含维生素A、维生素C和B族维生素丰富的食物，尤其需注意维生素C的补给，每日应补充300mg以上，必要时口服维生素C片剂。除非患者有明显的缺乏表现或脂肪泻，否则，不提倡对慢性胰腺炎患者常规补充脂溶性维生素和矿物质。

（6）选食得当、烹调适宜、进餐规律：食物应清淡、细软、易消化、少刺激。少量多餐，避免暴饮暴食和大量摄取高脂肪饮食。忌酒和含酒精的饮料。

（四）营养护理

1. 营养筛查与营养评估　患者入院后首先应用NRS 2002进行营养风险筛查。若NRS 2002总评分≥3分，提示营养风险存在，进一步评估患者的营养状况，制订营养支持计划；若NRS 2002总评分<3分，可一周后再次进行筛查。

2. 营养护理计划实施　对于急性发作期患者应禁食，静脉输液，不要过早进食。24~48小时后，在患者能耐受的情况下，给予不含脂肪的流食，如米汤、果汁、蔬菜汁等；2~3天后如无不适，病情没有加重，说明患者对饮食已经适应，可以在流食的基础上适当加量；随病情好转，可以改用无脂肪的半流质饮食，适当增加食物种类和数量，如挂面、面包、少量碎软蔬菜，并逐步过渡到低脂肪、高维生素、适量蛋白质的半流质饮食。对于静止期患者，采用低脂肪、高碳水化合物饮食。

（1）宜用食物：无脂高碳水化合物、高维生素、少渣饮食，如果汁、藕粉、米汤、菜汁、蛋白水、绿豆汤等；优质蛋白食物，如豆浆、豆腐、蛋清、脱脂牛乳、鱼虾、鸡肉、瘦牛肉等；低脂食物，如素面片、素馄饨等。

（2）忌用或少用食物：肥肉、动物油脂、各种油炸食品、奶油、油酥点心等高脂肪食物；凉拌菜、芹菜等生、冷、硬和过于粗糙的食物；辛辣刺激性的食物或调味品。

3. 营养监测　胃肠道反应、相关生化指标（如血常规、肝功能、血糖、血浆运铁蛋白、血脂、血氨等）、体格检查指标（体重、皮褶厚度、体成分分析等）。定期营养门诊复诊。

4. 营养健康教育　做好饮食指导，提高患者依从性，使患者真正认识到合理营养对防治本病的重要性。出院时要制订详细的出院饮食医嘱，告知患者及家属待病情稳定后，饮食应按无脂流食—低脂流食—低脂少渣半流质饮食—低脂少渣软食—低脂软食—低脂普食—普食的顺序逐步过渡。

（五）案例分析

本节导入的案例分析如下。

1. 营养风险筛查　患者疾病严重程度评分为1分，营养状态受损和年龄评分均为0分，NRS 2002总评分为1分，无营养风险，一周后复筛。

2. 营养治疗方案

（1）确定营养需要量：① 理想体重（kg）=161（cm）-105=56kg；② 该患者为慢性胰腺炎，应限制脂肪在30g/d；③ 患者卧床，BMI=25.1kg/m²，为超重，能量供给为25kcal/（kg·d），全天能量（kcal）= 25kcal/kg × 56kg= 1 400kcal。

（2）给予低脂少渣优质蛋白质软食，注意保证充足的维生素和矿物质。

（3）采取少量多餐，每日进食4~5餐。

（4）避免机械性和化学性刺激：选用细软、易消化、刺激性弱的食品。

3. 食谱举例　慢性胰腺炎患者软食一日食谱举例见表12-6-2。

▼ 表12-6-2　慢性胰腺炎患者软食一日食谱举例

餐次	食物内容及数量
早餐	菜末米粥（稻米50g、青菜50g），煮鸡蛋白（鸡蛋白30g）
加餐	藕粉50g
午餐	馄饨（小麦粉75g、香菇50g、猪肉75g）
加餐	苹果250g
晚餐	紫菜虾仁汤面（小麦粉75g、紫菜10g、基围虾75g）

注：1. 全日烹调用植物油20g，精盐5g。
　　2. 全日能量5.97MJ（1 428kcal），蛋白质57.8g（16.2%），脂肪30.5g（19.2%），碳水化合物230.6g（64.6%）。

学习小结

肝、胆、胰是人体内重要的消化腺。其中，肝脏是消化系统中重要的脏器之一，具有合成、分泌、贮存、分解、排泄和解毒等多种功能。肝脏分泌的胆汁在胆囊内贮存，帮助脂肪消化。胰腺分泌的胰蛋白酶、胰脂肪酶、胰淀粉酶是重要的消化酶，其中胰脂肪酶为胰腺所特有。肝、胆、胰发生疾病后，机体营养物质的消化和吸收都要受到影响，因而容易出现营养不良。

本章主要介绍了急/慢性肝炎、肝硬化、肝性脑病、代谢相关脂肪性肝病、胆囊炎和急/慢性胰腺炎的病因、临床表现、营养代谢特点、营养治疗原则及营养护理等内容。在学习中，应重点掌握各种疾病的营养治疗原则和食物选择，熟悉急慢性肝炎、急慢性胰腺炎营养治疗的特点及异同点。了解疾病的营养代谢特点。在实际工作中，应活学活用，为患者制订个体化的营养处方。

（刘　蓉）

单项选择题

1. 急性胰腺炎的初期，必要而有效的基础治疗是
   A. 静脉输液
   B. 禁食
   C. 病情观察
   D. 心理护理
   E. 吸氧

2. 肝性脑病患者营养治疗时应注意摄入
   A. 高蛋白质食物
   B. 高脂肪食物
   C. 动物蛋白
   D. 芳香族氨基酸
   E. 支链氨基酸

3. 不符合胆囊炎患者的饮食原则的是
   A. 均衡膳食，不暴饮暴食
   B. 不选用植物脂肪，适量选用动物脂肪
   C. 选用富含维生素K的食物
   D. 限制脂肪摄入
   E. 选用含丰富矿物质的食物

4. 慢性肝炎患者的适宜膳食是
   A. 高碳水化合物、高蛋白、高能量饮食
   B. 严格限制脂肪饮食
   C. 低蛋白、低脂肪饮食
   D. 高蛋白、低脂肪、适量碳水化合物
   E. 低蛋白、低能量饮食

5. 肝硬化早期患者采用的膳食原则不正确的是（ ）
   A. 肝硬化患者的肝脏受损，因此脂肪的摄入应该适量，减轻肝脏的负担
   B. 通过膳食治疗增进食欲，增加能量的摄入水平
   C. 应该控制能量和蛋白质的摄入量，减轻肝脏的负担
   D. 增加蛋白质的摄入量，促进肝细胞修复再生
   E. 丰富的维生素摄入，有利于肝细胞修复

   答案：1.B；2.E；3.B；4.D；5.C

第十三章 肾脏疾病的营养治疗

学习目标

知识目标	1. 掌握　肾病综合征、慢性肾衰竭的营养治疗原则；各种肾脏疾病的营养护理。 2. 熟悉　急性肾小球肾炎、慢性肾小球肾炎、急性肾衰竭的营养治疗原则；各种肾脏疾病营养代谢特点。 3. 了解　各种肾脏疾病的病因、临床表现。
能力目标	运用所学知识对各类肾脏病患者实施整体护理。
素质目标	在实施整体护理工作中尊重患者，保护患者隐私，体现爱护患者的态度和行为，对营养治疗效果跟踪，不断完善治疗方案。

第一节　急性肾小球肾炎

> **导入案例**
>
> 患者，男，32岁，因"双下肢水肿伴少尿"1周入院。近1周每日进食量不足既往的40%，体重无明显下降。
>
> 人体测量：身高170cm，体重63.5kg，BMI 22.0kg/m²。
>
> 实验室检查：血尿素氮6.2mmol/L，血肌酐76μmol/L，尿蛋白（＋），24小时尿蛋白定量1.0g。
>
> 诊断：急性肾小球肾炎。
>
> **请思考：**该患者每日应供给多少能量、碳水化合物和蛋白质？

一、概述

急性肾小球肾炎（acute glomerulonephritis，AGN），简称急性肾炎，是由于免疫反应产生的抗原抗体复合物沉积在肾小球引起的弥漫性肾小球炎症。本病多由乙型溶血性链球菌感染引起，常见于扁桃体炎、鼻窦炎、猩红热、中耳炎、皮肤脓疱疮等链球菌感染后。

急性肾炎起病急，病情轻者可仅见尿中少量蛋白和红细胞，重者可见血尿、蛋白尿、水肿和高血压，有些患者在发病初期还可因少尿伴有一过性氮质血症。本病一般预后较好，4~6周可逐渐恢复，仅有少数患者可能发展为慢性肾脏病。

二、营养代谢特点

（一）蛋白质

急性肾炎患者由于炎症反应可使肾小球基底膜物理和化学性结构异常，产生蛋白尿、血尿。长期蛋白尿和血尿会造成患者营养不良，出现低蛋白血症和贫血；血浆胶体渗透压下降导致水肿。若出现少尿，可见蛋白质代谢产物在体内蓄积，表现为血肌酐、尿素氮和胱抑素C升高。

（二）水与矿物质

急性肾炎患者由于炎症反应导致肾小球滤过膜通透性下降、有效滤过面积减少，肾小球滤过率降低，而肾小管重吸收功能相对正常，引起水钠潴留。患者可表现为水肿、高血压、少尿及一过性的肾功能异常。

三、营养治疗

（一）营养治疗目的

通过合理的膳食治疗，减轻肾脏负担，改善患者的营养状态。

（二）营养治疗原则

应根据患者蛋白尿的程度和肾功能情况来决定。此外，还应兼顾有无水肿和血压等情况，综合考虑。

1. 控制蛋白质　供给量依病情而定，对于尿中仅有少量蛋白质及红细胞、偶有水肿或高血压的轻型病例，蛋白质的供给量应为0.8g/（kg·d）；若血肌酐、尿素氮升高，则蛋白质供给量应限制在0.6g/（kg·d）以下，并尽可能选用优质蛋白质食物，如牛奶、鸡蛋、瘦肉等。

2. 限制钠盐及水分　出现水肿和高血压的患者，应根据尿量及水肿程度限制食盐用量，采用低盐、无盐或少钠饮食。轻度水肿者可给予低盐饮食并适当减少饮水；一旦发生少尿或水肿严重者应采用无盐饮食，并禁用一切含钠高的食物。同时应严格控制入液量，每日总入液量为前一日尿量+500ml。

3. 限制钾的摄入　当患者出现少尿或无尿时，应严格控制钾的摄入量，避免食用含钾高的食品，如鲜蘑、香菇、红枣、贝类、橘子、香蕉等。

4. 适宜的能量　由于急性肾炎患者的治疗是休息、营养和药物相结合的综合治疗，必要时需卧床休息，故能量摄取不必过高，可按104~125kJ/（kg·d）[25~30kcal/（kg·d）]供给，全日总量以1 500~2 000kcal为宜。

5. 适宜的碳水化合物和脂肪　急性肾炎患者一般不需严格限制脂肪总量，但由于患者多伴有高血压和脂代谢异常，为防止高胆固醇血症的发生，应限制动物脂肪的摄入，少用油煎、油炸食品。

6. 供给充足的维生素和适宜的矿物质　B族维生素、维生素C、维生素A及微量元素铁等营养素，均有利于肾功能恢复及贫血的预防，食物中应足量供给。但在少尿期为防止高钾血症的发生，应限制含钾高的蔬菜及水果的摄入。

四、营养护理

（一）营养筛查与营养评估

成人住院患者使用NRS 2002进行营养风险筛查，儿童使用儿童营养筛查量表进行营养风险筛查。存在营养风险时需进行营养评估。

（二）营养护理计划的实施

1. 加强营养宣教 通过与患者的沟通，使其充分意识到饮食治疗对于本病康复的重要意义，自觉养成良好的生活习惯。

2. 时刻关注患者的病情与营养状况 准确记录24小时液体出入量，监测患者的体重、血压和水肿情况，根据病情随时调整营养治疗方案。水肿明显者给予无盐饮食；水肿减轻后，采用低盐饮食；尿少时，限制液体入量并限制钾的摄入。

3. 食物选择

（1）宜用食物：在蛋白质限量范畴内，应多选用优质蛋白质食物，如鸡蛋、牛奶、瘦肉和鱼虾等。此外，应多选用蔬菜、水果和奶类等食物。恢复期可选用具有滋补作用的山药、红枣、莲子、银耳等。

（2）忌用或少用食物：忌用辣椒、芥末、茴香、胡椒等刺激性食品；少用肝、肾等动物内脏，以减轻肾脏负担；少尿或无尿期应避免食用鲜蘑、香菇、红枣、豆类和贝类等含钾高的食物；注意禁用食盐腌制品（如咸菜、酱菜、咸肉、香肠）和含钠高的食品（如油条、咸面包和加碱馒头）等。

（三）营养监测

对患者饮食依从性进行监测管理，随访中需要对体重、血压、尿量等变化进行监测评估，并调整治疗方案。

（四）营养健康教育

1. 开展急性肾小球肾炎健康教育 采用多种形式的集中宣教或个性化指导，使患者及家属深刻全面了解急性肾小球肾炎的相关知识，遵医嘱进行生活方式的干预并做到长期自我监测、管理，定期返院随访。

2. 戒烟戒酒，规律作息，保证充足睡眠。

五、案例分析

本节导入的案例分析如下。

1. 营养风险筛查与营养评估 患者BMI 22.0kg/m^2，近1周每日进食量降低60%，营养受损评分为2分；疾病严重程度评分为1分；年龄评分为0分；NRS 2002总评分为3分，存在营养风险。进一步经LIM评估，患者无营养不良。

2. 营养治疗方案

（1）确定蛋白质供给量 患者肌酐、尿素氮未升高，表现为蛋白尿，可按照0.8g/（kg·d）给予蛋白质，密切监测肾功能变化情况。

（2）若经鼓励患者进食，膳食不能满足需求，则需进行口服营养补充。

3. 食谱举例　急性肾小球肾炎患者一日食谱举例见表13-1-1。

▼ 表13-1-1　急性肾小球肾炎患者一日食谱举例

餐次	食物内容及数量
早餐	煎玉米淀粉饼（玉米淀粉50g、白糖5g），洋葱炒胡萝卜木耳（洋葱150g、胡萝卜50g、木耳10g），煮鸡蛋（鸡蛋50g）
加餐	苹果100g
午餐	大米饭（大米75g），瘦肉末烩茄子（瘦肉末100g、茄子200g），毛虾冬瓜汤（毛虾3g、冬瓜75g）
加餐	纯牛奶200ml
晚餐	大米饭（大米75g），瘦肉炒芸豆丝（瘦猪肉50g、芸豆150g）

注：1. 全日烹调用植物油35g，盐3g（具体用量视病情而定）。
　　2. 全日能量8.40MJ（2 009kcal），蛋白质52.2g（10.4%），脂肪56.9g（25.5%），碳水化合物321.9g（64.1%）。

第二节　慢性肾小球肾炎

导入案例

患者，男，44岁，因"双下肢水肿伴少尿5个月，加重1周"入院。近1周每日进食量不足既往的50%，体重下降4kg。

人体测量：身高170cm，体重71kg，BMI 24.6kg/m²。

实验室检查：血尿素氮7.9mmol/L，血肌酐238μmol/L，白蛋白28.9g/L，尿蛋白（++），24小时尿蛋白定量1.2g。

诊断：慢性肾小球肾炎。

请思考：该患者每日应供给多少能量、碳水化合物和蛋白质？

一、概述

慢性肾小球肾炎（chronic glomerulonephritis，CGN）简称慢性肾炎，是常见的泌尿系统疾病，是由多种原因引起的以双侧肾小球弥漫性损害为主的疾病。绝大多数慢性肾炎的病因不确切，只有少数由急性肾炎发展而来。

本病因病理分型不同，临床表现多种多样，部分患者可反复急性发作。病情轻者可无症状，仅有少量蛋白尿和镜下血尿。严重者可见血尿、蛋白尿、水肿、高血压，并常有肾功能损害，甚至数月内即可进入尿毒症期，危及生命。

二、营养代谢特点

（一）蛋白质

慢性肾炎病程长，病情迁延不愈。一方面，由于长期蛋白尿导致蛋白质丢失过多，加之蛋白质摄入不足，患者常出现低蛋白血症，导致血浆胶体渗透压下降，有效循环血量减少，液体潴留在组织间隙引发水肿。另一方面，当患者出现肾功能下降时，体内蛋白质代谢产物，如尿素、尿酸、肌酐等不能随尿液顺利排泄，氮质代谢产物在体内蓄积，出现氮质血症。

（二）水与矿物质

肾缺血会使机体肾素分泌增多，引起继发性醛固酮增多，使肾小管对钠和水的重吸收增多，导致水肿和高血压的发生。

三、营养治疗

（一）营养治疗目的

通过合理的营养调整，纠正患者的代谢紊乱，减轻氮质代谢产物对机体造成的负担，防止病情恶化，促进肾功能的恢复。

（二）营养治疗原则

1. 限制蛋白质摄入　应根据患者肾功能受损的程度确定膳食蛋白质摄入量。对于病程长，肾功能损害不严重者，蛋白质的供给量为0.8g/（kg·d），其中优质蛋白质应占50%以上；如病情恶化或急性发作时，蛋白质供给量为0.6~0.8g/（kg·d）；当出现氮质血症时，蛋白质摄入量应小于0.6g/（kg·d），以保护残存肾单位，必要时可在此基础上，加用必需氨基酸或α-酮酸。

2. 限制钠的摄入量　有水肿和高血压者，应减少钠盐的摄入，每日食盐用量以2~3g为宜；水肿严重者应控制在2g以下或采用无盐饮食。

3. 充足的能量　应确保充足的能量摄入，以125~146kJ/（kg·d）[30~35kcal/（kg·d）]为宜。由于限制蛋白质，能量的主要来源为碳水化合物和脂肪。

4. 充足的维生素和适宜的矿物质　宜多选用新鲜蔬菜和水果，以满足机体对维生素和矿物质的需求，应增加叶酸和含铁丰富食物的摄入。但血钾高时，对蔬菜和水果的选择应慎重，避免含钾丰富的食品。

5. 随时监测病情，根据病情变化调整饮食　由于慢性肾炎种类多，临床表现各异，膳食治疗原则应根据患者病情的变化而有所区别。大量蛋白尿时，可按肾病综合征的营养治疗原则来处理；急性发作时，可按急性肾炎的营养治疗原则来对待；一旦发生肾功能恶化，则应遵循肾功能不全的营养治疗原则。

四、营养护理

（一）营养筛查与营养评估

成人住院患者使用NRS 2002进行营养风险筛查，儿童使用儿童营养筛查量表进行营养风险筛查。存在营养风险时需进行营养评估。

（二）营养护理计划的实施

1. 加强营养宣教　通过与患者的交流，使其充分认识到饮食治疗对于慢性肾病康复的重要性，自觉养成良好的饮食习惯。

2. 密切关注患者的病情　注意患者的血压变化，水肿的有无及程度，体重的变化；定期检查肾功能和血浆蛋白，以了解肾功能损害的进展情况；记录尿量的变化情况。注意患者各项血清电解质水平，根据肾功能情况，及时调整患者的营养治疗方案。

3. 食物选择

（1）宜用食物：纯碳水化合物不增加肾脏负担，可多选用麦淀粉、藕粉、糊精、山药、粉条、菱角粉、蜂蜜和食用糖等富含淀粉的食物替代普通主食。在符合病情要求的蛋白质供给量范畴内，各种食物均可选用，其中优质蛋白质占蛋白质总量的60%以上。同时，在关注患者血钾的情况下，多食用新鲜蔬菜和水果。

（2）忌用或少用食物：忌用辛辣刺激性食品；限用油煎、油炸和过于油腻的食品；戒酒、戒烟；食盐用量依病情而定；血钾高时，忌用含钾高的蔬菜和水果。

（三）营养监测

对患者的饮食依从性进行监测管理，随访中需要对体重、血压、尿量等变化进行监测评估，并调整治疗方案。

（四）营养健康教育

1. 开展慢性肾小球肾炎健康教育　采用多种形式的集中宣教或个性化指导，使患者及家属深刻全面了解慢性肾小球肾炎的相关知识，遵医嘱进行生活方式的干预并做到长期自我监测、管理，定期返院随访。

2. 戒烟戒酒，规律作息，保证充足睡眠，不熬夜。

五、案例分析

本节导入的案例分析如下。

1. 营养风险筛查与营养评估　患者BMI 24.6kg/m²，近1周每日进食量不足既往的50%，近1个月内体重丢失大于5%，营养受损评分为3分；疾病严重程度评分为1分；年龄评分为0分；NRS 2002总评分为4分，存在营养风险。进一步经GLIM评估，患者无营养不良。

2. 营养治疗方案

（1）确定能量和蛋白质供给量　①应确保充足的能量摄入，以146kJ/（kg·d）〔35kcal/（kg·d）〕为宜；②患者系慢性肾小球肾炎，目前存在急性发作，蛋白质供给量为0.6~0.8g/（kg·d）。

（2）若经指导后膳食不能满足患者能量需求，需进行口服营养补充。

3. 食谱举例　慢性肾小球肾炎患者一日食谱举例见表13-2-1。

餐次	食物内容及数量
早餐	麦淀粉饼（麦淀粉100g、鸡蛋50g、白糖20g）
加餐	甜牛奶（牛奶250ml、白糖15g）
午餐	双色米饭（小米15g、稻米100g），清蒸鱼（青鱼100g），清炒娃娃菜（娃娃菜200g），紫菜瓜片汤（紫菜2g、黄瓜50g）
加餐	柑橘100g
晚餐	小白菜粉丝炖猪肉（粉丝150g、小白菜200g、瘦猪肉50g）

注：1. 全日烹调用植物油30g，盐3g（具体用量视病情而定）。

　　2. 全日能量8.81MJ（2 106cal），蛋白质55.3g（10.5%），脂肪51.0g（21.8%），碳水化合物356.4g（67.7%）。

第三节　急性肾损伤

导入案例

患者，男，25岁，因"少尿20天"入院。近半月食欲差，近1周每日进食量不足既往的50%，体重下降6kg。

人体测量：身高170cm，体重60kg，BMI 20.8kg/m²。

实验室检查：血尿素氮14.4mmol/L，血肌酐978μmol/L，血清白蛋白29.0g/L，尿蛋白（＋）。

诊断：急性肾衰竭。

目前给予血液透析治疗。

请思考：该患者每日应供给多少能量、碳水化合物、蛋白质和脂肪？

一、概述

急性肾损伤（acute kidney injury，AKI）曾称急性肾衰竭（acute renal failure，ARF），是指由各种原因引起的肾功能急骤、进行性减退，早期以少尿，水、电解质紊乱和氮质废物滞留为主要表现的临床综合征。

AKI病因可分为肾前性、肾性和肾后性三种。肾前性AKI指各种原因引起肾实质血流灌注减少。肾性AKI指出现肾实质损伤，以肾缺血和肾毒性药物或毒素导致的急性肾小管坏死（acute tubular necrosis，ATN）最为常见。肾后性AKI系急性尿路梗阻所致。

急性肾衰竭按病程演变和营养代谢特点，可分为起始期、维持期（少尿期）和恢复期三个阶段。

1. 起始期　此时期患者常遭受低血压、缺血、脓毒血症和肾毒素等因素的影响，但尚未发生明显的肾实质损伤，此阶段AKI是可预防的。随着肾小管上皮细胞发生明显损伤，肾小球滤过率

（glomerular filtration rate，GFR）下降，进入维持期。

2. **维持期**　又称少尿期。此期许多患者出现少尿（<400ml/d）或无尿（<100ml/d），是急性肾衰竭的危重阶段。表现：① 尿量减少甚至无尿；② 血肌酐和尿素氮水平增高；③ 水、电解质紊乱和酸碱平衡失调，可见高钾血症、代谢性酸中毒、低钙、高磷、低钠、低氯等；④ 食欲减退、恶心、呕吐、腹胀、呃逆或腹泻等消化道症状；⑤ 急性肺水肿和心力衰竭。

3. **恢复期**　此期患者的临床症状逐渐好转，血肌酐和尿素氮水平开始下降，患者尿量开始逐渐恢复正常。但需注意的是，持续多尿可引发低钾血症、失水和低钠血症。少数患者可最终遗留不同程度的肾脏结构和功能损害。

二、营养代谢特点

（一）蛋白质

AKI时，体内蛋白质处于高分解代谢状态，加之能量摄入不足，更加速了蛋白质的分解；而因病情的关系，又需限制蛋白质的摄入，机体很容易呈现负氮平衡状态。

（二）电解质紊乱

表现：① 少尿、高分解代谢和酸中毒所致的高钾血症，以及进入多尿期随着排尿量的增加所发生的低钾血症；② 低血钙和高血磷；③ 少尿期可出现稀释性低钠、低氯血症，重症者可出现高镁血症，导致肌力下降及轻度昏迷。

（三）能量

由于能量摄入严重不足和机体在应激状态下的高分解代谢，使患者的能量代谢处于负平衡状态。

三、营养治疗

（一）营养治疗目的

通过合理的膳食调配，提供患者适宜的能量和各种营养素，以维持氮平衡，降低分解代谢，减轻氮质血症、酸中毒和高钾血症。

（二）营养治疗原则

由于AKI病情轻重不同，膳食治疗也应按分解的严重程度而区别对待。对于轻症无高分解代谢的情况，估计用保守疗法在短期内可以好转者，应采用低蛋白饮食。如患者胃肠道反应剧烈，短期内可从静脉补给，以葡萄糖为主，并根据尿量决定饮食中营养素的摄入量。若医院无条件透析，则病程早期无论病情轻重均应给予低蛋白饮食，同时应严格控制入水量。

1. **维持期**

（1）充足的能量：能量摄取量应按年龄、性别、身高、体重及病情而有所区别。对于卧床患者一般主张每日摄入量维持在4.18~6.28MJ（1 000~1 500kcal）［或20~25kcal/（kg·d）］，来源应以易消化的碳水化合物为主；合并高代谢状态时，能量摄入在104~125kJ/（kg·d）［25~30kcal/（kg·d）］。

（2）低蛋白饮食：不透析情况下，患者少尿期应严格控制蛋白质入量，主张蛋白质0.1~0.3g/

（kg·d）+ 必需氨基酸10~20g/d（或用相应酮酸代替）。患者因感染、失血及尿毒症处于分解代谢亢进状态，并进行规律透析治疗时，可给予蛋白质1.0~1.2g/（kg·d），其中优质蛋白应占总量的2/3以上。

（3）充足的维生素和适宜的矿物质：在入液量允许的条件下，可适当进食各种新鲜果汁和蔬菜汁，必要时可给予复合维生素制剂。

（4）严格控制入液量：少尿期应严格限制液体入量。实际液体入量可根据排尿量计算，一般每日大致进液量可按前一日尿量+500ml计算。对于发热患者可适当增加入液量。

（5）限制钠盐摄入：应根据水肿程度、排尿情况和血钠水平，分别采用低盐、无盐或少盐饮食。

（6）限制钾的摄入：少尿期若血钾增高，可酌情减少饮食中钾的供给量，以免因外源性钾增多而加重高钾血症。还可采用冷冻、加水浸泡或弃掉汤汁等办法，减少食物中钾的含量。

2. 恢复期 进入多尿期5~7天后，随着尿量增加，血肌酐、尿素氮水平下降，应适当增加营养，以利于机体的修复。每日可供能量8.37~12.55MJ（2 000~3 000kcal），蛋白质应限制在0.5~0.8g/（kg·d），其中优质蛋白质应占50%以上，支链氨基酸应占必需氨基酸的40%~50%。液体的摄入量取决于前一日的尿量。此期由于钾随尿液排出较多，应注意含钾丰富蔬菜和水果的补给。钠的摄入量可依患者水肿及血压情况而定，根据病情分别采用低盐、无盐和少钠饮食。随着患者尿量逐渐恢复，总能量按12.55MJ/d（3 000kcal/d）供给；蛋白质的供给量可随血液中尿素的下降而逐渐提高，开始时可按0.6~0.8g/（kg·d）供给，随着病情的好转，可逐渐增加到1.0g/（kg·d）或更多，其中高生物价蛋白质应占总蛋白的1/3~1/2。

四、营养护理

（一）营养筛查与营养评估

成人住院患者使用NRS 2002进行营养风险筛查，儿童使用儿童营养筛查量表进行营养风险筛查。存在营养风险时需进行营养评估。

（二）营养护理计划的实施

1. 保证患者卧床休息 一般少尿期、多尿期均应卧床休息，恢复期逐渐增加活动。

2. 严密观察病情变化 经常巡视病房，随时监测患者的血压和水肿情况，了解患者的进食与消化情况，准确记录出入液体量。

3. 加强健康指导 深入病房，配合临床营养师做好营养宣教工作，使患者与家属了解本病正确的饮食疗法，科学合理安排饮食。

4. 食物选择

（1）宜用食物：多选用藕粉、淀粉、糊精、蔗糖、粉丝、山药、桂圆、红枣等；限量食用蛋类、奶类和瘦肉等优质蛋白质食物；少尿期应以葡萄糖、蔗糖等纯糖流质为主。

（2）忌用或少用食物：葱、蒜、辣椒、芥末、胡椒、酒、咖啡等辛辣刺激性食物；动物内脏、脑及油炸食品等高脂肪食物；限制钠盐与酱油的使用。

（三）营养监测

对患者的饮食依从性进行监测管理，随访中需要对体重、血压、尿量等变化进行监测评估，并调整治疗方案。

（四）营养健康教育

1. 开展AKI健康教育，采用多种形式的集中宣教或个性化指导，使患者及家属深刻全面了解AKI的相关知识，遵医嘱进行生活方式的干预并做到长期自我监测、管理，定期返院随访。

2. 戒烟戒酒，规律作息，保证充足睡眠。

五、案例分析

本节导入的案例分析如下。

1. 营养风险筛查与营养评估　患者BMI 20.8kg/m²，近1周每日进食量不足既往的50%，近1个月内体重丢失大于5%，营养受损评分为3分；疾病严重程度评分为2分；年龄评分为0分；NRS 2002总评分为5分，存在营养风险。进一步经GLIM评估，患者中度营养不良，需行营养治疗。

2. 营养治疗方案

（1）确定蛋白质供给量：患者处于少尿期，目前进行规律透析治疗，可给予蛋白质1.0~1.2g/（kg·d），其中优质蛋白应占总量的2/3以上。

（2）若经膳食指导后的普通饮食不能满足需求，则需进行口服营养补充。

3. 食谱举例　AKI患者透析期一日食谱举例见表13-3-1。

▼ 表13-3-1　急性肾损伤患者透析期一日食谱举例

餐次	食物内容及数量
早餐	馄饨（小麦粉80g、猪肉30g），生菜40g，蒸鸡蛋（鸡蛋50g）
加餐	甜牛奶（牛奶200g、白糖10g）
午餐	双色米饭（小米20g、稻米80g），胡萝卜黄瓜焖鸡（胡萝卜50g、黄瓜50g、鸡胸肉50g），手撕包菜（包菜100g）
加餐	苹果200g
晚餐	双色米饭（小米20g、稻米80g），苦瓜炒肉（苦瓜100g、猪肉50g），丝瓜粉丝汤（丝瓜100g、粉丝50g）

注：1. 全日烹调用植物油30g，盐3g（具体用量视病情而定）。

2. 全日能量8.46MJ（2 021kcal），蛋白质67.2g（13.3%），脂肪62.0g（27.6%），碳水化合物298.6g（59.1%）。

第四节　慢性肾衰竭

导入案例

患者，女，56岁，因"双下肢水肿伴少尿1周"入院。既往"慢性肾炎"15年，无糖尿病。近1周每日进食量不足既往的50%，体重无下降。

人体测量：身高158cm，体重58kg，BMI 23.2kg/m²。

实验室检查：血尿素氮6.5mmol/L，血肌酐168μmol/L，血红蛋白96g/L，血清白蛋白31g/L，尿蛋白（－）。

诊断：慢性肾衰竭。

请思考： 该患者每日应供给多少能量、碳水化合物和蛋白质？

一、概述

慢性肾衰竭（chronic renal failure，CRF）是由各种慢性肾脏病（chronic kidney disease，CKD）持续进展至后期的共同结局。

各种原因引起的肾脏结构和功能障碍≥3个月，包括肾小球滤过率（GFR正常和不正常的病理损伤、血液或尿液成分异常及影像学检查异常，或不明原因的GFR下降（＜60ml/min），称为慢性肾脏病。根据国际公认的美国肾脏病基金会K/DOQI专家组制定的指南，慢性肾脏病分为1~5期（表13-4-1）。慢性肾衰竭则代表慢性肾脏病中GFR下降至失代偿的那一部分群体，主要为CKD 4~5期。本节主要介绍慢性肾衰竭。

▼ 表13-4-1　美国肾脏病基金会K/DOQI专家组CKD分期

分期	特征	GFR /[ml/(min·1.73m²)]	防治目标－措施
1	GFR正常或升高	≥90	缓解症状；保护肾功能
2	GFR轻度降低，肾损伤	60~89	评估、延缓发展；降低CVD风险
3a	GFR轻到中度降低	45~59	
3b	GFR中到重度降低	30~44	延缓发展；评估、治疗并发症
4	GFR重度降低	15~29	综合治疗；透析前准备
5	终末期肾病（ESRD）	＜15或透析	如有尿毒症，需及时替代治疗

任何能破坏肾脏的正常结构和功能的因素，均可引起慢性肾衰竭。目前认为，慢性肾衰竭的病因主要有糖尿病肾病、高血压肾病、原发性或继发性肾小球肾炎、肾小管间质病变、肾血管病变、遗传性肾病等。

慢性肾衰竭的不同阶段，临床表现也各不相同。早期，除血肌酐升高外，患者往往无任何临床症状，或仅有乏力、腰酸、夜尿增多等轻度不适，少数患者可有食欲减退、代谢性酸中毒及轻度贫血。当病情发展到残余肾单位不能维持机体的最低需求时，将会出现全身各个系统表现：①水、电解质紊乱和酸碱平衡失调；②食欲减退、恶心、呕吐，甚至消化道出血；③贫血、出血和白细胞异常；④高血压、动脉粥样硬化和心力衰竭；⑤皮肤瘙痒、面色萎黄，有轻度水肿感；⑥肾性骨营养不良；⑦内分泌失调；⑧疲乏、失眠、注意力不集中、抑郁、记忆力减退。

二、营养代谢特点

1. 蛋白质与氨基酸　慢性肾衰竭患者蛋白质的代谢能力降低，当进高蛋白质饮食时会出现血肌酐、尿素氮水平升高，加重肾功能恶化；给予低蛋白饮食又会出现低蛋白血症和负氮平衡，导致机体免疫力下降。此外，尿毒症患者还可出现其特有的氨基酸代谢改变，表现为血浆芳香族氨基酸升高、支链氨基酸下降，其中尤以缬氨酸下降明显。

2. 脂类　慢性肾衰竭早期就已经存在脂质代谢紊乱，主要表现为高甘油三酯血症、极低密度脂蛋白胆固醇水平升高、高密度脂蛋白胆固醇水平降低和总胆固醇水平轻度升高。其结果是动脉粥样硬化的形成。

3. 碳水化合物　由于外周胰岛素抵抗和机体对胰岛素的清除能力下降，70%~75%的尿毒症患者可出现自发性低血糖和糖耐量减低。

4. 水与矿物质　随着肾功能的减退，肾脏对电解质和水的调节能力明显下降，既可引起钠、钾和水的潴留，导致水肿、充血性心力衰竭和高钾血症；也可因过分限制入液量、呕吐、多尿、腹泻丢失大量液体，以及钾的摄入量不足而发生低钠血症、低钾血症和脱水。同时，由于机体钙、磷代谢失衡，患者很容易出现低钙血症和高磷血症。当肾功能进一步减退时，将引起肾性骨病、周围神经病变和转移性钙化等一系列钙磷代谢紊乱症状。

5. 酸碱平衡　慢性肾衰竭患者由于酸性代谢产物在体内潴留，引发酸碱平衡失调，导致代谢性酸中毒。

三、营养治疗

（一）营养治疗目的

在达到并维持合理营养状况的基础上，减轻氮质血症，纠正水、电解质及酸碱失衡，减少并延缓心脑血管、消化道等并发症的发生和发展，以减轻患者症状、延长病程发展，提高生存率和生存期。

（二）营养治疗原则

慢性肾衰竭的营养治疗已成为该病综合治疗的重要组成部分，尤其是处于非透析治疗期的患者。营养治疗应在疾病早期即开始，以延缓病情的进展。目前主要的营养治疗方法包括低蛋白饮食疗法、低蛋白饮食＋α-酮酸疗法。

1. 低蛋白饮食疗法

（1）充足的能量：为提高蛋白质的生物利用率，减少体内蛋白质分解，必须供给足够的能量，供给标准为125~146kJ/（kg·d）[30~35kcal/（kg·d）]。氮热比应达到1g:（250~300kcal）。

由于限制了蛋白质的摄入，能量主要来源为碳水化合物和脂肪。其中，在每日的蛋白质限量范围内，用含蛋白质极低的麦淀粉或其他淀粉代替大米、面粉等主食，是给予患者足够的能量又保证适量蛋白质的关键。可以将节约下来的蛋白质用高生物价的蛋白质食物如鸡蛋、牛奶和瘦肉等补充。

（2）适量蛋白质：限制蛋白质摄入可以减少氮质代谢产物在体内的堆积，保护残余肾单位，延缓病情进展。表13-4-2按照《中国慢性肾脏病营养治疗临床实践指南（2021版）》，列出了CKD不同时期蛋白质摄入量标准。最低为0.3g/（kg·d），其中50%以上应为优质蛋白质；血液透析患者蛋白质的摄入量为1.0~1.2g/（kg·d），优质蛋白质应占50%以上；腹膜透析患者无残余肾功能时，蛋白质摄入量1.0~1.2g/（kg·d），有残余肾功能时，建议蛋白质摄入量0.8~1.0g/（kg·d）。

▼ 表13-4-2　CKD不同时期能量、蛋白质、α-酮酸需要量

类别		分期	蛋白质/[g/（kg·d）]	α-酮酸/[g/（kg·d）]	热量
透析前	非DN	CKD 1~2期，非持续大量蛋白尿	0.8	—	30~35kcal/（kg·d）[CKD 1~2期患者避免高蛋白摄入，≥1.3g/（kg·d）]
		CKD 1~2期，大量蛋白尿	0.7	0.12	
透析前	非DN	CKD 3~5期	0.6	—	
			0.3	0.12	
	DN	CKD 1~2期	0.8	—	30~35kcal/（kg·d）（建议根据患者年龄、性别、去脂体重以及其他因素个体化调整热量的摄入）
		CKD 3~5期	0.6	0.12	
透析后	维持性血液透析		1.0~1.2	0.12	35kcal/（kg·d）[60岁以上、活动量较小、营养状况良好者（血清白蛋>40g/L，SGA评分A级）可减少至30~35kcal/（kg·d）]
	维持性腹膜透析	无残余肾功能	1.0~1.2		
		有残余肾功能	0.8~1.0		

注：DN，糖尿病肾病。

（3）适宜的脂肪：控制饮食中脂肪摄入是控制慢性肾衰竭脂代谢异常的关键。脂肪的供给量应占总能量的30%左右，胆固醇少于300mg/d。应用上尽量选用植物油，少用动物油。

（4）适宜的碳水化合物：充足的碳水化合物可以满足机体的能量需求，减少机体组织的分解。但由于慢性肾衰竭患者存在糖代谢紊乱，为稳定血糖，应鼓励患者摄入复合碳水化合物，减少简单糖类的摄入。

（5）注意水和电解质平衡：如患者无少尿，一般水分不必严格限制，以利于代谢废物的排泄。对于尿量<100ml/d，或有水肿或心脏负荷增加的患者，应限制进液量。患者若无明显水肿和

高血压，不必要严格限制食盐；出现水肿和高血压，应采用低盐饮食；若出现严重的水肿和高血压，需采用无盐或少钠饮食。建议CKD 3~5期患者，注意个体化调整饮食中钾、磷，以保证血钾和血磷在正常范围。

（6）外源性营养素的补充：合并蛋白质能量消耗风险的CKD 3~5期患者，若经过营养咨询仍不能保证足够能量和蛋白质摄入需求时，建议给予至少3个月的口服营养补充剂。如果经口补充受限或仍无法提供充足的热量，建议给予管饲喂食或肠外营养。

2. 低蛋白饮食 + α–酮酸疗法 此疗法可以使慢性肾衰竭患者体内的α–酮酸和必需氨基酸的不足得到补充，改善机体的营养状况，起到"氮节约"的作用。人体内 L–氨基酸和对应的α–酮酸可互相转化，保持体内平衡。α–酮酸不含氮，当转化成对应的 L–氨基酸时，利用代谢产生的氮，合成氨基酸，既可以节约氮源，又能降低尿素氮和肌酐。缬氨酸、亮氨酸、异亮氨酸、苯丙氨酸、蛋氨酸、色氨酸和组氨酸都能由对应的α–酮酸转化而来。加用α–酮酸疗法对于蛋白质的摄入量要求更为严格，一般应限制在15~30g/d。同时能量摄取必须充足，还要注意防止出现脱水、电解质紊乱、微量元素缺乏和高钙血症等（α–酮酸多为钙盐）。

四、营养护理
（一）营养筛查与营养评估
成人住院患者使用NRS 2002进行营养风险筛查，儿童使用儿童营养筛查量表进行营养风险筛查。存在营养风险时需进行营养评估。

（二）营养护理计划的实施
1. 建立由肾内科医师、营养师、护理人员、心理学家和健康管理人员等组成的多学科团队，通过评估患者的临床特征、营养状况、心理和社会状况，制订个性化的饮食和营养管理计划；并通过医疗教育、增加患者的主观能动性，参与营养治疗。

2. 密切关注患者病情和营养状况变化，定期复查肾功能和电解质，注意根据患者肾功能情况，及时调整营养治疗方案。

3. 食物选择

（1）宜用食物：① 优质蛋白食物。限制米类、面类等植物蛋白质的摄入量，采用小麦淀粉（或其他淀粉）作为主食部分代替普通米类、面类，在蛋白质限量范围内，选用优质蛋白质食物，如鱼、牛奶、大豆蛋白、鸡蛋及畜禽瘦肉等作为蛋白质的主要来源；② 优化主食。可选用的食品包括麦淀粉、藕粉、凉粉、粉丝、马铃薯、甘薯、荸荠、澄粉、山药、芋头、南瓜、粉条、菱角粉、糊精等富含淀粉的食物替代普通主食，也可选用低磷、低钾、低蛋白质的米类、面类食品替代普通主食。

（2）忌用或少用食物：① 限磷。当病情需要限制含磷高的食品时，应慎选动物肝脏、坚果类、干豆类，避免摄入含有大量添加剂的食品，如处理过的肉、火腿、香肠，鱼类罐头、烘烤的食物、可乐及其他软饮料。在厨餐操作过程中应注意少用调味品；不喝汤。② 控钾。当病情需要限制含钾高的食品时，应慎选水果、马铃薯及其淀粉、绿叶蔬菜等，禁用紫菜、香菇、木耳、香蕉、哈密瓜、猕猴桃、橘子、柚子、黄豆、水果干等含钾丰富的食品。当患者能量摄入不足时，可在食物中增加部分碳水化合物及植物油摄入以达到所需能量。③低盐。应禁用咸菜、腌制品、松花蛋等含钠丰富的食品，限盐；忌用动物内脏、油煎油炸和刺激性食物。

（三）营养监测

CKD 3~5期患者受疾病和营养素摄入限制的影响易出现营养不良，应定期监测患者营养状态。应重点监测蛋白质和能量摄入量，建议采用三日饮食回顾法，定期评估计算实际膳食摄入能量，以了解营养治疗依从性；结合人体测量、饮食调查、生化指标、主观全面评定（SGA）、人体成分分析和炎症指标，定期全面评估患者的营养状况。

（四）营养健康教育

1. 开展慢性肾衰竭的健康教育，密切关注患者的病情分期，加强与临床营养师及患者的沟通，有针对性地调整营养治疗方案。向患者和家属耐心解释营养治疗对本病的重要性，以取得患者和家属的配合。同时，应指导患者正确使用麦淀粉饮食，科学选择蛋白质食物，并做到长期自我监测、管理，定期返院随访。

2. 戒烟戒酒，规律作息，保证充足睡眠。

五、案例分析

本节导入的案例分析如下。

1. **营养风险筛查与营养评估**　患者BMI 23.2kg/m^2，近1个月患者每日进食量不足既往食量的50%，营养状态受损评分为2分；疾病严重程度评分为1分，年龄评分为0分；NRS 2002总评分为3分，存在营养风险。进一步经GLIM评估，患者无营养不良。

2. **营养治疗方案**

（1）确定能量和蛋白质供给量：①患者为CKD 3期，能量供给标准以146kJ/（kg·d）[35kcal/（kg·d）]为宜；②蛋白质供给量为0.6g/（kg·d）。

（2）低蛋白饮食。

（3）复方α-酮酸：4粒，每日3次，口服。

（4）若经过膳食指导后，饮食仍不能满足需求，则需进行口服营养补充。

3. **食谱举例**　慢性肾衰竭患者一日食谱举例见表13-4-3。

▼ 表13-4-3　慢性肾衰竭患者一日食谱举例

餐次	食物内容及数量
早餐	甜牛奶（牛奶200g、白糖10g），红薯粉140g，炒甘蓝胡萝卜（甘蓝100g、胡萝卜30g）
加餐	京白梨100g
午餐	米饭（大米40g），番茄炒鸡蛋（番茄100g、鸡蛋50g），清炒油麦菜（油麦菜200g）
加餐	西瓜150g

餐次	食物内容及数量
晚餐	玉米淀粉馅饼（玉米淀粉90g、面粉30g、瘦肉25g、芹菜100g），小白菜粉丝汤（小白菜100g、粉丝25g）

注：1. 全日烹调用植物油30g，盐3g（具体用量视病情而定）。

2. 全日能量7.72MJ（1 846kcal），蛋白质31.8g（6.9%），脂肪45.9g（22.4%），碳水化合物326.3g（70.7%）。

第五节　肾病综合征

导入案例

患者，女，37岁，因"双下肢水肿4个月，少尿10天"入院。近1周每日进食量不足既往的50%，体重无下降。

人体测量：身高162cm，体重61kg，BMI 23.2kg/m^2。

实验室检查：血尿素氮13.2mmol/L，血肌酐76μmol/L，尿蛋白（+++），血清白蛋白26g/L，24小时尿蛋白定量5.0g，甘油三酯4.4mmol/L。

诊断：肾病综合征。

请思考：该患者每日应供给多少能量、碳水化合物和蛋白质？

一、概述

肾病综合征（nephrotic syndrome，NS）系多种原因所致的一系列临床综合征，主要表现为大量蛋白尿（尿蛋白 >3.5g/d）、低蛋白血症（血浆白蛋白 <30g/L）、水肿和高脂血症。

肾病综合征可由多种不同病理类型的肾小球病变所引起，分为原发性和继发性两大类。原发性肾病综合征的常见病理类型为微小病变性肾病、系膜增生性肾小球肾炎、膜性肾病等；继发性肾病综合征的常见病因为结缔组织病（如狼疮性肾炎）、代谢性疾病（如糖尿病肾病、肾淀粉样变性等）、过敏性紫癜肾炎、感染和肿瘤等。

二、营养代谢特点

1. 蛋白质　肾病综合征患者出现低蛋白血症，原因：① 大量蛋白尿，肾病综合征患者由于肾小球滤过膜通透性增加，大量蛋白质随尿液丢失；② 外源性蛋白质摄入不足（食欲降低等）；③ 处于高分解代谢状态（感染、代谢性酸中毒等）；④ 蛋白质合成代谢降低；⑤ 肾病综合征患者因胃肠道黏膜水肿导致食欲减退、蛋白质摄入不足与吸收不良，也是加重的原因之一。

2. 钠、水　肾病综合征时，由于低蛋白血症引起血浆胶体渗透压下降，水分从血管腔进入组织间隙，是造成水肿的基本原因。而肾小管对钠的重吸收增加，导致水钠潴留，在肾病综合征水肿发生中也起一定作用。

3. 脂类　肾病综合征患者脂质代谢变化的主要标志是高脂血症，几乎血浆中各种脂蛋白水平均增加，而且可在疾病恢复期后持续存在，并常与低蛋白血症并存。其发生机制与肝脏合成胆固醇和脂蛋白水平增加，脂蛋白分解减弱，脂质清除障碍有关。目前认为后者可能是发生高脂血症更重要的原因。

4. 矿物质　大多数肾病综合征患者存在不同程度的矿物质和水代谢紊乱，可表现为：① 不同程度的水肿、高血压、高钠血症或低钠血症；② 钾代谢紊乱，患者可出现低钾血症或高钾血症；③ 低钙血症和贫血，这与患者长期大量蛋白尿，导致钙与铁排泄增加有关。

三、营养治疗

（一）营养治疗目的

通过适宜的营养调节减轻肾脏负担，纠正代谢紊乱，改善患者的营养状态，促进病情恢复。

（二）营养治疗原则

1. 给予正常量优质蛋白质饮食　虽然肾病综合征患者合并低蛋白血症，但如摄入高蛋白饮食，会导致尿蛋白增加，进一步加重肾小球损害。目前主张：一般患者，供给量为 0.8~1.0g/（kg·d）+24 小时尿蛋白丢失量，其中优质蛋白应占 2/3 以上；伴有肾功能不全者，宜采用低蛋白饮食 [0.6g/（kg·d）] 或极低蛋白饮食 [0.3g/（kg·d）] 加 α-酮酸治疗（详见慢性肾衰竭）。

2. 充足的能量　供给量应为 125~146kJ/（kg·d）[30~35kcal/（kg·d）]。应尽可能做到食物品种的多样化，以增进食欲。

3. 限制钠盐和水的摄入　根据水肿程度的不同，分别采用低盐或无盐饮食。但对于使用利尿剂的患者，应注意监测血钠水平，以防低钠血症、低钾血症和脱水的发生。水肿明显者，应限制进水量，以减轻水肿和高血压。进水量 = 前一日尿量 +500ml/d。

4. 适量的脂类　由于肾病综合征患者经常伴有高脂血症，应适当限制脂肪的摄入，采用少油、低胆固醇饮食。脂肪摄入量应占总能量的 30% 以下，胆固醇摄入量应在 300mg/d 以内。还需注意脂肪种类，宜多选用富含多不饱和脂肪酸的植物油和鱼油，少用饱和脂肪酸丰富的动物油。

5. 充足的碳水化合物　应将碳水化合物作为能量的主要来源，以防氨基酸氧化供能，摄取量宜占总能量的 65%~70%。

6. 充足的维生素、膳食纤维，适宜的矿物质　应供给富含钙、磷、铁及多种维生素的膳食；增加膳食纤维的摄入量，有助于减轻代谢性酸中毒。

四、营养护理

（一）营养筛查与营养评估

成人住院患者使用 NRS 2002 进行营养风险筛查，儿童使用儿童营养筛查量表进行营养风险筛查。存在营养风险时需进行营养评估。

（二）营养护理计划的实施

1. 加强健康教育　经常向患者宣传健康与营养知识，使其认识到饮食疗法是疾病康复的基础，并且在日常生活中自觉遵守。

2. 关注病情　及时评估患者的病情变化，观察患者水肿、血压和血脂情况，准确记录患者24小时液体出入量。做好皮肤护理，衣着宜宽松，避免局部长时间受压及拖、拉等动作，保持皮肤的完整性。

3. 食物选择

（1）宜用食物：各种米面、蛋类、奶类、畜禽瘦肉、鱼虾、蔬菜、水果和植物油等均可食用。宜多选用冬瓜、鲫鱼、鲤鱼等具有清热、消肿、利尿功效的食品。

（2）忌用或少用食物：根据病情决定是否需要限盐及含钾高的蔬菜与水果；忌用咸菜、泡菜、咸蛋、松花蛋等含钠较高的食品或腌制品；忌用富含饱和脂肪酸的动物油；忌用动物内脏、鱼籽、蟹黄等高胆固醇食品；忌用辣椒、芥末、胡椒、咖喱粉等辛辣刺激性食品和腌制品。

（三）营养监测

建议监测肾病综合征患者蛋白质摄入量、每日能量摄入量，定期进行营养评估。

（四）营养健康教育

1. 开展肾病综合征健康教育，使患者及家属全面了解肾病综合征的相关知识，遵医嘱进行生活方式的干预并做到长期自我监测、管理，定期返院随访。

2. 戒烟戒酒，规律作息。

五、案例分析

本节导入的案例分析如下。

1. 营养风险筛查与营养评估　患者BMI 23.2kg/m^2，近1周每日进食下降50%，营养状态受损评分为2分；疾病严重程度评分为1分，年龄评分为0分；NRS 2002总评分为3分，存在营养风险。进一步经GLIM评估，患者无营养不良。

2. 营养治疗方案

（1）确定能量和蛋白质供给量：① 该患者能量供给标准以146kJ/（kg·d）[35kcal/（kg·d）]为宜；② 蛋白质供给量为0.8~1.0g/（kg·d）+24小时尿蛋白丢失量。

（2）患者经膳食指导，如不能满足需求，则需进行口服营养补充。

3. 食谱举例　肾病综合征患者一日食谱举例见表13-5-1。

▼ 表13-5-1　肾病综合征患者一日食谱举例

餐次	食物内容及数量
早餐	甜牛奶（牛奶250ml、白糖10g），馒头（面粉50g），洋葱胡萝卜炒鸡蛋（洋葱100g、胡萝卜25g、鸡蛋50g）
加餐	煮鸡蛋白1个（鸡蛋白25g）
午餐	红豆米饭（大米150g、红豆15g），炖牛肉马铃薯（瘦牛肉50g、马铃薯50g），蒜蓉西蓝花（西蓝花125g）
加餐	苹果100g

餐次	食物内容及数量
晚餐	米饭（大米75g），瘦肉炖芸豆马铃薯（猪瘦肉75g、芸豆125g、马铃薯50g），番茄蛋花汤（番茄50g、鸡蛋15g）

注：1. 全日烹调用植物油30g，盐3g（具体用量视病情而定）。

2. 全日能量8.35MJ（1 996kcal），蛋白质60.9g（12.2%），脂肪53.0g（23.9%），碳水化合物318.9g（63.9%）。

学习小结

肾脏是人体重要的排泄器官。机体的代谢废物，剩余的水、电解质和某些有害物质均由肾脏排出，对于维持机体内环境的稳定与酸碱平衡具有重要的作用。肾脏病的营养治疗在疾病的综合治疗中具有举足轻重的作用。

本章主要介绍了各种肾脏疾病的病因、临床表现、营养代谢特点、营养治疗原则和营养护理。其中营养治疗和营养护理原则应作为学习的重点，而患者食物的选择，尤其是合理的食物搭配是本章的难点。学习时应把所学知识灵活地应用于实际工作中，既需了解各种肾脏病对能量和蛋白质的要求，还需掌握肾脏病，尤其是肾功能异常患者如何进行蛋白质的选择。如何在有限的蛋白质摄入情况下，还能维持患者良好的营养状况，充足的能量供给（尤其是低蛋白主食的使用）和优质蛋白质的来源就是其中的"关键点"。

（刘　敏）

单项选择题

1. 患者，男，48岁，诊断为慢性肾衰竭，CKD 3期，身高160cm，体重60kg，其适宜热能供给量为
   A. 10~15kcal/（kg·d）
   B. 15~20kcal/（kg·d）
   C. 20~25kcal/（kg·d）
   D. 30~35kcal/（kg·d）
   E. 35~50kcal/（kg·d）

2. 患者，女，46岁，诊断为慢性肾衰竭，CKD 3期，身高162cm，体重55kg，其适宜蛋白质供给量为
   A. 0.4g/（kg·d）
   B. 0.6g/（kg·d）
   C. 0.8g/（kg·d）
   D. 1.0g/（kg·d）
   E. 1.2g/（kg·d）

3. 患者，女，51岁，糖尿病10年，此次诊断为慢性肾衰竭，CKD 4期，维持性腹膜透析，有一定残余肾功能，其蛋白质摄入量推荐为
   A. 0.4g/（kg·d）
   B. 0.6g/（kg·d）
   C. 0.8g/（kg·d）
   D. 1.2g/（kg·d）

E. 1.4g/（kg·d）

4. 患者，男，35岁，慢性肾炎血液透析，一周三次，其蛋白质的建议摄入量为
   A. 0.4g/（kg·d）
   B. 0.6g/（kg·d）
   C. 0.8g/（kg·d）
   D. 1.2g/（kg·d）
   E. 1.4g/（kg·d）

5. 患者，男，21岁，诊断为肾病综合征，有明显的水肿，在使用利尿剂，对其营养治疗中，正确的是

A. 推荐膳食蛋白含量0.8~1.0g/（kg·d），其中动物蛋白占1/3，植物蛋白占2/3

B. 限制饮食中蛋白质的量，同时加用必需氨基酸或α-酮酸

C. 严格限制盐的摄入，给予无盐饮食

D. 限制能量摄入，减少肾脏负担，可适当增加碳水化合物摄入

E. 大量蛋白尿导致血中蛋白浓度降低，应给予高蛋白饮食

答案：1. D；2. B；3. C；4. D；5. B

呼吸系统疾病的营养治疗

学习目标

知识目标	1. 掌握　呼吸系统疾病的营养治疗原则和营养护理要点。
	2. 熟悉　呼吸系统疾病的营养诊疗流程。
	3. 了解　呼吸系统疾病的营养代谢特点及个体化营养治疗要点。
能力目标	运用所学知识为呼吸系统疾病患者实施整体营养治疗和营养护理。
素质目标	尊重患者，关爱患者，保护患者的隐私，具有与患者及家属进行交流的意识。

第一节　肺炎

导入案例

患者，女，45岁，企业管理人员，因"咳嗽、咳痰1周，加重伴发热、乏力3天"入院。1周前受凉后出现咳嗽，咳痰，自行口服抗生素治疗（具体不详），3天前咳嗽加剧，咳大量黄色脓痰，伴发热，最高体温40.3℃，周身乏力。发病以来食欲欠佳，近3日进食较平时减少50%，体重减轻2kg。SGA评分B级。

体格检查：体温39.5℃，脉搏75次/min，呼吸21次/min，血压125/85mmHg，体重60kg，身高165cm。未发现典型营养缺乏症。

实验室检查：白细胞计数$11.8×10^9$/L，中性粒细胞百分比78.2%，白蛋白32g/L，肾功能、电解质正常。

CT平扫：左肺上叶大片状实变影。

诊断：左上肺炎。

请思考：如何为该患者制订营养治疗方案？

一、概述

肺炎（pneumonia）是一种呼吸系统常见病和多发病，指终末气道、肺泡和肺间质的炎症，可分为细菌性肺炎、病毒性肺炎、支原体肺炎、衣原体肺炎、真菌性肺炎等多种类型。其中，以细菌性肺炎最为常见，四季均可发病，冬春季多见。目前临床上多以患病环境分类，分为社区获得性肺炎和医院获得性肺炎。

肺炎的病因有很多，如理化因素、免疫损伤、过敏、药物及病原体（立克次体、衣原体、弓形体、原虫、寄生虫等）等，细菌感染为最常见致病因素。正常人的上呼吸道均存在肺炎链球菌，当呼吸道防御机制受到刺激性损害时，即可引起发病。

发病前常有受凉、淋雨、疲劳、酗酒、病毒感染等病史。多为急骤发病，呈急性病容，寒战、高热、头痛、腹痛、全身肌肉酸痛、食欲减退、恶心、呕吐等，数小时内体温可升至39~40℃，呈稽留热。可有胸部疼痛、咳嗽、咳痰等表现，或原有呼吸道症状加重，并出现脓痰或血痰，大多数患者的自然病程为1~2周。

二、营养代谢特点

发病期间由于急性病程，机体能量、蛋白质和水分等消耗明显增加，加之食欲差，营养摄入严重不足，蛋白质合成代谢减弱等，使机体呈现明显的营养负平衡状态，导致机体免疫功能低下。患者可表现为低蛋白血症、脱水、电解质紊乱。

三、营养治疗

（一）营养治疗目的

营养不良可损害呼吸系统结构，使肺通气调节及免疫防御功能减弱，并影响受损肺组织的修复及肺泡表面活性物质的合成，通过合理的营养治疗，为患者提供适宜的能量及各种营养素，以满足机体的营养需求，提高抵抗力，可缩短病程、预防及减少并发症的发生。

（二）营养治疗原则

1. 能量 肺炎患者较长时间高热，分解代谢增强，应供给充足的能量，每日能量摄入推荐8.4~10.0MJ（2 000~2 400kcal），亦可按"BEE×应激系数×活动系数"计算，应激系数可取1.3~1.5，活动系数取值同一般患者，需注意的是持续发热者体温每升高1℃，BEE约增加13%。

2. 蛋白质 肺炎患者因病情所致过度消耗，机体往往呈现负氮平衡状态，为促进合成代谢，应供给充足的蛋白质，借以提高机体抗病能力外，还可防止呼吸系统感染转向恶化，增加对药物的敏感性，增强机体消除炎症能力。应供给充足的蛋白质，以1.5g/（kg·d）为宜，优质蛋白质比例保证在50%以上，可给予牛奶、豆制品、蛋类及瘦肉等食品。

3. 脂肪 肺炎患者由于发热、咳嗽等病情影响，常表现为食欲低下，消化能力弱，如给予过多的脂肪将增加胃肠道负担，造成消化不良，选择低脂、清淡易消化的食物。脂肪供给标准以0.8g/（kg·d）为宜。

4. 碳水化合物 碳水化合物摄入量应充足，以占总能量50%~60%为宜，应激状态下供给量可根据病情适当调整。

5. 多饮水 应遵循液体疗法的一般原则，病情稳定的患者液体补充标准为30~40ml/（kg·d）。由于患者发热、出汗过多时，机体丢失大量水分，鼓励多饮水，保证充足的水分供给，每日至少饮水1 500ml，及时排痰，以防加重中毒症状。

6. **充足的维生素及适宜的矿物质**　酸碱失衡是肺炎的常见症状，注意各种维生素尤其是维生素A、维生素C及B族维生素的补充。应多供给新鲜蔬菜、水果，多摄取含铁、铜、钙等丰富的食物，如动物肝脏、心脏、肾脏、瘦肉类、蛋黄、芝麻酱、乳制品、虾皮等食物。

7. **少量多餐，食物易消化**　发病初期宜采用清淡、易消化的流质或者半流质饮食，每日可安排进餐5~6次，为增加营养摄入，部分餐次可安排特殊医学用途配方食品（FSMP）行口服营养补充。发热明显者可选择具有清热解毒作用的食物；禁用冷饮及冰镇食物，以免造成消化紊乱；待病情好转后可逐渐过渡到软食或普食。

四、营养护理

（一）营养筛查与营养评估

应在入院24小时内对患者进行营养风险筛查，成人推荐用NRS 2002，若总评分≥3分，则应结合患者的膳食调查、体格测量、实验室检查及人体组成等对其营养状况进行评估。判断营养不良的严重程度，关注患者的病情及消化状况。因严重和持续低氧血症的重症肺炎及存在进食困难患者，可以通过肠内、肠外营养尽量达到和维持能量平衡及氮平衡，改善肺部功能，减少并发症，提高生存率。对NRS 2002总评分<3分者，一周后应复筛。

（二）营养护理计划实施

1. 应将营养治疗纳入肺炎患者治疗与康复的全过程，建立包括营养筛查、营养评估、营养诊断、营养治疗和临床监测在内的规范化营养管理路径。

2. 以经口饮食为主，发热期以清淡半流质饮食为主，少量多餐；进食量少者，可以联合部分肠内、肠外营养治疗。长期使用抗生素或广谱抗生素可以引起肠道菌群失调，应该适当增加膳食纤维的摄入，必要时可以给予益生菌制剂，以改善肠道微生态。

3. 食物选择

（1）宜用食物：①具有清热、止咳、化痰作用的水果，如梨、橘子等，保证充足的水分供给，防止加重感染中毒症状；②牛乳、蛋类、瘦肉类及豆制品等优质蛋白质丰富的食物；③含维生素和矿物质丰富的新鲜蔬菜，如番茄、黄瓜、丝瓜、冬瓜、绿豆芽、西瓜、柠檬、菠萝等；④发热期间应以易消化、易吸收的半流质饮食为宜，如挂面、面片、馄饨、粥等。

（2）忌用或少用食物：肺炎患者因缺氧、呕吐、腹泻，甚至会出现肠麻痹症状，严重时可能发生消化道出血，因此，应禁食油腻、坚硬、含纤维高、有刺激性的食物，如辣椒、蒜、大葱、洋葱等，以免加重咳嗽、气喘等症状；禁止食用生冷食物如雪糕、冰激凌、冷饮等，因其会造成患者胃肠道刺激损伤，甚至可能会加重病情；忌酒。

（三）营养监测

在营养治疗过程中，应加强临床监测，监测患者的营养指标，并及时调整营养治疗方案。

（四）营养健康教育

指导患者多选择富含膳食纤维的新鲜蔬菜、水果以及全谷物。保证水分充足供给，可以防止脱水，并利于痰液稀释，保持气道通畅。大力宣传戒烟、限酒，提高患者对吸烟危害的认识，吸烟与肺部疾病密切相关，促使其主动戒烟。酗酒可以降低机体对病原体的防御功能，使病原体容易侵入下呼吸道引起肺炎；大量饮酒后嗜睡等情况下，可引起吸入性肺炎。

五、案例分析

本节导入的案例分析如下。

1. 营养风险筛查与营养评估 使用NRS 2002进行营养风险筛查，近3天食量减少约50%，体重减轻2kg，因此营养状况评分为2分；疾病严重程度评分为1分；年龄评分为0分；总评分为3分，患者存在营养风险。营养评估为轻-中度营养不良，需行营养治疗。

2. 营养治疗方案

（1）该患者用Harris-Benedict公式计算BEE为1 323kcal，按"BEE×应激系数×活动系数"计算每日所需能量，1 323kcal×1.3×1.2≈2 064kcal。蛋白质按1.5g/（kg·d），为90g/d。

（2）膳食方面应给予高能量、高蛋白、高维生素膳食。

（3）考虑患者食欲欠佳，所需能量高，应在膳食基础上行口服营养补充，并根据患者肠道耐受情况调整，必要时加用肠内和/或肠外营养。

3. 食谱举例 肺炎患者普食一日食谱举例见表14-1-1。

▼ 表14-1-1　肺炎患者普食一日食谱举例

餐次	食物内容及数量
早餐	乌鸡汤软面条（面条75g、生菜50g、乌鸡50g），鸡蛋羹（鸡蛋50g）
加餐	雪梨200g
午餐	小米软饭（小米25g、大米40g），白菜猪肉炖粉条（猪肉50g、白菜100g、粉条50g），清炒丝瓜（丝瓜150g）
加餐	肠内营养制剂200ml（能量197kcal、蛋白质12g、脂肪5g、碳水化合物26g）
晚餐	玉米面馒头（玉米面30g、面粉35g），虾仁冬瓜茸羹（冬瓜100g、虾仁25g），番茄烩老豆腐（番茄100g、北豆腐100g）
加餐	肠内营养制剂200ml（能量197kcal、蛋白质12g、脂肪5g、碳水化合物26g）

注：1. 全日用油27g，盐5g。

2. 全日能量8.46MJ（2 021kcal），蛋白质86.9g（17.2%），脂肪57.0g（25.4%），碳水化合物290.0g（57.4%）。

3. 早午晚三餐能量占总能量比例分别为28%、40%、32%。

第二节　慢性阻塞性肺疾病

导入案例

患者，男，85岁，退休人员，因"反复咳嗽、咳痰10余年，再发加重5天"就诊，患者既往有长期吸烟史。膳食调查示近5天进食减少1/3。3个月体重下降约4kg。

人体测量：身高178cm，体重60kg，上臂围24cm，小腿围29cm。

实验室检查：血红蛋白116g/L，中性粒细胞百分比0.933%；白蛋白32.5g/L，前白蛋白156.1mg/L。血气分析：pH 7.383，血二氧化碳分压66.90mmHg，血氧分压61.20mmHg，血氧饱和度91.60%。

肺功能检查：肺活量/预计值39.9%，第1秒用力呼气量（FEV_1）/预计值51.1%，FEV_1/用力肺活量（FVC）63.5%。

诊断：慢性阻塞性肺疾病，急性加重期。

请思考：该患者每日应供给多少能量、碳水化合物和蛋白质？如何为该患者制订营养治疗方案？

一、概述

慢性阻塞性肺疾病（chronic obstructive pulmonary disease，COPD）是一种常见的、可以预防和治疗的疾病，其特征是持续存在的呼吸系统症状和气流受限，通常与显著暴露于有害颗粒或气体引起的气道和/或肺泡异常有关。当慢性支气管炎、肺气肿患者肺功能检查出现持续气流受限时，则诊断为COPD。

COPD是一种严重危害人类健康的常见病，严重影响患者的生命质量，是导致死亡的重要病因。COPD是《健康中国行动（2019—2030年）》中重点防治的疾病，2018年，我国COPD流行病学调查结果显示，COPD的患病率占40岁以上人群的13.7%。

COPD的常见病因包括吸烟、感染和慢性支气管炎、环境因素、职业性粉尘和遗传因素等。COPD的主要临床症状为慢性咳嗽、咳痰、气短或呼吸困难以及喘息和胸闷等，气候条件变化较大的春秋季节症状较重。常合并肺气肿、右心衰竭和肝大等，营养不良患者表现为消瘦和体重下降，可加重COPD疾病进展，严重者引起死亡。

二、营养代谢特点

1. 能量消耗增加　COPD患者存在不同程度的气道阻塞及缺氧，气道阻力增高，使呼吸肌做功增加，耗氧量也增加，静息能量消耗（resting energy expenditure，REE）较正常人增高，尤其是病情较重、气道阻塞明显及消瘦体质者。COPD患者每日用于呼吸的耗能为1 799~3 012kJ（430~720kcal），较正常人高10倍。肺部慢性炎症和静息能量消耗增加使肌肉蛋白降解加速、肌肉萎缩，加重消瘦和体重下降，导致蛋白质-能量营养不良。如不及时纠正营养不良状态，则病情、体重难以恢复。

2. 营养物质摄取、消化、吸收和利用障碍　茶碱及广谱抗生素等药物对胃黏膜的刺激影响患者的食欲和胃肠功能，进而影响患者正常进食。COPD患者长期缺氧、高碳酸血症和心功能不全、胃肠道淤血使胃肠道正常菌群失调，另外，COPD患者进食时呼吸困难也会影响食物的摄取、消化、吸收和利用，易引起多种营养素缺乏病。

3. 机体分解代谢增加　由于细菌毒素、炎症介质、缺氧等使COPD患者处于应激和高分解代谢状态，能量消耗明显增加。肺部慢性炎症和静息能量消耗都会增加蛋白质分解，而治疗时常需使用糖皮质激素类药物来抗炎和减轻症状，但激素对蛋白质合成有抑制作用，也加速呼吸肌的萎缩和肌肉的耐力，导致蛋白质-能量营养不良，形成恶性循环。另外，COPD 患者大量排痰也是氮丢失的一个途径，机械通气患者排痰中氮含量最多者达 0.7g/d，相当于蛋白质 4.3g/d。如不及时纠正，则全身营养状态和体重呈阶梯性下降，预后较差。

三、营养治疗

（一）营养治疗目的

一是增强呼吸肌肌力，增加气道通气量；二是维持理想体重，增强机体免疫力，预防和改善 COPD 并发症；三是减轻咳嗽、咳痰、呼吸困难等呼吸道症状，提高患者生活质量。对于急性期患者，营养治疗的目的是尽量维持良好的营养状态，提高机体免疫力；在急性发作后期则是使体力尽早恢复。对于缓解期患者，营养治疗的目的是维持理想体重，增强呼吸肌肌力，维持有效肺通气功能，改善体力，增强机体免疫力，减少急性发作频率和减轻发作程度。

（二）营养治疗原则

1. 适宜的能量　能量的供给量，要在患者所能承受的最大限度内予以供给，能量供给可按下述公式计算。每日能量（kcal）＝REE×活动系数×校正系数 C×1.1，REE 可用间接测热法（indirect calorimetry，IC）测定；如无 IC，可应用 Harris-Benedict 公式或 Mifflin-St Jeor 公式计算。活动系数：卧床状况为 1.2，轻度活动为 1.3，中度活动为 1.5，剧烈活动为 1.75。校正系数 C：男性 1.16，女性 1.19。同时为使患者降低的体重得以纠正，应在此基础上每日需要量增加 10%。根据 COPD 患者的特点，能量应该在一天之中分数次给予，避免食欲下降和高能量负荷所致的通气需要增加。

2. 充足的蛋白质　由于 COPD 患者蛋白质分解代谢亢进，为促进合成代谢，应供给充足的蛋白质。支链氨基酸尤其是亮氨酸能够刺激肌蛋白合成，含有支链氨基酸的大豆蛋白的补充可改善 COPD 患者的内脏器官代谢甚至肌神经的营养，但应避免过度摄入蛋白质，摄入过多会增加呼吸驱动力、使患者产生呼吸困难。蛋白质每日摄入量应为 1.0~1.5g/（kg·d），占全日总能量的 15%~20%；当机体处于应激状态例如施行机械通气时，蛋白质供给量可增加至 1.5~2.0g/（kg·d）或占全日总能量的 30%，以刺激蛋白质的合成。

3. 适宜的脂肪　高脂膳食通常会增加饱腹感、明显延长胃排空时间，导致胃部不适，干扰膈肌和胸部呼吸运动，从而增加了呼吸负担。不推荐过高摄入脂肪，COPD 稳定期患者脂肪供能占全日总能量的 20%~30% 为宜，应激状态管饲营养时，脂肪供给量可相应增加。在患者饮食中以中链甘油三酯（MCT）替代部分长链脂肪酸，不仅有利于消化吸收，且有利于正氮平衡的恢复。

4. 碳水化合物　COPD 稳定期患者碳水化合物供能占全日总能量的 50%~60% 为宜，应激状态下供给量可根据病情适当调整。由于碳水化合物能促进血氨基酸进入肌肉组织并在肌肉内合成蛋白质，而脂肪无此功效，故过分限制碳水化合物的饮食可能引起酮症，导致组织蛋白的过度分解以及体液和电解质的丢失。

5. 充足的维生素　应补充充足的维生素，尤其是保证维生素 A、维生素 C 和维生素 E 及维生素 D 等的摄入，以应对机体高代谢状态，提高机体的免疫功能。

6. 矿物质　补充富含钙、铁、镁、磷和钾等矿物质；同时需补充具有抗氧化功能的微量元素硒、铜等；贫血者还应补充足量的铁。

7. 水　COPD 患者需摄取足量的水分，因体内水分不足会造成痰液黏稠、难以咳出，每日饮水量在 1 500ml 以上，可稀释痰液、方便咳出。但合并肺源性心脏病、肺动脉高压和心力衰竭的患者则应注意限制水的摄入，避免加重体液潴留及水肿。

8. 建议对稳定期 COPD 患者给予肠内营养（EN）以及口服营养补充（ONS），通过改善营养状态和肌肉力量使其获益。EN 及 ONS 补充对稳定期的 COPD 患者的作用，包括能量摄入、体重、握力、运动耐量、呼吸肌力量以及生活质量均有明显改善。

四、营养护理

（一）营养筛查与营养评估

所有 COPD 住院患者均应常规使用 NRS 2002 进行营养风险筛查，对 ≥ 3 分的患者进行营养评估。

（二）营养护理计划实施

1. 加强饮食心理护理　由于 COPD 病程较长，不少患者会出现抵触治疗的情绪，常有焦虑、恐惧等负面情绪，有时会产生厌食或放纵饮食，因此在提供心理护理服务时，应进行针对性的心理疏导，制订针对性的护理方案，消除患者的紧张和焦虑，给予鼓励，增强患者战胜疾病的信心，提高营养治疗的依从性。

2. 食物选择

（1）宜用食物：含抗氧化物质多的食物，如新鲜水果和蔬菜，橘子、草莓、柠檬、猕猴桃、橙子、鲜枣、山楂、芹菜、番茄、青菜、黄瓜等；含 n-3 多不饱和脂肪酸多的鱼类；牛乳、豆浆、菜汁、果汁、米粥、饼干、面片、肝泥、肉泥等易消化的流质或者半流质饮食；咳嗽、痰多者可食用具有止咳化痰作用的食物，如白梨、陈皮等。

（2）忌用或少用食物：少食产气及难消化的食物，如甘薯、韭菜、肥肉、油炸食品、碳酸饮料等；少食过甜、过咸及腌制食物，过咸易使支气管黏膜充血水肿，导致咳嗽、气喘，加重病情。此类食物如腌熏、蜜饯制品；少食过冷、过热与生硬食物，因其可刺激气管引起阵发性咳嗽；忌烟酒。忌食辛辣及辛辣调味料如葱、姜、蒜、辣椒、芥末；忌浓茶、浓咖啡、巧克力等。

（三）营养监测

营养监测是营养治疗的重要组成部分，主要包括 2 个部分：① 了解营养治疗的效果；② 发现和处理可能出现的并发症。主要有患者各项营养指标，监测血气分析、生命体征、神志的变化等，根据患者的病情随时调整膳食计划。

（四）营养健康教育

加强宣教工作，使患者意识到营养治疗在本病治疗中的重要性，指导患者养成良好、规律的生活习惯。主动选择适合自己病情的食物，饮食清淡易消化，避免油腻，不宜过饱、过咸。患者因疲乏、呼吸困难、胃肠功能障碍等影响食欲及食物的消化吸收，应少食多餐。注意充分休息，保持精神愉快，有利于改善食欲，增加营养素的消化吸收，提高机体营养和代谢水平，以增强体质和抵抗力。避免受凉，注意保暖，预防感冒。避免粉尘、烟雾及刺激性气体对呼吸道的影响。依据患者心肺功能，指导患者坚持正确的呼吸锻炼和全身锻炼。给予患者用药和家庭氧疗的指导。

五、案例分析

本节导入的案例分析如下。

该患者诊断COPD，给予医学营养治疗，按照COPD营养治疗原则结合患者身高、体重等制订个体化营养治疗方案。

1. 营养风险筛查与营养评估 患者为高龄，年龄评分为1分；近5天进食减少（与需要量相比减少1/3以上），BMI 18.9kg/m²，3个月体重下降约4kg（体重减轻>5%），营养状态受损评分为1分；疾病严重程度评分为1分；NRS 2002总评分为3分，存在营养风险。进一步经GLIM评估，患者为重度营养不良，需行营养治疗。

2. 营养治疗方案 因患者近5天食欲差，饮食减少1/3以上，目前处于急性应激状态，为防止消化紊乱，予膳食联合口服营养补充治疗。

（1）确定每日所需能量 根据Harris–Benedict公式，计算每日能量（kcal）＝REE × 活动系数 × 校正系数C × 1.1＝2 003kcal。

（2）确定碳水化合物、蛋白质和脂肪需要量 碳水化合物需要量（g）＝2 003kcal × 50% ÷ 4kcal/g≈250.4g；蛋白质需要量（g）＝2 003kcal × 20% ÷ 4kcal/g≈100.1g；脂肪需要量（g）＝2 003kcal × 30% ÷ 9kcal/g≈66.8g。

3. 食谱举例 COPD患者一日食谱举例见表14-2-1。

▼ 表14-2-1 慢性阻塞性肺疾病患者一日食谱举例

餐次	食物内容及数量
早餐	南瓜发糕（南瓜50g、面粉50g），纯牛奶250g
加餐	肠内营养制剂200ml（能量194kcal、蛋白质12.5g、脂肪4.7g、碳水化合物24g）
午餐	白米软饭（大米75g），马铃薯蒸肉饼（马铃薯50g、猪肉75g），菌菇蔬菜汤（菠菜50g、白玉菇5g、金针菇5g、虫草花3g）
加餐	肠内营养制剂200ml（能量194kcal、蛋白质12.5g、脂肪4.7g、碳水化合物24g）
晚餐	小米软饭（小米15g、大米35g），豆腐焖鱼丸（南豆腐50g、鱼丸50g），番茄炒鸡蛋（番茄100g、鸡蛋50g）
加餐	肠内营养制剂200ml（能量194kcal、蛋白质12.5g、脂肪4.7g、碳水化合物24g）

注：1. 全日烹调用植物油20g，盐4g。
2. 全日能量8.06MJ（1 927kcal），蛋白质97.5g（20.0%），脂肪58.9g（27.5%），碳水化合物252.9g（52.5%）。

第三节　呼吸衰竭

导入案例

患者，男，55岁，因"反复咳嗽、咳痰伴发热1个月，喘憋4天"入院。入院时患者一般状态差，呼吸困难，意识模糊，腹胀痛。近1个月体重下降3.5kg。入院后第2天病情加重，行气管插管、有创呼吸机辅助通气，转入重症监护病房。APACHE Ⅱ评分20分，序贯器官衰竭评分表（Sequential Organ Failure Assessment，SOFA评分）（SOFA评分）11分。

人体测量：身高165cm，体重60kg，BMI 22.0kg/m²。

实验室检查：白细胞计数10.32×10⁹/L，总蛋白53g/L，白蛋白20g/L，前白蛋白122mg/L，动脉血二氧化碳分压55.0mmHg，动脉血氧分压58mmHg。

入院诊断：重症肺炎；呼吸衰竭；低蛋白血症。

请思考：该患者每日应供给多少能量、碳水化合物、蛋白质和脂肪？如何为该患者制订营养治疗方案？

一、概述

呼吸衰竭（respiratory failure）是由各种原因引起的肺通气和/或换气功能严重障碍，以致不能进行有效的气体交换，导致缺氧伴或不伴二氧化碳潴留，从而引起一系列病理生理紊乱的临床综合征。按照动脉血气分类，呼吸衰竭可分为Ⅰ型呼吸衰竭和Ⅱ型呼吸衰竭。

呼吸衰竭主要临床表现为缺氧及CO_2潴留所致的多器官功能障碍。

（1）呼吸困难：是呼吸衰竭最早出现的症状。多数患者有明显的呼吸困难，可表现为频率、节律和幅度的改变。

（2）发绀：是缺氧的典型表现，多发生在口唇、指甲处。

（3）精神神经症状：急性缺氧可出现精神错乱、躁狂、昏迷、抽搐等症状。如合并急性CO_2潴留，可出现嗜睡、淡漠、扑翼样震颤，甚至呼吸骤停。

（4）循环系统症状：多数患者有心动过速，慢性呼吸衰竭常可并发右心衰竭。

（5）消化系统症状：如食欲减退、上消化道出血等。

二、营养代谢特点

慢性呼吸衰竭患者极易发生营养不良，以蛋白质营养不良及蛋白质-能量营养不良共存的混合型营养不良多见。

1. 能量消耗增加　呼吸衰竭伴营养不良患者的REE较营养状况正常患者高20%~30%。长期气道阻塞及肺泡弹性回缩力的减低，使呼吸功和氧耗量增加。同时，由于感染、细菌毒素及炎症介质的作用，缺氧、焦虑、恐惧等因素引起机体内分泌紊乱，使之处于严重的应激及高代谢状态，能量消耗、尿氮排出显著增加。

2. 酸碱平衡及电解质紊乱　呼吸衰竭时伴有低氧血症，可引起代谢性酸中毒；若还存在高碳酸血症，可合并呼吸性酸中毒，导致酸碱失衡及电解质紊乱。

3. 营养物质摄取、消化、吸收和利用障碍 呼吸衰竭患者常伴有心肺功能不全及进食活动受限，导致营养物质摄入减少。长期的低氧血症和/或高碳酸血症，常导致电解质紊乱和消化功能紊乱，使营养物质的消化、吸收及氧化利用均受影响，同时茶碱类及抗生素等常用药物也会影响机体对营养素的吸收和利用。

三、营养治疗

（一）营养治疗目的

对呼吸衰竭合并多器官损伤的危重症患者，应积极维持生命体征和水盐电解质平衡为主要任务。病情相对平稳后（生命征平稳）可行营养治疗，营养治疗对呼吸衰竭急性发作的患者应以减轻呼吸负荷、减少含蛋白组织的分解为目的，长远的目标则应使患者的体重恢复正常。

（二）营养治疗原则

1. 能量 使用间接测热法来确定患者的能量需求，如果没有条件，建议使用基于体重估算能量消耗的简单公式来估算能量需求。当患者处于急性应激期时，每天能量摄入为84~125kJ/（kg·d）[20~30kcal/（kg·d）]；而当患者应激与代谢状态稳定后，每日能量供给量可适当增加125~146kJ/（kg·d）[30~35kcal/（kg·d）]。能量消耗应每周至少重新评估一次，以优化能量和蛋白质摄入策略。

2. 蛋白质 每日蛋白质需要量为1.0g/kg（实际体重），急性呼吸衰竭人工通气者，蛋白质供给量可增加至1.2~2.0g/（kg·d）。也可以根据24小时尿素氮排出量来评价其分解代谢的情况及能量需要。适当摄入蛋白质即可缓解负氮平衡状态及骨骼肌的损耗。但过量的蛋白质摄入，会增加氧的消耗及每分通气量，加重低氧血症及高碳酸血症。

3. 脂肪 脂肪供能占全日总能量的30%~35%为宜。高脂饮食会明显延长胃排空的时间，导致胃部不适，干扰膈和胸部呼吸运动，从而增加了呼吸负担，故不推荐过高摄入脂肪。可在患者饮食中以中链甘油三酯（MCT）替代部分长链脂肪酸，不仅有利于消化吸收，且有利于正氮平衡的恢复。

4. 碳水化合物 对于有严重通气功能障碍的患者，特别是伴高碳酸血症或准备脱离呼吸机的患者，碳水化合物供能比为50%，因为过高的碳水化合物摄入将引起二氧化碳累积，不利于患者脱离呼吸机和血碳酸水平降低。

5. 维生素及微量元素 呼吸衰竭患者常存在各种维生素、微量元素及矿物质的缺乏。维生素缺乏时会造成氧自由基对机体的损伤及影响各种物质的能量代谢，进一步加重呼吸肌无力。应注意各种微量元素及维生素的补充，达到推荐摄入量的供给标准。

6. 水 在呼吸衰竭急性期或伴有感染时常存在体液潴留，应注意液体摄入量的控制，防止加重肺水肿。

7. 建议对无法维持自主进食的重症患者，在血流动力学稳定、机体无缺血缺氧（血乳酸监测<2mmol/L）的情况下尽早（入ICU 24~48小时内）启动肠内营养治疗。重症患者胃肠功能障碍发生率高，因此在启动肠内营养治疗前应使用急性胃肠损伤（AGI）分级系统评估胃肠功能。如肠

内营养不能实施，需要启动肠外营养。

> **相关链接** | **急性胃肠损伤**
>
> 欧洲重症监护医学会（ESICM）对急性胃肠损伤（AGI）给出的定义是指由于重症患者急性疾病导致的胃肠道功能障碍。
>
> AGI按严重程度分为4级：
>
> Ⅰ级：存在胃肠道功能障碍和衰竭的风险。
>
> Ⅱ级：胃肠功能障碍。
>
> Ⅲ级：胃肠功能衰竭。
>
> Ⅳ级：胃肠功能衰竭伴有远隔器官功能障碍。

四、营养护理

（一）营养筛查与营养评估

所有呼吸衰竭住院患者均应进行营养风险筛查，病情稳定患者应用NRS 2002评分表，危重症患者应用重症营养风险评分表（Nutric score）（表14-3-1）进行评估，存在营养风险的患者应进行营养评估。

▼ 表14-3-1　重症营养风险评分表

项目	范围	得分/分
年龄/岁	<50	0
	50~75	1
	>75	2
APACHE Ⅱ评分/分	<15	0
	15~20	1
	20~28	2
	>28	3
SOFA评分/分	<6	0
	6~10	1
	>10	2
并发症数量/个	0~2	0
	>2	1
入住ICU前住院时间/d	0	0
	>1	1
IL-6/（pg/ml）	0~400	0
	>400	1

注：APACHE Ⅱ评分，急性生理与慢性健康评分；IL-6，白细胞介素-6。

（二）营养护理计划实施

1. 加强饮食心理护理　呼吸衰竭患者常常会有焦虑、恐惧等负面情绪，应耐心向患者解释病情，消除患者的紧张和焦虑，给予鼓励，增强患者战胜疾病的信心，提高患者生活质量。

2. 食物选择

（1）宜用食物：各种新鲜水果和蔬菜如花椰菜、甜豆、油菜、菠菜、丝瓜、茭白、生菜、茄子、桃、李、梨、西瓜、柚子、苹果等；含 n-3 多不饱和脂肪酸多的鱼类如金枪鱼、三文鱼、鲭鱼、秋刀鱼等；易消化的流质或者半流质饮食如牛乳、豆浆、菜汁、果汁、米粥、饼干、面片、肝泥、肉泥等；咳嗽、痰多者可食用具有止咳化痰作用的食物，如白梨、陈皮等。

（2）忌用或少用食物：过冷、过热、促使胃肠胀气食物如肥肉、油炸食品，腌熏、蜜饯制品；忌食辛辣调味料如葱、姜、蒜、辣椒、芥末等，忌酒、浓茶、咖啡、巧克力等。

（三）营养监测

对患者的饮食依从性及肠道耐受性进行监测，发现和处理可能出现的肠内营养及肠外营养并发症，需要对患者的体重、血脂、电解质和血糖等指标进行监测评估，并及时调整治疗方案。

（四）营养健康教育

1. 教育患者及家属主动选择适合病情的食物，原则上应少食多餐。对轻症和稳定期患者，首先推荐经口胃肠道营养，膳食做到品种多样化、比例适宜。病情较重患者进食时可出现气促、呼吸困难加重，指导患者采取一些特定有效的措施提高每日摄食量，如配制富含营养的易咀嚼、易消化的食物，调整食物的形式和质量，有效改善摄食不足状况。要注意调整好呼吸和吞咽的顺序与进餐体位，控制好进餐速度，以免误吸。必要时于餐前和餐后予以氧疗，改善因进食而引发的低氧血症。对摄食不足者指导居家实施口服营养补充、肠内营养治疗。

2. 避免各种致病及诱发因素，如环境污染、上呼吸道感染等；避免受凉，注意保暖，预防感冒；避免粉尘、烟雾及刺激性气体对呼吸道的影响。依据患者心肺功能指导正确的呼吸锻炼和全身锻炼，做好用药和家庭氧疗的指导。注意充分休息，保持精神愉快，有利于改善食欲，增加营养素的消化吸收，提高机体营养和代谢水平，以增强体质和抵抗力。禁止吸烟以及二手烟。

五、案例分析

本节导入的案例分析如下。

1. 营养风险筛查与营养评估　患者年龄 55 岁，APACHE II 评分 20 分，SOFA 评分 11 分，入住 ICU 前住院时间 >1 天，合并 1 个并发症，NUTRIC 评分为 6 分，存在高营养风险。进一步经 GLIM 评估，患者为中度营养不良，需行营养治疗。

2. 营养途径选择　患者 AGI 评分 III 级，应当以肠外营养为主，可尝试行肠内营养治疗。

3. 营养治疗方案

（1）确定能量需要量：① 患者 BMI 22.0kg/m²，体型正常；② 理想体重（kg）=165（cm）-105=60kg；③ 目前处于急性应激期，暂时按 25kcal/（kg·d）计算能量需要，待疾病平稳后再增加能量供给，故全天能量需要量（kcal）＝25kcal/kg × 60kg＝1 500kcal。

（2）确定蛋白质、脂肪、碳水化合物需要量：① 蛋白质按1.2g/（kg·d）计算，全天蛋白质需要量（g）＝60kg × 1.2g/kg＝72g；② 糖脂比按5：5分配。

（3）肠外营养处方：见表14-3-2。

▼ 表14-3-2　肠外营养治疗方案

制剂名称	用量
50%葡萄糖注射液	280ml
10%葡萄糖注射液	500ml
中长链脂肪乳注射液（C8-24）	300ml
复方氨基酸注射液（18AA–Ⅶ）	600ml
注射用丙氨酰谷氨酰胺	10g
注射用水溶性维生素	1支
注射用脂溶性维生素	1支
多种微量元素注射液（2ml/支）	5支
氯化钾注射液（10ml:1g）	40ml
浓氯化钠注射液（10ml:1g）	40ml
甘油磷酸钠注射液	10ml

注：总液体量1 780ml，总能量6.22MJ（1 480kcal），糖脂比5：5，热氮比110：1，含氮量10.7，渗透压1124mOsm/kg，钠2 021mg，钾2 080mg。

学习小结

本章主要介绍了肺炎、慢性阻塞性肺疾病、呼吸衰竭的疾病概述、营养代谢特点、营养治疗原则及营养护理要点。在学习中，应重点掌握上述疾病的营养治疗原则，熟悉营养护理要点。在工作中，要能灵活运用，为上述疾病患者制订合理的个体化的营养治疗方案。

（蒋志雄）

1. 患者，女，45岁，企业管理人员，因"咳嗽、咳痰1周，加重伴发热、乏力3天"入院。诊断：肺部感染。体重60kg，身高165cm。每日总能量供给量为

A. 1 200kcal

B. 1 600kcal

C. 2 000kcal

D. 2 400kcal

E. 2 800kcal

2. 慢性阻塞性肺疾病患者发生营养不良的机制中，错误的是

A. 能量消耗增加

B. 消化、吸收和利用障碍

C. 摄食量减少

D. 分解代谢增加

E. 肝衰竭

3. 患者，男，65岁，农民，既往有慢性阻塞性肺疾病。5天前受凉后咳嗽加重，并出现呼吸困难。血气分析：动脉血二氧化碳分压60.0mmHg，动脉血氧分压55mmHg。予无创呼吸机辅助通气。患者身高168cm，体重60kg，每日总能量供给量应为

A. 60 ×（20~25）kcal

B. 63 ×（20~30）kcal

C. 60 ×（20~30）kcal

D. 60 ×（30~35）kcal

E. 63 ×（30~35）kcal

4. 支链氨基酸能够刺激肌蛋白合成。以下氨基酸中促进肌肉合成的作用最明显的是

A. 苯丙氨酸

B. 异亮氨酸

C. 缬氨酸

D. 亮氨酸

E. 谷氨酰胺

5. 长期使用抗生素或者广谱抗生素可以引起肠道菌群失调，必要时可以给予益生菌制剂，以改善肠道微生态；同时还需增加摄入的营养素是

A. 蛋白质

B. 钙

C. 膳食纤维

D. 水

E. 维生素A

答案：1. C；2. E；3. B；4. D；5. C

血液及造血系统疾病的营养治疗

第一节 贫血

常见的营养素缺乏型贫血有缺铁性贫血、叶酸缺乏贫血、维生素B_{12}缺乏贫血、维生素E摄入不足引起的贫血等。其中缺铁性贫血由于贮存铁缺乏导致血红蛋白生成不足，因此造成小细胞低色素性贫血；叶酸和维生素B_{12}引起的贫血镜下呈大细胞状态，又称巨幼细胞贫血。本节主要针对这三种贫血进行讲述。

一、缺铁性贫血

导入案例

患者，女，48岁，因"头晕、乏力、食欲差，伴指甲改变，近4个月体重下降8kg"收入院。既往健康，否认偏食。

体格检查：身高163cm，体重42kg，BMI 15.8kg/m²。无力貌，毛发干枯，面色及睑结膜苍白，指甲扁平无光泽，皮肤干燥。

实验室检查：血清铁蛋白10μg/L，血清前白蛋白163mg/L，血清铁5.9μmol/L，血红蛋白63g/L。

（一）概述

缺铁性贫血（iron deficiency anemia，IDA）是指体内用于合成血红蛋白的贮存铁缺乏，使血红素合成减少而引起的一种小细胞低色素性贫血。本病是一种常见的营养缺乏病，是全世界发病率较高的营养缺乏病之一。

1. 病因

（1）需要量增加或摄入不足：多见于婴幼儿、青少年、妊娠及哺乳期妇女等人群，在这些特殊的生理时期，因需要量较大或摄入量不足可发生缺铁性贫血。

（2）吸收利用障碍：胃肠手术后、慢性肠炎、长期腹泻、克罗恩病等均可因铁吸收障碍而发生缺铁性贫血。

（3）丢失过多：见于各种失血，如咯血、慢性胃肠道失血、食管或胃底静脉曲张破裂、十二指肠溃疡、痔疮、癌症、月经过多、反复血液透析、频繁多次献血等。

2. 主要临床表现　缺铁性贫血根据铁缺乏的程度，由轻到重可以分为三个阶段。

（1）第一阶段为铁缺乏（iron deficiency，ID）：这一时期主要表现为储存铁含量下降，血清铁蛋白浓度降低，但尚未有临床症状出现。

（2）第二阶段为缺铁性红细胞生成（iron deficiency erythropoiesis，IDE）：这一时期患者的血清铁浓度和运铁蛋白浓度下降，铁结合力和游离原卟啉浓度上升，血红蛋白水平可能降低，也可以是正常低限。患者常表现为面色苍白、头晕、头痛、心悸、气促、疲乏无力、食欲差等。

（3）第三阶段为缺铁性贫血（IDA）：这一时期患者的血红蛋白低于正常值，血细胞比容下降。患者出现烦躁、易怒、智力低下、注意力不集中、异食癖、体力下降、生长发育迟缓、口角炎、舌炎、吞咽困难、毛发干枯、皮肤干燥、指甲缺少光泽且脆薄易断，重者指甲变扁平甚至下凹呈勺状（匙状甲）等症状。

（二）营养代谢特点

1. 蛋白质　是血红蛋白的合成原材料，某些氨基酸如半胱氨酸、胱氨酸、赖氨酸、组氨酸能够促进膳食中铁的吸收。如果处于生长发育期的儿童和青少年、妊娠期或哺乳期妇女蛋白质供给不足，可使促红细胞生成素合成减少，从而影响血红蛋白的正常合成，引发缺铁性贫血。此外高蛋白饮食（如动物肉类）还有促进非血红素铁吸收的作用。

2. 维生素　维生素C是高效还原剂，使难吸收的三价铁在消化道内还原成易吸收的二价铁，还能螯合铁，使之形成小分子的可溶性铁螯合物，促进铁的吸收。充足的维生素A、维生素E、维生素B_{12}有利于铁的吸收、转运与储存。

3. 矿物质　铁是合成血红蛋白的重要原料，缺铁不仅影响血红蛋白的合成，也会影响组织细胞中含铁酶和铁依赖性酶的活性，进而出现相应的临床症状。此外，微量元素铜能促进铁的吸收与利用，而钙和锌可影响铁的吸收。

（三）营养治疗

1. 营养治疗目的　根据患者病情，在尽快去除病因的基础上，采用切实可行的办法补充足够的铁和相关营养素，可促使血红蛋白恢复正常，借以改善患者的营养状况，提高机体抵抗力。

2. 营养治疗原则

（1）增加铁的摄入：尽可能去除导致缺铁的原因，再结合营养治疗。

（2）增加维生素C的摄入。

（3）增加蛋白质的摄入：蛋白质摄入量应达到 1.5~2.0g/（kg·d），其中 50% 以上应为优质蛋白质。

（4）限制影响铁吸收的食物摄入。

（5）适量的碳水化合物与脂肪摄入：碳水化合物以每日摄取 250~400g 为宜，脂肪的供给标准占总量的 20%~25%。

（四）营养护理

1. 营养筛查与营养评估　若 NRS 2002 总评分 ≥ 3 分，提示营养风险存在，评估患者营养状况后根据结果制订营养支持计划。

2. 营养护理计划实施

（1）加强饮食心理护理：贫血者常有胃肠功能减弱、食欲降低，故应提供色香味俱全、易消化的膳食。餐次安排可以根据患者情况而定，一日至少安排三餐，对食量较小或食欲较差者可采用少量多餐方式，安排 2~3 次加餐，增加营养素摄入，合理选择食物。根据患者贫血的程度及发生速度制订合理的休息与活动计划，注意活动安全，防止跌倒。

（2）食物选择

1）宜用食物：食物中铁的来源有两种，即血红素铁和非血红素铁。肉类食物中约一半为血色素铁，在体内吸收时不受膳食因素影响，吸收率为 10%~30%；而蛋类、豆类、谷类及蔬菜中的铁能被人体吸收的量不到 10%，如菠菜中的铁吸收率只有 2% 左右。因此，补铁应多选用含铁量高的食物，如畜禽瘦肉、鱼、虾、动物血、动物内脏（肾脏、肝脏、心、胃）等；同时多摄入富含维生素C的食物，如青椒、番茄、绿叶蔬菜、橘子、柠檬、猕猴桃、山楂、鲜枣等促进非血红素铁的吸收。

2）忌用或少用食物：全谷物和茎叶类蔬菜中的植酸、草酸、膳食纤维可影响膳食中铁的吸收，在治疗期间宜少食或者采用焯水的方式去除其中的部分植酸、草酸；茶叶中的鞣酸、咖啡中的多酚类物质、可可中的咖啡因等均可影响铁的吸收，应少食用。

3. 营养监测　监测患者血常规、骨髓象变化和血清铁、叶酸和维生素 B_{12} 含量的改变以及贫血症状，评估患者贫血严重程度、一般营养状况及营养治疗的效果。

4. 营养健康教育　一般人群确诊为缺铁性贫血，应增加摄入富含铁、维生素C等微量营养素的食物，减少摄入植酸、多酚含量较高的食物。同时应增加富含叶酸、维生素A、维生素 B_6、维生素 B_{12} 等的食物。

孕妇中、晚期应每日增加20~50g红肉，每周吃1~2次动物内脏或血液；乳母应增加富含优质蛋白质及维生素A的动物性食物，建议每周吃1~2次动物肝脏。适当使用营养强化食品、营养素补充剂或补充食品。

对于早产、低出生体重儿，建议从出生1个月后开始补充元素铁，并根据贫血筛查情况，补充到12月龄或23月龄。0~6月龄婴儿应纯母乳喂养，如无母乳或母乳不足，应使用含铁的婴儿配方食品等进行喂养。满6月龄起添加谷类和薯类、动物性食品、蔬菜和水果辅食，适当可使用膳食营养素补充剂和辅食营养补充食品。

老年人应保证大豆制品、乳制品的摄入，适量增加瘦肉、禽、鱼、动物肝脏、血的摄入，增加蔬菜和水果的摄入。饭前、饭后1小时内不宜饮用浓茶、咖啡。鼓励膳食摄入不足或者存在营养不良的老年人使用含铁、叶酸、维生素B_{12}的营养素补充剂和强化食物。

口服铁剂时需要注意：口服铁剂易引起恶心、呕吐、胃部不适，建议患者餐中或餐后服用，反应过于强烈者应减少剂量或者从小剂量开始。口服液体铁剂时须使用吸管，避免牙齿染黑。应避免铁剂与牛乳、茶、咖啡同时服用。服用铁剂期间会排黑便，需要做好解释，消除患者顾虑。若口服铁剂出现严重胃肠道反应时，应选择肌内注射药物，如蔗糖铁、右旋糖酐铁等。需注意进行铁剂补充治疗时，防止补充超量形成铁过载，引起皮肤色素沉着、肝脾大、关节痛和肌痛、心动过速和心悸等。应根据病情严重程度及铁指标水平进行严密监测，避免补充过量。

此外还要保持乐观心情，积极治疗、提高依从性；戒烟限酒，适量运动。

（五）案例分析

本节导入的案例分析如下。

1. 营养风险筛查与营养评估 患者BMI 15.8kg/m²，营养状态受损评分为3分；疾病和年龄评分均为0分；NRS 2002总评分为3分，存在营养风险。进一步经GLIM评估，患者为重度营养不良，需行营养治疗。

2. 营养治疗方案 患者存在的主要营养相关问题有缺铁性贫血、低蛋白血症和消瘦。目前患者食欲差，食量小，经口进食很难满足营养需求，故予口服营养治疗。

口服：① 采用少量多餐的进餐方式，可给予易消化的半流食或者软食，同时辅以乳清蛋白质粉5~10g，每日3次，冲服；② 多维元素片1粒，每日1次，口服；③ 多糖铁复合物150mg，每日2次，口服；④ 多用富含铁的食物。

3. 食谱举例 缺铁性贫血患者一日食谱举例见表15-1-1。

▼ 表15-1-1 缺铁性贫血患者一日食谱举例

餐次	食物内容及数量
早餐	红豆面包（红小豆20g、富强粉75g），煎鸡蛋（鸡蛋50g），酱猪肝50g，拌绿豆芽150g，豆浆200ml
加餐	香蕉150g
午餐	葱油饼（富强粉75g），蒸红薯150g，烧牛肉50g，拌西蓝花100g，海米紫菜汤（海米3g、紫菜5g）

餐次	食物内容及数量
加餐	草莓100g，牛奶200g
晚餐	粳米饭（粳米100g），烧带鱼50g，蒜蓉茼蒿200g，芫荽肉丝汤（芫荽5g、瘦猪肉15g）

注：1. 全日烹调用植物油20g，盐5g。

2. 全日能量9.21MJ（2 204kcal），蛋白质87.1g（15.8%），脂肪50.9g（20.8%），碳水化合物349.3g（63.4%）。

二、巨幼细胞贫血

导入案例

患者，62岁，因"走路下肢步态不稳、行走困难"就诊。近2个月患者出现乏力、心慌气短、食欲明显减退、精神不振、记忆力减退等症状。

体格检查：身高165cm，体重48kg，BMI 17.6kg/m²。毛发干燥，手足对称性麻木，存在感觉障碍的问题。

实验室检查：血红蛋白87g/L，平均红细胞体积122fl，铁蛋白正常。维生素B_{12} 57pmol/L。

诊断：巨幼细胞贫血。

请思考：如何为该患者制订营养治疗方案？

（一）概述

巨幼细胞贫血（megaloblastic anemia，MA）也称营养性大细胞性贫血，是由于红细胞中脱氧核糖核酸（DNA）合成障碍所引起的贫血。常见原因有造血物质叶酸、维生素B_{12}缺乏，以及某些影响核苷酸代谢药物的作用等。虽然叶酸和维生素B_{12}缺乏引起的巨幼细胞贫血具有一些共同特点，但两者也在发病人群、临床表现、预后等方面存在显著差异。

1. 发病人群

（1）叶酸缺乏贫血的高发人群：① 妊娠期间叶酸需求量增加，且胎盘会竞争母体叶酸，叶酸缺乏发生率高达15%；② 哺乳期妇女、婴幼儿和青少年对叶酸的需要量增加而未及时补充；③ 甲状腺功能亢进、慢性炎症、结核病、恶性肿瘤等消耗性疾病患者或肠道疾病患者（如结肠癌、克罗恩病等），叶酸需要量也增加；④ 贫困或营养不良人群；⑤ 酗酒者长期过量饮酒可影响营养素吸收与代谢，同时增加叶酸的排出，叶酸缺乏发生率较高。

（2）维生素B_{12}缺乏贫血的高发人群：① 老年人，老年人胃部菌群变化和胃酸分泌下降，影响维生素B_{12}吸收，贫血发生率可达20%~30%；② 素食者，因其膳食中鲜少含有维生素B_{12}的食物来源，贫血发生率可超过50%；③ 胃切除术或胃病变者，由于胃部吸收功能受损，维生素B_{12}缺乏率高达30%~60%；④ 内镜检查频繁者，频繁的内镜检查可能会抑制胃酸分泌，影响维生素B_{12}吸收，贫血发生率可高达15%。

2. 主要临床表现　两者的相似点：① 以贫血为主要表现，具有贫血相关症状如乏力、气短、心悸等；② 血常规显示低红细胞计数、低血红蛋白、红细胞体积增大等表现；③ 骨髓涂片可见异常巨红细胞等形态学改变；④ 血液生化可见运铁蛋白增高，早期红细胞生成指标降低等生化改变。两者的区别见表15-1-2。

▼ 表15-1-2　叶酸缺乏和维生素B$_{12}$缺乏贫血的差异

指标	叶酸缺乏	维生素B$_{12}$缺乏
病程进展速度	主要为慢性进展	可急性或慢性进展
细胞形态	大红细胞改变	常有多叶形核等改变
并发症	较少并发神经症状	可并发神经系统损害
治疗反应	需要较长时间	治疗效果快，反应明显
血常规改变	少有粒细胞增高，血小板减少	粒细胞增高，血小板减少
生化指标	甲谷氨酸和蛋氨酸正常	甲谷氨酸和蛋氨酸增高

（二）营养代谢特点

1. 叶酸的代谢　在肝细胞内，叶酸通过二氢叶酸还原酶的作用转变为具有活性的四氢叶酸而发挥生物功能，如果机体缺少叶酸将影响DNA的合成。而维生素C能促进叶酸吸收，维生素C缺乏时叶酸无法转化为四氢叶酸。

2. 维生素B$_{12}$的代谢　维生素B$_{12}$可促使叶酸进入细胞内，并使无活性的甲基四氢叶酸转变为具有活性的四氢叶酸，提高叶酸的利用率。因此维生素B$_{12}$缺乏可产生与叶酸缺乏同样的结果，形成细胞体积大而核发育幼稚的巨幼细胞贫血。

（三）预后和危害

维生素B$_{12}$缺乏可导致严重神经系统损害与功能障碍，而叶酸缺乏主要影响造血功能，对神经系统影响较小，因此两者的预后有一定差异。

维生素B$_{12}$缺乏贫血预后和危害：① 可导致永久性神经系统损害，如视神经炎、脊髓变性等，严重影响生存质量；② 可引起精神症状，如抑郁、健忘等，影响认知和日常生活能力；③ 可致力量减退、步态异常等功能障碍，严重时可发展为截瘫；④ 严重或长期缺乏可增加心血管疾病风险，如心肌病等；⑤ 严重影响预期寿命和生活质量，需长期补充维生素B$_{12}$控制。

叶酸缺乏贫血预后和危害：① 主要表现为贫血，轻中度影响机体功能，但无神经系统功能损害；② 可增加先天性神经管缺损风险，对于孕妇较为危险；③ 可导致出血性疾病，如消化道溃疡出血等，影响治疗效果；④ 中长期缺乏会增加心血管疾病与癌症风险；⑤ 影响生活质量，但补充叶酸后预后较好，可有效控制。

（四）营养治疗

1. 营养治疗目的　根据患者的生理、病理状况，选择适当的补给途径，通过合理的膳食调剂，补充相关的营养素，改善患者的营养状况，提高机体抵抗力，以达到纠正贫血的目的。

2. 营养治疗原则

（1）治疗基础疾病，去除病因。

（2）补充富含维生素C的食物：维生素C参与叶酸的还原，其缺乏将影响叶酸的利用，故应多食用富含维生素C的新鲜蔬菜和水果。

（3）补充叶酸：多食用叶酸含量丰富的食物。值得注意的是，由于食物中的叶酸和叶酸补充剂在体内的生物利用率不同，在计算叶酸摄入量时，有必要考虑叶酸来源，计算各部分占叶酸总摄入量的比例。

（4）补充维生素B_{12}：维生素B_{12}多存在于动物性食物中，植物性食物中基本不含维生素B_{12}，故素食者需要注意维生素B_{12}的补充。老年人和胃肠道疾病患者，由于消化吸收能力差，很难从食物中获取足够的维生素B_{12}，必要时需要通过肌内注射予以补充。

（五）营养护理

1. 营养筛查与营养评估　结合NRS 2002筛查结果对患者的营养状况进行筛查；根据患者的血象、骨髓象，以及体内维生素B_{12}、叶酸含量的变化和贫血的临床表现，评估患者贫血的程度。

2. 营养护理计划实施

（1）加强饮食心理护理：在平衡膳食的基础上多供给富含蛋白质、维生素B_{12}和叶酸的食物。对于胃肠道症状明显或者吸收不良的患者，如出现食欲降低、腹胀，可建议其少量多餐、细嚼慢咽，进食清淡、温凉的软食。对伴有口腔炎、舌炎或者消化道症状者，应注意保持口腔清洁，饭前、饭后漱口，减少感染机会，增进食欲；膳食要细软，易消化，如果病情需要，可以采用高蛋白高维生素半流食或流食，每日5~6餐，少量多餐。避免使用影响铁、维生素B_{12}、叶酸吸收及代谢的药物。末梢神经炎、四肢麻木无力者，注意保暖，避免受伤。

（2）食物选择

1）宜用食物：富含维生素B_{12}的食物，如动物肉类、肝、肾、鱼类、蛋类、乳类、贝壳类海产品、豆类、酵母等；富含叶酸的食物，如苹果、柑橘、香蕉、西瓜、胡萝卜、菠菜、芹菜、番茄、马铃薯、黄豆、花生、核桃、牛肝、猪肉、鸡肉等。

2）忌用或少用食物：过咸、过甜、高纤维、不易消化及辛辣刺激性的食品和调味品，如腌菜、蛋糕、辣椒、酒、咖啡、浓茶等。此外，继发性巨幼细胞贫血患者还需注意原发疾病的膳食宜忌。如肝硬化、肝炎等抑制造血功能继发的巨幼细胞贫血，还应避免生鱼、生虾等；由于甲状腺功能减退抑制红细胞生成继发的贫血，应注意碘的补充等。

3. 营养监测　注意观察药物疗效，用药后食欲是否好转，网织红细胞、血红蛋白有无变化，定期复查血常规、骨髓象等指标。严重贫血患者补充维生素B_{12}和叶酸后，注意观察有无低血钾表现，必要时补钾。关注患者的病情变化，对饮食方案随时予以调整。

4. 营养健康教育　孕妇和乳母膳食要营养均衡，注意铁、蛋白质、维生素的摄入，添加菠菜、绿叶菜、豆类等富含叶酸的食物，整个孕期口服叶酸补充剂400μg/d。适量运动、规律作息，保证充足睡眠，舒缓压力，可听轻音乐、进行散步等活动，减轻焦虑、戒烟限酒。

甲状腺功能亢进、慢性炎症等消耗性疾病患者或肠道疾病患者应增加叶酸摄入，多吃深绿色蔬菜，如菠菜、西蓝花等；在医生指导下，适当口服叶酸片，一般为1~5mg/d。适量运动、规律作息、减轻压力、戒烟限酒。

老年人膳食应增加含维生素B_{12}的动物肉类，如瘦猪肉、牛肉、羊肉、鸡肉等，也可以适量食用蛋、乳制品。在医生指导下，可以口服维生素B_{12}片剂或咀嚼片，一般剂量为100~500μg/d，也可以间隔几天口服较大剂量补充。对于口服吸收不良者，可以接受维生素B_{12}肌内注射。适量增加运动，增强食欲和吸收。戒烟限酒，积极参加适合的康复活动锻炼身体。

（六）案例分析

本节导入的案例分析如下。

1. 营养风险筛查与营养评估　患者BMI 17.6kg/m^2，营养状态受损评分为3分；疾病和年龄评分均为0分；NRS 2002总评分为3分，存在营养风险。进一步经GLIM评估，患者为重度营养不良，需行营养治疗。

2. 营养治疗方案　患者消瘦，为纠正患者贫血和增加体重，可根据理想体重计算其能量需求。在营养治疗的基础上，纠正维生素B_{12}缺乏引起的贫血，可给予以下建议。

（1）鼓励摄入维生素B_{12}富集食物：动物性食物如红肉、鱼虾、蛋奶等。素食者建议补充维生素B_{12}制剂。

（2）口服或注射补充维生素B_{12}：稀释的氰钴胺注射液1mg/d，肌内注射，每周1次，至少维持12周。也可选用口服制剂，剂量根据患者情况调整。

（3）口服补铁剂：铁剂维持较低剂量，防止铁代谢异常，避免贫血加重。

（4）鼓励营养丰富膳食：以维持体重与改善全身营养为目标，如进食不足，可给予口服营养补充。蛋白质至少60~80g/d，脂肪不得低于总能量30%。

（5）定期复查血常规、维生素B_{12}及血清铁蛋白，监测贫血改善情况和维生素B_{12}恢复情况。通常至少维持3~4个月。

3. 食谱举例　维生素B_{12}缺乏导致的巨幼细胞贫血患者一日食谱举例见表15-1-3。

▼ 表15-1-3　维生素B_{12}缺乏导致的巨幼细胞贫血患者一日食谱举例

餐次	食物内容及数量
早餐	燕麦牛奶（燕麦50g、低脂牛奶200ml），鸡蛋青菜煎饼（鸡蛋1个、绿叶菜100g、面粉50g），煮鸡肝80g
午餐	番茄鸡丝面（番茄100g、鸡胸肉50g、意面150g），牛肝菠菜（牛肝50g、菠菜100g）
晚餐	白米饭（白米100g），蒸鳕鱼（鳕鱼100g），炒菜花（菜花100g）

注：1. 全日烹调用植物油20g，盐5g。

　　2. 全日能量8.68MJ（2 075kcal），蛋白质112.1g（21.6%），脂肪61.1g（26.5%），碳水化合物269.2g（51.9%）。

第二节　白血病

导入案例

患者，男，35岁，因"发热、乏力、皮肤瘀斑3个月"就诊。SGA评估为B。

人体测量：身高185cm，体重60kg，BMI 17.5kg/m^2。

实验室检查：血常规，白细胞计数120×10^9/L，中性粒细胞计数0.02×10^9/L，血红蛋白60g/L，血小板计数120×10^9/L。骨髓涂片见原始幼稚细胞占92%，免疫分型定型为急性髓系白血病（AML-M$_2$）。经化疗2个疗程后未达完全缓解。

诊断：白血病，中度营养不良。

请思考：白血病急性期营养护理注意事项有哪些？

一、概述

白血病（leukemia）是造血组织的恶性疾病，又称"血癌"，是一类造血（或淋巴）干细胞的恶性克隆性疾病。其特点是骨髓及其他造血组织中有大量无核细胞无限增生，并进入外周血液中，使正常造血受抑制并浸润其他器官和组织。

（一）病因

导致白血病的因素比较多，如辐射损伤、病毒、化学因素、遗传因素，以及自身免疫异常和衰老都可以导致白血病发病率升高。

（二）主要临床表现

白血病的主要临床表现：贫血貌，皮肤苍白，气短乏力，体重减轻，易感染、发热，淋巴结肿大、脾大等；由于血小板减少，会导致皮肤黏膜、鼻、口腔出血；白血病细胞浸润骨髓，还可致骨关节轻痛、早期骨折等。

二、营养代谢特点

白血病患者由于疾病本身及治疗的影响常伴有营养代谢紊乱，主要表现如下：白血病细胞物质交换旺盛，机体能量消耗增加，需氧量和葡萄糖利用增高；蛋白质合成与分解加剧，全身氮平衡失调，消耗增加；由于疾病相关坏死因子释放，脂肪酸氧化增强，酮体生成增加；白细胞利用糖量增加，血糖升高，机体胰岛素抵抗性增强；钾、钠代谢紊乱，水肿易出现；由于食欲减退、吸收障碍及增加消耗，B族维生素、维生素C、锌、铜等缺乏；营养吸收障碍，因为白血病治疗如化疗可导致恶心呕吐，会影响营养物质吸收。严重白血病可出现明显消瘦、全身肌肉量减少的"恶病质"状态；由于全身乏力、恶心呕吐等因素影响，食欲明显下降。

三、营养治疗

（一）营养治疗目的

白血病是消耗性疾病，通过恰当的膳食途径，提供充足的能量和营养素，改善营养不良状态，增强免疫功能，增加患者对治疗的耐受能力。

（二）营养治疗原则

白血病患者因病情和消化功能的改变，机体往往呈严重消耗状态，故应给予高蛋白、高能量、高维生素饮食。

1. 患者摄入的能量应以满足每日能量需要以及恢复正常体重为宜。具体用量一般应根据基础需要乘以应激系数，一般治疗患者的应激系数为1.2，放疗、化疗的患者应为1.3~1.5。

2. 三大产能营养素的比例与健康人相同，蛋白质的供给可取上限值，但不宜超过20%。

3. 应注意维生素A、维生素E、维生素C、锌、硒等维生素和微量元素的补给，以增强机体的免疫功能。

4. 经口进食的患者，应选择细软、清淡、易消化、少刺激的食物。采取少食多餐的进食方法或在三餐之外，增加一些体积小、热量高、营养丰富的食物。因患者食欲差，应利用烹调方式改善食物的色、香、味、形，以增进患者的食欲。

5. 无法经口进食或经口进食无法满足机体营养需要的患者，可选择鼻饲营养。可在均衡营养素的基础上添加适量的水解蛋白肽、乳清蛋白粉或氨基酸类产品。患者若因疾病或者治疗出现严重的口腔、消化系统炎症或腹泻时，则需给予肠外营养治疗。

6. 鼓励患者多饮水，患者化疗期间应多饮水，保证每日尿量达2 000ml以上。若患者体质较好、消化功能正常、消化道黏膜无损伤，可用新鲜的果汁与菜汁代替部分饮用水来碱化尿液，以利排毒，预防尿酸性肾病，如橙汁、西瓜汁等。如果患者消化系统受损，应选择对胃肠刺激较小的苹果汁、胡萝卜汁等。经口摄入不足者需经静脉补液，以促进代谢产物的排泄。

四、营养护理

（一）营养筛查与营养评估

根据患者的食欲及膳食情况，以及体重变化、营养指标的改变，结合NRS 2002表进行营养风险筛查，总评分≥3分需进行营养评估。

（二）营养护理计划实施

1. **加强饮食心理护理**　针对白血病患者，应加强营养护理，主要包括定期营养评估，判断机体营养状况和营养支持需求；制订营养治疗方案，并按病情进行调整；积极进行膳食指导，改善机体营养状态，对食欲下降不能进食者必要时进行鼻饲管置管等进食辅助措施；保持水、电解质平衡，必要时提供静脉补液与治疗；密切监测患者体重变化，以评估营养护理效果与调整方案；定期复查血常规、生化指标，评估营养及机体功能，及时调整用药与护理计划；加强对患者及家属的心理支撑与疏导，缓解焦虑恐惧情绪，提高其面对疾病的信心。

2. **食物选择**

（1）宜用食物：高蛋白食物，如鱼虾、瘦肉、豆制品、奶制品、鸡蛋等；全麦类食物，如全麦面包、全麦饼干、燕麦片等；深色蔬菜，如菠菜、番茄、青椒、胡萝卜等；新鲜水果，如苹果、橘子、草莓、香蕉；坚果与种子，如核桃、葵花种子、南瓜子等。

（2）忌用或少用食物：生冷食物，如生菜沙拉、生菜包、生蚝、生鱼片等；高糖高脂食物，如冰激凌、奶酪、糖果、糕点、肥肉等；辛辣刺激性食物，如辣椒、生葱、大蒜等；酒精饮料、烟草制品等。需注意二手烟同样可能会加重病情与影响治疗效果，应避免。

（三）营养监测

在营养治疗过程中，需定期对营养治疗效果进行监测和评价。密切观察患者的病情和营养状况，了解患者有无恶心、呕吐、腹胀及腹泻等胃肠道不良反应，观察患者白血病临床症状，如贫血、发热等，定期复查相关指标。询问患者的日常膳食内容和结构，根据患者的具体情况及时调整营养治疗方案，同时建议患者定期到营养门诊就诊。

（四）营养健康教育

1. 白血病患者应注意　① 积极配合膳食健康指导，增加营养。② 根据需要可以适当增加膳食次数，建议一天5~6餐，少量多餐，可提高食欲，确保足够营养摄入。③ 进食时细嚼慢咽，以免损伤口腔黏膜；发生口腔溃疡时以半流质、流质饮食为主，如豆浆、牛奶、面条、菜粥等；进餐后用消毒液漱口。④ 尽可能与大家一起就餐，以提高生活质量。

2. 照护人员应注意　① 积极与患者进行沟通，确保其按时、按量摄入食物，营养均衡，以达到营养治疗的目的；② 在烹调时尽量改善食物的味、色、香、形，增强患者食欲，确保食物细软、易消化，避免油炸食品或坚硬及辛辣刺激性食物；③ 注意膳食清洁卫生，注意减少果蔬农药对人体的危害，带皮的水果最好削皮后食用；④ 鼓励患者尽量经口进食。

五、案例分析

本节导入的案例分析如下。

1. 营养风险筛查与营养评估　患者BMI 17.5kg/m^2，营养状态受损评分为3分；疾病评分为2分；年龄评分为0分；NRS 2002总评分为5分，存在营养风险。进一步经GLIM评估，患者为重度营养不良，需行营养治疗。

2. 营养治疗方案　白血病患者对营养需求增高，易出现营养缺乏，因此按照白血病营养治疗原则结合患者身高、体重、身体状况等制订个体化营养治疗方案。

（1）高热量高蛋白质饮食：能量30~35kcal/（kg·d），蛋白质1.5~2.0g/kg，少盐、高营养密度饮食，易消化吸收。必要时给予口服营养补充。

（2）注意补充营养素：叶酸、维生素B$_{12}$、锌、硒、铁剂等。

（3）化疗期间按需排空胃内容物以减轻消化道反应，避免长时间禁食。化疗后应加强营养支持以减轻骨髓抑制。

（4）定期监测营养状况：体重、生化指标、微量元素等，评估营养治疗效果与调整方案。

3. 食谱举例　白血病患者一日食谱举例见表15-2-1。

▼ 表15-2-1　白血病患者一日食谱举例

餐次	食物内容及数量
早餐	麻酱花卷（面粉100g、芝麻酱10g），豆浆200ml，蒸蛋羹（鸡蛋50g），醋拌绿豆芽黄瓜丝（绿豆芽25g、黄瓜50g）
午餐	软米饭（籼米100g），肉末西蓝花（瘦猪肉50g、西蓝花150g），熘肝尖（猪肝50g），海带鸡蛋汤（海带50g、鸡蛋50g），酸奶200g
晚餐	豆沙包（标准粉50g、豆沙20g），薏米粥（薏米15g、籼米50g），香菇油菜（香菇15g、油菜150g），猴头菇炖鸡肉（猴头菇25g、鸡肉100g）

注：1. 全日烹调用植物油20g，盐5g。
　　2. 全日能量8.68MJ（2 096kcal），蛋白质125.8g（24.0%），脂肪69.9g（30.0%），碳水化合物241.0g（46.0%）。

学习小结

　　本章简要介绍了贫血和白血病的病因、临床表现及营养代谢特点，详细阐述了贫血、白血病的营养治疗原则、营养护理要点和食物的选择。重点是缺铁性贫血和叶酸、维生素B_{12}缺乏性的巨幼细胞贫血的营养治疗原则，通过学习掌握三种贫血的特点以及治疗原则上的差异，在实际工作中给患者以合理指导。由于白血病本身的生理和病理特点决定了营养治疗的实施会遇到很大的挑战，因此临床上难点是白血病的营养和护理原则，尤其是营养治疗方案的实施，需要经常与营养师沟通，将营养治疗方案落到实处，以改善患者的营养状态，利于治疗的顺利进行。

（蔡慧珍）

单项选择题

1. 缺铁性贫血的特征性实验室检验结果，正确的是
   A. 血清铁蛋白升高
   B. 血清铁升高
   C. 红细胞体积分布增宽
   D. 血清运铁蛋白饱和度下降
   E. 血清贮铁能力增强

2. 缺铁性贫血的最佳营养治疗方案是
   A. 口服铁剂
   B. 肠外营养
   C. 红细胞生成素
   D. 叶酸
   E. 多摄入含铁丰富的食物

3. 维生素B_{12}缺乏性贫血的特征性临床表现是
   A. 皮肤黄染
   B. 视力障碍
   C. 发热
   D. 肢端感觉异常
   E. 较少并发神经症状

4. 会导致巨幼细胞贫血的是
   A. 缺铁

B. 维生素E摄入不足

C. 叶酸摄入过多

D. 小细胞低色素性贫血

E. 维生素B$_{12}$摄入不足

5. 白血病患者应避免的食物是

A. 水果

B. 生蔬菜

C. 海鲜

D. 面食

E. 全麦食物

答案：1. D；2. E；3. D；4. E；5. B

第十六章　儿科疾病的营养治疗

学习目标

知识目标	1. 掌握　儿童糖尿病、儿童肥胖症和小儿腹泻病的营养治疗原则和营养护理。 2. 熟悉　儿童糖尿病食谱的制订；儿童肥胖症的诊断、体重管理目标。 3. 了解　常见儿科疾病的营养代谢特点、病因及临床表现。
能力目标	能够应用临床营养学知识对儿童糖尿病、儿童肥胖症和小儿腹泻患儿实施整体护理。
素质目标	呵护患儿身心健康，善于与儿童及照护者沟通，掌握儿童营养护理的特点与技巧，关注儿童生长发育。

第一节　儿童糖尿病

导入案例

患儿，女，6岁9个月，因"诊断1型糖尿病2月余，血糖控制欠佳2周余"入院。2个多月前，患儿因"烦渴、多饮、多尿、乏力、精神欠佳"就诊于当地医院，诊断为1型糖尿病。于三餐前及睡前皮下注射胰岛素治疗。自发病以来，患儿食量较大，饥饿感明显，近2周来血糖控制不佳。否认"糖尿病"家族史。

体格测量：身高116.1cm，体重22.2kg。

实验室检查：空腹血糖5.47mmol/L，餐后2小时血糖16mmol/L，糖化血红蛋白6.8%，血脂正常，肝肾功能正常，前白蛋白194.0mg/L，25-羟维生素D 45.9nmol/L。

诊断：1型糖尿病。

请思考：如何为该患儿制订营养治疗方案？

一、概述

儿童糖尿病是指在15岁以前发生的，由多种因素引起的人体内胰岛素分泌绝对或相对不足，导致碳水化合物、脂肪和蛋白质代谢紊乱，产生以高血糖为主要临床特征的代谢紊乱性疾病。约90%的儿童期糖尿病为1型糖尿病。1型糖尿病（type 1 diabetes mellitus, T1DM）特指因胰岛β细胞破坏而导致胰岛素绝对缺乏，具有酮症倾向的糖尿病，患者需要终身依赖胰岛素维持生命。高发年龄是4~6岁和10~14岁。虽然我国T1DM发病率较低，但由于人口基数大及发病率逐年增加，T1DM已成为我国重大公共卫生问题之一，严重危害儿童健康。

T1DM的确切病因仍不明确，目前认为是在遗传易感基因和外界环境因素共同作用下引起的自身免疫反应，导致了胰岛β细胞的损伤和破坏。

儿童糖尿病大多为1型，起病较急，常因病毒感染、饮食不当或情绪激惹诱发而起病。临床表现为多饮、多尿、多食和体重减轻，俗称"三多一少"，血糖波动较大，易发生脱水和酸中毒。在病史较长的年长患儿中，常表现为消瘦、精神不振、倦怠乏力等体质显著下降症状，易出现各种糖尿病并发症：① 急性并发症，包括糖尿病酮症酸中毒、低血糖、感染、糖尿病高渗性非酮症昏迷等；② 中期并发症，主要与治疗不当有关，包括骨骼和关节异常、生长障碍、性成熟延迟、智力发育受损、白内障等；③ 慢性并发症，包括糖尿病视网膜病变、糖尿病肾病、糖尿病周围神经病变等。

二、营养代谢特点

1. 高血糖对胰岛β细胞的影响　T1DM患儿胰岛β细胞破坏，胰岛素分泌不足或缺乏，是造成机体代谢失衡的主要原因，表现为糖的利用率下降、蛋白质合成受限。高血糖既是糖尿病的主要代谢标志，也可严重损害胰岛β细胞功能，是糖尿病病情恶化的主要因素。

2. 血脂异常与β细胞功能　糖尿病的代谢紊乱常导致血脂异常，饮食若不控制，血脂异常很难纠正，进而引起β细胞功能进行性下降。表现：① 未有效治疗的T1DM患儿常伴有极低密度脂蛋白水平升高、高甘油三酯血症；② 2型糖尿病患儿主要表现为高甘油三酯血症、高密度脂蛋白水平低，而低密度脂蛋白水平可正常或轻度升高；③ 2型糖尿病患儿空腹血游离脂肪酸水平较高，在高胰岛素–正葡萄糖钳夹试验中可观察到血游离脂肪酸水平上升，伴有胰岛素抵抗；④ 胰岛素不足、反调节激素的升高将促进脂肪分解，导致丙酮、乙酰乙酸、β–羟丁酸长期在体内蓄积，形成酮症酸中毒。

三、营养治疗

（一）营养治疗目的

通过合理的饮食调整，控制血糖，减轻胰岛负担，防止酮症酸中毒等急慢性并发症的发生，并提供足够能量和全面的营养素，维持正常生长发育和生活及活动所需。

（二）营养治疗原则

因患儿处于生长发育阶段，过度限制饮食往往造成不良结局。营养治疗的原则是通过合理的膳食控制，既要满足患儿生长发育及活动的需要，又能维持血糖、血脂等代谢指标的正常。

1. 适宜的能量供给　能量供给应以满足患儿正常生长发育及日常活动的需要为原则，同时采取平衡膳食模式。每日所需能量可按下列公式计算：

每日总能量（kcal）=1 000+年龄×系数（70~100），系数值一般3岁以下按100，3~6岁按90，7~10岁按80，10岁以上按70。再根据患儿营养状况、活动量、日常食量及发育等具体情况适当调整为个体化的能量值。超重或肥胖的T1DM患儿采用限能量平衡膳食，但儿童不应低于3.35MJ/d（800kcal/d）。

2. 充足的蛋白质摄入 蛋白质是确保糖尿病患儿正常生长发育的重要营养素，供给量占总能量的15%~20%，优质蛋白应占总蛋白的1/2以上。动物性食品是较好的蛋白质来源，食用时注意减少动物脂肪，其中瘦牛肉、鸡胸肉、鱼虾类食品脂肪含量较低，可酌情选用。豆制品不仅富含优质蛋白，其所含的膳食纤维、大豆皂苷等成分有利于控制血糖水平，宜多选用。

3. 适量脂肪摄入 脂肪供能比为20%~30%（1~3岁为35%），其中饱和脂肪酸低于8%，并尽量避免反式脂肪酸的摄入。应控制烹调用油量，不吃或少吃油煎、油炸食品。对富含动物脂肪和高胆固醇食品应予以适当限制。推荐富含长链n-3多不饱和脂肪酸（EPA和DHA）的鱼类及富含α-亚麻酸的坚果和种子、富含单不饱和脂肪酸的山茶油、橄榄油，对血糖控制、预防心血管疾病有益。

4. 适宜的碳水化合物摄入 碳水化合物是餐后血糖最主要的膳食影响因素。糖尿病患儿总能量的50%~55%应来自碳水化合物。应更注重碳水化合物的质量，即富含膳食纤维和维生素。宜选用低血糖生成指数或低血糖负荷的食物，增加全谷物及杂豆类摄入，宜占主食摄入量的1/3。添加糖不应超过总能量的10%。而且，摄入蔗糖时应增加相应的胰岛素剂量。非营养性甜味剂不宜长期食用，鼓励饮水代替含糖饮料或甜味剂饮料。

相关链接 | **碳水化合物计数法**

碳水化合物计数（carbohydrate counting，CC）法是一种膳食管理工具，适用于胰岛素依赖患者的医学营养治疗方法。使用步骤：① 首先，计算摄入食物中碳水化合物的总量。② 计算注射1U胰岛素所对抗的碳水化合物克数，即碳水化合物系数。碳水化合物系数（g/U）=（500或450）/TDD（一日胰岛素总量U），速效胰岛素用500，短效胰岛素用450。③ 根据碳水化合物总量及碳水化合物系数计算餐前大剂量。餐前大剂量（U）= 食物的碳水化合物总量（g）/碳水化合物系数。

举例：T1DM患者临时加餐前需追加的一次大剂量胰岛素输注。患儿11岁，一日胰岛素用量20U，计划加餐牛奶250ml，查营养成分表得出含碳水化合物12.5g，碳水化合物系数为500÷20=25（g/U），则需要补充速效胰岛素大剂量为12.5÷25=0.5U。具体到每例患者可能因个体对胰岛素敏感性不同而有较大差异，需要患者及其家属在实践中反复摸索、调整。

---

5. 充足的维生素和适宜的矿物质摄入 处于生长发育中的儿童，由于代谢紊乱、饮食控制，较常发生B族维生素、维生素C、维生素D以及钙、镁与硒、锌、铁等多种微量营养素的不足或缺乏。通过合理的食物搭配可满足营养代谢需要。新鲜蔬菜可作为维生素C、胡萝卜素和矿物质的主要来源。饥饿感明显者，通过多食蔬菜可增加饱腹感。血糖较稳定者，可在两餐之间适量进食低糖水果。

6. 充足的膳食纤维摄入 可溶性膳食纤维能延缓食物成分在肠道的吸收，降低餐后血糖。不溶性膳食纤维能促进肠蠕动，防止便秘。鼓励选择各种富含膳食纤维的食物，尤其是富含可溶性膳食纤维的蔬果、豆类和全谷类食物。儿童青少年膳食纤维的推荐量为14g/4.18MJ（1 000kcal）（≥1岁）或（年龄+5）g/d（>2岁）。

7. 餐次安排　每天进食5~6餐，定时定量，以平稳患儿的血糖水平。早、中、晚三餐能量分配的比例可按照1/5、2/5、2/5或1/3、1/3、1/3，并将每餐的5%~10%作为两餐中间的点心，如早、中餐之间加适量水果，中、晚餐之间加苏打饼干、奶类等。

四、营养护理

（一）营养筛查与营养评估

关注患儿的进食及生长发育情况。应用儿童营养风险筛查表进行营养风险筛查，存在营养高风险时需及时进行营养评估和治疗。

（二）营养护理计划实施

1. 加强心理护理　儿童被诊断为T1DM后，是一个重大的应激性事件，患儿及其家庭会受到较大的影响，容易产生各种情绪心理问题，如焦虑、抑郁、恐惧、自卑、人际关系敏感等。应积极对患儿及照护者开展心理治疗，进行糖尿病相关知识的教育，帮助他们正确认识疾病，树立健康的信念。虽然T1DM需终身治疗，但经过科学有效的管理，患儿能够正常生长发育，成年后可正常工作、生活。

2. 正确治疗低血糖　胰岛素用量过大或在注射胰岛素后作用最强的时间内，如没按时按量进餐或增加活动量可引起低血糖，表现为饥饿感、心慌、手抖、软弱无力、多汗、脉速，严重者可有惊厥、昏迷，甚至休克。一旦发生应立即平卧，进食含糖量10~15g的糖水、蔗糖块或甜饮料，必要时静脉注射50%葡萄糖液40ml，待患儿清醒后再进食，以防再度昏迷。

3. 食物选择

（1）宜用食物：①各种米面，其中应包括部分富含膳食纤维的粗粮，如黑米、荞麦、燕麦和黑麦等；②各种畜禽的瘦肉、鱼类和奶类；③大豆及其制品；④新鲜非淀粉类蔬菜及菌藻类；⑤含糖低的水果，如苹果、梨、柚、杨桃、火龙果、番石榴等；⑥油脂应以植物油为主，大豆油、葵花籽油、橄榄油等；⑦出现酮症酸中毒时，可管饲糖尿病专用的肠内营养制剂或匀浆膳。

（2）忌用或少用食物：①忌食蜜饯、甜点心、果酱、糖果、含糖饮料等含糖量高的食物；②禁用辛辣刺激性食品；③忌用肥肉、动物油脂、油酥甜点心、奶油雪糕、巧克力等；④少用油煎、油炸等高温高脂食品；⑤少用含胆固醇高的动物脑、动物内脏、鱼籽等；⑥如食用马铃薯、芋头、藕等淀粉多的食物应减去相应的部分主食，少用粉丝、粉条、凉粉等。

（三）营养监测

由于儿童处于生长发育时期，需关注患儿的进食情况并定期监测体格发育指标，至少每3~6个月对患儿进行随访一次，判断能否达到正常的生长速度，体重是否下降，根据营养评定的结果及时调整个体化的营养治疗方案。

（四）营养健康教育

1. 加强营养宣教 饮食管理是糖尿病护理工作中的重要环节。因患儿年龄小，自控能力差，在长期治疗过程中遇到的最大难题是患儿对饮食治疗的依从性差。可利用录像、幻灯、食物模型等方式定期开展糖尿病讲座，将糖尿病的相关营养知识教给照护者，使其真正意识到患儿终生进行饮食控制对儿童糖尿病治疗的重要性，正确掌握营养治疗原则和实践方法，自觉遵守并长期坚持。

2. 指导合理运动 运动可增加机体能量的消耗，提高机体对胰岛素的敏感性。糖尿病患儿每天至少有1小时中等至高强度的有氧运动或每周≥150分钟的运动，并坚持每天固定时间运动。运动前后需注意加强血糖监测，减少基础胰岛素剂量，增加碳水化合物摄入量，预防低血糖。

五、案例分析

本节导入的案例分析如下。

该患儿诊断T1DM，无并发症，按照儿童糖尿病营养治疗原则结合患儿营养状况、膳食调查、体力活动和血糖等制订个体化营养治疗方案。

1. 营养评估 参照世界卫生组织（WHO）2006年的生长标准曲线，按百分位数法进行评估，身高位于P_{40}水平，体重位于P_{60}水平，BMI为16.5kg/m^2，位于P_{75}正常偏高水平，但存在维生素D缺乏，血清前白蛋白水平略低。

2. 确定每日所需能量 利用能量计算公式，年龄按6岁，系数取90，并结合患儿营养评定建议能量1 500kcal。

3. 确定碳水化合物、蛋白质和脂肪需要量 考虑患儿营养评估情况，无并发症，近期体重无下降，建议碳水化合物、蛋白质、脂肪产能所占的比例为55%、18%和27%。则该患儿的碳水化合物需要量为1 500kcal×55%÷4kcal/g≈206.3g；蛋白质需要量为1 500kcal×18%÷4kcal/g=67.5g；脂肪需要量为1 500kcal×27%÷9kcal/g=45g。

4. 患儿应采用的饮食种类与餐次 定量糖尿病膳食，采用3次主餐和2次加餐的进餐方式。早、午、晚三餐能量可按20%、40%、40%分配，中晚餐可留出部分能量作为加餐。

5. 纠正维生素D缺乏 饮食补充维生素D制剂400~800IU/d，同时选择维生素D来源较好的食物，如奶类、蛋类和动物肝脏等。

6. 食谱举例 儿童糖尿病患儿一日食谱举例见表16-1-1。

▼ 表16-1-1 儿童糖尿病患儿一日食谱举例

餐次	食物内容及数量
早餐	鸡蛋全麦面（全麦面条60g、鸡蛋50g、番茄100g）
中餐	杂粮饭（大麦30g、大米45g），红烧草鱼（鱼肉55g、豆腐30g），炒菠菜（菠菜150g、木耳10g）
加餐	牛奶200ml，雪梨100g
晚餐	杂粮饭（黑米30g、大米45g），香菇炒肉片（猪肉50g、香菇15g），炒油菜（油菜150g）

餐次	食物内容及数量
加餐	牛奶100ml，全麦面包（全麦粉25g）

注：1. 全日烹调用植物油20g，盐4g。

2. 全日能量6.35MJ（1 518kcal），蛋白质68.3g（18.0%），脂肪46.2g（27.4%），碳水化合物207.2g（54.6%）。

3. 各餐次能量占总能量比例分别为21%、31%、9%、30%、9%。

第二节　儿童肥胖症

导入案例

患儿，男，9岁，学生。因"体重增加过快5年"就诊。其父母体型均超重，弟弟肥胖。

人体测量：血压105/69mmHg，身高151.3cm，体重57.2kg，腰围88.5cm，臀围88.0cm。BMI 25.0kg/m²。

实验室检查：总胆固醇5.51mmol/L，甘油三酯1.88mmol/L，高密度脂蛋白胆固醇0.83mmol/L，低密度脂蛋白胆固醇3.83mmol/L。

超声检查提示脂肪肝。

诊断：儿童肥胖症、脂肪肝、高脂血症。

请思考：该患儿每日应供给多少能量、碳水化合物、蛋白质和脂肪？

一、概述

儿童肥胖症（pediatric obesity）是由于多因素引起，长期能量摄入超过消耗，导致体内脂肪过度积聚、体重超过参考值范围的一种营养障碍性疾病。儿童肥胖症95%以上属于单纯性肥胖，少部分为由内分泌、遗传等因素引起的继发性肥胖。儿童单纯性肥胖症不仅影响儿童健康，与儿童2型糖尿病、高血压、脂肪肝等多种并发症相关，且导致成年期肥胖等慢性病的发病风险增加，已成为亟待解决的公共卫生问题。我国儿童超重和肥胖率持续上升，2019年中国7~18岁儿童青少年超重与肥胖总检出率为23.4%。

（一）病因

单纯性肥胖的发生一般认为是膳食平衡失调，能量摄入过多、体力活动减少是主要的因素。心理行为异常、睡眠时间减少在肥胖发生中也起到促进作用。另外，生命早期不良因素暴露如母亲妊娠期营养不良或营养过剩、妊娠糖尿病等与儿童期及以后的肥胖发生风险增加有关联。

（二）主要临床表现

肥胖可发生于任何年龄，常见于婴儿期、5~6岁和青春期，且男童多于女童。患儿食欲旺盛，且喜吃甜食和高脂肪食物，进食速度快，进食量大，不爱活动。肥胖儿童常有疲劳感，活动时易出现胸闷、汗多、气短、关节疼痛及水肿等症状。周围型肥胖者一般体态匀称，皮下脂肪分布均匀；腹型肥胖者的脂肪积聚在腰部，表现为腰围增加。腹部及大腿外侧可出现紫纹或白纹。中重度肥胖儿的颈背部、腋下等皮肤皱褶处可见黑棘皮病样表现。肥胖儿童往往青春期提前，身高可低于正常。男童由于会阴部皮下脂肪堆积过多，可表现为隐匿阴茎。另外，肥胖儿童常有孤僻、胆怯、自卑感、抑郁等心理问题。

（三）诊断标准

1. 体质量指数 建议年龄 ≥ 2 岁的儿童使用BMI来诊断，可以较好地反映儿童的体脂含量。2~5岁儿童可参考"中国0~18岁儿童、青少年体块指数的生长曲线"中超重和肥胖的BMI参考界值点，6~18岁儿童可参考"学龄儿童青少年超重与肥胖筛查"中的BMI参考界值点（表16-2-1）。

▼ 表16-2-1　2~18岁儿童超重、肥胖筛查BMI界值点　　　　　　　　　　　　　　　单位：kg/m^2

年龄 / 岁	男		女	
	超重	肥胖	超重	肥胖
2.0~	17.5	18.9	17.5	18.9
2.5~	17.1	18.4	17.1	18.5
3.0~	16.8	18.1	16.9	18.3
3.5~	16.6	17.9	16.8	18.2
4.0~	16.5	17.8	16.7	18.1
4.5~	16.4	17.8	16.6	18.1
5.0~	16.5	17.9	16.6	18.2
5.5~	16.6	18.1	16.7	18.3
6.0~	16.4	17.7	16.2	17.5
6.5~	16.7	18.1	16.5	18.0
7.0~	17.0	18.7	16.8	18.5
7.5~	17.4	19.2	17.2	19.0
8.0~	17.8	19.7	17.6	19.4
8.5~	18.1	20.3	18.1	19.9
9.0~	18.5	20.8	18.5	20.4
9.5~	18.9	21.4	19.0	21.0
10.0~	19.2	21.9	19.5	21.5
10.5~	19.6	22.5	20.0	22.1

年龄/岁	男		女	
	超重	肥胖	超重	肥胖
11.0~	19.9	23.0	20.5	22.7
11.5~	20.3	23.6	21.1	23.3
12.0~	20.7	24.1	21.5	23.9
12.5~	21.0	24.7	21.9	24.5
13.0~	21.4	25.2	22.2	25.0
13.5~	21.9	25.7	22.6	25.6
14.0~	22.3	26.1	22.8	25.9
14.5~	22.6	26.4	23.0	26.3
15.0~	22.9	26.6	23.2	26.6
15.5~	23.1	26.9	23.4	26.9
16.0~	23.3	27.1	23.6	27.1
16.5~	23.5	27.4	23.7	27.4
17.0~	23.7	27.6	23.8	27.6
17.5~	23.8	27.8	23.9	27.8
18.0~	24.0	28.0	24.0	28.0

2. 身长别体重　年龄<2岁的婴幼儿建议使用"身长别体重"来诊断，根据2006年WHO的身长别体重标准曲线，大于参照人群体重平均值的2个标准差为超重，大于3个标准差为肥胖。

二、营养代谢特点

1. 能量代谢　多数肥胖者基础代谢率与正常人群无差异，少数可略降低。在寒冷的环境中，肥胖者代谢率增加较正常者少。肥胖儿童食物的生热效应较低，进食后，体内合成代谢较强。

2. 脂类代谢　肥胖最根本的变化是脂代谢的紊乱，即脂肪在体内过量聚集及血脂异常。肥胖儿童常伴有血浆甘油三酯、胆固醇、低密度脂蛋白及游离脂肪酸的增加，而具有保护意义的高密度脂蛋白降低。

3. 糖代谢的变化　肥胖儿童初期空腹血糖正常，随着病程延长和肥胖程度加重，常出现胰岛素抵抗和高胰岛素血症，导致糖代谢异常，进一步出现糖耐量受损或2型糖尿病。

4. 蛋白质代谢 蛋白质摄入过多会经过体内异生作用合成脂肪贮存起来。但如肥胖儿过度限制能量，蛋白质摄入不足也会引起机体组织蛋白分解。另外，肥胖儿童易出现嘌呤代谢异常，血尿酸水平升高。

5. 维生素和矿物质代谢 肥胖儿童较易出现维生素D、维生素E和β-胡萝卜素缺乏；血钙、磷、铁、锌水平下降。肥胖儿童的骨矿物含量及骨密度也降低。

三、营养治疗

营养治疗是儿童肥胖症治疗的主要措施之一，与运动疗法、行为矫正相结合，需要家庭、学校和社区等多方的参与。儿童处于生长发育时期，盲目节食、饥饿或半饥饿疗法不适合儿童减重。

儿童肥胖症的治疗更强调防止体重继续增加。对于2~6岁的儿童，属于超重或无并发症的肥胖者，保持体重不增；肥胖且存在相关并发症者，需要减体重。对于6岁以上儿童，属于超重但无并发症者，可维持体重；对于超重伴并发症或诊断为肥胖者，均需要进行减体重治疗。减重目标不能设定太高，根据肥胖程度每个月减0.5~2kg较为合适。

（一）营养治疗目的

在保证儿童正常生长发育的前提下，减少能量摄入和增加能量消耗，使体脂减少并接近正常状态，使体重稳定或合理减重，达到身高正常增长，促进患儿BMI合理降低，促进身心健康。同时，要鼓励肥胖儿童及家庭改变生活方式和培养健康的饮食习惯。

（二）营养治疗原则

1. 限制能量摄入 在保证正常生长所需能量的前提下，提供的能量应低于机体的能量消耗。推荐采用限能量饮食（calorie restrict diet，CRD），即在目标能量摄入基础上每日减少能量摄入2.09~4.18MJ（500~1 000kcal）或较推荐摄入量减少1/3总能量。建议能量摄入：① 5岁以下，2.51~3.35MJ（600~800kcal）/d；② 5~10岁，3.35~4.18MJ（800~1 000kcal）/d；③ 10~14岁，4.18~5.02MJ（1 000~1 200kcal）/d；④ 14~18岁，5.02~6.28MJ（1 200~1 500kcal）/d。营养治疗时需监测儿童生长发育。

2. 控制碳水化合物摄入 碳水化合物可占总能量的50%~60%。限制添加糖类如葡萄糖、果糖、蔗糖、麦芽糖等，建议摄入量小于总能量的10%，进一步降低到5%以下更好。避免含糖饮料或果汁。宜选择低血糖指数食物，如膳食纤维丰富的粗杂粮、含抗性淀粉多的食物等。

相关链接 | **抗性淀粉**

抗性淀粉是在人体小肠内不被消化吸收的淀粉，但能在大肠发酵，与易消化淀粉相比，产生的能量较低。其生理功能类似于膳食纤维和功能性低聚糖的作用，促进肠道益生菌增殖，能够降低血糖、血脂，增加饱腹感，具有减重作用。天然食物中也存在抗性淀粉，如马铃薯、香蕉、大米等，特别是玉米抗性淀粉的含量高达60%。直链淀粉经过加热糊化再冷却后，也会老化回生重组形成抗性淀粉，常见的食物如马铃薯粉、红薯粉、米皮等。

3. 保证蛋白质摄入　应供应优质蛋白质，蛋白质占总能量15%~20%，保证在减轻体重的同时肌肉组织不萎缩，优质蛋白质占总蛋白质的50%以上。

4. 限制脂肪和胆固醇摄入　脂肪供能占总能量的20%~30%，饱和脂肪酸的摄入小于总能量的8%。保证必需脂肪酸的摄入，建议增加富含n-3不饱和脂肪酸食物摄入，尽量避免反式脂肪酸的摄入，限制高胆固醇的食物如动物内脏及脑、蟹黄或蟹膏等。

5. 高膳食纤维摄入　增加膳食纤维摄入，有助于减少脂肪和糖分的吸收，其他还有缓解便秘、增强饱腹感的作用。建议膳食纤维摄入量为0.5g/（kg·d），可选择体积大、热能低的蔬菜和水果、粗杂粮及豆类等食物。

6. 保证维生素和矿物质的摄入　因能量限制容易引起维生素和矿物质缺乏，需注意合理的食物选择和搭配以满足维生素和矿物质的需求。新鲜蔬菜、水果、豆类、肝脏、牛奶等是维生素和矿物质的主要来源。

7. 合理餐次分配　养成良好的生活习惯，早、中、晚三餐提供的能量分别占全天总能量的比例为30%、40%、30%，如小儿容易饥饿，可餐间加餐2~3次，但总能量保持不变。

四、营养护理

（一）营养护理计划实施

1. 开展心理护理　帮助儿童了解肥胖是可以预防和控制的，使其建立健康的生活方式，学会自我管理。引导患儿增强减肥的信心，消除因肥胖而产生的各种不良心态。肥胖儿童社会适应能力偏低，应经常鼓励儿童多参加集体活动，培养开朗、自信和积极向上的性格。

2. 食物选择

（1）宜用食物：新鲜蔬菜和水果、全谷类食物、大豆类及制品、鱼虾类、去皮和脂肪的畜禽肉类、蛋类、低脂或脱脂奶类、白开水。

（2）忌用或少用食物：高糖食物如含糖饮料、果汁、糖果、蜜饯、巧克力、冷饮、甜品糕点等；油炸、烧烤、深加工肉类、膨化食品、西式快餐、肥肉、动物内脏、黄油、奶油制品等高脂、高胆固醇、高钠的食物。

（二）营养监测

了解患儿的饮食、运动等情况，监测身高、体重、腹围、臀围、体脂、血压、血脂、血糖等指标，根据需要调整营养治疗方案。

（三）营养健康教育

1. 开展肥胖防治的健康教育　帮助患儿及照护者深入了解肥胖的危害，管理方法主要包括合理膳食、适量身体活动、行为矫正三方面。在充分了解患儿的病史、膳食、体力活动、心理状况等基本情况后，与患儿及照护者共同商定体重控制的具体方案，并指导执行。

2. 指导合理运动　运动疗法是控制体重的基本手段。要鼓励儿童多参加力所能及的运动及家务劳动，可结合游戏选择带有趣味性的健身项目。采用一些既增加能量消耗又容易坚持的有氧运动项目，也可采用力量运动和柔韧性训练。建议6岁以下的儿童每天保证60分钟体力活动，减少久坐行为；6~17岁的儿童每天至少累计60分钟中、高强度身体活动，达到有氧运动3~5次/周，抗阻运动2~3次/周，并形成长期运动的习惯。

3. 饮食行为矫正 矫正患儿及家庭成员在内的饮食和日常生活方式，建立健康的饮食行为，形成能够维持健康体重的家庭环境。设定目标行为如不喝含糖饮料、每餐时间控制在20~30分钟、每天吃蔬菜、保证睡眠时间、运动计划等，逐渐纠正不良生活方式。当肥胖儿童做出良好的行为表现时要及时给予鼓励。

五、案例分析

本节导入的案例分析如下。

该患儿诊断儿童肥胖症，有脂肪肝、高脂血症并发症，给予减重营养治疗。在充分了解患儿膳食、运动、家庭情况和心理状况后，协商制订减重目标和个体化营养治疗方案，并监测生长发育指标。

1. 制订减重目标和每日能量需要量 患儿9岁，平时饭量较大，喜食肉类、零食和饮料，少运动，家庭成员也肥胖或超重。建议每周减重0.3~0.5kg，按限能量饮食要求每日能量供给1 000kcal。

2. 确定碳水化合物、蛋白质和脂肪需要量 考虑患儿存在高血脂、脂肪肝，建议碳水化合物、蛋白质、脂肪应分别占总能量的55%、20%和25%。则该患儿所需的碳水化合物为1 000kcal × 55% ÷ 4kcal/g= 137.5g；蛋白质为1 000kcal × 20% ÷ 4kcal/g = 50g；脂肪为1 000kcal × 25% ÷ 9 kcal/g≈27.8g。

3. 餐次分配 三餐能量可按30%、40%、30%分配，可从正餐中留出5%~10%的能量作为加餐。

4. 食谱举例 肥胖症患儿一日食谱举例见表16-2-2。

▼ 表16-2-2 肥胖症患儿一日食谱举例

餐次	食物内容及数量
早餐	煮鸡蛋（鸡蛋50g）、香菇青菜包（面粉35g、上海青30g、香菇5g）、淡豆浆200ml
加餐	脱脂奶200ml
中餐	二米饭（黑米25g、粳米25g），清蒸鲩鱼（鲩鱼肉50g），水煮油菜（油菜200g）
加餐	苹果150g
晚餐	二米饭（黑米20g、粳米25g），胡萝卜炒肉丝（猪肉40g、胡萝卜100g），白灼生菜（生菜100g）

注：1. 全日烹调用植物油13g，盐4g。
　　2. 全日能量4.25MJ（1 016kcal），蛋白质50.8g（20.0%），脂肪28.2g（25.0%），碳水化合物139.7g（55.0%）。
　　3. 各餐次能量占总能量比例分别为24%、6%、33%、8%、29%。

第三节　小儿腹泻病

导入案例

患儿，女，18月龄，因"排便次数增多及性状改变10天"就诊。患儿10天前无明显诱因开始出现排便次数增多，蛋花样便，4~5次/d。患儿自起病以来精神反应可，进食稍差，小便正常，近10天体重下降1kg。

体格检查：身长80.3cm，体重10.1kg，未见脱水征及其他异常。

实验室检查：粪便乳糖不耐受试验（+）。

诊断：腹泻病。

请思考：该患儿每日应供给多少能量，如何合理安排饮食？

一、概述

小儿腹泻病（diarrhea）是一组由多病原、多因素引起的以排便次数增多和大便性状改变为特点的消化道综合征，2岁以下婴幼儿多见，是婴幼儿常见病之一。多数患儿起病急，若未能彻底治愈可发展成慢性腹泻，是造成小儿营养不良、生长发育障碍的主要原因之一。

（一）病因

1. 感染因素　主要有：① 肠道内感染，可由病毒、细菌、真菌、寄生虫引起，其中以病毒和细菌为多见，寒冷季节的婴幼儿腹泻80%是由病毒感染引起；② 肠道外感染有时也可引起腹泻，如中耳炎、上呼吸道感染、肺炎、泌尿系感染等，可因发热、感染源毒素的释放、直肠局部激惹等作用而并发腹泻；③ 滥用抗生素可引起腹泻，一方面是由于某些抗生素可降低碳水化合物的转运和乳糖酶水平；另一方面是长期、大量使用广谱抗生素引起肠道菌群紊乱，肠道正常菌群减少，耐药菌大量繁殖，导致药物较难控制的肠炎，即抗生素相关性腹泻。

2. 非感染因素　主要有：① 喂养不当，包括喂养不定时、喂养量不当、突然改变食物品种、浓缩果汁（产生高渗性腹泻）、过多调料、高膳食纤维食物等均可引起腹泻；② 过敏性腹泻，如对牛奶或大豆（豆浆）过敏引起的腹泻；③ 原发性或继发性双糖酶尤其是乳糖酶缺乏使肠道对糖的消化吸收不良而导致腹泻；④ 气候因素，气候突然变化、腹部受凉、天气过热或口渴饮奶过多均可诱发消化功能紊乱，导致腹泻发生。

（二）主要临床表现

腹泻的临床分期：连续病程在2周以内的腹泻为急性腹泻；病程在2周~2个月为迁延性腹泻；病程在2个月以上的为慢性腹泻。

1. 急性腹泻

（1）轻型：常由饮食因素及肠道外感染引起。患儿表现以胃肠道症状为主，可见食欲减退、呕吐或溢奶、排便次数增多，但每次便量不多，无脱水及全身中毒症状，大多在数日内痊愈。

（2）重型：多由肠道内感染引起。本型起病急，除有较重的胃肠道症状外，还伴有明显的脱水、电解质紊乱、代谢性酸中毒和全身中毒症状，如发热、精神烦躁或萎靡、嗜睡，甚至昏睡、休克等。

2. 迁延性、慢性腹泻　本型病因复杂，可由感染、食物过敏、先天性酶缺陷、免疫缺陷、药物因素、先天性畸形等引起。临床表现为腹泻迁延不愈和不同程度的营养不良，且两者互为因果，最终引起机体免疫功能低下，继发感染，多脏器功能异常。

二、营养代谢特点

1. 能量与产能营养素　因进食少，呕吐和腹泻丢失大量的营养物质，加之吸收不良，使患儿呈现能量负平衡状态，其结果是体重增长缓慢，生长发育障碍。腹泻时，食物摄入受限，肠道吸收障碍，营养物质丢失较多；而肠黏膜损伤的修复，发热时代谢旺盛，侵袭性肠炎丢失蛋白等因素使得营养需要量增加，如限制饮食过严或过久禁食，必然会造成患儿营养不良，并发酸中毒，以致病情迁延。其结果是低蛋白血症、贫血、脂溶性维生素缺乏的发生，影响生长发育。

2. 水、电解质代谢　由于吐泻丢失体液和摄入量的不足，使患儿体液量尤其是细胞外液量减少，导致不同程度的脱水。患儿可表现为眼窝、囟门凹陷，尿少，皮肤黏膜干燥、弹性下降。同时由于进食少和吸收不良，患儿可出现各种矿物质缺乏，如低钾、低钠、低钙、低镁等。

三、营养治疗

（一）营养治疗目的

减轻胃肠负担，缓解症状，纠正水、电解质紊乱和酸碱平衡失调，促进疾病恢复，改善患儿的营养状况。

（二）营养治疗原则

小儿腹泻营养治疗的原则是供给充足的能量和蛋白质、限制脂肪和纤维素摄入及满足维生素和矿物质的需求。

1. 急性腹泻　以纠正水、电解质紊乱，调整饮食，减轻胃肠负担，恢复消化系统功能为原则。

（1）强调继续饮食：补液开始后尽早恢复进食，尽可能保证能量与蛋白质的摄入，达到相应年龄的供给需要量，适当限制脂肪和高纤维食物。婴幼儿继续母乳喂养，大于6月龄的患儿可选日常习惯的食物，少食多餐，提供适龄的易消化饮食。给予足够的液体预防和治疗脱水，如淡汤汁、米汤水、胡萝卜水或清洁饮用水，不建议使用果汁治疗脱水或腹泻。病毒性腹泻多有继发性双糖酶（主要是乳糖酶）缺乏，可采用无乳糖饮食（lactose-free diet），即无乳糖配方奶粉喂养或母乳喂养前添加乳糖酶制剂。不推荐含高浓度单、双糖的食物，如碳酸饮料、果冻、罐装果汁、甜点心和其他含糖饮料，腹泻好转后逐渐恢复营养丰富的饮食。少用含粗纤维较高的蔬菜、粗粮，对年龄较大儿童饮食中的纤维素可不加以过分限制。

（2）补锌治疗：对于急性腹泻患儿，6月龄以上每天补充元素锌20mg，低于6月龄每天补充元素锌10mg，连续10~14天，有助于促进肠黏膜的修复，缩短病程。

2. 慢性腹泻　慢性腹泻应根据不同年龄和诊断而采用不同的营养治疗方案。总的原则是提供充足的能量和蛋白质、少渣低脂饮食，及时纠正营养不良。喂养困难者可采用肠内和肠外营养。

（1）小于4月龄患儿，往往对配方奶粉的蛋白或糖类吸收障碍，其中乳糖酶缺乏较常见。因乳类均含大量乳糖，应采用无乳糖饮食。随着年龄增长，患儿对糖类的耐受性增加，可试用适量的乳类食品。

（2）4月龄到3岁的患儿病因稍有不同，如慢性非特异性的婴儿腹泻、先天性蔗糖酶缺乏、寄生虫病、原发性肠吸收不良等。原发性肠吸收不良亦称原发性脂肪泻，主要是对脂肪及糖类的消化、吸收能力降低，脂肪进入小肠后不能被肠道吸收，直接随粪便排出。由于腹泻，不利于糖类、矿物质和脂溶性维生素的吸收，但对果糖、麦芽糖、葡萄糖则能消化利用。治疗原则：停用含谷胶多的食物，多给予蛋白质、各种维生素和充足的水分。对于肠黏膜受损较重的慢性腹泻患儿，可选用营养均衡、易消化吸收的半要素或要素肠内营养制剂。慢性腹泻伴有营养不良的患儿容易存在锌、铁和维生素A、维生素C和B族维生素的缺乏，应注意补充。

相关链接 | **微生态疗法和特殊医学用途配方食品**

1. 微生态疗法　腹泻患儿尤其是迁延性与慢性腹泻者常伴有肠道菌群紊乱，可应用微生态制剂。益生菌有助于恢复肠道菌群的微生态平衡，控制腹泻，特别对病毒感染导致的水样腹泻具有显著疗效。常用的益生菌有布拉酵母菌、双歧杆菌、嗜酸乳杆菌、鼠李糖乳杆菌、枯草芽孢杆菌等。

2. 深度水解配方奶　对牛奶中的蛋白质预消化处理后，水解为二肽、三肽及少量氨基酸后的奶粉，显著降低了抗原性，适用于大多数牛奶蛋白过敏的人群。

3. 完全水解配方奶　对牛奶中的蛋白质预消化处理后，水解为氨基酸的奶粉，不具有免疫原性，适用于症状严重的牛奶蛋白过敏人群。

4. 要素膳　由氨基酸、葡萄糖、中链甘油三酯、多种维生素和微量元素等组合而成，适用于肠黏膜损伤、吸收不良综合征的患儿。

四、营养护理

（一）营养筛查与营养评估

关注患儿的进食及体格发育情况，应用儿童营养风险筛查表进行营养风险筛查，存在营养高风险时需进一步营养评估和干预。

（二）营养护理计划实施

1. 实施心理护理　使患儿照护者了解小儿腹泻病是儿童常见病、多发病，病毒感染性急性腹泻为自限性疾病，一般预后较好。缓解患儿照护者的焦虑情绪，不必因腹泻对食物恐惧，素食甚至禁食，配合医生做好患儿护理。

2. 食物选择

（1）宜用食物

1）根据患儿具体情况选择适宜的乳类如母乳、配方奶粉、牛乳、无乳糖配方奶粉、大豆蛋白配方奶粉、要素或半要素营养制剂等。针对牛奶蛋白过敏的患儿，根据病情严重程度可选择深度水解或氨基酸配方奶粉。

2）主食宜选用易消化的粥类、清汤面、米粉、藕粉等；蔬菜应选用去皮的黄瓜、冬瓜、番茄、角瓜、胡萝卜、马铃薯等含膳食纤维少的品种。

3）如腹泻好转，可将新鲜水果、蔬菜打成果泥或菜泥食用，以补充机体所需的矿物质和维生素C等，帮助其逐渐恢复肠道功能。

4）慢性腹泻患儿应注意优质蛋白质食物的补给，如乳类及其制品、豆类及其制品、畜禽瘦肉类、鱼类等，同时也需注意新鲜蔬菜和水果的适宜摄入。长期限制蔬菜和水果者应注意维生素和矿物质的补给，必要时可给予复合维生素矿物质制剂。

（2）忌用或少用食物：① 禁用油腻、生冷、坚硬食物；② 禁食辛辣、对胃肠有刺激性作用的食品；③ 禁食高膳食纤维、产气多的蔬菜、水果和粗粮，如生葱、芹菜、韭菜等；④ 减少烹调油量；⑤ 食物温度不宜过冷，以免刺激肠蠕动；⑥ 纯糖食物慎用，不宜添加蔗糖。

（三）营养监测

密切关注患儿腹泻情况和各项营养指标，根据患儿病情变化协助营养师或医师做好膳食调剂工作，及时调整膳食种类与用量。

（四）营养健康教育

通过营养宣教提高患儿照护者对营养知识的了解，真正认识到饮食管理的重要性，借以提高营养医嘱的依从性。了解饮食宜忌，不盲目禁食，不过度饮食限制，以免长期限制饮食引起患儿营养不良。疾病恢复后，应逐渐增加营养丰富的食物，防止突然加量再次腹泻。

五、案例分析

本节导入的案例分析如下。

该患儿诊断腹泻病，存在继发性乳糖不耐受，按照小儿腹泻病营养治疗原则结合患儿营养状况、膳食调查、体力活动和食欲等制订个体化营养治疗方案。

1. 判断生长发育情况　参照WHO的2006年生长标准曲线，按百分位数法进行评估，身长、体重均位于P_{50}水平，在正常范围。

2. 确定每日所需能量　结合患儿食欲、体格检查及近期体重下降的情况，建议提供适龄充足的能量供给800kcal/d。

3. 确定碳水化合物、蛋白质和脂肪需要量　考虑患儿腹泻，近期体重减轻，建议碳水化合物、蛋白质、脂肪应分别占总能量的58%、15%和27%，计算得出需要量分别为116g、30g、24g。

4. 食谱举例　小儿腹泻病患儿一日食谱举例见表16-3-1。

▼ 表16-3-1　小儿腹泻病患儿一日食谱举例

餐次	食物内容及数量
早餐	母乳或无乳糖配方奶150ml，鸡蛋粥（大米15g、鸡蛋清30g）
加餐	无糖小馒头（面粉15g），咸米汤100ml（大米5g）

餐次	食物内容及数量
中餐	软米饭（大米35g），蒸肉菜饼（鸡肉碎30g、西蓝花碎40g）
加餐	母乳或无乳糖配方奶150ml
晚餐	软米饭（大米35g），清蒸鲈鱼（去刺鲈鱼肉30g），煮菜碎（生菜40g）
加餐	母乳或无乳糖配方奶150ml

注：1. 全日烹调用植物油6g，盐2g。

2. 全日能量3.40MJ（813kcal），蛋白质31.0g（15.3%），脂肪25.3g（28.0%），碳水化合物115.2g（56.7%）。

3. 各餐次能量占总能量比例分别为21%、9%、25%、12%、21%、12%。

学习小结

儿童因器官和系统发育尚不成熟，易受外界因素侵袭而发病。一旦发病，在营养治疗上应予特别注意。在控制疾病的同时，应满足儿童生长发育的营养需要。本章阐述了几种儿童常见疾病的营养治疗。儿童糖尿病的营养治疗有其特殊性，一方面要达到控制血糖、血脂和体重，改善代谢状况的目的；另一方面要保证儿童正常生长发育的需要。因此，不宜过分严格限制饮食，且应密切监测患儿的血糖。儿童单纯性肥胖症的治疗以饮食干预为主，联合运动疗法、行为矫正、心理干预等综合措施。小儿腹泻病的营养治疗强调继续饮食，预防和纠正脱水，根据患儿的病情合理调整饮食，选择适宜的食物。

（陈慧敏）

单项选择题

1. 患儿，男，12岁。1型糖尿病，身高156cm，体重40kg，餐前血糖波动在3.4~10.6mmol/L，餐后血糖波动在3.8~17.5mmol/L。该患儿每日摄入的能量为
   A. 2 080kcal
   B. 1 840kcal
   C. 1 760kcal
   D. 1 650kcal
   E. 1 540kcal

2. 儿童糖尿病营养治疗的核心原则是
   A. 满足生长发育并维持血糖、血脂等正常
   B. 达到并维持合理的血糖、血脂和血压
   C. 维持血糖正常并避免低血糖反应发生
   D. 避免肥胖，维持血糖正常，避免高脂血症
   E. 满足生活、学习和体力活动的营

养需要

3. 患儿，女，7岁。身高128cm，体重40kg，血脂未见异常，食欲正常。为达到减重目的，推荐每日能量需求为
   A. 500kcal
   B. 900kcal
   C. 1 200kcal
   D. 1 300kcal
   E. 1 500kcal

4. 推荐肥胖患儿添加糖类的摄入量占总能量的比例应小于
   A. 10%
   B. 12%
   C. 15%
   D. 20%
   E. 25%

5. 患儿，男，8月龄，体重8.3kg，混合喂养，无发热，已腹泻1周，蛋花样便，排便4~5次/d，食欲正常。下列不适宜的食物是
   A. 母乳
   B. 无乳糖配方奶粉
   C. 大豆配方粉
   D. 奶油蛋糕
   E. 肉粥

   答案：1. B；2. A；3. B；4. A；5. D

第十七章　外科疾病的营养治疗

学习目标

知识目标	1. 掌握　常见外科疾病的营养治疗目标与原则。 2. 熟悉　常见外科疾病的营养护理。 3. 了解　常见外科疾病的营养代谢特点。
能力目标	运用所学知识对患者合理实施营养护理。
素质目标	尊重患者，保护患者的隐私，具有爱护患者的态度和行为。

第一节　围术期

导入案例

患者，男，65岁，因"上腹部持续性隐痛伴腹胀2月余"入院。门诊胃镜活检病理检查:（胃角）低分化腺癌。拟2天后行腹腔镜胃癌根治术。平素体健，自发病以来进食量稍减少，近2个月体重下降约3kg。

人体测量: 身高168cm，体重50kg，BMI 17.7kg/m²。

实验室检查: 血清白蛋白31.0g/L，前白蛋白148.4mg/L，肝肾功能正常。

诊断: 胃低分化腺癌。

请思考: 患者是否存在营养风险? 如何为该患者制订营养治疗方案?

一、概述

围术期（perioperative period）是指从患者决定需要手术治疗开始至康复出院的全过程，包括术前、术中和术后三个阶段。由于围术期的长短因手术不同而异，故没有特别明确的时限，一般为术前5~7天至术后7~12天。

手术是一种创伤性治疗手段，可引起机体一系列内分泌和代谢变化，导致体内营养物质消耗增加、营养状况水平下降及免疫功能不同程度损害，因此营养不良常见于外科住院患者。通过合理补充营养物质改善围术期患者的营养状况，能提高患者手术耐受力、减少感染和切口愈合延迟等并发症、促进术后恢复，从而改善预后。

二、营养代谢特点

在围术期，患者身体会出现自卫性反应——应激反应，主要表现为由神经内分泌引起的综合病理生理变化。

（一）营养物质代谢变化

1. 蛋白质代谢 肝外蛋白质（主要是骨骼肌蛋白质）大量分解，促进糖异生以保证血糖的供应，使机体处于负氮平衡状态，总氮丢失量取决于创伤的严重程度。蛋白质缺乏的患者术后易出现免疫功能受损、组织间隙水肿、伤口愈合延迟、合并感染等不良反应。

2. 脂肪代谢 脂肪组织分解代谢增强，也促进了糖异生。甘油三酯分解为甘油和脂肪酸，甘油作为糖异生的原料，脂肪酸氧化供能。脂肪分解过度可引起必需脂肪酸缺乏，使机体细胞再生和组织修复能力降低。

3. 碳水化合物代谢 手术创伤引起血液中儿茶酚胺和胰高血糖素增高，导致胰岛素抵抗，进而出现术后早期的血糖升高。肾上腺素与去甲肾上腺素使肝糖原与肌糖原分解为葡萄糖进入血液，外周组织摄取和利用葡萄糖出现障碍，使血糖浓度升高。

（二）消化道功能变化

创伤应激时交感神经兴奋，胃肠道血管明显收缩，血流量减少，胃蠕动减慢，胃酸分泌增加，胃黏膜屏障功能降低，使胃黏膜出现充血、水肿、出血、浅表糜烂和溃疡等病理改变。

（三）免疫功能降低

围术期患者的神经内分泌系统出现功能紊乱，糖皮质激素、内啡肽、脑啡肽等大量分泌，致使淋巴细胞增殖、转化及功能发挥受到抑制，出现免疫抑制。

三、营养治疗

对有营养风险或营养不良的患者进行营养治疗，能改善患者的临床治疗效果、缩短住院时间。围术期营养治疗的目的是维持或改善患者术前营养状态、增强手术耐受性，维持或加强术后营养状态，促进伤口愈合和功能的恢复。

（一）加速康复外科围术期营养治疗

加速康复外科（enhanced recovery after surgery，ERAS）是指为使患者快速康复，在围术期采用一系列经循证医学证据证实有效的优化处理措施，以减轻患者心理和身体的创伤应激反应，从而减少并发症、缩短住院时间、降低再入院风险及死亡风险，同时降低医疗费用。

1. 缩短术前禁食禁饮时间 大多数外科手术患者无需从手术前夜开始禁食，无胃排空障碍、误吸风险的非糖尿病患者麻醉前2小时可摄入适量的含碳水化合物的清流质，无法进食或术前禁饮患者可静脉注射葡萄糖。推荐术前10小时口服12.5%碳水化合物饮品800ml，术前2小时再口服400ml。术前碳水化合物负荷（糖尿病者除外）能有效减轻患者术后胰岛素抵抗和蛋白质分解代谢，减少患者术前不适感，缩短腹部手术患者住院时间。

2. 术后尽快恢复经口进食 术后患者尽快恢复经口进食，可降低感染风险及术后并发症发生率，缩短住院时间，且不增加吻合口瘘的发生率。对于早期进食时间，不同疾病有所差异：直肠或盆腔手术患者，术后4小时即可开始进食；结肠及胃切除术后1天开始进食进水，并根据自身耐受情况逐步增加摄入量；胰腺手术则可根据患者耐受情况在术后3~4天逐渐恢复经口进食。另外，还可以根据患者意愿恢复进食。

3. 口服营养补充（oral nutritional supplements，ONS） 以增加口服营养摄入为目的，将能够提供多种宏量营养素和微量营养素的营养液体、半固体或粉剂的制剂加入饮品或食物中口服。建议对于术前存在营养不良的患者于术后早期进食过程中进行ONS，以达到目标摄入量。口服营养能够摄入 >50% 的营养目标量时，首选ONS进行营养辅助（2~3次/d），以满足能量及蛋白质需要。对于出院时仍存在营养不良的患者，推荐在院外持续口服营养制剂数周。

4. 肠内营养及肠外营养 管饲肠内营养及肠外营养在ERAS计划中不作为常规推荐，但在合并感染、吻合口瘘、胰瘘等情况下应考虑实施。对于术后1周联合口服补充营养仍无法满足推荐摄入量的50%时，应考虑管饲肠内营养；若肠内营养仍达不到推荐摄入量的50%且 >7天时，应给予补充性肠外营养或全肠外营养。

（二）手术前的营养治疗原则

术前应尽量改善患者的血红蛋白、血清总蛋白及其他各项营养指标，最大限度地提高其手术耐受力。术前根据病情及手术方案制订合理的营养治疗方案，有助于术前或术中建立适宜的营养治疗途径，保证术后营养治疗方案的顺利实施，提高围术期营养治疗效果。

1. 能量及来源 围术期患者的能量目标量首选间接测热法进行实际测定，无法测定时可按照25~30kcal/（kg·d）提供能量。蛋白质按1.2~1.5g/（kg·d）计算，其中50%以上应为优质蛋白质。

2. 维生素 一般应从手术前7~10天开始，每天供给维生素C 100mg、胡萝卜素3mg、维生素B_1 5mg、烟酸50mg、维生素B_6 6mg，有出血或凝血机制障碍时需补充维生素K 15mg。

3. 应用途径 经口或肠内途径是营养治疗的首选。当正常饮食无法满足能量需求时，无论其营养状态如何都推荐在术前使用ONS。对营养不良或营养高风险患者，若肠内营养无法满足能量需求，术前应使用肠外营养，推荐使用时间为7~14天。

4. 治疗合并疾患 在制订营养治疗计划时，应考虑合并疾患因素，包括：① 患者有贫血、低白蛋白血症及腹水时，补充足够的能量和蛋白质是根本措施；② 高血压患者，需在药物治疗的同时给予低盐膳食，以使血压平稳并维持在理想范围内；③ 糖尿病患者，则需按糖尿病要求供给营养，并配合药物治疗，推荐术前HbA1c ≤ 7%提示血糖控制满意，术前空腹血糖 ≤ 10mmol/L，随机或餐后2小时血糖 ≤ 12mmol/L为宜；④ 肝功能不全患者，给予高能量、高蛋白、低脂肪膳食，并充分补给各种维生素，以改善肝功能，严重肝病患者可选用高支链氨基酸的制剂或食物，限制芳香族氨基酸的摄入，以免诱发肝性脑病；⑤ 肾功能不全的患者，需依照病情给予低蛋白、低盐、低磷膳食。

5. 对于需要在术前进行肠道准备的患者，可使用无渣制剂进行肠内营养治疗，以减少粪便形成，尤其是有不全性梗阻的患者。

（三）手术后的营养治疗原则

大部分患者在术后数小时内即可恢复经口摄入流质等，早期经口进食可显著降低并发症的发生率，缩短住院时间。对早期无法经口进食或经口摄入量无法满足营养需求（<50%）超过7天的患者，应术后早期（24小时内）经喂养管实施肠内营养。对需要肠内营养的上消化道及胰腺大手术的营养不良患者，应放置鼻肠管或空肠造口管。与肠外营养相比，肠内途径能减少术后并发症、缩短住院时间，但耐受性差。膳食多从流质、要素制剂或整蛋白制剂开始，经半流质饮食、软食逐渐过渡至普食。通常采用少食多餐的供给方式，必要时可由静脉补充部分营养素。具有营养治疗指征但不宜或不能耐受肠内营养患者应及早给予肠外营养；如果经口和肠内营养摄入的能量和蛋白质低于目标需要量的50%，则应联合应用肠外营养。若患者需要营养治疗但存在肠内营养禁忌证（如肠梗阻），推荐尽早开展肠外营养。

1. 胃肠道手术 胃及小肠的蠕动、消化功能在术后几小时即可恢复正常，大部分患者在术后第一天即可开始口服或管饲肠内营养。全胃切除和部分食管切除术后患者也可开展早期经口进食，通常应先给予少量清流质饮食，然后视病情逐渐过渡，一般术后3~5天即可供应软食。术后第1天或第2天早期进食或肠内营养并不会影响结直肠吻合口的愈合，直肠和肛门手术后应使用少渣、易消化的要素制剂，以减少粪便形成，一周后可逐渐过渡到软食。阑尾切除术后也可给予要素制剂和少渣的半流质饮食、软食，以减少粪便形成，避免排便时用力导致伤口裂开；拆线后可应用富含蔬菜、水果的普食，以保证膳食纤维的摄入量，防止便秘时腹压增高导致伤口裂开。

2. 肝、胆、脾手术 术后的早期营养治疗应采用低脂、高蛋白的半流质饮食，减轻代谢负担。伴食管-胃底静脉曲张的患者，应使用少渣软食，并避免摄入带有骨、刺及纤维多的食物，以免造成出血。

3. 口腔、咽喉部手术 一般仅在术后禁食一餐，下一餐时即可供给冷流质饮食，至第3天左右可改为少渣半流质饮食，低温食物有助于伤口止血。患者手术后1周左右可供给软食。手术创面较大（如食管癌）的患者应建议合理的营养治疗途径，如术中放置鼻胃管或行胃造口术，给予肠内营养治疗。

4. 其他部位手术 其他部位的手术患者术后营养治疗应根据手术创伤的大小、患者状况等因素决定营养治疗的时间和方式。创伤小的一般手术后即可进食；创伤大的手术或全身麻醉的患者，多伴有短时间的消化吸收功能障碍，可考虑肠内或肠外营养治疗。

5. 营养供应 手术后患者对能量和各种营养素的需要量明显增大，具体供给量要依病情而定。

（1）能量：患者在术后接受营养治疗时，摄入能量的目标为104~125kJ/（kg·d）[25~30kcal/（kg·d）]。

（2）蛋白质：对术后患者应供给高蛋白膳食，纠正负氮平衡，摄入目标量是1.5~2.0g/（kg·d）。

（3）脂肪：脂肪供给量可占总能量的20%~30%。对胃肠道功能低下和肝、胆、胰术后患者，应限制脂肪摄入量。若患者长时间依靠肠外营养治疗，应保证必需脂肪酸的供给。对肝病患者可用中链甘油三酯替代部分长链甘油三酯。

（4）碳水化合物：每天供给量以40%~60%为宜，避免超量供应，易引发高血糖和高尿糖。

（5）维生素：一般术前缺乏维生素者应立即补充。营养状况良好的患者术后不需供给太多的脂溶性维生素，但要给予足量的水溶性维生素。维生素C每天可给予500~1 000mg。B族维生素每天供给量应增加至正常供给量的2~3倍。

（6）矿物质：手术后患者因失血和渗出液体等原因大量丢失钾、钠、镁、锌、铁等矿物质，应根据实验室检查结果及时补充。

四、营养护理

（一）营养筛查与营养评估

患者就诊后应尽早完成营养风险筛查，可使用营养风险筛查工具NRS 2002及时进行营养筛查与复筛，对存在营养风险（总评分≥3分）的患者完成营养评估。

（二）营养护理计划实施

1. 加强心理护理　围术期患者表现为明显的应激反应。重视心理护理，缓解患者焦虑及抑郁情绪，是围术期护理的核心内容。术前给予必要的营养宣教，使患者充分了解病情及营养治疗方法，避免对手术的恐惧和不安，减少对早期进食的畏难情绪，积极应对营养治疗措施。

2. 食物选择

（1）宜用食物：① 胃肠道手术患者早期宜采用要素型或整蛋白型的肠内营养制剂，逐渐增加米汤、菜汁、果汁、稀藕粉等流食；肠道功能初步恢复后，再增加稀粥、面条、小馄饨等半流质，最后过渡到软食和普食。宜选用高蛋白、少渣食物，如蛋、鱼、乳类及其制品等。烹调方式宜采用蒸、煮、炖、煨等，使食物易于消化。② 肝、胆、脾等非胃肠道手术患者，宜选用富含优质蛋白的食物，如瘦肉、蛋类、乳类及其制品、豆类及其制品等，以及富含维生素和矿物质的新鲜蔬菜、水果，如芹菜、白菜、油菜、菠菜、苹果、橘子、大枣、猕猴桃、香蕉等。

（2）忌用或少用食物：① 围术期患者宜忌（少）食生冷、油腻及辛辣刺激性食物，有并发症患者更应考虑忌食相应的食物。② 因手术后胃肠道旷置一周以上或胃肠道术后的患者，开始经胃肠营养治疗时，应避免使用富含不可溶性纤维的营养制剂或天然食物，以免刺激胃肠道引起腹泻。腹泻时应积极治疗腹泻，以免因为腹泻造成胃肠蠕动亢进而增加吻合口瘘的发生。尤其是处于高度应激状态的外科术后（如脑外伤、烧伤）患者，术后初期给予过多的不可溶性膳食纤维可能会诱发消化道出血。

（三）营养监测

营养治疗后长期、动态监测患者的营养状况、观察营养治疗效果及相关并发症。① 监测内容与干预前营养评估相对应，包括生命体征、出入量、体重、握力、小腿围及血生化指标等；② 实施肠内营养治疗者，注意观察有无胃肠道不耐受症状、体征；③ 实施肠外营养治疗者，应常规监测肝肾功能、电解质指标，注意有无血脂、血糖异常等代谢并发症，还要重点监测感染并发症。

（四）营养健康教育

给予患者及照护者有效的、个体化的营养咨询与健康教育，提高对术后早期经口进食和肠内营养的认识和重视，改善患者在饮食方面的遵医行为，从而达到进食目标。指导患者及照护者掌握基本的营养护理技能，包括：① 做好营养治疗途径的护理，如喂养管的冲洗、静脉导管的维护等；②管饲的护理，注意体位，保持管道通畅，及时调整营养液浓度、温度、输注速度；③根据营养评估结果和患者饮食习惯制订个性化饮食方案，给予充足的能量和蛋白质摄入。

五、案例分析

本节导入的案例分析如下。

1. 营养风险筛查与营养评估 患者BMI为17.7kg/m²，营养状态受损评分为3分；拟2日后行腹腔镜胃癌根治术，疾病评分为2分；年龄评分为0分；NRS 2002总评分为5分，存在营养风险。进一步经GLIM评估，患者为重度营养不良，需行营养治疗。

2. 营养治疗方案

（1）术前评估胃排空情况，决定是否口服12.5%碳水化合物饮品。术后早期开始进食流质和水、要素制剂或整蛋白制剂，经半流质饮食、软食逐渐过渡至普食；如果进食量不足，可继续给予口服营养补充，以达到目标摄入量。

（2）确定能量及营养物质需要量：①理想体重（kg）=168（cm）−105=63kg，BMI=17.7kg/m²，消瘦；②能量供给量为30kcal/（kg·d），计算每日能量为30kcal/kg×63kg=1 890kcal；③蛋白质1.5g/（kg·d），1.5g/kg×63kg=94.5g，其中50%以上应为优质蛋白质；④补充足量维生素。

3. 食谱举例 术后患者软食逐渐过渡至普食的食谱见表17-1-1。

▼ 表17-1-1 术后患者软食逐渐过渡至普食的一日食谱举例

餐次	食物内容及数量
早餐	发糕（玉米面20g、面粉40g），猪肝菠菜汤（菠菜50g、猪肝50g）
加餐	酸奶180ml
午餐	烂饭（大米75g），肉末烧豆腐（猪肉50g、豆腐150g），高汤炖白菜（白菜叶150g）
加餐	小笼包（面粉40g、猪肉35g），牛奶250ml
晚餐	馒头（面粉60g），番茄炒鸡蛋（番茄150g、鸡蛋55g），虾仁炒黄瓜（鲜虾仁50g、黄瓜100g）
加餐	橙子150g

注：1. 全日烹调用植物油25g，盐5g。

2. 全日能量8.02MJ（1 915kcal），蛋白质93.8g（19.6%），脂肪62.6g（29.4%），碳水化合物244.2g（51.0%）。

第二节 短肠综合征

导入案例

患者，男，48岁，因"消瘦1年余"入院治疗。患者2年前因"胃癌"行胃癌根治术，预后良好。手术1年后出现下腹部绞痛，入院剖腹探查发现大段小肠粘连、坏死，行手术切除，残留小肠约40cm。出院后未行系统营养治疗，体重快速下降，近2个月下降5kg。患者极度消瘦、无法步行，遂再次入院治疗。

人体测量：身高175cm，体重43kg，BMI 14.0kg/m^2。

实验室检查：血清白蛋白35.4g/L，前白蛋白165.0mg/L，肝肾功能正常，血糖、电解质正常。

诊断：短肠综合征。

请思考：如何为该患者制订营养治疗方案？宜建立何种营养治疗途径？

一、概述

短肠综合征（short bowel syndrome）系指各种原因引起广泛小肠切除或旷置后，肠道有效面积显著减少，残存的功能性肠管不能维持患者的营养或儿童生长需求，并出现以腹泻、酸碱失衡、水电解质紊乱，以及各种营养物质吸收及代谢障碍为主的临床综合征。其症状的轻重程度及预后取决于小肠切除的长度、部位、是否保留回盲瓣以及残留小肠的适应过程是否良好。临床上行小肠切除的主要疾病有肠扭转引起的肠坏死、肠系膜血管栓塞、严重腹部损伤、恶性肿瘤等。

当小肠切除长度小于50%时，机体仍可保持营养素的正常吸收；当切除70%或更多的小肠则会出现严重营养障碍，如不予以合理的营养治疗则会危及生命。通常认为残余小肠尚有100cm以上时，通过及时合理的营养治疗，小肠可发生代偿性变化，从而增加吸收面积、延长排空时间，同时胃的消化及大肠的吸收功能也会代偿性增加，若有完整的回盲瓣，患者就能吸收足够的营养物质而不易发生短肠综合征。若剩余小肠在100cm甚至60cm以下时，则会出现严重的营养吸收障碍。切除回肠更易引起脂肪泻而导致严重营养障碍。切除回盲瓣则会加重营养物质吸收不全。

短肠综合征最初以严重腹泻或脂肪泻为主要临床表现，每日排出量可高达5~10L，导致患者发生进行性脱水、血容量降低、血压下降、水电解质紊乱，还可发生感染。数日至数周后残留小肠吸收功能有所恢复，但患者仍存在严重营养不良，表现为体重持续下降、肌萎缩、贫血、血浆白蛋白水平低下、吻合口不易愈合等。钙、镁丢失可引起神经肌肉兴奋性增强及肢体抽搐，维生素D和钙的吸收障碍可引起骨质疏松和骨质软化症。

二、营养代谢特点

小肠的吸收功能主要在十二指肠、空肠近端及回肠远端完成，完整的回盲瓣可提高残留小肠的吸收能力。小肠广泛切除后，其吸收面积减少，食糜在肠腔内的停留时间变短，引起营养物质的代谢发生改变，主要表现为各种营养物质吸收不完全，导致能量摄取不足、负氮平衡、体重减轻及免疫功能下降等。

1. 切除小肠上段对吸收功能的影响　十二指肠和空肠近端是营养素的主要吸收场所，若切除上段小肠，容易出现低白蛋白血症、缺铁性贫血、低钙血症和低镁血症。血钙下降又使甲状旁腺功能亢进而引起骨质疏松症和骨质软化症等。如果有足够长的回肠和完整的回盲瓣，以上影响会减轻。低脂膳食可改善低钙血症和低镁血症。

2. 切除小肠下段对吸收功能的影响　维生素B$_{12}$和胆汁酸的主动吸收仅限于回肠，小肠下段切除术可造成维生素B$_{12}$和胆汁酸的吸收障碍。维生素B$_{12}$的缺乏会导致巨幼细胞贫血。胆汁酸吸收障碍的影响：① 影响脂肪吸收，出现脂肪泻；② 胆汁酸大量进入结肠，加重腹泻症状；③ 伴有脂溶性维生素大量丢失；④ 胆汁中胆盐缺乏会造成胆结石；⑤ 肠腔内的脂肪酸还与草酸竞争，和钙离子结合成钙化灶，导致钙吸收率下降、高草酸尿症或泌尿系结石。

3. 切除回盲部对吸收功能的影响 回盲瓣的主要功能是将回肠与结肠内容物分隔开来，减少细菌在小肠的定植，并调节回肠内容物排空进入结肠，使食物中的营养成分充分吸收。回盲瓣被切除会加重营养素的吸收障碍。

4. 对动力和胃酸的影响 小肠的大段切除导致胃肠道动力紊乱，加速胃的蠕动与排空，短肠综合征患者进食后15分钟就可以排便，故严重影响营养物质的吸收利用。小肠大段切除还可产生大量胃酸，易造成溃疡，进而影响营养物质的消化吸收。

三、营养治疗

在正常人中，营养素的消化与吸收过程90%以上在上部空肠的100cm内完成，所以，短肠综合征患者只要保留有100cm长的完整空肠，一般就能保证其经口摄食后的营养素平衡。相反，多数空肠长度不足100cm的患者都需要长期肠外营养治疗。

（一）营养供给量

每日建议供给量：能量146~167kJ/（kg·d）[35~40kcal/（kg·d）]，蛋白质占总能量的20%~30%。如保留结肠，碳水化合物占50%~60%，降低脂肪至<30%（可适当选用MCT）；如切除结肠，则碳水化合物占40%~50%，不限制脂肪（可占30%~40%）。注意补充维生素和矿物质元素。

（二）肠外营养治疗

对行广泛肠切除手术的患者，急性期以肠外营养为主。由于患者尚处于高代谢状态，营养需要量相差很大，此时建议采用间接测热法确定患者的能量需要量。选择平衡型氨基酸作为氮源，目标量为1.2~1.5g/（kg·d），采用双能源系统，脂肪乳剂使用量一般不超过总能量的30%~40%，其他营养素根据生化检查结果适量补充。在术后早期，大量吻合口流出液会导致钠、钾及镁的丢失，因此应严格监测患者体重和血容量状况，所有吻合口流出液、粪便的水分、尿、钠和钾的丢失均应进行定量测定，以保证精确补充，维持最佳的电解质与水的平衡。

（三）肠内营养治疗

通常建议行广泛肠切除术的患者应尽早进行肠内营养治疗，经肠营养可促进肠黏膜增生、肥大，增加刷状缘酶的活性，有利于剩余小肠建立功能代偿。还有利于判断患者肠道是否通畅及肠道适应能力，并刺激小肠对电解质与水分的吸收。肠内营养要循序渐进，使患者能逐渐增加通过肠道吸收营养物质的量，同时逐渐减少肠外营养供给量，最终达到完全肠内营养。

肠内营养开始时可经口缓慢吸入要素制剂的等渗液体，如患者无法耐受要素饮食的味道，或口服后引流液明显增多、可见未消化的制剂残渣，则建议放置饲管、使用营养泵输注。肠内营养要遵循剂量由少到多、浓度由稀到稠、速度由慢到快的原则，逐渐增加能量和蛋白质的量。随着病情的好转，肠道吸收功能逐步恢复，管饲过渡为经口饮食。由于吸收面积减少，患者往往需要服用比正常人更多的营养物质才能满足营养摄入的需求。

（四）肠道康复治疗

1. **谷氨酰胺、膳食纤维和生长激素的联合应用** 谷氨酰胺能促进短肠综合征患者肠道黏膜的代偿性增生、增强残存黏膜的吸收功能，预防肠道细菌移位。膳食纤维在结肠内被细菌酵解成为短链脂肪酸，有利于结肠黏膜的增殖和功能代偿。生长激素有明显的促进合成代谢的作用，能够促进蛋白质合成、增加脂肪氧化分解，减少体重丢失。若将三者联合应用，可以增加短肠综合征患者残余小肠的吸收能力，并且显著减少肠外营养需要量，推荐在其他治疗方案无效的情况下使用。

2. **胰高血糖素样肽-2（glucagon-like peptide-2，GLP-2）** GLP-2是由小肠和大肠L细胞合成的胰高糖素原物质，能特异性刺激黏膜上皮的增生，促进损伤后的再生修复，减少细胞凋亡，促进小肠对营养物质的吸收代谢。已被证实对行肠外营养的短肠综合征患者有效。

四、营养护理

（一）营养筛查与营养评估

营养风险和营养不良是短肠综合征患者普遍存在的问题，需早期识别。应在入院24小时内使用NRS 2002进行营养风险筛查，对存在营养风险的患者进行营养评估，诊断是否存在营养不良。

（二）营养护理计划实施

1. **加强饮食心理护理** 短肠综合征患者可能会因为频发腹泻、不能正常进食而出现焦虑、抑郁等不良情绪。因此，需要关注患者的情绪变化，给予安慰和支持，帮助患者保持积极乐观的心态。同时，可以提供相关营养支持知识和食物选择，树立战胜疾病的信心，帮助患者更好地应对疾病的影响。

2. **食物选择** 选择食物的原则：采用适量能量、低脂肪、少渣饮食，少量多餐。要注意饮食卫生，避免生冷和刺激性食物，以免引起或加重腹泻。

（1）宜用食物：应根据肠道功能恢复情况选择不同类别的食物，可分为三个阶段。

1）试用期：在刚开始经肠营养时宜选用低蛋白、严格低脂流食，如稀米汤、稀藕粉、果汁水、维生素糖水、胡萝卜水等，由每次20~30ml开始。若患者能耐受且无不良胃肠道反应，可增至每次50~100ml，每日3~6次。此期一般2~3天。

2）适应期：若患者无明显胃肠道不适症状，宜选用稠流质，可依次添加含淀粉为主的米粥或藕粉，含蛋白质较高的脱脂酸奶，少量含脂肪的食物如蛋黄等。此期一般持续8~10天。

3）稳定期：当患者肠道功能进一步恢复时，可给予少渣半流质饮食或软食，并逐渐增加蛋白质、碳水化合物、脂肪的摄入量，仍需遵循少量多餐的原则。

如患者在适应期和稳定期无法通过天然饮食获得充足营养，宜增加要素型或整蛋白型等易消化吸收的肠内营养制剂。腹泻时，限制高脂肪、高纤维素食物，应选择一些易消化、清淡的食物，如米粥、面条、馒头等，用酸奶代替牛奶，食用果胶丰富的食物如苹果等，必要时口服要素制剂、水解蛋白粉或中链脂肪酸以保证营养摄入。

（2）忌用或少用食物：短肠综合征患者应忌用或少用高脂、高纤维、辛辣刺激性食物，如动物脂肪、粗粮、整粒豆类、芹菜、菠菜、韭菜、葱、蒜、辣椒等。腹泻时不要吃梨、西瓜、香蕉等。短肠综合征患者容易发生高草酸尿症及草酸钙肾结石，在选用食物时应避免高草酸食物，如菠菜、蕹菜、苋菜、茄子、韭菜、茭白、草莓、葡萄等。

（三）营养监测

实施肠内营养的初期，重点观察有无恶心、呕吐、腹胀、腹泻等相关并发症。短肠综合征患者常因吸收功能不全，导致多种营养物质缺乏，应定期测量体重，防止体重下降；监测铁、锌、维生素、血红蛋白等指标，评估微量元素和维生素缺乏的情况，并及时调整营养治疗方案。有腹泻时应特别关注钾、钠、氯等水平，避免出现严重的电解质紊乱。

（四）营养健康教育

对于需要家庭肠内管饲营养的患者，做好健康教育，指导照护者掌握营养液输注的方法，减少并发症的发生，避免发生堵管。指导患者在发生吸收不良导致的腹泻时选择易消化的低蛋白、低脂肪食物。如长时间体重不能达标或明显体重下降，需及时复诊并进行营养干预。

五、案例分析

本节导入的案例分析如下。

1. 营养风险筛查与营养评估　患者 BMI 14.0kg/m²，营养状态受损评分为 3 分；疾病严重程度评分为 2 分；年龄评分 0 分；NRS 2002 总评分为 5 分，患者存在营养风险。进一步经 GLIM 评估，患者为重度营养不良，需行营养治疗。

2. 选择营养途径　该患者经肠内营养不能满足需要，应以肠外营养为主、肠内营养为辅，以改善营养状态、促进肠道功能的代偿和恢复。同时口服肠内营养制剂，宜选用要素型制剂，如无法耐受该类型制剂的味道，也可放置鼻胃管进行肠内营养治疗。

3. 制订营养治疗方案时，考虑到患者较长时间营养摄入不足，有再喂养综合征风险。实施营养治疗特别是肠外营养时应严格控制总能量，根据耐受情况逐步增加至目标量。

第三节　肠瘘

导入案例

患者，男，55岁，因"胃癌术后2个月，突发呕吐、黑便1天"入院，急行手术，术后出现切口感染及消化道瘘。自发病以来体重下降2kg。

人体测量：身高168cm，体重45kg，BMI 15.9kg/m²。

实验室检查：血清白蛋白38.0g/L，余实验室指标未见明显异常。

诊断：肠瘘。

请思考：如何为该患者制订营养治疗方案？肠内营养治疗应遵循哪些原则？

一、概述

肠瘘（intestinal fistula）是指肠壁上有异常穿孔致使肠内容物由此漏出体表或进入腹腔内其他空腔脏器中。临床上较为常见的肠瘘主要是由手术后肠壁缝合不佳、人工肛门、腹部创伤、腹腔内感染及肿瘤等原因所引起。

肠瘘根据瘘内口所在肠袢的部位可分为高位瘘和低位瘘，位于胃、十二指肠及空肠上段的瘘为高位瘘，位于空肠下段、回肠及结肠的瘘为低位瘘。高位瘘会流失大量电解质和消化酶，易造成水、电解质紊乱及营养不良，而低位瘘更易引起感染。如果肠内容物流入其他空腔脏器，还会出现该脏器受累。

瘘的位置和大小不同，由瘘口流出的肠内容物的量和性质也不同。十二指肠瘘时流出物为含胆汁的肠液，每日高达3~4L，进食后不久可见未完全消化的食物自瘘口流出。空肠瘘流出物为淡黄色液体，回肠瘘流出物多为稀糊状，结肠瘘流出物多为半成形或不成形的粪便。若瘘口很小，则可能只有气体或少量分泌物排出。

二、营养代谢特点

肠瘘对机体具有广泛影响，患者通常处于高代谢状态，能量消耗增加，营养素大量丢失，还存在胰岛素抵抗等病理情况。其代谢特点主要表现：

1. 电解质代谢紊乱　肠瘘会造成水和电解质不同程度的丢失，引起水、电解质紊乱，血容量下降，酸中毒等，严重者可出现周围循环衰竭、肾衰竭等，如不及时有效补充可危及生命。

2. 消化酶大量丢失　肠液的丢失会造成各种消化酶的损失，引起消化吸收障碍，出现营养不良、体重下降、肌肉和内脏器官萎缩。

3. 营养物质摄入不足　肠瘘使消化道内的食物未经充分消化和吸收就流失体外，导致蛋白质-能量营养不良、贫血、各种维生素与矿物质的缺乏等。

三、营养治疗

（一）营养供给量

肠瘘患者的能量可按测定的每日能量消耗量供给，或在104~125kJ/（kg·d）[25~30kcal/（kg·d）]基础上增加，甚至增加1.5~2倍以满足瘘管高引流量患者的能量消耗。待瘘口开始缩小，并形成完整瘘管，此时可按每日能量消耗量146kJ/（kg·d）[35kcal/（kg·d）]供给。

提供蛋白质1.5~2g/（kg·d），若存在引流量过多的患者，蛋白质需要量可能更多，最高可达2.5g/（kg·d）。碳水化合物占50%~65%，脂类占20%~30%。同时应注意及时补充维生素和矿物质，纠正水、电解质紊乱。另外，在创伤、感染等应激状态下，谷氨酰胺是肠黏膜上皮细胞的主要能源，应给予补充。正确使用生长抑素或生长激素也是缩短肠瘘治愈病程的切实有效的措施。

（二）营养途径

肠瘘患者营养治疗的目的是在不同时期选择适宜的营养治疗途径，在供给营养、改善营养状态的同时促进肠瘘的愈合及肠道功能恢复、降低并发症和死亡率。肠瘘早期不宜给予过度的营养治疗，以免加重代谢负担；待代谢状态平稳后再加强营养。目前比较公认的是，肠瘘早期宜采用肠外营养加肠内营养的治疗方式，这种双途径营养不仅能保证营养治疗的效果，也能较早促进和利用部分胃肠功能，从而避免长期肠外营养带来的各种并发症，如细菌移位、肠源性感染等。

1. 肠外营养治疗　肠瘘早期以肠外营养为主，可以避免对肠道的刺激，减少胃肠液的分泌量，减轻胃肠道反应，促进瘘口的缩小和愈合。如有必要，肠外营养可在肠瘘的整个治疗过程中持续应用。对瘘口大、流量高的肠瘘，应在发生后立即采用肠外营养治疗，以保证营养治疗。

2. 肠内营养治疗　肠瘘发生1~2周后，瘘口开始缩小，并形成完整瘘管。尽早开展肠内营养治疗，营养管位置可根据瘘口的位置而异：高位瘘可将鼻肠管置于瘘口下方，亦可在瘘口的远端作空肠造口；回肠远端或结肠的低位瘘可经口进食或使用肠内营养；中段肠瘘的肠内营养较为困难，往往只能使用一段肠道，大多在给予要素制剂的同时结合肠外营养才能取得较好的效果。若能将收集的未污染的消化液一起输入，则效果更佳。若有腹泻则应减少脂肪摄入量。肠内营养应遵循由少到多、由稀到稠的原则逐渐过渡，同时减少并最终停用肠外营养。

四、营养护理

（一）营养筛查与营养评估

肠瘘患者普遍存在营养风险和营养不良，应在入院24小时内使用NRS 2002进行营养风险筛查，对存在营养风险的患者进行营养评估，诊断营养不良并进行分级。

（二）营养护理计划实施

1. 加强饮食心理护理　肠瘘患者可能会因为病情的长期性和不确定性而感到沮丧、焦虑和恐惧，可能因无法控制自己的身体状况感到羞耻和内疚，对未来的生活感到悲观。应及时有效地对患者进行心理疏导和沟通，并实施同伴支持的方法，消除患者的不良情绪。通过合理的饮食和心理护理，可以帮助肠瘘患者减轻不适症状，提高生活质量。

2. 食物选择

（1）宜用食物：对于肠瘘的营养治疗，开始时可选用均衡型营养制剂或流质，以少渣、肠道刺激性小、易吸收者为佳。1~2周后可选用易于消化的半流质，并逐渐减少管饲用量，最终过渡至软食或普食。

（2）忌用或少用食物：肠瘘患者应忌食油腻、高脂、多渣、不易消化的食物及刺激性强的食物。

（三）营养监测

开始肠内营养治疗时，注意有无腹胀、腹泻、引流量增加等相关并发症。定期复查相关指标：测量体重，监测血红蛋白、矿物质、维生素等指标，并及时调整营养治疗方案。有腹泻时应特别关注钾、钠、氯等水平，以避免出现严重的电解质紊乱。

（四）营养健康教育

肠瘘患者开始肠内营养治疗时往往伴随消化液丢失增加、喂养不耐受等情况，应通过营养宣教和指导，使患者和照护者全面了解营养治疗的相关知识，明确不同阶段可能出现的不良反应及相应的应对措施，促进营养和食物耐受，加快恢复进程。

五、案例分析

本节导入的案例分析如下。

1. 营养风险筛查与营养评估　患者BMI 15.9kg/m²，营养状态受损评分为3分，疾病严重程度评分为2分，年龄评分为0分，NRS 2002总评分为5分，存在营养风险。进一步经GLIM评估，患者为重度营养不良，需行营养治疗。

2. 早期宜采用肠内营养加肠外营养的支持方式。本案例为胃癌术后出现的切口感染及消化道瘘，为高位瘘，可将鼻肠管置于瘘口下方，亦可在瘘口的远端作空肠造口。早期能量目标为25~30kcal/（kg·d），肠内营养逐渐加量，不足的部分由肠外营养补充。但能量增加需要循序渐进，可一周左右达标，并密切监测电解质变化，注意维生素和电解质、微量元素的补充。

3. 待瘘口开始缩小，并形成完整瘘管，此时可经口进食要素制剂，逐渐过渡到整蛋白制剂、半流质饮食、软食等。此时可按每日能量消耗量供给35kcal/（kg·d），理想体重（kg）=168（cm）-105 = 63kg，目标能量35kcal/kg × 63kg = 2 205kcal，提供蛋白质（1.5~2）g/kg × 63kg = 94.5~126g。

4. 食谱举例　肠瘘患者一日食谱举例见表17-3-1。

▼ 表17-3-1　肠瘘患者一日食谱举例

餐次	食物内容及数量
早餐	肉末粥（大米25g、肉末10g），馒头（面粉50g）
加餐	酸牛奶250ml，面包50g
午餐	包子（猪肉50g、白菜叶100g、虾仁25g、面粉100g），肉末豆腐（豆腐100g、猪肉25g）
加餐	鸡蛋羹（鸡蛋55g），花卷（面粉25g）
晚餐	烂饭（大米75g），鱼片番茄（番茄去皮150g、鱼片75g）
加餐	牛奶250ml，发糕（面粉25g）

注：1. 全日烹调用植物油20g，盐5g。
　　2. 全日能量9.38MJ（2 240kcal），蛋白质198.0g（17.5%），脂肪66.4g（26.7%），碳水化合物312.6g（55.8%）。

第四节　烧伤

导入案例

患者，男，33岁，1个月前因"不慎被火焰烧伤全身多处"入院。现已分多次进行自身取皮、植皮术。近1个月体重下降约5%。

人体测量：身高160cm，体重60kg，BMI 23.4kg/m²。

实验室检查：总蛋白57.2g/L，白蛋白31.4g/L，前白蛋白125.6mg/L，肝肾功能未见明显异常。

诊断：全身多处烧伤，65%总体表面积，Ⅱ~Ⅲ度。

请思考：该患者每日应供给多少能量、碳水化合物、蛋白质及脂肪？

一、概述

烧伤（burn）是指热力导致的皮肤和其他组织的损伤，不仅可使皮肤全层受到损害，还会伤及肌肉、骨骼和内脏，并可引起多器官和系统的生理改变。对烧伤患者及时合理地补充营养物质，是增强机体免疫功能、减少并发症、促进机体恢复的关键。

二、营养代谢特点

大面积烧伤可引起机体代谢改变，通常烧伤后1~2天出现短时间的基础代谢降低，相当于休克期。继而出现代谢旺盛反应，也称超高代谢，此期可持续较长时间，相当于感染期。随后烧伤创面大部分愈合，机体合成代谢加强，相当于康复期。

1. 能量代谢　烧伤后代谢率随烧伤面积的增加而升高，烧伤面积为30%~60%时，基础代谢率增高70%~98%。代谢率增加一般在伤后6~10天达到高峰，之后随创面修复和感染的控制逐渐恢复到正常水平。

2. 蛋白质代谢　烧伤后蛋白质分解，出现负氮平衡。分解的蛋白质用于糖异生和组织修复及机体急用。轻、中度烧伤患者每日尿氮丢失量达10~20g，严重烧伤时达28~45g。合并败血症时，每日可排出60~70g。烧伤创面也可丢失一定数量的氮，治疗过程中的手术切痂、植皮以及合并败血症，也会显著增加尿氮排出量。

3. 脂类代谢　烧伤后脂肪成为代谢旺盛期机体的主要能量来源，约占体内总消耗量的80%。儿茶酚胺等激素分泌增加，促进组织内甘油三酯的分解。烧伤创面水肿液中含有大量脂类，严重烧伤也造成大量脂肪丢失。因此，容易引起不饱和脂肪酸——亚油酸和α-亚麻酸的缺乏。

4. 碳水化合物代谢　烧伤后患者常出现高血糖，血糖浓度与烧伤程度正相关。其原因为：烧伤患者由于肾上腺皮质激素、儿茶酚胺及胰高血糖素的分泌增加，促进了糖异生；肝糖原分解增加；出现胰岛素抵抗，糖耐量水平降低；胰岛素与胰高血糖素的比值降低，促进蛋白质分解和糖异生，使血糖进一步升高。

5. 矿物质代谢　在烧伤早期，组织细胞的破坏可引起各种矿物质含量的升高。在分解代谢旺盛期，因创面丢失和尿排出量增加，又导致血清中含量下降。钾、磷代谢常与氮代谢平行出现负平衡；钙仅能维持在正常值的低限水平，尿排出量仍然较高。烧伤患者因营养不良、尿钙与创面渗出增多等导致锌大量丢失，可达正常人的2~5倍。镁的变化与锌相似，尿中铜排出量的增加也会持续较长时间。

6. 维生素代谢　烧伤患者体内水溶性维生素经尿液和创面的渗出量大，加之体内物质代谢旺盛，需要量增加，血浆中各种维生素含量均降低。

7. 酸碱平衡变化　烧伤易导致酸碱平衡紊乱，常见代谢性酸中毒、呼吸性酸中毒和急性缺钾性碱中毒。

三、营养治疗

烧伤患者营养治疗的主要目的是通过合理的营养治疗途径纠正代谢失衡、供给所需营养，避免或改善烧伤后并发症，促进组织修复和功能恢复。

（一）营养供给量

1. 能量　烧伤后机体产热和耗氧量增加，能量需要量远高于正常状态。使用第三军医大学烧伤成人能量计算公式，烧伤面积达50%以上的患者每日能量需要量：能量需要量（kcal）= 1 000kcal/m² × 体表面积（m²）+ 25kcal × 烧伤面积（%）。

体表面积计算公式为：

男：体表面积（m²）= 0.005 7 × 身高（cm）+ 0.012 1 × 体重（kg）+ 0.088 2

女：体表面积（m²）= 0.007 3 × 身高（cm）+ 0.012 7 × 体重（kg）– 0.210 6

热氮比以628~837kJ（100~150kcal）∶1g为宜。

2. 蛋白质　烧伤后的不同时期，机体对蛋白质的需要量有很大差异。分解代谢旺盛期，患者对蛋白质的需要量最大，应供给充足，建议烧伤成人蛋白质摄入量为1.5~2g/（kg·d），占总能量的20%左右，优质蛋白质应占70%以上。儿童为3 g/（kg·d）。合并肾功能不全、消化功能严重紊乱、血尿素氮异常升高时，应适当减少蛋白质供给量。

3. 碳水化合物　每日供给量占总能量50%~60%。应用适当比值和剂量的胰岛素/极化液是烧伤患者补充葡萄糖同时纠正高血糖的重要措施。

4. 脂肪　每日脂肪供给量可占总能量的20%~30%。成年患者每日供给量通常按2g/（kg·d）计算，重度烧伤者增至3~4g/（kg·d）；合并胃肠功能紊乱及肝脏损害时，需适当减少脂肪供给量。

5. 维生素　维生素的需要量约为正常供给量的10倍，烧伤面积越大、程度越重，需要量越多。创面修复时，给予超过正常量的维生素C可加速创面伤口的愈合。

6. 矿物质

（1）钠：血清钠在烧伤后常出现波动，休克期钠离子浓度下降，随后逐渐升高，于伤后10天左右达到平衡。合并高渗性脱水或败血症时也可能出现高钠血症。伴有水肿和肾功能障碍者需适当限盐（钠）。

（2）钾：烧伤早期血钾会升高，但随着尿液和创面渗出液钾丢失量的不断增加，易出现低钾血症，常与负氮平衡同时存在，因此在供给大量蛋白质的同时需补充钾。一般每供给1g氮应同时补充195~234mg（5~6mmol）钾。

（3）锌：烧伤时锌的直接丢失量和间接丢失量都明显增加，改善锌营养状况可促进创面愈合。口服补锌量一般应达到正常人推荐量的10倍。

另外，对镁、铁、铜、碘等容易缺乏的物质也应及时补充。

7. 水　烧伤早期，由创面丢失的水分约为正常皮肤水分丢失量的4倍。长期发热会进一步增加水分的丢失量。对于严重烧伤患者，每日给水量为2 500~3 500ml。

（二）营养途径

1. 肠内营养治疗　严重烧伤可导致肠黏膜屏障功能障碍，肠道细菌及内毒素移位，造成肠源性感染。早期的肠内营养可促进胃肠蠕动及肠上皮细胞的生长、修复，维持肠上皮结构和功能的完整性，预防肠道黏膜损伤和通透性增加，可有效预防烧伤患者感染和上消化道出血等。

（1）经口摄食：经口摄食是营养治疗的首选途径。烧伤面积大于40%的深度烧伤患者多有胃肠道功能减弱，胃肠道功能恢复后，可给予少量流质饮食，如米汤或绿豆汤、瘦肉水等，每次50~100ml，每日3~6次。待适应后再依次供给其他半流质饮食和软食，少量多餐，每日6~8次。当普通膳食不能满足营养需求时，建议选用ONS，每日额外2~3次，可改善营养状态、促进康复。

（2）管饲营养：口面部严重烧伤而不能口服或经口摄食不足时，可采用管饲营养，常用鼻胃管。浓度由低到高、速度由慢到快、管饲量由少到多。上消化道烧伤者可行空肠造口术，经空肠造瘘管进行管饲。

2. 肠外营养治疗　对于严重消耗以及由于胃肠道功能紊乱，并发应激性溃疡、消化道大出血、肠梗阻、长期腹泻，而不能给予肠内营养者，需实施肠外营养。很多大面积烧伤的患者单凭肠内营养难以满足要求，可以补充肠外营养。长期采用肠外营养时，要注意补充必需脂肪酸、多种维生素和矿物质，必要时加入ATP、辅酶A等。

四、营养护理

应根据病情、病程、烧伤部位、胃肠道功能及并发症，采用适宜的途径供给各种营养素，防止发生营养不良，促进患者康复。

（一）营养筛查与营养评估

使用NRS 2002进行营养风险筛查，总评分≥3分需对患者进行营养评估。对体重下降或体能下降、体格检查、身体组成的一般评估，必要时还包括肌肉质量以及力量。

（二）营养护理计划实施

1. 加强饮食心理护理　由于疼痛、治疗过程和身体形象改变等因素，烧伤患者可能会经历愤怒、沮丧、焦虑和恐惧等一系列的情绪波动。普遍存在营养需求大和饮食量难以增加的矛盾，护理人员应根据患者的营养治疗途径和消化吸收情况，及时提供相应的护理知识，指导选择适宜的食物，增强其治疗信心。

2. 食物选择

（1）休克期：休克期患者应激反应严重，可先以液体复苏为主，以维持水、电解质平衡。待血流动力学稳定即可开始肠内营养。口服少量米汤、绿豆汤、梨汁、西瓜汁、维生素饮料等。进食困难或严重烧伤患者可置入胃肠营养管，逐渐增加肠内营养，但要防止因大量饮水而引起呕吐和急性胃扩张。为了增加用量和提高耐受性，可以用肠内营养泵持续供给适量营养制剂。

（2）感染期：此期应循序渐进，并逐渐增加蛋白质和能量，纠正负氮平衡，促进创面修复，积极增加肠内营养，不足部分应以肠外营养补充。胃肠功能基本恢复时，逐渐供给半流质饮食和软食，包括各种粥、面条、鱼、虾、乳类、蛋类、鲜嫩蔬菜、果泥等。口服有困难时，可管饲。

（3）康复期：此期创面愈合良好，机体功能开始恢复，应给予高蛋白、高能量、高维生素和多种矿物质的平衡膳食，包括各种面食、米饭、肉、鱼、虾、禽类、新鲜蔬菜和水果等。

（三）营养监测

肠外营养时，应每日监测尿氮、尿糖、血电解质、血糖、甘油三酯及肝功能等。在实施营养过程中，通过监测体重变化、氮平衡、血浆蛋白、血清运铁蛋白、前白蛋白、锌、维生素A等指标，可以及时发现患者的营养问题和创面愈合问题，并采取相应的治疗措施。

（四）营养健康教育

肠外和肠内营养治疗阶段，向患者和照护者解释营养液输注过程中可能出现的意外和不良反应，如堵管、喂养管脱出、腹胀、腹泻等，有情况立刻报告，以便及时处理。经口摄食阶段，应根据患者的营养需求和身体状况，制订出合理的饮食计划，包括每日餐次、食物种类和分量等，不足部分可口服营养补充，尽快达到能量、蛋白质和各种营养物质的目标摄入量。

五、案例分析

本节导入的案例分析如下。

1. 营养风险筛查与营养评估 该患者 BMI 23.4kg/m²，近 1 个月体重下降约 5%，营养状态受损评分为 3 分；疾病严重程度为 2 分；NRS 2002 总评分为 5 分，存在营养风险。进一步经 GLIM 评估，患者为中度营养不良，需行营养治疗。

2. 营养治疗方案

（1）确定每日所需能量：早期大量体液经表皮渗出，导致蛋白质、矿物质及微量元素大量丢失。已多次行植皮手术，处于康复期，创面修复的能量及蛋白质需求量大。若经口进食量不能满足目标能量需求，必要时可行管饲。该患者体表面积：$0.005\ 7 \times 160$（cm）$+ 0.012\ 1 \times 60$（kg）$+ 0.088\ 2 = 1.726$（m²）。每天的能量需求量：$1\ 000\text{kcal/m}^2 \times 1.726$（m²）$+ 25\text{kcal} \times 65 \approx 3\ 351\text{kcal}$。

（2）确定营养物质需要量：蛋白质、脂肪、碳水化合物分别约占 20%、20%~30%、50%~60%。

（3）应少量多餐，以细软易消化食物为主。

3. 食谱举例 烧伤患者一日食谱举例见表 17-4-1。

▼ 表 17-4-1 烧伤患者一日食谱举例

餐次	食物内容及数量
早餐	肉末粥（大米 25g、猪肉 10g），鸡蛋羹（鸡蛋 55g），麻酱花卷（面粉 100g）
加餐	酸牛奶 200ml，面包 75g（面粉 40g）
午餐	米饭（大米 100g），虾仁豆腐（鲜虾 100g、豆腐 150g），素炒黄瓜（黄瓜去皮 150g）
加餐	鲜肉小馄饨（面粉 75g、猪肉 50g）
晚餐	玉米面发糕（玉米粉 25g、面粉 75g），粥（小米 25g），丝瓜炒鱼片（丝瓜去皮 150g、鱼片 75g），丸子（鸡肉 100g）
加餐	牛奶 250ml，小蛋糕（面粉 25g、鸡蛋 55g、糖 25g）

注：1. 全日烹调用植物油 30g，盐 5g。

2. 全日能量 14.08MJ（3 364kcal），蛋白质 171.0g（20.3%），脂肪 96.1g（25.7%），碳水化合物 454.1g（54.0%）。

单项选择题

1. 胃切除术后开始进食进水的时间是
   A. 术后第1天
   B. 术后第2天
   C. 术后第3天
   D. 排气后
   E. 肠鸣音恢复后

2. 肠道手术患者术后第1天可选择的食物是
   A. 肉饼
   B. 苹果
   C. 面条
   D. 米汤
   E. 芹菜

3. 以下不符合短肠综合征的营养治疗原则的是
   A. 避免过度喂养
   B. 急性期以肠外营养为主
   C. 营养泵输注可提高耐受性
   D. 应尽早进行肠内营养治疗
   E. 选用高纤维食物

4. 肠瘘患者适宜选用的食物是
   A. 油炸食物
   B. 高纤维食物
   C. 大块肉类
   D. 刺激性食物
   E. 均衡型营养制剂

5. 烧伤康复期的饮食原则错误的是
   A. 高蛋白
   B. 高草酸
   C. 高能量
   D. 高维生素
   E. 多种矿物质

答案：1. A；2. D；3. E；4. E；5. B

学习目标

知识目标	1. 掌握　肿瘤营养护理要点和食物选择。 2. 熟悉　肿瘤患者的营养筛查与评定、营养治疗总原则和各类不同情况下的营养治疗方法。 3. 了解　肿瘤的病因、营养代谢特点。
能力目标	运用所学知识对肿瘤患者实施整体护理。
素质目标	尊重患者，保护患者的隐私，具有爱护患者的态度和行为。

导入案例

患者，男，57岁，4个月前无明显诱因出现咽部异物感，伴声嘶，无咳嗽、咯血、咳血丝痰等不适。电子喉镜检查：右侧梨状窝肿物。活检病理检查：中-低分化鳞状细胞癌。行全喉切除术，术后2.5个月，行放疗。近3个月体重下降10kg，近1个月进食量下降50%。

人体测量：身高175cm，体重59kg，BMI 19.3kg/m²。

实验室检查：白蛋白29.1g/L，前白蛋白120mg/L；肾功能正常。

诊断：喉咽癌。

请思考： 该患者入院后是否需要营养治疗？若需要，作为护士应给予该患者哪些营养指导？

一、概述

肿瘤（tumor）是机体在各种致瘤因素作用下，局部组织的细胞在基因水平上失去对其生长的正常调控，导致异常增生、分化而形成的新生物，一般表现为局部肿块。肿瘤细胞与正常细胞相比，具有异常的形态、代谢和功能，并在不同程度上失去了分化成熟的能力。肿瘤细胞生长旺盛，具有相对的自主性，即使致瘤因素已不存在时，仍能持续性生长，不仅与机体不相协调，而且有害无益。

肿瘤是一种常见病、多发病，根据其生物学特性及对机体危害性的不同，一般分为良性肿瘤和恶性肿瘤两大类。恶性肿瘤是目前危害人类健康严重的疾病之一。大多数人类恶性肿瘤是环境因素与遗传因素相互作用的结果。环境因素包括膳食结构、生活方式和环境致癌物。本章主要介绍恶性肿瘤的营养治疗。

恶性肿瘤早期常无明显的临床症状或症状轻微不典型，容易被患者忽视。当出现促使患者就诊的症状时，恶性肿瘤往往已经发展到中、晚期，导致临床治愈的机会十分有限。因此，早期发现、早期诊断和早期治疗对预后非常重要。多数中、晚期恶性肿瘤常见的临床表现有发热、疼痛、厌食、进行性体重下降、贫血、低白蛋白血症等，局部肿块及其引起的各种压迫、阻塞和破坏症状会导致进行性加重的进食障碍、消化吸收不良甚至梗阻。有些恶性肿瘤还会出现内分泌功能的变化。上述症状及表现都会导致患者出现不同程度的营养不良，部分患者甚至出现恶病质表现，即严重的机体耗竭状态。

相关链接 | **膳食炎症指数**

膳食炎症指数（dietary inflammation index，DII）是评估机体的整体膳食炎症潜力的客观工具，它是通过45种膳食成分对个体6种炎症标志物（白细胞介素-1β、白细胞介素-4、白细胞介素-6、白细胞介素-10、肿瘤坏死因子-α和C反应蛋白）影响的评分。饮食结构中DII正值则代表膳食具有促炎倾向，负值代表抗炎倾向。膳食中的各种生物活性成分（包括能量与营养素）可影响人体内炎症反应过程，通过科学合理的膳食可改善机体慢性炎症状态，改变肿瘤微环境，预防肿瘤发生和促进患者康复。

增加全谷物、单不饱和脂肪酸和多不饱和脂肪酸的摄入，减少饱和脂肪酸和反式脂肪酸的摄入，保证蔬菜和水果占总食物重量的2/3、适当摄入多酚类植物化合物，能够降低DII。蛋白质有轻微的促炎潜力，但由于肿瘤患者代谢紊乱，蛋白质消耗增加，仍建议提高蛋白质的摄入量。酒精虽具有抗炎潜力，但在肿瘤防治中，应避免长期过量或大量饮酒，肿瘤患者应戒酒。绿茶、红茶具有抗炎生物活性。抗炎饮食应采用健康的烹调方式。

二、营养代谢特点

肿瘤患者中营养不良的发生率较高，1/3~2/3的患者会出现恶病质，以持续性骨骼肌丢失、不能由常规营养支持完全缓解以及渐进的功能损伤为特征性表现。恶性肿瘤患者出现营养不良或恶病质的原因和机制比较复杂，主要与进食障碍、代谢异常、细胞因子以及肿瘤临床治疗等因素有关。

1. 进食障碍　包括由食欲下降、吞咽困难、梗阻、神经-内分泌变化、药物治疗以及肿物给患者带来的不适感等各种原因导致的食物及营养素的摄入量减少，后几种因素还可进一步加重食欲下降。患者常同时伴饱胀感、味觉异常、恶心、呕吐等症状。由于肿瘤是一类慢性消耗性疾病，患者在与疾病对抗过程中产生的焦虑、抑郁、失望甚至绝望等心理因素也会对进食及消化吸收产生很大的影响。

2. 代谢异常

（1）能量代谢异常：肿瘤患者的体重下降较明显，除能量摄入减少的原因外，机体消耗的增加亦是一个重要因素。导致肿瘤患者能量消耗增加的主要原因是肿瘤细胞导致的高代谢状态，病程越长、发现越晚，能量消耗越高。

（2）碳水化合物代谢异常：在肿瘤患者中常见葡萄糖不耐受症，这是由于胰岛素抵抗或胰岛素释放不足所造成的。表现为血糖清除的延迟、血糖水平升高、葡萄糖转换的增加以及乳酸的生成量增加。与宿主正常细胞不同，肿瘤细胞对葡萄糖的利用率很高，可在有氧条件下发生类似无氧酵解的氧化反应，从而迅速为肿瘤细胞供能，患者能量消耗的增加与体重的丢失都与之有关。这种现象称为Warburg效应。因此葡萄糖是肿瘤细胞的最佳能量来源。相反，低聚糖类与某些复杂糖类，如膳食纤维、低血糖生成指数/低血糖负荷碳水化合物等，对调节肿瘤患者糖代谢紊乱有益。

（3）脂肪代谢异常：肿瘤患者往往丢失大量蛋白质，应激和肿瘤本身释放的脂溶因素可使脂肪分解作用增加、脂肪氧化率增加、脂肪合成降低，血清脂蛋白酶活性降低，进而出现高脂血症，表现为血浆游离脂肪酸增加和/或甘油三酯增加。脂肪代谢的异常可导致肿瘤患者脂肪消耗，这也是恶病质的主要表现。体内较高水平的脂肪酸成为肿瘤患者可以利用的主要能量来源，而体外实验证实肿瘤细胞对脂肪的利用率较低，因此有人提出在肿瘤患者的营养治疗中应用高脂配方的营养制剂或膳食，但相关研究较少、结论亦不统一。

（4）蛋白质代谢异常：肿瘤患者多有不同程度的蛋白质缺乏，主要原因是患者体内蛋白质转换率增加，肝脏蛋白质合成增加而肌肉蛋白质合成降低，肌蛋白分解增加大于其合成的增加，随后内脏蛋白开始分解，导致负氮平衡，表现为消瘦、体重下降，这也是恶病质的主要表现。同时，蛋白质代谢异常还会导致氨基酸谱的变化，如色氨酸的增加将导致5-羟色胺等物质的生成增加，从而引起或加重食欲下降，支链氨基酸的减少会加重骨骼肌蛋白的消耗。

（5）维生素代谢异常：肿瘤患者血浆中抗氧化维生素含量普遍下降，如β-胡萝卜素、维生素C和维生素E等。此外，其他维生素，如维生素B_{12}在食管癌、胃癌患者血浆中含量降低，叶酸亦有降低。

（6）水、电解质代谢异常：肿瘤患者可伴水、电解质紊乱，多见低钠血症、高钙血症等。多数患者还有硒、锌等元素营养状况的下降，同时可见到抗氧化能力降低和细胞免疫功能的下降。胃癌患者还可见到血钴和血锰含量的下降。

上述的能量及营养素代谢异常表明，肿瘤患者不仅需要营养支持以补充营养、弥补消耗，还需要营养治疗以纠正肿瘤细胞造成的代谢紊乱，进而改善机体营养状况、维持体重、提高机体抗氧化能力和免疫功能。

3. 细胞因子 机体在肿瘤的刺激下，其免疫细胞可诱导产生许多内源性细胞因子，如肿瘤坏死因子-α（tumor necrosis factor-α，TNF-α）、白细胞介素-1（interleukin-1，IL-1）、白细胞介素-6（interleukin-6，IL-6）、干扰素-γ（interferon-γ，IFN-γ）、白血病抑制因子（leukemia inhibitory factor，LIF）等，与肿瘤患者食欲下降密切相关，有些还可诱发恶病质的出现。

4. 抗肿瘤治疗 肿瘤的发病与进展涉及许多影响因素，其治疗也是一个非常复杂的过程，需要使用多种方法综合治疗，包括手术、放疗、化疗等。手术是一种创伤性治疗方法，因此会加重患者已经存在的负氮平衡或分解代谢增强；手术部位与术式也可直接影响进食或消化吸收，导致吞咽困难或吸收不良。放疗对机体的损伤程度主要取决于照射部位及照射剂量，常见消化道黏膜损伤、味觉异常、吞咽困难、食管狭窄、肠炎、肠腔狭窄或梗阻等。化疗可导致较明显的全身反应，包括恶心、呕吐、味觉异常、食欲下降、黏膜溃疡等。上述临床治疗方法均可能导致肿瘤患者出现营养不良、免疫功能下降，而后两者又会降低患者对临床治疗的耐受性，增加并发症发生率及死亡率。

三、营养治疗

（一）肿瘤营养治疗总原则

肿瘤患者营养治疗的主要目的是改善其营养状况、增强免疫功能，提高患者对手术、放疗、化疗的耐受力，减少并发症，改善预后。

1. 能量 有效的营养治疗依赖于准确估计患者的总能量消耗（total energy expenditure，TEE）。临床实践中，建议使用代谢车间接测热法对肿瘤患者进行能量消耗个体化测量。如果无法个体化测量TEE，可以依据疾病情况、患者基础代谢状况、生理指标情况、身体活动能力等进行个体化评定，以确定适宜的能量目标需求量。一般推荐卧床者84~104kJ/（kg·d）[20~25kcal/（kg·d）]，活动者104~125kJ/（kg·d）[25~30kcal/（kg·d）]。区分肠外营养与肠内营养，肠外营养建议采用84~104kJ/（kg·d）[20~25kcal/（kg·d）]计算非蛋白质能量，肠内营养总能量按104~125kJ/（kg·d）[25~30kcal/（kg·d）]计算。营养治疗的能量最少应满足患者需要量的70%。

非荷瘤状态下三大营养素的供能比例与健康人相同，碳水化合物50%~65%、脂肪20%~30%、蛋白质15%~20%；荷瘤患者应该减少碳水化合物在总能量中的供能比例，提高蛋白质、脂肪的供能比例（表18-0-1）。按照需要量100%补充矿物质及维生素，根据实际情况可调整其中部分微量营养素的用量。

▼ 表18-0-1　三大营养素供能比例

营养方式	非荷瘤患者	荷瘤患者
肠内营养	C∶F∶P=（50~65）∶（20~30）∶（15~20）	C∶F∶P=（30~50）∶（25~40）∶（15~30）
肠外营养	C∶F=70∶30	C∶F=（40~60）∶（60~40）

注：C，碳水化合物；F，脂肪；P，蛋白质。

2. 蛋白质 荷瘤状态下，患者有效摄入量减少，加之肿瘤高代谢，蛋白质消耗增加。手术、放疗、化疗也会对机体正常组织造成不同程度的损伤，损伤组织的修复需要大量蛋白质。因此，蛋白质供给量要充足，以1.0~1.5g/（kg·d）为宜，严重消耗者以1.5~2.0g/（kg·d）为宜，其中优质蛋白应占60%以上，并增加富含支链氨基酸的优质蛋白质食物。

3. 脂肪 参考健康人群标准，脂肪供能比例为20%~30%，对胰岛素抵抗伴体重减轻患者，推荐增加脂肪供能比例，选用n-3多不饱和脂肪酸（n-3 polyunsaturated fatty acids，n-3PUFA），对改善肿瘤患者炎症反应有益。

4. 碳水化合物 碳水化合物是主要供能物质，参考健康人群标准，碳水化合物供能比例为

50%~65%；对胰岛素抵抗伴体重下降患者，应减少碳水化合物供能比例，提高脂肪的供能比例，注意选择低聚糖、低 GI/ 低 GL 碳水化合物。如果胃肠道条件允许，还应保证膳食纤维的供给，建议通过饮食或肠内营养摄入膳食纤维 15~35g/d；如发生腹胀、排便次数增多可适当减量。

5. 维生素和矿物质　按照每日膳食营养素参考摄入量（dietary reference intakes，DRIs）供给。膳食摄入不足者，可能达不到推荐摄入量的100%，应根据实际情况调整微量营养素（维生素及矿物质）的用量。对于存在肌肉减少症者，在 25-（OH）D 水平下降时应补充维生素 D，有助于防止 2 型肌纤维萎缩，从而增强肌力。对于大手术后、放化疗、贫血或恶病质的患者，维生素 C、维生素 B_1、维生素 B_2、维生素 B_6、锌、铁、硒、维生素 D 等某些微量营养素需要量可能增加，可根据病史、临床症状、膳食调查、实验室检测等营养评定结果进行适当补充。

6. 特殊营养成分　有些食物含有某些特殊物质，具有很强的防癌、抑癌作用，如香菇、木耳、金针菇、灵芝、海参中含有的多糖类物质，人参中含有的蛋白质合成促进因子，大豆中的异黄酮，茄子中的龙葵碱，四季豆中的植物红细胞凝集素等，可适量供给这些食物。

7. 免疫营养素　具有调节机体免疫作用的营养物质称为免疫营养素，主要包括 n-3PUFA、谷氨酰胺、精氨酸及核苷酸。额外添加一些具有免疫调节作用的免疫营养素，不仅能够改善肿瘤患者的营养状况，还能够激活免疫细胞、调节机体免疫功能、减轻有害或过度的炎症反应、维护肠黏膜屏障功能，从而减少感染性及非感染性并发症、缩短住院时间、提高治疗效果。

腹部大手术肿瘤患者，围术期应使用富含精氨酸、n-3PUFA 和核苷酸的免疫营养制剂，可改善免疫功能，减少术后感染并发症。推荐术前 5~7 天应用精氨酸、n-3PUFA 和核苷酸；术前营养不良者，术后若无并发症也应继续应用 5~7 天。如需肠外营养，给予谷氨酰胺可能获益，但不作为常规推荐，剂量为 0.2~0.5g/（kg·d）。

肠外营养中添加 n-3PUFA 有助于降低腹部大手术肿瘤患者的感染性并发症发生率，缩短住院时间。放、化疗期间添加 n-3PUFA，可能能够维持肿瘤患者体重和瘦体组织质量。晚期肿瘤患者使用 n-3PUFA 可能能够改善恶病质。n-3PUFA 推荐剂量为 0.1~0.2g/（kg·d）。

8. 其他　肝功不全时应限制水、钠摄入，肾功不全时应限制蛋白质摄入，接受放疗、化疗时饮食宜清淡。对于伴有严重消化吸收功能障碍者，若拟定的临床治疗方案可能明显影响患者进食及消化吸收，或预计患者对临床治疗的耐受性较差可能影响营养素的充足摄入时，应及时建立合理的营养支持途径，给予肠内营养或 / 和肠外营养支持。

9. 烹调与餐制　肿瘤患者多有食欲下降、味觉异常或消化吸收不良，烹调时应采用少油、软烂易消化的方式，如蒸、煮、汆等，并利用食材本身的味道或调味品调整食物的味道、刺激患者食欲。有吞咽困难的患者可多用面条、面片、馄饨等易吞咽食物，或将食物制成糊状后食用，严重者需置管行肠内营养。多数患者可沿袭原有的餐制习惯，有明显进食障碍者可采取少量多餐的餐制，次数不限，以能够摄入全天所需能量又不增加患者进食负担为准。

（二）营养治疗方式

1. 营养治疗五阶梯　自下而上分为：① 饮食＋营养教育；② 饮食＋口服营养补充；③ 全肠内营养（口服及管饲）；④ 部分肠内营养＋部分肠外营养；⑤ 全肠外营养。

2. 五阶梯营养治疗原则 肿瘤患者营养治疗应遵循五阶梯治疗原则，即首选饮食+营养教育，然后依次向上阶梯晋级，当下一阶梯不能满足60%目标能量需求3~5天时，选择上一阶梯治疗方式。需注意根据不同肿瘤的营养代谢特点，选择个性化的营养治疗方案。

（1）第1阶梯：饮食+营养教育，是营养治疗最基础的手段，也是最经济的干预措施。通过宣教的方式，改变患者的饮食模式。营养教育应满足患者个体化的需要，有助于改善患者的营养状况、提高生活质量，从而保证治疗的顺利进行。营养治疗需要有营养师的参与，基于团队的模式定期开展。

（2）第2阶梯：口服营养补充（ONS）是指以特殊医学用途配方食品（FSMP）经口服途径摄入，补充日常饮食的不足。经强化营养教育和咨询指导后，通过经口摄食仍然不能达到目标营养摄入量的患者，推荐使用ONS。

ONS一般采用"3+3"模式，即在三餐中间增加3次FSMP，每次150~250ml，全天补充400~600kcal，可满足大部分中、重度营养不良患者的能量需求。

（3）第3阶梯：全肠内营养（total enteral nutrition，TEN）是以FSMP取代食物提供全部所需能量及营养素，途径包括口服和管饲。当患者不能进食正常饮食时，给予TEN。首先鼓励患者口服，口服不足或不能口服时选择管饲。

（4）第4阶梯：当全肠内营养不能满足目标量需求量时，推荐通过肠外营养补充肠内营养不足部分，称为部分肠外营养（partial parenteral nutrition，PPN），也称为补充性肠外营养（supplementary parenteral nutrition，SPN），即部分肠内营养（partial enteral nutrition，PEN）+部分肠外营养（PPN）。此阶梯应以肠内营养为主，在肠内营养的基础上补充肠外营养，两者之间没有规定比例，根据患者的肠道耐受情况调整，若肠道耐受度高，肠外营养补充则少，反之则多。此方式在肿瘤终末期、肿瘤手术后、肿瘤放疗、肿瘤化疗中，发挥着重要的作用。

（5）第5阶梯：当患者存在胃肠功能障碍，不能耐受肠内营养，可短期使用全肠外营养（total parenteral nutrition，TPN）。当可以接受肠内营养时，再转为部分肠外营养或全肠内营养。

（三）非终末期手术肿瘤患者的营养治疗

1. 肿瘤患者围术期的营养治疗 与其他外科患者无特殊区别，可参照非肿瘤患者围术期的营养支持。营养支持不是接受外科大手术治疗的肿瘤患者的常规措施。

2. 中度营养不良计划实施 大手术患者或重度营养不良患者，建议在手术前接受营养治疗1~2周，即使手术延迟也是值得的。预期术后7天以上无法通过正常饮食满足营养需求的患者，以及经口进食不能满足60%需要量1周以上的患者，应给予术后营养治疗。

3. 剖腹大手术患者 无论其营养状况如何，均推荐手术前使用免疫营养5~7天，并持续到手术后7天或患者经口摄食>60%需要量时为止。即使对营养良好的患者，此措施也可以显著减少伤口感染性并发症的发生。免疫增强型肠内营养应同时包含n-3PUFA、精氨酸、核苷酸三类底物。单独添加上述三类营养物中的任一种或两种，其作用需要进一步研究。

4. 需行手术治疗的患者若合并下列情况之一——6个月内体重丢失>10%~15%、BMI<18.5kg/m²、患者参与的主观全面评定（patient-generated subjective global assessment，PG-SGA）达到重度营养

不良、无肝功能不全患者的血清白蛋白<30g/L——营养治疗可以改善这些患者的临床结局（降低感染率、缩短住院时间）。患者应在术前给予肠内营养支持10~14天，即使手术因此而推迟也是值得的。

5. 任何情况下，只要肠内途径可用，应优先使用肠内营养。手术后应尽早（24小时内）开始肠内营养，特别是经口营养。

（四）放疗患者营养治疗原则

放疗患者进行营养治疗的目的：① 诊断和治疗患者放疗前、中、后的营养不良；② 降低患者的放疗不良反应，增强疗效耐受性，减少放疗非计划性中断，提高放疗完成率；③ 增加肿瘤细胞对放疗的敏感性，提高放疗精确度，提高患者的近远期疗效；④ 提高患者生活质量。

1. 在肿瘤患者放疗全程即放疗前、放疗中和放疗后，进行规范化的营养评估和营养治疗。

2. 在肿瘤患者放疗前采用PG-SGA量表进行营养评估，在放疗中联合PG-SGA量表和肿瘤放射治疗协作组（Radiation Therapy Oncology Group，RTOG）急性放射损伤分级进行营养评估，在放疗后联合PG-SGA量表和RTOG晚期放射损伤分级进行营养评估，并根据评估结果选择营养治疗和抗肿瘤治疗的联合模式。

3. 营养教育可以使肿瘤放疗患者达到增加能量和营养素摄入的目的，建议放疗前、中、后均开展，但需根据患者放疗的不同阶段个体化进行。

4. 在放疗的各个阶段，肠内营养均是营养治疗的首选途径，不推荐常规进行肠外营养。当患者肠内营养无法实施或因严重放射性黏膜炎、放射性肠炎导致无法获得足够的营养需要时，推荐及时联合部分或全肠外营养。

5. 肿瘤放疗在实施肠内营养时，ONS是首选，不推荐放疗前常规预防性置入营养管。需要管饲的放疗患者，如预计管饲营养时间短（≤30天），首先选择经鼻管饲（NGT），而需要长期管饲喂养（>30天）或头颈部肿瘤放疗患者，建议选择胃造瘘/空肠造瘘。

6. 肿瘤放疗患者肠外营养通路的选择除需常规考虑预计持续时间和营养液的渗透压外，还需要考虑照射野的范围，应尽可能避开照射野，以减少放射线对肠外营养管的影响。

7. 肿瘤放疗患者能量目标量推荐为104~125kJ/（kg·d）［25~30kcal/（kg·d）］。在放疗过程中，患者能量需求受到肿瘤负荷、应激状态和急性放射损伤的影响而变化，因此需要个体化给予并进行动态调整。肿瘤放疗患者推荐提高蛋白质摄入量：一般患者推荐1.2~1.5g/（kg·d），严重营养不良患者推荐1.5~2.0g/（kg·d）；对于并发重度放射损伤或恶病质的患者，可提高到2.0g/（kg·d），但需考虑患者肝肾功能所能承受的程度。

8. 在肿瘤放疗过程中，谷氨酰胺对降低放射性皮肤损伤的发生率和严重程度有益处，但对于放射性肠炎的预防和治疗作用缺乏足够的临床证据。n-3PUFA制剂可能对减少患者炎症反应、保持患者体重有益，但对放疗后肿瘤消退和患者生存时间的影响还缺乏高级别研究证据。益生菌有助于预防腹部或盆腔肿瘤患者在放疗期间的放射性毒性反应。

9. 肿瘤患者放疗后仍需定期进行营养监测和随访，对于存在营养不良的患者，建议给予家庭营养。患者家庭营养要求医师为患者选择和建立适宜的营养途径、制订营养治疗方案、指导照护者监测营养并发症并对营养过程进行管理，以保证家庭营养治疗的有效性和安全性。

（五）化疗患者营养治疗原则

非终末期肿瘤化疗患者的营养治疗目标：① 维持或改善膳食摄入；② 减轻代谢紊乱；③ 重视维持和增加骨骼肌肌肉量，维持体能状态；④ 降低抗肿瘤治疗过程中因营养不良导致的药物剂量减低或治疗中断的风险；⑤ 改善生活质量。

1. 对肿瘤化疗患者的营养筛查和评定应在肿瘤诊断时及治疗期间进行，并在后续的每一次随访中重新评定。化疗前、化疗期间有营养风险或营养不良的患者，建议营养治疗。

2. 化疗期间应保证机体充足的营养摄入，对口服摄入较低的肿瘤患者，推荐通过个体化营养教育和膳食指导结合ONS，确保充分的营养摄入。对治疗期间出现严重不良反应导致无法进食或进食量明显减少的患者，应及时给予营养治疗。对接受高剂量化疗的患者，入院时应该进行营养筛查和评定，并每周评定，有营养风险或营养不良时，尽早开始五阶梯营养治疗，保证充足的营养素摄入。

3. 化疗患者选择营养治疗途径，遵循"只要肠道功能允许，优先选择肠内营养"的原则。肠内营养首选ONS。口服不足或不能时，用管饲补充或替代。化疗后出现严重黏膜炎或严重胃肠道功能受损，经口进食和肠内营养仍不能满足营养素的需求，应考虑肠内营养联合肠外营养。对肠内营养不可行或耐受不良的患者，推荐全肠外营养。肠外营养推荐采用全合一或预装工业化多腔袋制剂。头颈部肿瘤合并吞咽困难、严重口腔黏膜炎患者，经口摄入不足时，管饲比口服更有效，建议尽早管饲给予肠内营养。需要长期鼻饲时（>4周），建议行内镜下经皮胃造瘘等。

4. 对存在体重丢失风险或营养不良的晚期肿瘤化疗患者，加入二十碳五烯酸（EPA）、鱼油或n-3PUFA，或给予富含EPA的肠内营养制剂，鱼油（常用剂量为4~6g/d）以及n-3PUFA（1~2g/d）可以减少肿瘤患者炎症反应，可能对改善食欲、维持体重及瘦体组织有效。肠内免疫调节配方（含有谷氨酰胺、精氨酸、核苷酸和n-3PUFA等）可能会减轻化疗所致的黏膜炎、腹泻发生率，减轻化疗不良反应。

5. 推荐患者于化疗期间在可耐受范围内保持体力活动，保持适量的有氧运动和/或抗阻训练以维持肌肉量。

（六）终末期肿瘤患者的营养治疗

1. 充分听取，高度重视患者及其亲属的意见和建议，做好记录。

2. 个体化评定，制订合理方案，选择合适的配方与途径。

3. 营养治疗可能提高部分终末期恶性肿瘤患者的生活质量。

4. 患者接近生命终点时，已不需要给予任何形式的营养支持，仅需提供适当的水和食物以减少饥饿感。

5. 终末期恶性肿瘤患者的营养支持是一个复杂问题，涉及面广。考虑到疾病无法逆转且患者不能从中获益，而营养支持可能会带来相关的并发症，因而国外指南不推荐使用营养支持。但是在国内，受传统观念与文化的影响，终末期肿瘤患者的营养支持在很大程度上可能不再是循证医学或卫生资源的问题，而是一个复杂的伦理、情感问题，常常被患者家属的要求所左右。

四、营养护理

（一）营养筛查与营养评估

肿瘤患者的营养筛查和评估应在肿瘤诊断时即开始，并定期重新筛查与评估。

营养筛查可以选择营养风险筛查2002（nutritional risk screening 2002，NRS 2002）、营养不良通用筛查工具（malnutrition universal screening tool，MUST）、营养不良筛查工具（malnutrition screening tools，MST）等有效的工具，推荐采用NRS 2002。NRS 2002总评分≥3分，表明有营养风险，需对患者进行营养评估。

肿瘤患者常用的营养评估量表有患者参与的主观全面评定（PG-SGA）、主观全面评定（subjective global assessment，SGA）、微型营养评定（mini-nutritional assessment，MNA）、全球（营养）领导层倡议营养不良诊断标准共识（global leadership initiative on malnutrition，GLIM）等，首选PG-SGA进行营养评估。在实施营养干预后，应定期对患者进行营养评估，例如营养干预后的半个月、1个月、6个月。

通过营养评估，患者的营养不良及其严重程度已经明确，临床上为了进一步了解营养不良的原因、类型及后果，需要对患者实施进一步的综合评定。通过病史、体格检查、实验室及器械检查对导致营养不良的原因进行分析，从能耗水平、应激程度、炎症反应、代谢状况四个维度对营养不良的类型进行分析，从人体组成、体能、器官功能、心理状况、生活质量对营养不良的后果进行五层次分析。

（二）营养护理计划实施

1. 加强饮食心理护理　宣教肿瘤的病理生理知识，注意患者的病情变化，鼓励患者增强战胜疾病的信心，及时与营养师沟通，合理制订营养治疗方案。掌握患者的膳食心理状态，营造良好的进餐氛围，使患者治疗得以顺利实施。进行正确的饮食指导，处理常见影响饮食摄入的问题。

2. 食物选择

（1）宜用食物：在保证患者膳食结构合理、营养素比例恰当的前提下，可选用下列食物进行食物搭配。

1）水产类：鱼类，尤其是海鱼含有丰富的锌、钙、硒、碘等元素，有利于抗癌。海参，含有海参多糖和海参皂苷，均具有抗肿瘤作用：海参多糖直接作用于肿瘤组织（包括肿瘤细胞及肿瘤间质）或免疫细胞，通过抑制肿瘤细胞增殖、阻滞肿瘤细胞周期及核酸生成、抑制新生血管和阻滞肿瘤细胞转移以及激活免疫调节反应发挥其抗肿瘤作用；海参皂苷通过调节细胞线粒体中的B淋巴细胞瘤-2（Bcl-2）蛋白家族和胱天蛋白酶的凋亡因子，起到抗癌作用。

2）豆制品：大豆及其制品中含有丰富的异黄酮，对乳腺癌、结肠癌等均有明显的抑制作用。

3）乳类：乳类中含有多种生物活性物质，其中乳铁蛋白、α-乳白蛋白具有抗癌作用。

4）蔬菜类：萝卜、卷心菜、南瓜、莴笋等蔬菜，含有分解、破坏亚硝胺的物质，消除其致癌作用；茄子中的龙葵碱有抗癌作用；胡萝卜、菠菜、紫菜含有大量的β-胡萝卜素、维生素C等成分，经常食用可防癌、抑癌；大蒜中的大蒜素和微量元素硒具有抗癌作用，还含有某些脂溶性挥发油，可激活巨噬细胞，提高机体免疫力；葱类富含谷胱甘肽，可与致癌物结合，有解毒功能，另外还含有丰富的维生素C，宜经常食用；四季豆，富含蛋白质、维生素及植物红细胞凝集素，在体外能抑制人体食管癌及肝癌细胞株的生长，对移植性肿瘤亦有抑制作用。

5）菌藻类：菇类，如香菇、冬菇等，其中的蘑菇多糖有明显的抗癌、抑癌作用；木耳类，如银耳、黑木耳等，其提取物中的多糖类有很强的抑癌作用；金针菇，富含多糖类、天冬氨酸、精氨酸、谷氨酸、丙氨酸、组氨酸等多种氨基酸和核苷酸，以及多种微量元素和维生素，有明显的抗癌作用；海带，含有藻酸，可促进排便、防止便秘，抑制致癌物在消化道内的吸收，具有防癌、抗癌功效；莼菜，含丰富的维生素B_{12}、天门冬素、多缩戊糖及海藻多糖碱，可有效抑制癌细胞增殖。

6）水果类：苹果，含有苹果酸、酒石酸、柠檬酸、多糖类、维生素、矿物质及大量的纤维素和果胶，果胶可与放射性致癌物结合，使之排出体外；无花果，果实中含有大量葡萄糖、果糖、苹果酸、柠檬酸、蛋白水解酶等，是良好的抗癌食品；大枣，含有大量的环磷腺苷及多种维生素，可改善机体免疫功能，是抗癌佳品。

7）其他：人参，含蛋白质合成促进因子，对胃癌、胰腺癌、结肠癌及乳腺癌有明显疗效，对肿瘤症状有不同程度的改善；茶叶，含有丰富的茶多酚、叶绿素及多种维生素，有防癌、抗癌功能。

（2）FSMP：肿瘤患者的FSMP应选用口味佳且富含蛋白质的高能量密度配方，可减少摄入容量，保证较好的依从性。荷瘤状态下，尤其是进展期、终末期肿瘤患者，推荐高脂肪低碳水化合物配方，脂糖比可达到1∶1，甚至脂肪供能更多。对炎症指标水平高于正常上限或存在肠道炎症的患者，可给予免疫营养治疗，建议FSMP中采用DII较低的营养素配方。蛋白质组件（乳清蛋白）、支链氨基酸（亮氨酸）、谷氨酰胺、鱼油、膳食纤维、低聚糖等是肿瘤患者常用的肠内营养组件制剂。β-羟基-β-甲基丁酸盐（β-hydroxy-β-methylbutyrate，HMB）是支链氨基酸亮氨酸的体内代谢产物，推荐合并肌肉减少症或恶病质的肿瘤患者长期服用HMB，推荐量为3g/d。

（3）忌用或少用食物：动物脂肪、虾蟹类、腌渍与烟熏食物、酸泡食物、罐头制品以及含硝酸盐和亚硝酸盐多的食品，如咸鱼、酸菜、香肠、熏肉等；烧烤类及反复高温油炸食品；辛辣刺激性食物和调味品；浓茶、咖啡等。避免油腻、生冷粗硬、不易消化的食物及酒精摄入。限制精制糖的摄入。忌霉变食物。

（三）营养监测

1. 定期随访　认真记录患者的各项营养指标并作出客观的评价，以便根据患者的营养状态和病情确定营养供给标准和补给方式。保持与患者和医生、营养师的良好沟通，共同制订营养康复的计划。对应用肠内、肠外营养者进行管理，监测营养治疗效果。

2. 肿瘤患者食欲评价　食欲下降是肿瘤患者的常见症状，易引起营养不良和恶病质，影响肿瘤的治疗及预后。建议常规实施食欲评价，尽早发现患者营养风险并给予营养治疗。但目前尚无评估肿瘤患者食欲下降的金标准，常用的评价方法包括问卷法、生物标志物法、膳食模式法等，通常采用问卷法对其进行定量评价。

（1）肿瘤患者厌食/恶病质评价量表（anorexia/cachexia subscale-12，A/CS-12）：用以评估厌

食/恶病质。建议总评分≤30分即可认为患者存在食欲下降，具体评价标准见表18-0-2。

▼ 表18-0-2 肿瘤患者厌食/恶病质评价量表 单位：分

在过去7天内出现的状况	没有	很少	有时	经常	很多
食欲好	0	1	2	3	4
吃的食物满足我的需求	0	1	2	3	4
担心体重	4	3	2	1	0
大多数食物尝起来味道不佳	4	3	2	1	0
在意自己看起来多瘦	4	3	2	1	0
每当想要吃东西时就会丧失食欲	4	3	2	1	0
我很难吃高能量或油腻的食物	4	3	2	1	0
家人和朋友会逼我吃东西	4	3	2	1	0
我有呕吐的情况	4	3	2	1	0
我很容易饱	4	3	2	1	0
有腹痛情况	4	3	2	1	0
整体健康是改善的	0	1	2	3	4

（2）肿瘤患者食欲症状问卷（cancer appetite and symptom questionnaire，CASQ）：用于预测肿瘤患者体重丢失，为早期通过食欲情况判断患者体重下降可能提供参考。总得分0~48分，分数越低，代表症状负担更大和/或食欲下降越明显。具体评价标准见表18-0-3。

▼ 表18-0-3 肿瘤患者食欲症状问卷

问题	0分	1分	2分	3分	4分
我的食欲	非常差	差	一般	好	很好
进食时，何时感觉饱	什么也没吃	吃了几口	吃了1/3	吃了1/2	吃完整份
进食前的饥饿感	几乎没有	偶尔	有时	经常	总是
享受食物	几乎没有	偶尔	有时	经常	总是
目前食量	<1餐/d	1餐/d	2餐/d	3餐/d	>3餐/d
加餐食量	0	1次/d	2次/d	3次/d	≥4次/d
与生病前相比，食物的味道	非常糟糕	糟糕	一般	更好	很好
目前味觉	没有味觉	严重改变	中等改变	轻微改变	没有改变
进食前或进食中恶心感	总是	经常	有时	偶尔	几乎没有

问题	0分	1分	2分	3分	4分
大多时候的心情	非常悲伤	悲伤	既不悲伤也不快乐	快乐	非常快乐
大多时候的精力	非常差	差	中等	好	很好
大多时候的疼痛	非常严重	严重	中等	轻微	轻微几乎没有

（3）食欲刻度尺：由于传统食欲评价方法较为复杂，可采用食欲刻度尺量化患者的主观食欲感觉。食欲刻度尺包括0~10级，其中0代表食欲最差，10代表食欲最好。具体评价标准见图18-0-1。

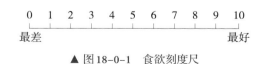

▲ 图18-0-1 食欲刻度尺

（四）营养健康教育

1. 告知营养治疗目的 向患者及家属宣教肿瘤营养治疗的重要性，营养治疗的目的，分析营养治疗的益处和营养不良的危害；告知营养治疗的内容、流程和可能遇到的问题及对策；预测营养治疗效果。

2. 根据病情给予适合的营养指导 营养护理应根据肿瘤患者的疾病种类、年龄、生理需要、肿瘤分期、营养评定、实验室及器械检查结果，给予个体化营养治疗方案。如对于能够经口进食的患者，应侧重于膳食指导的宣教；对不能经口进食，采取管饲或肠外营养的患者，应侧重肠内、肠外营养的宣教。

3. 营养误区解答 营养是肿瘤患者非常关心的问题，但在日常生活中，肿瘤患者对营养的认识存在很多误区。回答患者及其家属提出的问题，解答常见的营养误区。

4. 家居康复指导 做好平衡膳食，进食切忌过快，食物不宜过烫、过硬、刺激性过强，以免这些食物容易刺激和损伤胃肠道而增加患癌机会。饮食应有节制、饱饥适度，切忌暴饮暴食和不规律进食。保持乐观精神，调整好自己的膳食心态。

5. 肿瘤相关症状的饮食建议 肿瘤患者在治疗过程中常表现一些与进食相关的症状，如口腔黏膜炎症、吞咽困难、口腔干燥、分泌黏稠唾液、恶心、呕吐、食欲减退等症状，护理工作中可给予一些简单饮食建议，以帮助改善相关症状，提高营养管理效果，具体可参考表18-0-4。

▼ 表18-0-4 部分肿瘤症状的饮食建议

症状	饮食建议
口腔黏膜炎症	1. 选择软、清淡食物，如燕麦粥、粗面粉、芝士汤、布丁、土豆泥、酸奶、冰激凌、鸡蛋、面条、奶昔 2. 增加汤汁、调味品、肉汁、肉汤、牛油、人造黄油到黏稠的食物中 3. 使用吸管引导食物，避免通过溃疡或疼痛区域 4. 避免番茄、醋/腌菜、柑橘等酸味食物 5. 避免刺激性食物，如胡椒、胡椒粉、辣椒酱、丁香、山葵类食物（芥辣） 6. 避免乙醇、咖啡、碳酸饮料、烟草 7. 避免干、粗糙、坚硬和辛辣食物

症状	饮食建议
	8. 使用碳酸氢钠、盐水溶液漱口（4杯水加1汤匙碳酸氢钠粉、1汤匙盐）或苏打汽水 9. 不要使用含乙醇的漱口水或商业漱口水
吞咽困难	1. 与语言病理学家讨论合适的食物浓度和运动来提高吞咽功能 2. 整个肿瘤治疗期间尽可能多进行吞咽运动，尽可能避免不经口进食 3. 尽可能频繁多次尝试小的、软的肉类及不是太干的、泥状食物 4. 避免面包、蛋糕、曲奇、薄饼（除非这些食物被液体湿润） 5. 尝试高热量的液体营养补充剂
口腔干燥	1. 每天至少进食8~10杯（约2L）非咖啡因液体[快速计算方法可参考体重（kg）或能量计算，每天每千克体重或每千卡1ml液体] 2. 可尝试吸吮冰条、无糖糖果（如柠檬糖）、冰冻葡萄、冰棒或使用无糖口香糖 3. 避免咖啡、酒、烟草 4. 避免含乙醇漱口水 5. 使用无乙醇漱口水和口腔护理产品（如漱口水、口香糖、牙膏） 6. 选择软的、水分丰富的含有额外添加了汁类、调味品、肉汁和肉汤的食物 7. 避免干的食物如硬的瘦肉、未加工的蔬菜、面包、薄饼、炸薯条、脆饼干、米饭、蛋糕、小松糕等
黏稠唾液分泌	1. 如可耐受，可增加液体摄入，帮助稀释分泌物；尝试甜的或非常酸的饮料如柠檬水或酸果蔓汁 2. 尝试木瓜或菠萝汁（或水果）来帮助溶解稠的黏液 3. 经常使用苏打水和盐水溶液（配方见上）漱口以减轻浓厚的、过夜的分泌物
恶心、呕吐	1. 肉类少量多餐，避免空腹 2. 选择那些低于或接近室温的食物（减轻异味） 3. 进食清淡、淀粉类食物如马铃薯、面条、麦片、吐司、薄饼等 4. 进食含生姜食物如姜汁汽水、姜味点心、姜糖等 5. 避免多脂、肥腻、煎炸、辛辣或非常甜的食物 6. 进食后坐着或者斜躺1小时（避免平躺） 7. 如果由于浓厚口腔分泌物导致恶心、呕吐，按照上面的原则
便秘	1. 每天至少进食8~10杯（约2L）非咖啡因液体 2. 尝试建立规律的进餐计划，每天在同一时间进餐 3. 进食含柠檬和蜂蜜的热水 4. 每天进食1杯李子果汁（热的效果更佳） 5. 使用天然轻泻剂：3份麦麸、2份苹果汁、1份李子果汁，每天使用这种轻泻剂3汤匙或根据需要增加
食欲减退	1. 每天计划进食需1~2小时 2. 选择高热量、高蛋白含量食物，如鸡蛋、芝士、冰激凌、酸奶、布丁、花生酱等 3. 进食含热量的饮料，如果汁、牛奶、运动饮料、苏打水、奶昔等 4. 烹调时使用植物油或肥肉，将芝士加入三明治和蔬菜，使用调味品如蛋黄酱、沙拉酱、奶油、酸奶油、果酱等 5. 口服高热量营养补充剂 6. 在汤、奶昔、土豆泥、麦片粥内增加无脂奶粉，提高蛋白质的摄入

五、案例分析

本章导入的案例分析如下。

1. 营养风险筛查与营养评估　患者身高175cm，理想体重（kg）=175（cm）-105=70kg，BMI 19.3kg/m²，近3个月体重下降10kg，体重丢失大于5%，营养状态受损评分3分；疾病严重程度评分为1分；年龄评分为0分；NRS 2002总评分为4分，存在营养风险。进一步经PG-SGA评估，患者为重度营养不良，需行营养治疗。

2. 营养治疗方案

（1）确定能量需要量：肿瘤放疗患者能量推荐25~30kcal/（kg·d），故全日能量需要量（kcal）=70kg×（25~30）kcal/kg=1 750~2 100kcal。

（2）确定蛋白质、脂肪、碳水化合物需要量：① 患者为重度营养不良，推荐蛋白质按1.5~2.0g/（kg·d）计算，全天蛋白质需要量（g）=70kg×（1.5~2.0）g/kg=105~140g；② 脂肪供能比例为20%~30%，全天脂肪需要量（g）=2 100kcal×（20%~30%）÷9kcal/kcal=47~70g；③ 其余能量由碳水化合物提供。

（3）选择营养治疗方式：患者胃肠道功能正常，营养干预选择肠内营养，可经口进食，首选ONS。当患者经口饮食与ONS的总能量不足60%目标能量需求3~5天，或不能口服时，选择管饲。

（4）具体方案：三餐食物给予1 500kcal，两餐之间与睡前共增加3次FSMP，每次150~250ml，全天补充400~600kcal。

3. 营养健康教育　告知营养治疗目的，侧重于膳食和ONS的营养指导，讲解食物选择的宜忌，解答营养误区，给予肿瘤相关症状的饮食建议。

4. 食谱举例　肿瘤患者软食一日食谱举例见表18-0-5。

▼ 表18-0-5　肿瘤患者软食一日食谱举例

餐次	食物内容及数量
早餐	馒头（面粉25g），菜泥肉泥粥（粳米25g、小白菜50g、瘦猪肉25g），鸡蛋羹（鸡蛋50g）
加餐	牛奶220g
午餐	馒头（面粉50g），鱼片粥（粳米25g、生菜25g、鲅鱼40g），枸杞炖鸡块（枸杞子5g、鸡腿50g），蒸茄子（茄子125g）
加餐	苹果150g
晚餐	肉丝面片（面粉75g、油菜50g、瘦猪肉25g），冬瓜虾仁（冬瓜100g、虾仁80g）
加餐	酸奶100g

注：1. 全日烹调用植物油20g，盐5g。
　　2. 全日能量6.35MJ（1 518kcal），蛋白质72.1g（19.0%），脂肪47.1g（27.9%），碳水化合物201.1g（53.1%）。

学习小结

　　肿瘤的营养治疗能够给患者机体提供适当的营养底物，减轻代谢紊乱和骨骼肌消耗，改善机体生理及免疫功能，缓解疲劳、厌食等症状，改善机体活力，降低治疗中断的风险，并帮助患者安全度过治疗阶段，减少或避免由治疗引起的不良反应，提高生存质量。本章主要介绍了肿瘤的营养治疗，学习时应掌握肿瘤营养护理要点和食物选择；熟悉肿瘤患者的营养筛查与评定、肿瘤的营养治疗总原则和各类不同情况下的营养治疗方法；了解肿瘤的病因、营养与肿瘤之间的相互关系、营养代谢特点。

（翟兴月）

单项选择题

1. 患者，男，59岁。近期诊断为胃癌，欲行胃癌根治术，营养评估为中度营养不良，建议在手术前接受营养支持的时间为
   A. 1~2天
   B. 3~5天
   C. 5~7天
   D. 1~2周
   E. 2~3周

2. 患者，女性，49岁。卵巢癌术后，入院行化疗，给予该患者的营养健康教育内容不包括
   A. 根据病情给予适合的营养指导
   B. 心理疏导
   C. 食物辅导
   D. 做好营养评估与监测
   E. 化疗药物不良反应

3. 患者，女，45岁。乳腺癌术后1个月，现行化疗，下列对该患者的营养健康教育内容错误的是
   A. 做好营养评估与监测
   B. 进食规律，避免增加餐次
   C. 鼓励同亲人和朋友一起进餐
   D. 做好心理疏导，注意患者的病情变化，鼓励患者增强战胜疾病的信心
   E. 营养指导应根据肿瘤患者的疾病种类、年龄、生理需要、肿瘤分期等有所侧重

4. 患者，男，58岁。喉癌术后2年，现放疗中，合并黏膜炎，下列说法错误的是
   A. 细嚼慢咽
   B. 保持口腔卫生
   C. 摄入柔软、光滑或者捣碎的食物
   D. 避免摄入混合有水分或汤汁的食物
   E. 使用常温食品

5. 患者，男，58岁。鼻咽癌放疗中，现吞咽困难，给予该患者的饮食建议中不恰当的是
   A. 对液体吞咽困难时，避免胶冻状食物
   B. 调整食物的质地
   C. 食物小分量供给
   D. 对固体吞咽困难，可准备质地柔软的食物
   E. 确保患者在用餐时具有合适的体位

   答案：1. D；2. E；3. B；4. D；5. A

第十九章

传染性疾病的营养治疗

学习目标

知识目标	1. 掌握　艾滋病、肺结核及新型冠状病毒感染的营养治疗原则；掌握并熟练运用住院患者营养风险筛查工具。
	2. 熟悉　传染性疾病的营养代谢特点，根据临床治疗与营养治疗的原则，合理实施营养护理。
	3. 了解　传染源、传播途径和临床表现及分型；了解传染性疾病的个体化营养治疗方案制订方法。
能力目标	运用所学知识对艾滋病、肺结核及新型冠状病毒感染患者实施整体护理。
素质目标	尊重患者，保护患者的隐私，具有爱护患者的态度和行为，同时做好自我防护措施。

第一节　艾滋病

导入案例

患者，男，68岁，因"头晕、行走不稳2个月，确诊HIV抗体阳性4天"入院。近1个月精神、食欲差，进食少量半流质。有便秘，小便正常。近2个月体重下降3kg，有糖尿病史。

人体测量：身高168cm，体重49kg，BMI 17.4kg/m²。

实验室检查：血清白蛋白34.1g/L，前白蛋白112mg/L，血红蛋白108g/L，糖化血红蛋白10.0%，钠离子123mmol/L，氯离子90.7mmol/L。

影像学检查：头部MRI检查示脑白质高信号，脑萎缩。

诊断：艾滋病、颅内病变待排查、2型糖尿病。

请思考：该患者入院后是否需要营养治疗？如何为该患者制订营养治疗方案？

一、概述

获得性免疫缺陷综合征（acquired immunodeficiency syndrome，AIDS），即艾滋病，因人类免疫缺陷病毒（human immunodeficiency virus，HIV，或称艾滋病病毒）感染引起，直接影响宿主免疫系统，使T淋巴细胞急剧减少，宿主免疫功能部分或全部丧失，从而易发生机会性感染甚至肿瘤。感染特点是CD4⁺T淋巴细胞进行性减少，病毒数量逐渐增加，CD4⁺/CD8⁺T淋巴细胞比例倒置，最终导致人体细胞免疫功能缺陷。HIV感染可累及多种脏器或系统，尤其是消化道、骨髓、肺、眼、脑及皮肤。

艾滋病的传染源为艾滋病患者和HIV感染者。传播途径：① 性接触传播，截至2020年10月，我国报告的HIV感染者中，性传播感染比例在95%以上，其中异性间性接触传播超过70%；② 血液及血制品传播，包括静脉吸毒时共用注射器或注射器消毒不严、接受血液或血制品、不规范献血以及医源性感染；③ 垂直传播，被HIV感染的女性在妊娠、分娩及哺乳过程中都可以将HIV传染给下一代。

典型的HIV感染可分为急性期、无症状期及艾滋病期。

1. 急性期 通常发生感染HIV的6个月内。临床可出现发热、咽痛、头痛、厌食、全身不适及关节肌肉痛等症状。大多数患者临床症状轻微，持续1~3周后自行缓解。

2. 无症状期 可从急性期进入此期，或无明显的急性期症状而直接进入此期。此期可持续2~10年或更长，时间长短与感染途径、感染病毒的数量和型别、个体差异、营养条件及生活习惯等因素有关。

3. 艾滋病期 为感染HIV后的最终阶段，艾滋病期可见艾滋病相关综合征、各种机会性感染、肿瘤及神经系统症状。艾滋病相关综合征如发热、乏力、全身不适、厌食、体重下降、慢性腹泻等，常见的机会性感染包括卡氏肺孢菌、巨细胞病毒、结核分枝杆菌等，因免疫缺陷继发肿瘤常见为卡波西肉瘤、非霍奇金淋巴瘤等，神经系统主要表现为头晕、头痛等。

二、营养代谢特点

艾滋病是一种多器官、多系统疾病，可影响多种营养素的代谢，并由此导致多种症状或疾病的出现。

1. 体重下降 主要由以下原因造成：① 味觉异常、厌食导致主动进食量减少；② 口腔或食管病变引起吞咽困难，导致主动进食量减少；③ 消化道病变引起恶心呕吐、腹泻或吸收不良，导致营养素的吸收、利用减少；④ 机体经常处于感染状态，能量消耗增加，导致机体蛋白质分解增加。体重下降的特点是体脂（body fat，BF）和体细胞群（body cell mass，BCM）的下降不成比例，体重下降多以BCM下降为主，当BCM降至一定比例时可导致死亡。

2. 负氮平衡（negative nitrogen balance） 艾滋病患者因主动进食量减少而导致蛋白质摄入量减少，免疫功能下降也影响体内蛋白质的合成，而蛋白质分解代谢增强，使机体处于负氮平衡状态，进一步损害免疫功能。一方面出现体重下降，肌肉丢失，更易发生各种感染和肿瘤；另一方面又因感染的发生或加重导致体重进一步下降，营养状况恶化。

3. 脂肪代谢异常 HIV感染通过释放大量细胞因子，如TNF-α、IL-6、IL-1β等，诱导脂肪细胞应激反应，导致其发生炎症改变，最终发生脂肪细胞凋亡和脂解进程，诱发高甘油三酯血症、低高密度脂蛋白胆固醇血症等一系列血脂代谢紊乱。另外患者长期抗反转录病毒治疗（antiretroviral therapy，ART）后也可能出现血脂代谢紊乱，目前认为与ART后药物影响、炎症反应、氧化应激和遗传因素等相关。

4. 维生素和矿物质 由于病毒和药物的作用，50%~80%的HIV感染者患有腹泻，且多为慢性腹泻，部分还可出现恶心呕吐、吸收不良等消化系统问题，严重者可出现脱水和/或电解质紊乱。以上因素均可导致维生素和矿物质的缺乏，影响最大的是脂溶性维生素、B族维生素以及钠、钾、铁、锌等矿物质元素。由于消化道炎症和慢性失血，患者易发生巨幼细胞贫血和/或缺铁性贫血，维生素B_{12}、叶酸或铁的缺乏可导致或加重贫血。机会性感染或药物可造成骨髓抑制，全血细胞减少，引起正常细胞性贫血，从而加重感染。

三、营养治疗

艾滋病是一种与行为密切相关的传染性疾病，HIV感染者通过规范的ART治疗，可有效控制病情、延长寿命，但该人群的心血管疾病患病率也逐步升高，HIV感染者常见的心血管疾病危险因素为血脂异常、吸烟、高血压、糖尿病和肥胖。另外，部分感染者可能因治疗不及时等原因，导致免疫功能逐渐丧失而引起机体代谢的紊乱，代谢失调又进一步加速免疫功能的下降，形成恶性循环。一旦发病，患者常处于多种疾病并存的状态下，给治疗带来非常大的困难。因此，需对HIV感染者和艾滋病患者进行严密监测，及时进行营养评估和营养干预，针对出现的症状及时调整营养治疗方案。

（一）营养治疗目的

在对症治疗的同时，尽可能改善其整体的营养状态，增强免疫功能。良好的营养支持能有效延缓艾滋病患者和HIV感染者的疾病进程，并降低艾滋病相关疾病的发生率。

（二）营养治疗原则

在营养治疗过程中，要根据患者和感染者的病情，选择适当的营养支持途径。无口腔或食管严重病变、严重腹泻等症者，以口服为宜，否则应进行管饲。当肠内营养未能改善严重腹泻导致的水、电解质紊乱，或患者无法经消化道进食时，才考虑应用肠外营养。

1. 能量 艾滋病患者的能量消耗较大，其能量需要量可按下式计算：

能量需要量 = 基础代谢能量消耗（BEE）× 活动系数 × 应激系数

Harris–Benedict公式计算BEE：

男性 BEE = 66.47 + 13.75 × 体重（kg）+ 5.00 × 身高（cm）– 6.76 × 年龄（岁）

女性 BEE = 655.10 + 9.56 × 体重（kg）+ 1.85 × 身高（cm）– 4.68 × 年龄（岁）

症状较轻的患者和HIV感染者的活动系数为1.3，卧床患者为1.2。应激系数按感染程度计算，轻度感染为1.0~1.2，中度感染为1.2~1.4，严重感染为1.4~1.8。

2. 蛋白质 艾滋病患者应用高蛋白饮食，蛋白质摄入量可达1.5~2.0g/kg。尽可能保证食物的多样化，增加优质蛋白质类食物摄入量，如瘦肉、鱼虾、蛋、奶和大豆类等。在艾滋病期患者因消耗增加或感染等疾病因素，多出现蛋白质–能量营养不良、低蛋白血症等，必要时可选用高蛋白型肠内营养制剂或含有蛋白质、短肽、氨基酸的肠内营养制剂。

3. 脂肪　为防止或纠正脂肪代谢异常，应控制膳食中脂肪摄入量，脂肪占总能量的20%~40%，必要时增加中链脂肪酸供能，每日所需能量的其余部分由碳水化合物提供。患者或感染者如有腹泻或吸收不良，应选用适宜的肠内营养制剂，以减轻膳食脂肪对肠道的刺激，保证各种营养素的消化、吸收和利用。

4. 维生素和矿物质　每日维生素和矿物质的摄入量必须达到膳食营养素参考摄入量标准。维生素A（或β-胡萝卜素）、维生素E、维生素C等天然抗氧化剂有助于患者和HIV感染者免疫功能的改善，维生素D和钙可以改善高蛋白膳食引起的钙丢失，维生素B_2和锌可以改善口腔或消化道溃疡，维生素B_{12}、叶酸及铁可以改善贫血症状，维生素B_1、维生素B_6等可以改善神经系统症状，可根据患者的病情选择食用富含以上营养素的食物，病情严重者可服用膳食补充制剂。

5. 膳食纤维　由于多数患者或HIV感染者有腹泻、吸收不良等症状，给予膳食纤维时应优选用富含可溶性纤维类食物，慎用不溶性膳食纤维，以免引起消化道出血。根据《中国居民膳食营养素参考摄入量》（2023版），我国成年人膳食纤维的适宜摄入量为25~30g/d。

（三）特殊情况及并发症处理

1. 发热　艾滋病期发热患者优先选择糊状、半流质或精细软食，以高能量密度食物为主，增加优质蛋白质丰富的食物摄入量，避免辛辣、坚硬、油腻等食物，必要时可予口服营养补充。

2. 恶心呕吐　应干湿分离进食，少量多餐，两餐间可进饼干、蛋糕之类的甜点，必要时可在进食前服用镇吐药。可在进食前摄入少量水果或果汁，以增进食欲、预防恶心呕吐。如有味觉改变，可在食物中加用醋、柠檬汁等调味品。

3. 腹泻　艾滋病期腹泻患者应避免摄入生冷、油腻、刺激性的食物，限制摄入不易消化的蔬菜、水果和粗粮，以精细、清淡、易消化的食物为主，可加工为流质、糊状或半流质食物，必要时考虑补充益生菌。

4. 口腔念珠菌感染　表现为舌和颊黏膜上的白斑，常在红色基底上出现，严重症状也可播散到口咽或食管，引起吞咽困难。此时，应以冷流质饮食为主，可将食物加工成流质，放冷或冷藏后摄入。若天然食物无法满足患者能量需要，应常规增加口服营养补充。

四、营养护理

（一）营养筛查与营养评估

对于住院的AIDS患者，医护人员可以通过NRS 2002、营养不良通用筛查工具（malnutrition universal screening tool，MUST）等对患者的营养风险或营养不良风险做出判断，若存在营养风险或营养不良风险，需进行营养评估。

（二）营养护理计划实施

1. 加强心理护理　住院期间患者容易陷入焦虑、恐惧、绝望等严重的情绪反应之中，因此在护理过程中鼓励患者树立信心，保持心理平衡，情绪稳定，积极治疗，讲解艾滋病的预防、控制、治疗措施知识，开展营养宣教，告知不良情绪对身体免疫系统的影响，使患者能够自我调节心理健康，配合医生积极治疗，乐观生活。

2. 食物选择

（1）宜用食物：① 各种豆类及豆制品（尤其是大豆类）富含植物性蛋白质，含大豆异黄酮，而脂肪和胆固醇含量相对较低。② 蔬菜宜选用根茎类、瓜类和茄果类，以利于咀嚼，减轻对口腔、食管及消化道的刺激；茎、叶类蔬菜也可选用，烹调时宜切碎、炒烂。③ 红黄色蔬菜（如番茄、胡萝卜等）含有丰富的类胡萝卜素。芥子油苷存在于所有十字花科植物中，如花菜、芥菜、萝卜等。多酚类化学物主要存在于水果和蔬菜的外层和全谷食物中。单萜类化学物存在于调料类食物中。大蒜及其他球根状植物中富含硫化物。植酸主要存在于谷物外皮和蔬菜的茎、叶部。

（2）忌用或少用食物：① 避免食用干硬、有特殊气味或刺激性的食物，如膨化食品、烤面包、咖啡、辣椒、芥末、辣根等；② 如出现味觉改变，应避免食用金属罐装食物，如罐装饮料、罐头等；③ 忌用高脂饮食，避免食用油炸、熏酱、腌渍食物。

（三）营养监测

对接受抗病毒治疗的患者应定期进行常规营养评估，关注体重变化、食物摄入量变化、血脂水平等，以早期发现营养不良，及时纠正。

（四）营养健康教育

1. **加强营养宣教** 通过多种形式对艾滋病患者进行宣传教育，指导患者遵医嘱进行生活方式干预，定时复查，实现自我管理。

2. **养成健康饮食行为** 规律早餐，避免晚餐摄入过多、过晚等不良饮食习惯，均衡饮食，避免暴饮暴食和狼吞虎咽的饮食习惯，避免摄入过凉、过热、辛辣食物，限制摄入碳酸饮料和含糖饮料。确保饮食卫生、安全，禁忌摄入腐败变质和有毒食物。避免过量食用高盐及高钠食物，例如腌制食品、烧烤食品；避免过量使用酱油、味精、鸡精等调味料。

3. **戒烟禁酒** 应彻底戒烟，避免被动吸烟，禁止饮酒。

4. **保持心情愉悦** 应引导患者进行自我调节，病情许可的情况下，积极参加适当的娱乐活动，如听音乐、户外活动、打太极拳、与同病室病友交谈等，使之改善心理健康水平。指导家属协助患者心理疏导，使患者得到家庭成员的支持与关爱。

5. **合理运动** 指导患者进行力所能及的体育锻炼及运动，增强机体免疫力。

五、案例分析

本节导入的案例分析如下。

1. **营养风险筛查与营养评估** 患者BMI 17.4kg/m^2，一般情况较差，营养状态受损评分为3分；疾病严重程度评分为2分；年龄评分为0分；NRS 2002总评分5分，存在营养风险。进一步经GLIM评估，患者为重度营养不良，需进行营养治疗。

2. **营养治疗方案** ① 该患者无明显消化吸收障碍，因疾病导致进食量少，入院进行膳食调查，评估患者经口进食和口服营养补充不能保证营养需要量，与患者沟通同意建立管饲途径，先置鼻胃管，根据治疗后变化再行调整；② 根据Harris-Benedict公式患者每日基础代谢能量消耗为1 127kcal，卧床状态，按照中度感染计算得出每日能量需要量为1 623~1 893kcal；③ 蛋白质需

1.5~2.0g/（kg·d），每日需要量为95~126g；④ 建议脂肪占比30%，脂肪需要量为54~63g；⑤ 碳水化合物占总能量的40%~50%，需要量为215~237g；⑥ 住院期间可根据实际情况选择制作匀浆膳或使用肠内营养制剂。

3. 食谱举例　AIDS患者匀浆饮食一日食谱举例见表19-1-1

▼ 表19-1-1　艾滋病患者匀浆饮食一日食谱举例

餐次	食物内容及数量
早餐	面包1片，水煮鸡蛋1个（鸡蛋60g），脱脂牛奶（250ml），使用破壁机搅拌至均匀流质状态
加餐	高蛋白型营养制剂250ml（能量375kcal，蛋白质18.8g）
午餐	米饭（稻米50g），芹菜炒牛肉（芹菜150g、牛肉60g、植物油8g、食盐2g），温开水适量，使用破壁机搅拌至均匀流质状态
加餐	水果200g，温水适量制成果汁
晚餐	米饭（稻米50g），西蓝花炒虾仁（西蓝花150g、虾仁100g、植物油8g、食盐2g），温开水适量，使用破壁机搅拌至均匀流质状态
加餐	高蛋白型营养制剂250ml（能量375kcal，蛋白质18.8g）

注：1. 全日烹调用植物油16g，盐4g。
　　2. 全日能量7.58MJ（1 812kcal），蛋白质94.6g（20.9%），脂肪61.0g（30.3%），碳水化合物221g（48.8%）。

第二节　肺结核

导入案例

患者，男，20岁，因"发现肺部阴影10个月，咯血4小时"就诊。平素身体健康状况良好，食量一般，近期食欲、食量无明显变化。近10个月体重下降约2kg。

人体测量：身高178cm，体重55kg，BMI 17.4kg/m²。

实验室检查：血清前白蛋白241mg/L，血清白蛋白41.0g/L，血红蛋白浓度158g/L，空腹血糖4.33mmol/L，甘油三酯0.69mmol/L。

诊断：继发性肺结核、咯血。

请思考：该患者是否需要营养干预？如何为该患者制订营养治疗方案？

一、概述

肺结核（pulmonary tuberculosis，PTB）是全球关注的公共卫生问题，迄今仍然是严重危害人类健康的主要传染病，也是我国重点控制的主要疾病之一。结核病（tuberculosis）是由结核分枝杆菌复合群引起的传染性疾病，可累及全身多个脏器，如肠结核、肺结核、肝结核、淋巴结核及结核性胸膜炎等，以肺结核最为常见。结核分枝杆菌主要通过咳嗽、打喷嚏、大笑、大声讲话等方式经呼吸道传播。飞沫传播是结核最主要的传播途径。痰中查到结核分枝杆菌是确认肺结核的主要依据。影响机体对结核分枝杆菌自然抵抗力的因素除遗传因素外，还包括营养不良、生活贫困、居住环境拥挤等社会因素。婴幼儿、老年人、慢性疾病患者、HIV 感染者等任何使机体免疫力低下者都是肺结核的易感人群。因此，控制结核病流行应从控制传染源、切断传染途径、增强机体免疫力来降低易感性三个方面入手。

肺结核的全身症状表现为疲倦乏力、长期午后低热、盗汗以及食欲减退、恶心、腹胀、腹泻、体重减轻、月经失调、闭经和面部潮红等。局部呼吸系统症状通常表现为咳嗽、咳痰、血痰等，继发感染时为脓性黏痰，伴有胸腔积液时可见呼吸困难，累及胸膜时表现为胸痛，严重者可出现不同程度的咯血。胸部 X 线检查是早期发现肺结核的首选方法。

二、营养代谢特点

1. 蛋白质与能量 肺结核是一种慢性、消耗性疾病。一方面，机体长期不规则低热，消耗增多，蛋白质分解代谢明显增强，造成蛋白质丢失过多。另一方面，在结核病活动期，由于全身毒血症反应，使患者出现食欲减退、恶心、呕吐、腹痛、腹泻等胃肠道症状，使能量和蛋白质摄入严重不足。两方面共同作用使患者极易出现蛋白质-能量营养不良，如不及时纠正，最终将导致恶病质的发生。

2. 维生素 维生素参与机体能量和物质代谢。结核病患者在长期低热过程中，分解代谢旺盛，能量消耗增高，导致各种维生素的需要量和丢失量明显增加，如果不及时补充，很容易造成维生素缺乏症，尤其是 B 族维生素和维生素 C 缺乏。另外，维生素能够提高机体免疫力，减轻化疗不良反应，维生素 D 还能促进钙的吸收。

3. 碳水化合物 碳水化合物摄入量大于可被氧化的量会导致产生糖原和/或脂肪沉积，有可能诱发患者代谢障碍。肺结核患者可出现各种形式的低氧血症和缺氧，引起糖代谢紊乱。其血糖曲线与糖尿病患者的血糖曲线相似，应注意碳水化合物的选择，来源应以复合碳水化合物为主。

4. 脂肪 脂肪的呼吸商是 0.7，比碳水化合物的呼吸商低，比等能量的糖溶液产生的二氧化碳少，有利于呼吸道损伤的患者，但对于脂肪代谢紊乱、动脉硬化、肝硬化、血小板减少等患者应慎用脂肪。结核病患者的脂肪和类脂质代谢也发生异常，如果膳食中脂肪摄入过多，容易引起肝脏脂肪浸润，同时抑制胃液分泌，出现食欲减退和消化不良。

5. 矿物质 结核病病灶修复时将出现钙化过程，钙是促进钙化的原材料。然而，结核病患者细胞中的矿物质与氮几乎是成比例丢失，故患者常出现血清铁降低、低钾、低钙等。钙不足将影响病灶的钙化，影响疾病的恢复。

三、营养治疗

（一）营养治疗目的

对于肺结核患者，休息、营养及药物是治疗过程中不可或缺的三个重要环节，尤其营养治疗占据不可忽视的重要地位。充足的营养可以提高机体的免疫力，加速结核病灶钙化，促进机体康复。

（二）营养治疗原则

1. 充足的能量　肺结核是慢性消耗性疾病，能量需要高于常人。消化功能正常者，能量供给标准以146~209kJ/（kg·d）[35~50kcal/（kg·d）]为宜；若急性期食欲和消化功能欠佳时，应结合患者实际情况，采取循序渐进的方式，逐渐增加能量供给。

2. 充足的蛋白质　肺结核患者多数呈消耗状态，蛋白质消耗多，抵抗力低下，提供足量的蛋白质有助于机体免疫球蛋白的生成和纠正贫血，蛋白质也是修补结核病灶的重要营养素。蛋白质供给量应达到1.2~2.0g/（kg·d），占总能量15%~30%，其中鱼、肉、蛋、乳类及其制品、大豆及豆制品等优质蛋白质应占总蛋白质摄入量的50%以上。

3. 适宜的脂肪　每日摄入占总能量的25%~35%，宜减少反式脂肪酸的摄入，增加n−3多不饱和脂肪酸的比例。人体脂肪若长期供给不足，会发生营养不良、各种脂溶性维生素缺乏和必需脂肪酸缺乏，对人体多个系统产生影响。人类膳食脂肪，主要来源于动物脂肪以及坚果和植物的种子。应以植物油为主，如橄榄油、豆油、菜籽油等，少吃或不吃肥肉、烟熏和腌制肉制品。

4. 充足的碳水化合物　碳水化合物是能量的主要来源，可占总能量的45%~65%。具体用量根据患者平时摄入量制订，鼓励患者多进食，可采用少量多餐的进餐方式来增加进食量。合并糖尿病的患者，每日碳水化合物的摄入量控制在250~300g，占总能量的50%~65%，宜选用低血糖生成指数的食物，可降低餐后血糖，使血糖平稳。

5. 丰富的维生素　应多摄入富含维生素A、维生素C、维生素D和B族维生素的食物，必要时应用维生素制剂。维生素A能增加机体免疫力，主要来源于动物性食物。维生素C有利于病灶愈合和血红蛋白合成，主要来源是新鲜蔬菜和水果。维生素D能促进钙的吸收，主要通过皮肤接受紫外线照射合成。由于维生素B_6可以减轻抗结核药异烟肼的副作用，应供给充足，维生素B_6的食物来源很广泛，动植物性食物中均有。

6. 适宜的矿物质　注意钙和铁的补充，多选用含铁和钙丰富的食物，如牛乳、豆制品、虾皮、畜禽肉及内脏、血制品、紫菜、黑木耳、黑芝麻等食物。

7. 充足的水分和膳食纤维　足够的膳食纤维和水有助于促进肠蠕动、防止消化不良，避免有毒有害物质在体内蓄积、预防便秘。膳食纤维可通过多食新鲜蔬菜、水果和粗粮补充。

四、营养护理

（一）营养筛查与营养评估

确诊肺结核的住院患者应进行营养风险筛查，运用NRS 2002进行营养风险筛查，若总评分≥3分，提示营养风险存在，需进一步评估患者的营养状况；若总评分<3分，可一周后复筛。

（二）营养护理计划实施

1. 加强心理护理　鼓励患者树立战胜疾病的信心，正确对待疾病，指导规律生活，避免劳累，适当户外活动，培养自我护理的生活能力。青春期和青年期是认知、社会和心理发展的关键时期，结核病患儿长期缺课和社会孤立会导致人际关系的丧失和教育挫折，加剧病耻感，因此要特别关注儿童、青少年结核病患者的心理护理。

2. 食物选择

（1）宜用食物：合理膳食既能保证肺结核患者康复的需要，又可避免因营养物质过量摄入，增加肝脏负担。① 多选用畜禽瘦肉、鱼虾等水产品、蛋类、大豆制品、乳类及其制品等优质蛋白质食物；② 多选用动物肝脏、动物血等含铁丰富的食物；③ 适当增加粗粮和坚果，多吃新鲜蔬菜和水果，以补充纤维素和多种维生素。

（2）忌用或少用食物：禁用油煎、油炸和不易消化的食物（元宵、粽子、油炸糕、年糕、黏米饭等）；少用或不用辛辣刺激性食品或调味品。呼吸困难者不宜进食过多香辣调料和碳酸饮料。

（三）营养监测

严密观察病情变化，时刻关注患者的病情、食欲、食量及各项营养指标等，注意常用抗结核药物的不良反应如食欲减退、恶心、呕吐、腹胀等胃肠道不适，用药前和用药过程中应定期监测肝功能等，根据病情与营养师沟通，及时调整膳食配方。

（四）营养健康教育

养成良好的饮食习惯，注意饮食卫生和膳食平衡；选择安静舒适、光照充足的就餐环境，注意食物的色、香、味、形，促进食欲。加强营养宣教，通过宣教使患者充分认识到营养在肺结核康复中的重要意义，了解日常食物选择的注意事项。保持健康的体重，促进空气流通，增加户外活动。定期复查，以了解药物疗效、营养状况及身体恢复情况。

五、案例分析

本节导入的案例分析如下。

1. 营养风险筛查与营养评估　患者BMI 17.4kg/m^2，营养状态受损评分3分；疾病严重度评分为1分；年龄评分为0分；NRS 2002总评分为4分，存在营养风险。进一步经GLIM评估，患者为重度营养不良，需进行营养治疗。

2. 营养治疗方案

（1）确定每日所需能量：利用能量计算公式计算得到（35~50）kcal/kg×55kg＝1 925~2 750kcal。

（2）确定碳水化合物、蛋白质和脂肪需要量：① 鉴于该患者血糖、前白蛋白、白蛋白、血脂在正常范围，建议碳水化合物占总能量的45%~65%，脂肪占总能量的25%~35%，蛋白质1.2~2.0g/（kg·d），优质蛋白质占比＞50%；② 该患者每日蛋白质需要量为（1.2~2.0）g/kg×55kg＝66~110g，碳水化合物需要量为（1 925~2 750）kcal×65%÷4kcal/g＝312.8~446.9g，脂肪需要量为（1 925~2 750）kcal×30%÷9kcal/g＝64.2~91.7g。

3. 食谱举例　结核患者一日食谱举例见表19-2-1

▼ 表19-2-1　结核患者一日食谱举例

餐次	食物内容及数量
早餐	燕麦片50g，水煮鸡蛋（鸡蛋60g），豆浆300ml（黄豆25g）

餐次	食物内容及数量
加餐	核桃15g，面包50g
午餐	大米饭（稻米100g），冬瓜炒鸭肉（冬瓜150g、鸭胸脯肉75g），白炒鱿鱼丝（水浸鱿鱼100g、韭黄100g）
加餐	苹果200g，板栗（熟）50g
晚餐	番茄米粉（油菜50g、米粉100g、番茄200g），白灼基围虾（基围虾200g）
加餐	牛奶250g，法式牛角面包50g

注：1. 全日烹调用植物油25g，盐5g。
　　2. 全日能量9.51MJ（2 272kcal），蛋白质105.0g（18.5%），脂肪67.1g（26.6%），碳水化合物311.8g（54.9%）。

第三节　新型冠状病毒感染

导入案例

患者，男，65岁，因"发热1周，咳嗽6天"入院。患者1周前出现发热，咳嗽，进食下降50%以上，为半流质饮食。患者牙齿缺如，平时喜面食，以面条、馒头等为主，入院后胃口一般。有2型糖尿病、高血压病史。近期体重无明显改变。胸部CT示双肺多发感染（磨玻璃影）。

人体测量：身高168cm，体重70kg，BMI 24.8kg/m^2。

实验室检查：白蛋白30.3g/L，钠离子134mmol/L，C反应蛋白11.8mg/L，空腹血糖3.9~10.1mmol/L，餐后2小时血糖10.6~19.7mmol/L。新冠病毒核酸检测阳性。

诊断：新型冠状病毒感染，中型；2型糖尿病；高血压。

请思考：该患者应该给予怎样的饮食？

一、概述

新型冠状病毒（以下简称"新冠病毒"，SARS-CoV-2）属于 β 属冠状病毒，入侵人体呼吸道后感染宿主细胞。病毒在自然感染和传播过程中发生突变或重组，使其在细胞内复制和传播力增强，造成新冠病毒感染的流行趋势。人群对新冠病毒普遍易感，感染后或接种新冠病毒疫苗后可获得一定的免疫力。但由于抗体存留时间的不确定性及病毒的不断变异，可出现二次感染。

（一）传染源和传播途径

传染源主要是新冠病毒感染者，潜伏期多为2~4天，在潜伏期即有传染性，发病后3天内传染性相对较强。

主要的传播途径是经呼吸道飞沫和密切接触传播。在相对封闭的环境中经气溶胶传播；接触被病毒污染的物品后也可造成感染。

（二）临床表现和分型

主要表现为咽干、咽痛、咳嗽、发热等，部分患者可伴有鼻塞、流涕、嗅觉味觉减退或丧失、肌肉酸痛、结膜炎和腹泻等。少数患者病情继续发展，出现肺炎相关表现。重症患者多在发病5~7天后出现呼吸困难和/或低氧血症。严重者可快速进展为急性呼吸窘迫综合征、脓毒症休克、难以纠正的代谢性酸中毒和凝血功能障碍及多器官功能衰竭等。极少数患者还可能有中枢神经系统受累等表现。

大多数患者预后良好，危重患者多见于老年人、有慢性基础疾病者、晚期妊娠和围产期女性、肥胖人群等。

《新型冠状病毒感染诊疗方案（试行第十版）》将新冠病毒感染分为轻型、中型、重型和危重型。

1. 轻型　以上呼吸道感染为主要表现，如咽干、咽痛、咳嗽、发热等。

2. 中型　持续高热 >3天或/和咳嗽、气促等，但呼吸频率 <30次/min、静息状态下吸空气时指氧饱和度 >93%。影像学可见特征性新冠病毒感染肺炎表现。

3. 重型　成人符合下列任何一条且不能以新冠病毒感染以外其他原因解释：

（1）出现气促，呼吸频率 ≥ 30次/min。

（2）静息状态下，吸空气时指氧饱和度 ≤ 93%。

（3）动脉血氧分压（PaO_2）/吸氧浓度（FiO_2）≤ 300mmHg（1mmHg=0.133kPa），高海拔（海拔超过1 000m）地区应根据以下公式对 PaO_2/FiO_2 进行校正：$PaO_2/FiO_2 \times [760/$大气压（mmHg）]。

（4）临床症状进行性加重，肺部影像学显示24~48小时内病灶明显进展 >50%。

4. 危重型　符合以下情况之一者：

（1）出现呼吸衰竭，且需要机械通气。

（2）出现休克。

（3）合并其他器官功能衰竭需ICU监护治疗。

二、营养代谢特点

新冠病毒感染者存在不同程度的炎症和发热反应，感染引起的食欲减退或消化道症状等可导致摄入减少和/或消化吸收功能受损。重型患者出现呼吸困难、低氧血症、肺部炎性病灶迅速进展，严重的发展为急性呼吸窘迫综合征、感染性休克，甚至全身多器官功能衰竭等情况，导致代谢紊乱，病情越重，创伤越大，能量消耗越多，导致蛋白质丢失越多。此外，基础营养状况差、免疫力低下的老年人和慢性病患者感染新冠病毒后，更容易出现或加重营养不良。新冠病毒感染重症患者出现营养不良，不仅会降低呼吸肌功能，还会加重免疫功能的障碍，进一步加重病情。

三、营养治疗

营养治疗是临床治疗的基础治疗手段之一。对于新冠病毒感染患者，营养治疗是综合治疗的核心措施之一，良好的营养对于感染的预防、治疗和预后非常重要。

（一）营养治疗目的

通过规范化营养支持治疗改善新冠病毒感染患者的营养状况、免疫功能和临床结局。

（二）营养治疗原则

建议成立由多学科专业人员组成的营养支持小组；遵循营养风险筛查→评估→治疗→监测的规范流程，尽早识别有营养风险和营养不良的患者，开展规范化营养支持治疗。重点关注儿童、伴有基础疾病的老年人、重型和危重型患者的营养治疗。

（三）各类新冠病毒感染患者的营养治疗原则

1. 轻型或中型患者

（1）鼓励患者经口进食，优先给予低脂肪、高蛋白、适量碳水化合物及高维生素的膳食，膳食结构合理、均衡，食物多样化，注意补充充足的水分。

（2）成年患者，建议能量摄入为104~125kJ/（kg·d）[25~30kcal/（kg·d）]；肝肾功能正常的成年患者，建议蛋白质摄入量为1.2~1.5g/（kg·d）。

（3）合并慢性疾病患者：提供相应的治疗膳食，以保证符合疾病营养治疗需要，如糖尿病饮食、低盐饮食、低脂饮食、低嘌呤饮食和低蛋白饮食等。

（4）对存在营养风险、摄入不足和营养不良的患者（尤其老年患者），如天然食物不能满足营养需要，应给予口服营养补充，选择特殊医学用途配方食品（FSMP）或肠内营养制剂。建议每天至少摄入400kcal的口服营养制剂，以保证能量和蛋白质摄入。根据营养状况评定结果，个体化调整营养支持治疗。

2. 重型和危重型患者

（1）能量：可按104~125kJ/（kg·d）[25~30kcal/（kg·d）]估算，或采用间接能量测定方法，结合病情确定能量供给的目标量。早期采用低能量营养支持治疗，3~7天后逐步达到目标量。供能营养素的构成比例应根据病情和脏器功能等因素设定或调整。

（2）蛋白质：肝肾功能正常的重型、危重型患者，可根据临床需求予蛋白质1.2~2.0g/（kg·d）；老年重型患者的蛋白质供给量，应结合基础疾病、脏器功能和营养等状况实施个体化方案，并根据病情动态评估与调整。

（3）微量营养素：监测维生素和矿物质（常量元素及微量元素）水平，对缺乏者应给予强化补充。老年患者、重症患者、长期营养不良且入院时已存在低磷、低钾血症的患者，需纠正电解质紊乱，并注意补充维生素 B_1、维生素 B_2、维生素 B_6 和维生素C，预防再喂养综合征。

（4）管饲肠内营养：对无肠内营养禁忌证的重症患者，无法经口摄食或存在误吸风险，应首选管饲肠内营养。对于重症患者，在血流动力学稳定的条件下，应尽早考虑肠内营养的可行性，急性期早期可给予10~20ml/h的滋养型肠内营养；对存在水电解质紊乱或血流动力学不稳定的患者，应先予纠正后再给予营养治疗。对反流/误吸风险高、经胃喂养不耐受、接受俯卧位治疗患者，年龄>70岁，使用镇静剂、镇痛剂、肌肉松弛剂等药物，建议选择经鼻空肠管营养支持，可降低重症患者发生吸入性肺炎的风险。

（5）肠外营养：肠外营养有补充性肠外营养（SPN）和全肠外营养（TPN），当经口摄入不足、肠内营养耐受性差或存在肠内营养禁忌证等无法达到目标量时，可予以SPN或TPN。NRS 2002总评分≥5分或NTRTIC评分≥6分且肠内营养不足目标量的60%时，可于48~72小时内启动SPN。

（6）液体量：遵循液体疗法的一般原则，在总入量的基础上，调整其他治疗的液体量，并监测出入量。对老年人，严重营养不良，心、肺、肾功能障碍的患者，适当控制入水量。加强观察，避免容量超载或脱水。

四、营养护理

（一）营养筛查与营养评估

应在入院24小时内对患者完成NRS 2002筛查。若NRS 2002总评分≥3分，提示营养风险存在；对于NRS 2002总评分<3分的患者，7天后重新进行营养风险筛查。成人危重型患者，可使用重症营养风险评分量表（nutrition risk in critically–ill，NUTRIC）进行筛查，NUTRIC评分≥6分可从营养支持治疗中获益。若存在营养风险，需进行营养评估。

（二）营养护理计划实施

1. 加强心理护理　加强医患沟通，减轻精神压力，保持心理平衡。新冠病毒感染以及新冠后遗症的患者，可能存在焦虑、抑郁等情绪问题，导致进食减少，应当在护理工作中注意患者是否存在这些情绪，及时予以疏导，必要时进行干预。

2. 食物选择

（1）宜用食物：膳食的食物多样，合理搭配。膳食包含全谷物和薯类、新鲜蔬菜尤其是深色蔬菜、新鲜水果、低脂或脱脂乳制品、瘦肉、鸡蛋、大豆及其制品、坚果和液态植物油等。

（2）忌用或少用食物：咽痛、咳嗽或发热的患者，避免油煎、油炸和肥腻的食物，少用或不用辛辣刺激性食品或调味品，减少对上呼吸道的刺激和不适感。

（三）营养监测

重点监测患者胃肠道反应，包括厌食、腹泻、恶心、呕吐和腹痛等症状；若合并糖尿病和应激性高血糖的新冠病毒感染患者，密切监测血糖；长期卧床或俯卧位患者，需监测压疮情况，加强护理；肠内和肠外营养时需关注管道问题，例如管道是否通畅，肠外营养输注可导致的感染和血栓等并发症。

对于接受机械通气的患者，尤其是俯卧位通气的管饲患者，应注意患者通气时间，及时行肠内营养治疗并监测潴留量，尽量降低发生误吸的风险。使用鼻胃管时，可适当抬高床头；出现胃潴留可暂停肠内营养或加用胃动力药，缓解后再考虑继续给予肠内营养。在患者仰卧位转为俯卧位前1小时可暂停肠内营养。

（四）营养健康教育

1. 开展健康教育　入院、住院期间、出院，全程给予患者及其家属提供新冠病毒感染的相关知识，以电子手册、视频等方式使患者可以配合医护要求，保证均衡的营养摄入，促进转归。

2. 主动了解患者需求　了解患者饮食、生活习惯、宗教信仰等，结合病情予以饮食建议。能正常进食的轻型或中型患者，如无营养风险，指导其食物多样，合理搭配。每天的膳食应包括谷薯类、蔬菜水果、畜禽鱼蛋奶和豆类食物。平均每天摄入12种以上食物，每周25种以上，合理搭配。每天摄入谷类食物200~300g，其中包含全谷物和杂豆类50~150g，薯类50~100g。保证每天摄入不少于300g新鲜蔬菜，深色蔬菜应占1/2；每天摄入200~350g新鲜水果。每天摄入300ml以上液态奶。食用鱼、禽、蛋、瘦肉、豆制品保证蛋白质摄入。若患者出现咽痛、咳嗽、发热等症状无法进普食，指导其选择软食、半流质饮食或流食，同时保证膳食均衡。如发现存在营养风险，且自然饮食不能满足营养需要，应选择FSMP或肠内营养制剂口服营养补充。

3. 戒烟限酒 不吸烟，彻底戒烟，避免被动吸烟。

4. 规律作息 保证充足睡眠，不熬夜，减少屏幕时间。

5. 适量运动 病情稳定时，可适当活动，避免长时间卧床。

五、案例分析

本节导入的案例分析如下。

1. 营养风险筛查与营养评估 患者BMI 24.8kg/m²，近期体重无明显改变，近一周饮食摄入量下降50%以上，营养状态受损评分为2分；疾病严重程度评分为1分；年龄评分为0分；NRS 2002总评分为3分，有营养风险。进一步进行GLIM评估，患者无营养不良。

2. 营养治疗方案 患者2型糖尿病，需给予个体化营养治疗。

（1）确定能量需要量：① 理想体重（kg）=168（cm）－105=63kg；② 每日能量（kcal）=（25~30）kcal/kg × 63kg = 1 575~1 890kcal，患者超重、卧床为主，可暂时予能量1 575kcal/d。

（2）该患者为老年患者，有糖尿病病史，牙齿缺如，应选择流质或半流质饮食。另外还应考虑血糖问题，选择低GI食物。

3. 食谱举例 新冠病毒感染患者食谱举例见表19-3-1。

▼ 表19-3-1 新冠病毒感染患者食谱举例

餐次	食物内容及数量
早餐	蔬菜瘦肉小米粥（蔬菜100g、猪瘦肉25g、小米50g），煮嫩蛋1个（鸡蛋50g），咸菜适量
午餐	杂粮软饭（大米50g、荞麦25g），白菜烧豆腐（白菜100g、豆腐100g），清炒嫩菠菜（菠菜100g）
晚餐	米发糕（玉米面30g、面粉45g），鸡肉炖萝卜（鸡肉50g、白萝卜200g），紫菜蛋花汤（紫菜10g、鸡蛋1个）
加餐	糖尿病型营养粉1份（能量220kcal，蛋白质11g）

注：1. 全日烹调用植物油25g，盐5g。
　　2. 全日能量6.84MJ（1 636kcal），蛋白质69.1g（16.9%），脂肪59.0g（32.5%），碳水化合物207.0g（50.6%）。

学习小结

本章介绍了常见传染性疾病艾滋病、肺结核和新冠病毒感染的疾病概述、传染源及传播途径、临床表现及分型、营养代谢特点、营养治疗原则以及营养护理原则。在本章学习中，应重点掌握传染性疾病的营养治疗原则，熟练运用住院患者营养风险筛查工具。在工作中，针对不同传染性疾病的临床表现及疾病分期，灵活应用所学知识，给患者提供个体化营养治疗方案。

（谢雯霓）

单项选择题

1. 艾滋病患者的能量消耗较大，在计算能量需要量时，严重感染的应激系数为
   A. 1.0~1.2
   B. 1.2~1.4
   C. 1.4~1.8
   D. 1.8~2.0
   E. 2.0~2.2

2. 艾滋病期发热患者优先选择食物类型为
   A. 低蛋白低能量密度食物
   B. 高蛋白高能量密度食物
   C. 低蛋白高膳食纤维食物
   D. 低碳水高膳食纤维食物
   E. 低碳水低膳食纤维食物

3. 新型冠状病毒感染轻型或中型的成年患者，建议能量摄入为
   A. 20~25kcal/（kg·d）
   B. 25~30kcal/（kg·d）
   C. 30~35kcal/（kg·d）
   D. 35~40kcal/（kg·d）
   E. 40~45kcal/（kg·d）

（4~5题共用题干）

患者，女，72岁，因"肺结核、2型糖尿病"住院治疗。入院查身高158cm，体重40kg。自诉近期进食量减少约一半，近1个月体重下降约3kg。

4. 该患者使用NRS 2002进行营养风险筛查评分为
   A. 0分
   B. 1分
   C. 5分
   D. 6分
   E. 7分

5. 该患者每日蛋白质供给量应为
   A. 40×（1.0~1.2）g
   B. 53×（1.0~1.2）g
   C. 40×（1.2~2.0）g
   D. 53×（1.0~1.5）g
   E. 53×（1.2~2.0）g

   答案：1. C；2. B；3. B；4. C；5. E

肌肉衰减症的营养治疗

学习目标

知识目标	1. 掌握 肌肉衰减症的定义、诊断、营养护理和营养治疗原则。 2. 熟悉 肌肉衰减症的临床分期。 3. 了解 肌肉衰减症的病因学分类。
能力目标	运用所学知识对患者进行肌肉衰减症的诊断，实施整体护理应含营养护理和运动。
素质目标	在实施整体护理工作中尊重患者，保护患者隐私，体现爱护患者的态度和行为，提高防治肌肉衰减症的意识。

导入案例

患者，男，55岁，因"贲门吻合口癌复发伴食欲缺乏1个月"入院。1个月前体重为50kg。

人体测量：身高168cm，体重45kg，BMI 15.9kg/m²。

人体成分分析：四肢骨骼肌质量指数为6.52kg/m²，握力为16.3kg，6分钟步行速度为0.7m/s。

实验室检查：空腹血糖5.5mmol/L，血清白蛋白35g/L。

诊断：贲门吻合口癌复发；重度蛋白质-能量营养不良。

请思考：该患者是否存在肌肉衰减症？治疗原则是什么？

一、概述

（一）肌肉衰减症

肌肉衰减症（sarcopenia），也称肌肉衰减综合征、肌少症或少肌症，是一种与年龄相关的、进行性和广泛性以骨骼肌纤维（尤以Ⅱ型骨骼肌纤维为主）质量减少、力量减弱、耐力及代谢能力降低等为特征的综合性退行性疾病。其诊断标准见表20-0-1。肌肉衰减症可导致身体活动功能下降、易跌倒、身体衰弱、免疫功能受损、糖脂代谢紊乱、全死因风险增高等不良临床结局的疾病。1989年美国塔夫茨大学欧文·罗森伯格（Irwin Rosenberg）教授首次提出肌肉衰减症的概念，主要是指与年龄增加相关的肌量减少、肌肉力量下降和/或躯体功能减退的老年综合征。2016年世界卫生组织将肌肉衰减症确认为一类肌肉相关性疾病，其诊断码为ICD-10-MC。目前，全球肌肉衰减症患病人数已达5 000万例，预计到2050年将达5亿。肌肉衰减症已成为全球范围的重要公共健康问题之一。

▼ 表20-0-1　2019年亚洲肌肉衰减症工作组（AWGS2019）发布的诊断标准

标准	男性	女性
四肢骨骼肌质量指数 /（kg/m²）	<7.0（DXA） 或 <7.0（BIA）	<5.4（DXA） 或 <5.7（BIA）
肌肉力量	握力 <28kg	握力 <18kg
躯体功能	≤0.8	≤0.8
6分钟步行速度 /（m/s）	<1.0	<1.0
或5次起坐时间 /s	≥12	≥12
或简易体能测量量表评分 / 分	≤9	≤9

注：DXA，双能X线吸收法；BIA，生物电阻抗分析法。

（二）肌肉衰减症病因学分类

依据病因学证据，肌肉衰减症分为原发性和继发性两大类（表20-0-2）。原发性指与年龄相关而无其他病因证据的肌肉衰减症。继发性是病因明确的肌肉衰减症，查出病因并有效去除或控制病因后，作为继发症状的肌肉衰减症可被治愈或明显缓解。但是，肌肉衰减症常由多种因素共同作用导致，如年龄增长、蛋白质摄入不足等，无法归因于单一因素，因此临床上很难明确其是原发性还是继发性。

▼ 表20-0-2　肌肉衰减症病因学分类

分类	病因
原发性肌肉衰减症	年龄相关性（除年龄外无其他病因学证据）
继发性肌肉衰减症	活动相关性（长期卧床、久坐少动、失重等） 疾病相关性（癌症、糖尿病、萎缩性胃炎等） 营养相关性（能量和/或蛋白摄入不足、营养吸收不良、厌食症等）

肌肉衰减症高危人群主要包括九大类：60岁及以上人群，近期有住院病史者，近期反复发生跌倒者，近期出现临床可见的力量、体能或健康状态下降者，1个月内不明原因体重下降超过5%者，抑郁或认知功能障碍者，无意识体重丢失者，长期卧床者，慢性病患者。

（三）肌肉衰减症的临床分期

按照疾病的严重程度，将肌肉衰减症分为肌肉衰减症前期、肌肉衰减症期以及重度肌肉衰减症期（表20-0-3）。肌肉衰减症前期主要表现是骨骼肌质量降低，但尚未影响骨骼肌力量或身体活动能力（躯体功能）；肌肉衰减症期的特点是骨骼肌质量降低的同时伴随肌肉力量降低或身体活动能力降低；重度肌肉衰减症期则存在骨骼肌质量和力量均下降，且身体活动能力也降低。

分期	骨骼肌质量	骨骼肌力量		身体活动能力
肌肉衰减症前期	降低			
肌肉衰减症期	降低	降低	或	减低
重度肌肉衰减症期	降低	降低	且	减低

（四）肌肉衰减症的发病机制

阐明肌肉衰减症发病机制有助于进行针对性的临床干预。肌肉衰减症与已知众多因素密切相关。人体老化的显著表现之一就是肌肉质量减少。40岁以后，人体肌肉质量开始减少；50岁以后，人体肌肉质量每年下降1%~2%；70岁时，人体肌肉质量较青年时期约下降40%。肌肉力量下降更为明显，50岁以后每年约下降1.5%，60岁后每年下降3%。除了不可更改的增龄因素外，肌肉衰减症的影响因素还包括营养失衡（主要包括能量和蛋白质摄入不足）、PAL不足、机体蛋白质合成和分解代谢失衡、脂质成分增加、内分泌系统功能变化、神经-肌肉功能衰退及运动单位重组、线粒体损伤、自由基氧化和慢性炎症反应损伤等。各种因素之间相互影响，共同促进疾病的发生与进展。然而，肌肉衰减症的确切发病机制尚未完全被揭示，有待进一步研究。

二、营养治疗

（一）营养治疗目标

吃动平衡干预是肌肉衰减症防治中重要的基础及核心措施，其目的在于预防、减缓甚至逆转肌肉质量与功能的下降，减少相关并发症，提高患者生存质量，改善临床结局，降低医疗费用。

（二）营养治疗原则

对于一般老年人（65~79岁人群）和高龄老年人（80岁及以上人群）等不同年龄段人群来说，在《中国居民膳食指南（2022）》推荐膳食的基础上，吃动平衡的原则重点包括能量、蛋白质、n-3多不饱和脂肪酸、维生素D、钙、抗氧化剂等，以及无氧、有氧和柔韧性运动的联合。

1. 保证充足能量的摄入　维持理想体重是防治肌肉衰减症的基石。老年人体质量指数（BMI）正常参考值为20.0~26.9kg/m²。推荐肌肉衰减症的主要高危人群（老年人）每日摄入谷类200~250g（其中全谷类和杂豆50~150g），薯类50~75g，蔬菜300~450g，水果200~300g，120~150g的动物性食物（鱼40~50g、畜禽肉40~50g、蛋类40~50g），食用牛奶300~400ml或等量蛋白质的奶制品，相当于15g大豆的不同豆制品等。

肌肉衰减症高危人群应时常监测体重变化，使体重保持在一个适宜的稳定水平。如果没有主动采取减重措施，与自身一段时间内的正常体重相比，体重在30天内降低5%以上或6个月内降低10%以上，则应引起高度重视，应到医院进行必要的检查和营养就诊。

2. 提高优质蛋白质的摄入　肌肉衰减症高危人群每日蛋白质适宜摄入量为1.0~1.2g/kg，肌肉衰减症患者则提升至1.2~1.5g/kg，其中优质蛋白质比例最好达到1/2，并均衡分配到一日三餐中。

动物蛋白（如牛肉和乳清蛋白）增加机体肌肉蛋白质合成以及瘦体重的作用比酪蛋白或优质植物蛋白（大豆分离蛋白）更强。乳清蛋白富含亮氨酸和谷氨酰胺，亮氨酸促进骨骼肌蛋白合成最强；而谷氨酰胺可增加肌肉细胞体积，抑制蛋白分解。摄入亮氨酸比例较高的蛋白质，协同其他营养物质可延缓甚至逆转肌肉衰减症高危人群肌肉质量和功能的下降。动物来源的低脂高蛋白，如蛋清、去皮鸡肉、低脂牛奶、鱼虾肉、牛肉、羊肉、瘦猪肉等，为肌肉衰减症高危人群的理想蛋白来源。将蛋白质均衡分配到一日三餐比集中在晚餐能获得更大的肌肉蛋白质合成率。此外，运动（抗阻）训练结束后及时补充一定量的蛋白质和碳水化合物，可更有效促进骨骼肌蛋白质的合成。

3. 保障碳水化合物的摄入　碳水化合物占总能量的50%~65%。重要的是，不同种类碳水化合物对肌肉合成和分解平衡影响不同。要兼顾粗细粮，少食或避免食用单糖、双糖和甜食。膳食纤维摄入量每天25~30g。此外，少量多餐有利于最大化促进肌肉蛋白质的合成和抑制脂肪的合成。

4. 增加n-3多不饱和脂肪酸的摄入　长链多不饱和脂肪酸通过与抗阻运动及与其他营养物质（蛋白质）的联合使用可延缓肌肉衰减症的发生。研究表明，在力量训练中补充鱼油能使肌肉衰减症高危人群肌力和肌肉蛋白的合成能力显著提高，但单纯补充鱼油没有效果。我国推荐的老年人（肌肉衰减症的主要高危人群）膳食脂肪的宏量营养素可接受范围（AMDR）与成人相同，为总能量摄入20%~30%；老年人n-3多不饱和脂肪酸的适宜摄入量（AI）为总能量的0.60%；EPA+DHA的ADMR定为0.25~2.00g/d。深海鱼富含EPA、DHA。

5. 保障维生素D的摄入　随机对照试验显示，补充维生素D 400~800IU/d可有效改善肌肉衰减症高危人群的四肢肌力、起立步行速度和肌肉力量。当血清25-（OH）D低于正常参考值范围时，应给予补充，建议维生素D的补充量为15~20mg/d（600~800IU/d）。适度增加户外活动时间和食用富含维生素D的鱼肝、家畜家禽的肝脏和蛋黄等食物来保障维生素D的营养状况。

6. 摄入充足的钙　钙对维持肌肉正常生理活动和骨骼健康具有非常重要的意义，应摄入充足。肌肉衰减症高危人群老年人钙的每日推荐摄入量为800mg。但是，我国老年人群钙平均摄入量不足推荐量的一半。因此，应多摄入富含钙且消化吸收的奶类，以及大豆及其制品。每天饮奶量至少应达到300ml，如果乳糖不耐受，考虑饮用低乳糖奶、舒化奶或酸奶。老年人应每天食用15g大豆或等量的豆制品，若以大豆的蛋白质含量来折算，15g干大豆相当于35g豆腐干、45g北豆腐、220g豆浆。如果调整饮食后钙摄入量仍不达标，建议服用碳酸钙、氨基酸螯合钙或柠檬酸钙等钙营养补充剂。

7. 增加抗氧化营养素的摄入　《中国居民膳食营养素参考摄入量》（2023版）中，维生素C的预防慢性非传染性疾病（包括肌肉衰减症）的建议摄入量（PI-NCD）为200mg/d，可耐受最高摄入量（UL）为2 000mg/d。维生素C的主要来源为新鲜蔬菜和水果，一般是叶菜类含量比根茎类多，酸味水果比无酸味水果含量多。维生素C含量较丰富的蔬菜包括辣椒、番茄、油菜、卷心菜等。维生素C含量较丰富的水果有樱桃、石榴、柑橘、柠檬、柚子和草莓等。某些野菜野果中维生素C含量尤为丰富，如苋菜、苜蓿、沙棘、猕猴桃和酸枣等。血清维生素E浓度低于25μmol/L的老年人3年内身体活动能力下降的风险增加62%。维生素E含量较丰富的食物包括植物油、麦胚、坚果、种子类、豆类和其他谷类胚芽等。

膳食硒摄入量降低与老年人肌肉衰减症发生相关。海产品和动物内脏是硒的良好食物来源，如鱼籽酱、海参、牡蛎和猪肾等。

老年人血清类胡萝卜素水平低与其握力、髋部与膝部肌肉力量下降存在明显关联。随机对照干预试验提示，姜黄素、茶多酚和白藜芦醇等植物化学物可延缓肌肉衰减症的发展。一般而言，深颜色的蔬菜和水果中植物化学物含量高于浅颜色的。

8. 加强运动　缺乏运动是肌肉含量和功能下降的重要原因之一。适度增加运动量和提高运动强度，可以预防、减缓甚至逆转肌肉质量减少、力量和耐力降低。

运动一般分为三大类：① 有氧运动，又称耐力运动。有氧运动既能提高人的心肺功能、增强耐力素质，又能消耗体内多余的脂肪，保持适宜的体重，是提高以 I 型骨骼肌纤维质量和功能为主的最常用的运动形式。常见的有氧运动包括步行、骑车、游泳、打保龄球等。② 无氧运动，又称抗阻运动。抗阻运动是提高以 II 型骨骼肌纤维即快肌纤维质量和功能为主的最常用的运动形式。常见的抗阻运动包括举重、跳跃、深蹲、爬楼等。③ 柔韧性运动，又称屈曲和伸展运动。其特点是一种缓慢、柔软、有节奏的运动，可以增加肌肉柔韧性，预防肌肉和关节损伤。常见的柔韧性运动包括太极拳、八段锦、瑜伽等。

世界卫生组织建议所有老年人（主要的肌肉衰减症高危人群）定期进行身体活动。依据参加身体活动者的年龄、性别、个人健康信息、医学检查、体育活动的经历以及心肺耐力等体质测试结果，用处方的形式制订系统化、个性化的身体活动指导方案。主要包括：① 老年人应该每周进行至少150~300分钟的中等强度有氧活动，如慢走、散步、遛狗等，或至少75~150分钟的剧烈强度有氧活动，如快走、游泳、慢跑等，还可以将等量的中等强度和剧烈强度的身体活动相结合；② 老年人还应进行中等强度或更高强度的肌肉强化活动，锻炼所有主要肌肉群，每周2天或2天以上，如爬楼梯、坐位抬腿、靠墙半蹲（下面放置一把无靠背的椅子）、拉弹力带等；③ 在每周身体活动中，老年人应进行包括柔韧性运动在内的多样化的身体活动，侧重于中等或更高强度的功能性平衡和力量训练，每周3天或3天以上，提高肌肉质量和功能，防止跌倒；④ 老年人可将每周中等强度有氧活动增加到300分钟以上或进行150分钟以上的剧烈强度有氧活动，还可以将等量的中等强度和剧烈强度的身体活动相结合，可获得额外健康收益。

除世界卫生组织建议之外，八段锦、太极拳、易筋经和健身气功等我国传统运动功法对提高肌肉力量、改善肌肉协调性和身体活动能力也有显著效果。

三、营养护理

肌肉衰减症是多因素导致的肌肉相关性疾病，其防治应采用个性化的复合干预，改善患者的生活方式，进行膳食干预、蛋白质补充、抗阻运动、有氧运动和柔韧性运动的联合，并在必要时进行药物干预。

（一）营养筛查与营养评估

对住院的肌肉衰减症患者，应用NRS 2002进行营养风险筛查，若总评分≥3分，可判断存在营养风险，需对患者进行营养评估。

（二）营养护理计划实施

1. 合理膳食

（1）足够能量的摄入是保证肌肉质量和功能的必要条件，推荐能量应在104~146kJ/（kg·d）[25~35kcal/（kg·d）]。适度提高蛋白质供能比，同时降低碳水化合物供能比。

（2）充足的蛋白质摄入，尤其是优质蛋白（占50%以上），推荐蛋白质应1.0~1.5g/（kg·d）。

（3）在控制能量的情况下多摄入深海鱼类、海产品等，推荐EPA和DHA为每日0.25~2.0g/d。

（4）保证维生素和矿物质微量营养素的摄入，强调补充维生素D，鼓励老人每天户外晒太阳半小时，并推荐对肌肉衰减症患者维生素D的补充剂量为每天15~20μg/d（600~800IU/d）。此外，重视钙的摄入量，鼓励老人每日饮奶量至少应达到300ml。

（5）多吃深颜色的蔬菜、水果和豆类。

2. 科学运动

（1）运动方式：在力所能及的身体情况下开展抗阻运动、有氧运动、柔韧性运动和/或传统运动功法。运动干预方法中的具体运动方式应多种多样。以抗阻运动为基础的运动方式，包括深蹲、坐站、提踵、前弓步、侧弓步、直腿抬高、坐位抬腿、靠墙静蹲、举哑铃、拉弹力带等。以有氧运动为基础的运动内容，主要有广场舞、健步走、有氧运动操等。以传统运动功法为基础的运动内容，则主要包括太极拳、八段锦、易筋经、健身气功等。尽管锻炼的具体内容各不相同，但是每次运动干预必须由热身、运动、放松整理三部分组成。

（2）运动强度：运动强度分为低强度、中等强度和高强度。一般情况下，能说话也能唱歌的运动为低强度，能说话不能唱歌则为中等强度，而既不能说话也不能唱歌的为高强度。若无肌肉衰减症或处于该病的前期，但身体健康且身体活动能力正常，可采用中、高强度的运动强度；若处于肌肉衰减症阶段，可在力所能及的身体范围内采用中、低强度的运动强度。如，长期卧床类、术后康复类的肌肉衰减症患者，在生命体征稳定的情况下，可以给予床上被动的低强度运动，譬如被动活动患者关节，预防关节挛缩；按摩患者肌肉、关节，使其做屈、伸、举等被动运动。条件允许的情况下，可以指导患者做床上主动的低强度运动，有能力的患者，可以鼓励他做些力所能及的日常生活活动，增强其自我护理的能力。

（3）运动时间：根据《肌肉衰减综合征营养与运动干预中国专家共识》的推荐，每天应当进行累计40~60分钟的中等强度运动（如快走、慢跑），其中抗阻运动进行20~30分钟。需要补充说明的是，每次运动前后都应展开适量的柔韧性运动，即屈曲和伸展运动。运动前的柔韧性运动可预热肌肉，提高身体各个关节的灵活性，降低运动伤的概率。运动后的柔韧性运动则可促进运动疲劳的恢复，加强运动训练的效果。

（4）运动频率：肌肉衰减症的运动干预频率尚无标准的规定。运动干预频率每周1~6次。《肌肉衰减综合征营养与运动干预中国专家共识》推荐每周锻炼的天数≥3天。

（5）运动周期：依据个人身体状况、运动目标、运动意愿等方面进行综合考量，肌肉衰减症高危人群或患者最佳运动干预周期目前尚存争议，现有的运动干预周期为8周到24个月。为了防控肌肉衰减症，建议终身保持适当运动。

（6）运动注意事项：运动干预原则要做到充分热身、循序渐进、量力而行。避免意外发生是运动干预的基本原则。在运动之前，肌肉衰减症高危人群或患者均需做好充分的准备和热身；在运动过程中，要使用正确的动作、合适的运动强度和时间来进行运动；在运动之后进行拉伸和整理。

（7）运动效果评估：肌肉衰减症运动干预的效果主要通过3种动态指标的变化来进行评估。① 肌肉质量的变化；② 肌肉力量的变化；③ 身体活动功能的变化。一般而言，抗阻运动可以有效地提高肌肉质量、肌肉爆发力和耐力；有氧运动对于肌肉衰减症高危人群或患者四肢肌肉质量的增加相对较少，主要是通过降低全身体脂肪（包括肌肉中的脂肪），从而增加四肢肌肉的相对质量。

（三）营养监测

对患者的饮食和身体活动依从性进行监测管理，随访中需要对体重、体成分、肌肉质量、肌肉力量和耐力、身体平衡能力等指标变化进行监测评估，并调整吃动平衡治疗的方案。

（四）营养健康教育

1. 开展肌肉衰减症健康教育 采用多种形式的集中宣教或个体化指导，使患者及家属全面了解肌肉衰减症的相关知识，做到定期监测肌肉质量和功能（力量和耐力），以及身体平衡协调能力，遵医嘱进行生活方式干预，坚持长期治疗，自我管理。通过宣教，帮助患者了解合理膳食、恰当运动及吃动平衡支持在防治肌肉衰减症中的重要性和有效性，宣传肌肉衰减症的健康危害性及人群易感性。肌肉衰减症是增龄性相关的常见疾病，吃动平衡的营养治疗是控制肌肉衰减症的基础。合理的吃动平衡治疗可以减少药物治疗的剂量，并实现肌肉衰减症的理想控制，从而减少和预防并发症的发生。

2. 主动开展膳食调查和营养咨询 了解患者饮食习惯，加强患者的主动参与意识。尤其应注重用通俗易懂、便于记忆的方式教育患者了解每日摄入营养素的数量和质量、运动类型和运动量，并掌握合理膳食和科学运动的技巧。必要时可为患者制订抵抗肌肉衰减症的营养处方（包括肠内营养和肠外营养）和运动处方等。

3. 食物选择

（1）宜用食物：富含复杂碳水化合物的粗粮、薯类和杂豆、富含优质蛋白质的鱼肉（深海鱼更佳）、去皮禽肉、蛋类、奶类以及大豆及其制品、各种新鲜蔬菜（深色蔬菜占一半以上）、水果、坚果、植物油。

（2）忌用或少用食物：富含简单碳水化合物的食物（糖果、白糖、糕点、甜点等）、高GI的淀粉类食物（精制谷物）、高饱和脂肪酸和胆固醇的食物（肥猪肉、动物内脏等）、高盐食物（咸鸭蛋、方便面等）、腌制食物（榨菜、泡菜等）、高温烹调的食物（油条、薯条、烤肉等）以及深加工的食物（饼干、沙琪玛、冰激凌等）。

4. 建立健康的生活方式 足量饮水，戒烟戒酒，心理平衡，规律作息，充足睡眠，不熬夜。

四、案例分析

本章导入的案例分析如下。

1. 营养风险筛查与营养评估　患者身高168cm，体重45kg，BMI 15.9kg/m²，1个月前体重为50kg，体重下降率为10%，营养状态受损评分为3分；诊断贲门吻合口癌复发，疾病评分为1分；年龄评分为0分；NRS 2002总评分为4分，存在营养风险。患者营养评估为重度蛋白质-能量营养不良。

2. 肌肉衰减症程度　根据亚洲肌肉衰减症工作组2019年诊断定义，1项肌肉质量指标+1项肌肉力量指标或躯体功能的下降达到诊断标准即可诊断肌肉衰减症，如果合并躯体功能的下降则可诊断为严重肌肉衰减症。本病例的患者肌肉质量通过人体成分分析得出四肢骨骼肌质量指数为6.52kg/m²，肌肉功能用握力评价为16.3kg，躯体功能评价用6分钟步行速度为0.7m/s，三者均低于诊断标准，可诊断为严重肌肉衰减症。

3. 营养治疗方案　该患者胃肠道功能正常，予全营养配方制剂及鱼油进行肠内营养治疗。能量为25~35kcal/（kg·d），蛋白质为1.0~1.5g/（kg·d）。进行有氧运动和抗阻训练。

学习小结

本章主要介绍了肌肉衰减症的疾病概述、营养治疗原则以及吃动平衡的营养护理原则。在学习中，应重点掌握该病的营养治疗原则与营养护理措施。在工作中，要能灵活运用，为肌肉衰减症患者制订合理的个体化的吃动平衡的营养治疗方案。

（王冬亮）

单项选择题

1. 世界卫生组织在（　　）将肌肉衰减症正式纳入国际疾病分类表
   A. 2013年
   B. 2014年
   C. 2015年
   D. 2016年
   E. 2017年
2. 肌肉衰减症中的肌肉指
   A. 血管平滑肌
   B. 胃肠道平滑肌
   C. 支气管平滑肌
   D. 心肌
   E. 骨骼肌
3. 最容易罹患肌肉衰减症的人群是
   A. 婴幼儿
   B. 儿童
   C. 青少年
   D. 中年人
   E. 老年人
4. 肌肉衰减症的健康危害主要包括
   A. 身体活动功能下降
   B. 全死因风险增高

C. 免疫功能受损

D. 糖脂代谢紊乱

E. 以上都对

5. 下列各项中，不属于肌肉衰减症诊断指标的是

A. 四肢骨骼肌质量指数

B. 6分钟步行速度

C. 5次起坐时间

D. 简易体能测量量表评分

E. 髋关节活动度

答案：1. D；2. E；3. E；4. E；5. E

推荐阅读资料

[1] 陈永春，申杰.临床营养管理：基础、技能与案例.北京：化学工业出版社，2023.

[2] 孙长颢.营养与食品卫生学.8版.北京：人民卫生出版社，2017.

[3] 杨月欣，葛可佑.中国营养科学全书.2版.北京：人民卫生出版社，2019.

[4] 中国营养学会.中国居民膳食指南：2022.北京：人民卫生出版社，2022.

[5] 范志红.食物营养与配餐.2版.北京：中国农业大学出版社，2022.

[6] 中国营养学会.食物交换份：T/CNSS 020—2023.[2023-10-18]. https://www.cnsoc.org/otherNotice/462310202.html.

[7] 医学名词审定委员会肠外肠内营养学名词审定分委员会.肠外肠内营养学名词.北京：科学出版社，2019.

[8] 蒋朱明，杨剑，于康，等.列入临床诊疗指南和国家卫生和计划生育委员会行业标准的营养风险筛查2002工具实用表格及注意事项.中华临床营养杂志，2017，25（5）：263-267.

[9] 浙江省医师协会营养医师专业委员会，浙江省临床营养中心，浙江省医学会肠外肠内营养学分会，等.营养风险筛查疾病严重程度评分专家共识.浙江医学，2022，44（13）：1351-1355，1361.

[10] 蒋朱明，张献娜，王怡，等.营养不良GLIM诊断标准第一步是营养筛查及按中国疾病代码填写营养风险、营养不良于出院病案首页等注意事项.中华临床营养杂志，2020，28（5）：257-267.

[11] 中国老年医学会营养与食品安全分会，中国循证医学中心，《中国循证医学杂志》编委会，等.老年吞咽障碍患者家庭营养管理中国专家共识（2018）精简版.中国实用内科杂志，2018，38（10）：908-914.

[12] 周芸.临床营养学.5版.北京：人民卫生出版社，2022.

[13] 石汉平，凌文华，李增宁.临床营养学.北京：人民卫生出版社，2022.

[14] 中华医学会肠外肠内营养学分会.中国成人患者肠外肠内营养临床应用指南（2023版）.中华医学杂志，2023，103（13）：946-974.

[15] 中国医疗保健国际交流促进会营养与代谢管理分会，中国营养学

会临床营养分会，中华医学会糖尿病学分会，等．中国糖尿病医学营养治疗指南（2022版）．中华糖尿病杂志，2022，14（9）：881-933.

［16］中华医学会糖尿病学分会．中国2型糖尿病防治指南（2020年版）．中华内分泌代谢杂志，2021，37（4）：311-398.

［17］中华医学会妇产科学分会产科学组，中华医学会围产医学分会，中国妇幼保健协会妊娠合并糖尿病专业委员会．妊娠期高血糖诊治指南（2022）［第一部分］．中华妇产科杂志，2022，57（1）：3-12.

［18］中国民族卫生协会重症代谢疾病分会，高尿酸血症相关疾病诊疗多学科共识专家组．中国高尿酸血症相关疾病诊疗多学科专家共识（2023年版）．中国实用内科杂志，2023，43（6）：461-480.

［19］中国医疗保健国际交流促进会营养与代谢管理分会，中国营养学会临床营养分会，中华医学会糖尿病学分会，等．中国超重/肥胖医学营养治疗指南（2021）．中国医学前沿杂志（电子版），2021，13（11）：1-55.

［20］中华医学会内分泌学分会，中华中医药学会糖尿病分会，中国医师协会外科医师分会肥胖和糖尿病外科医师委员会，等．基于临床的肥胖症多学科诊疗共识（2021年版）．中华内分泌代谢杂志，2021，37（11）：959-972.

［21］中国血脂管理指南修订联合专家委员会．中国血脂管理指南（2023年）．中华心血管病杂志，2023，51（3）：221-255.

［22］中华医学会肠外肠内营养学分会，中国医药教育协会炎症性肠病专业委员会．中国炎症性肠病营养诊疗共识．中华消化病与影像杂志（电子版），2021，11（1）：8-15.

［23］胡雯．营养与医疗膳食学．北京：人民卫生出版社，2022.

［24］中华医学会外科学分会胰腺外科学组．中国急性胰腺炎诊治指南（2021）．中华外科杂志，2021，59（7）：578-587.

［25］中国医师协会肾脏内科医师分会，中国中西医结合学会肾脏疾病专业委员会营养治疗指南专家协作组．中国慢性肾脏病营养治疗临床实践指南（2021版）．中华医学杂志，2021，101（8）：539-559.

［26］中国医师协会呼吸医师分会危重症专业委员会，中华医学会呼吸病学分会危重症医学学组，《中国呼吸危重症疾病营养支持治疗专家共识》专家委员会．中国呼吸危重症患者营养支持治疗专家共识．中华医学杂志，2020，100（8）：573-585.

［27］中华医学会糖尿病学分会，中国医师协会内分泌代谢科医师分会，

中华医学会内分泌学分会，等．中国1型糖尿病诊治指南（2021版）．中华糖尿病杂志，2022，14（11）：1143-1250.

［28］中华医学会儿科学分会内分泌遗传代谢学组，中华医学会儿科学分会儿童保健学组，中华医学会儿科学分会临床营养学组，等．中国儿童肥胖诊断评估与管理专家共识．中华儿科杂志，2022，60（6）：507-515.

［29］王天有，申昆玲，沈颖．诸福棠实用儿科学．9版．北京：人民卫生出版社，2022.

［30］中华医学会外科学分会胃肠外科学组，中华医学会外科学分会结直肠外科学组，中国医师协会外科医师分会上消化道外科医师委员会．胃肠外科病人围术期全程营养管理中国专家共识（2021版）．中国实用外科杂志，2021，41（10）：1111-1125.

［31］中国抗癌协会肿瘤营养专业委员会，中华医学会肠外肠内营养学分会．中国肿瘤营养治疗指南．北京：人民卫生出版社，2020.

［32］中国抗癌协会肿瘤营养专业委员会，全国卫生产业企业管理协会医学营养产业分会，浙江省医学会肿瘤营养与治疗学分会．肿瘤患者食欲下降的营养诊疗专家共识．肿瘤代谢与营养电子杂志，2022，9（3）：312-319.

［33］中国临床肿瘤学会指南工作委员会．中国临床肿瘤学会（CSCO）恶性肿瘤患者营养治疗指南：2021．北京：人民卫生出版社，2021.

［34］中华医学会感染病学分会艾滋病丙型肝炎学组，中国疾病预防控制中心．中国艾滋病诊疗指南（2021年版）．中华传染病杂志，2021，39（12）：715-735.

［35］中华医学会热带病与寄生虫学分会艾滋病学组．人类免疫缺陷病毒/获得性免疫缺陷综合征患者血脂综合管理中国专家共识．中华内科杂志，2023，62（6）：661-672.

［36］中国人民解放军总医院第八医学中心结核病医学部，全军结核病研究所，全军结核病防治重点实验室，等．结核病重症患者营养评估及营养支持治疗专家共识．中国防痨杂志，2022，44（5）：421-432.

［37］中华医学会结核病学分会重症专业委员会．结核病营养治疗专家共识．中华结核和呼吸杂志，2020，43（1）：17-26.

［38］上海市临床营养质量控制中心．新型冠状病毒肺炎患者的营养管理建议．中华传染病杂志，2022，40（12）：705-710.

［39］中华人民共和国国家卫生健康委员会．新型冠状病毒感染诊疗方案

（试行第十版）.中国合理用药探索，2023，20（1）：1-11.

［40］江华，陈伟，曾俊.新型冠状病毒感染住院患者肠外肠内营养支持策略循证建议（2023）.中华急诊医学杂志，2023，32（4）：505-517.

［41］何书励，刘鹏举，王勃诗，等.肌少症膳食指导与营养补充剂使用共识.实用老年医学，2023，37（6）：649-652.

［42］崔华，王朝晖，吴剑卿，等.老年人肌少症防控干预中国专家共识（2023）.中华老年医学杂志，2023，42（2）：144-153.

［43］《运动处方中国专家共识（2023）》专家组.运动处方中国专家共识（2023）.中国运动医学杂志，2023，42（1）：3-13.

［44］中国营养学会.中国居民膳食营养素参考摄入量：2023版.北京：人民卫生出版社，2023.

［45］葛均波，徐永健，王辰.内科学.9版.北京：人民卫生出版社，2018.

附录

2023中国居民膳食营养素参考摄入量

数据引用自《中国居民膳食营养素参考摄入量》（2023版）。

▼ 附表1　膳食能量需要量（EER）

年龄/阶段	男性						女性					
	PAL Ⅰ [a]		PAL Ⅱ [b]		PAL Ⅲ [c]		PAL Ⅰ [a]		PAL Ⅱ [b]		PAL Ⅲ [c]	
	MJ/d	kcal/d	MJ/d	kcal/d	MJ/d	kcal/d	MJ/d	kcal/d	MJ/d	kcal/d	MJ/d	kcal/d
0岁~	—		0.38MJ/（kg·d）	90kcal/（kg·d）	—		—		0.38MJ/（kg·d）	90kcal/（kg·d）	—	
0.5岁~	—		0.31MJ/（kg·d）	75kcal/（kg·d）	—		—		0.31MJ/（kg·d）	75kcal/（kg·d）	—	
1岁~	—		3.77	900	—		—		3.35	800	—	
2岁~	—		4.60	1 100	—		—		4.18	1 000	—	
3岁~	—		5.23	1 250	—		—		4.81	1 150	—	
4岁~	—		5.44	1 300	—		—		5.23	1 250	—	
5岁~	—		5.86	1 400	—		—		5.44	1 300	—	
6岁~	5.86	1 400	6.69	1 600	7.53	1 800	5.44	1 300	6.07	1 450	6.90	1 650
7岁~	6.28	1 500	7.11	1 700	7.95	1 900	5.65	1 350	6.49	1 550	7.32	1 750
8岁~	6.69	1 600	7.74	1 850	8.79	2 100	6.07	1 450	7.11	1 700	7.95	1 900
9岁~	7.11	1 700	8.16	1 950	9.20	2 200	6.49	1 550	7.53	1 800	8.37	2 000
10岁~	7.53	1 800	8.58	2 050	9.62	2 300	6.90	1 650	7.95	1 900	8.79	2 100
11岁~	7.95	1 900	9.20	2 200	10.25	2 450	7.32	1 750	8.37	2 000	9.41	2 250
12岁~	9.62	2 300	10.88	2 600	12.13	2 900	8.16	1 950	9.20	2 200	10.25	2 450
15岁~	10.88	2 600	12.34	2 950	13.81	3 300	8.79	2 100	9.83	2 350	11.09	2 650
18岁~	9.00	2 150	10.67	2 550	12.55	3 000	7.11	1 700	8.79	2 100	10.25	2 450
30岁~	8.58	2 050	10.46	2 500	12.34	2 950	7.11	1 700	8.58	2 050	10.04	2 400

年龄/阶段	男性						女性					
	PAL Ⅰ[a]		PAL Ⅱ[b]		PAL Ⅲ[c]		PAL Ⅰ[a]		PAL Ⅱ[b]		PAL Ⅲ[c]	
	MJ/d	kcal/d	MJ/d	kcal/d	MJ/d	kcal/d	MJ/d	kcal/d	MJ/d	kcal/d	MJ/d	kcal/d
50岁~	8.16	1 950	10.04	2 400	11.72	2 800	6.69	1 600	8.16	1 950	9.62	2 300
65岁~	7.95	1 900	9.62	2 300	—	—	6.49	1 550	7.74	1 850	—	—
75岁~	7.53	1 800	9.20	2 200	—	—	6.28	1 500	7.32	1 750	—	—
孕早期	—	—	—	—	—	—	+0	+0	+0	+0	+0	+0
孕中期	—	—	—	—	—	—	+1.05	+250	+1.05	+250	+1.05	+250
孕晚期	—	—	—	—	—	—	+1.67	+400	+1.67	+400	+1.67	+400
乳母	—	—	—	—	—	—	+1.67	+400	+1.67	+400	+1.67	+400

注：PAL，身体活动水平；"—"表示未制定或未涉及；"+"表示在相应年龄阶段的成年女性需要量基础上增加的需要量。

[a]PAL Ⅰ：低强度身体活动水平。

[b]PAL Ⅱ：中等强度身体活动水平

[c]PAL Ⅲ：高强度身体活动水平。

年龄/阶段	EAR/（g/d）		RNI/（g/d）		AMDR/%E
	男性	女性	男性	女性	
0岁～	—	—	9（AI）	9（AI）	—
0.5岁～	—	—	17（AI）	17（AI）	—
1岁～	20	20	25	25	—
2岁～	20	20	25	25	—
3岁～	25	25	30	30	—
4岁～	25	25	30	30	8～20
5岁～	25	25	30	30	8～20
6岁～	30	30	35	35	10～20
7岁～	30	30	40	40	10～20
8岁～	35	35	40	40	10～20
9岁～	40	40	45	45	10～20
10岁～	40	40	50	50	10～20
11岁～	45	45	55	55	10～20
12岁～	55	50	70	60	10～20
15岁～	60	50	75	60	10～20
18岁～	60	50	65	55	10～20
30岁～	60	50	65	55	10～20
50岁～	60	50	65	55	10～20
65岁～	60	50	72	62	15～20
75岁～	60	50	72	62	15～20
孕早期	—	+0	—	+0	10～20
孕中期	—	+10	—	+15	10～20
孕晚期	—	+25	—	+30	10～20
乳母	—	+20	—	+25	10～20

注：EAR，平均需要量；RNI，推荐摄入量；AMDR，宏量营养素可接受范围；AI，适宜摄入量；"—"表示未制定或未涉及；"+"表示在相应年龄阶段的成年女性需要量基础上增加的需要量。

年龄/阶段	总脂肪	饱和脂肪酸	n–6多不饱和脂肪酸	n–3多不饱和脂肪酸	亚油酸	亚麻酸	EPA+DHA
	AMDR/%E	AMDR/%E	AMDR/%E	AMDR/%E	AI/%E	AI/%E	AMDR/AI/（g/d）
0岁 ~	48（AI）	—	—	—	8.0（0.15g[a]）	0.90	0.1[b]
0.5岁 ~	40（AI）	—	—	—	6.0	0.67	0.1[b]
1岁 ~	35（AI）	—	—	—	4.0	0.60	0.1[b]
3岁 ~	35（AI）	—	—	—	4.0	0.60	0.2
4岁 ~	20~30	<8	—	—	4.0	0.60	0.2
6岁 ~	20~30	<8	—	—	4.0	0.60	0.2
7岁 ~	20~30	<8	—	—	4.0	0.60	0.2
9岁 ~	20~30	<8	—	—	4.0	0.60	0.2
11岁 ~	20~30	<8	—	—	4.0	0.60	0.2
12岁 ~	20~30	<8	—	—	4.0	0.60	0.25
15岁 ~	20~30	<8	—	—	4.0	0.60	0.25
18岁 ~	20~30	<10	2.5~9.0	0.5~2.0	4.0	0.60	0.25~2.00（AMDR）
30岁 ~	20~30	<10	2.5~9.0	0.5~2.0	4.0	0.60	0.25~2.00（AMDR）
50岁 ~	20~30	<10	2.5~9.0	0.5~2.0	4.0	0.60	0.25~2.00（AMDR）
65岁 ~	20~30	<10	2.5~9.0	0.5~2.0	4.0	0.60	0.25~2.00（AMDR）
75岁 ~	20~30	<10	2.5~9.0	0.5~2.0	4.0	0.60	0.25~2.00（AMDR）
孕早期	20~30	<10	2.5~9.0	0.5~2.0	+0	+0	0.25（0.2[b]）
孕中期	20~30	<10	2.5~9.0	0.5~2.0	+0	+0	0.25（0.2[b]）
孕晚期	20~30	<10	2.5~9.0	0.5~2.0	+0	+0	0.25（0.2[b]）
乳母	20~30	<10	2.5~9.0	0.5~2.0	+0	+0	0.25（0.2[b]）

注：EPA，二十碳五烯酸；DHA，二十二碳六烯酸；AMDR，宏量营养素可接受范围；AI，适宜摄入量；"—"表示未制定；"+"表示在相应年龄阶段的成年女性需要量基础上增加的需要量。

[a] 花生四烯酸。

[b] DHA。

年龄/阶段	总碳水化合物		膳食纤维	添加糖ᵃ
	EAR/（g/d）	AMDR/%E	AI/（g/d）	AMDR/%E
0岁~	60（AI）	—	—	—
0.5岁~	80（AI）	—	—	—
1岁~	120	50~65	5~10	—
4岁~	120	50~65	10~15	<10
7岁~	120	50~65	15~20	<10
9岁~	120	50~65	15~20	<10
12岁~	150	50~65	20~25	<10
15岁~	150	50~65	25~30	<10
18岁~	120	50~65	25~30	<10
30岁~	120	50~65	25~30	<10
50岁~	120	50~65	25~30	<10
65岁~	120	50~65	25~30	<10
75岁~	120	50~65	25~30	<10
孕早期	+10	50~65	+0	<10
孕中期	+20	50~65	+4	<10
孕晚期	+35	50~65	+4	<10
乳母	+50	50~65	+4	<10

注：EAR，平均需要量；AMDR，宏量营养素可接受范围；AI，适宜摄入量；"—"表示未制定；"+"表示在相应年龄阶段的成年女性需要量基础上增加的需要量。

ᵃ添加糖不超过50g/d，最好低于25g/d。

年龄/阶段	碳水化合物	总脂肪	蛋白质
0岁~	—	48（AI）	—
0.5岁~	—	40（AI）	—
1岁~	50~65	35（AI）	—
4岁~	50~65	20~30	8~20
6岁~	50~65	20~30	10~20
7岁~	50~65	20~30	10~20
11岁~	50~65	20~30	10~20
12岁~	50~65	20~30	10~20
15岁~	50~65	20~30	10~20
18岁~	50~65	20~30	10~20
30岁~	50~65	20~30	10~20
50岁~	50~65	20~30	10~20
65岁~	50~65	20~30	15~20
75岁~	50~65	20~30	15~20
孕早期	50~65	20~30	10~20
孕中期	50~65	20~30	10~20
孕晚期	50~65	20~30	10~20
乳母	50~65	20~30	10~20

注：AI，适宜摄入量；"—"表示未制定。

▼ 附表6　膳食微量营养素平均需要量（EAR）

年龄/阶段	钙/(mg/d)	磷/(mg/d)	镁/(mg/d)	铁/(mg/d) 男	女	碘/(μg/d)	锌/(mg/d) 男	女	硒/(μg/d)	铜/(mg/d)	钼/(μg/d)	维生素A/(μgRAE/d) 男	女	维生素D/(μg/d)	维生素B₁/(mg/d) 男	女	维生素B₂/(mg/d) 男	女	烟酸/(mgNE/d) 男	女	维生素B₆/(mg/d)	叶酸/(μgDFE/d)	维生素B₁₂/(μg/d)	维生素C/(mg/d)
0岁~	—	—	—	—	—	—	—	—	—	—	—	—	—	—	—	—	—	—	—	—	—	—	—	—
0.5岁~	—	—	—	7	7	—	—	—	—	—	—	—	—	—	—	—	—	—	—	—	—	—	—	—
1岁~	400	250	110	7	7	65	3.2	3.2	20	0.26	8	250	240	8	0.5	0.5	0.6	0.5	5	4	0.5	130	0.8	35
4岁~	500	290	130	7	7	65	4.6	4.6	25	0.30	10	280	270	8	0.7	0.7	0.7	0.6	6	5	0.6	160	1.0	40
7岁~	650	370	170	9	9	65	5.9	5.9	30	0.38	12	300	280	8	0.8	0.7	0.8	0.7	7	6	0.7	200	1.2	50
9岁~	800	460	210	12	12	65	5.9	5.9	40	0.47	15	400	380	8	0.9	0.8	0.9	0.8	9	8	0.8	240	1.5	65
12岁~	850	580	260	12	14	80	7	6.3	50	0.56	20	560	520	8	1.2	1.0	1.2	1.0	11	10	1.1	310	1.7	80
15岁~	800	600	270	12	14	85	9.7	6.5	50	0.59	20	580	480	8	1.4	1.1	1.3	1.0	13	10	1.2	320	2.1	85
18岁~	650	600	270	9	12	85	10.1	6.9	50	0.62	20	550	470	8	1.2	1.0	1.2	1.0	12	10	1.2	320	2.0	85
30岁~	650	590	270	9	12	85	10.1	6.9	50	0.60	20	550	470	8	1.2	1.0	1.2	1.0	12	10	1.2	320	2.0	85
50岁~	650	590	270	8[a]	12[b]	85	10.1	6.9	50	0.60	20	540	470	8	1.2	1.0	1.2	1.0	12	10	1.3	320	2.0	85
65岁~	650	570	260	9	8	85	10.1	6.9	50	0.58	20	520	460	8	1.2	1.0	1.2	1.0	12	10	1.3	320	2.0	85
75岁~	650	570	250	9	8	85	10.1	6.9	50	0.57	20	500	430	8	1.2	1.0	1.2	1.0	12	10	1.3	320	2.0	85
孕早期	+0	+0	+30	+0	+0	+75	+1.7	+1.7	+4	+0.10	+0	—	—	+0	+0	+0	+0	+0	—	—	+0.7	+200	+0.4	+0

年龄/阶段	钙/(mg/d)	磷/(mg/d)	镁/(mg/d)	铁/(mg/d) 男	铁/(mg/d) 女	碘/(μg/d)	锌/(mg/d) 男	锌/(mg/d) 女	硒/(μg/d)	铜/(mg/d)	钼/(μg/d)	维生素A/(μgRAE/d) 男	维生素A/(μgRAE/d) 女	维生素D/(μg/d)	维生素B₁/(mg/d) 男	维生素B₁/(mg/d) 女	维生素B₂/(mg/d) 男	维生素B₂/(mg/d) 女	烟酸/(mgNE/d) 男	烟酸/(mgNE/d) 女	维生素B₆/(mg/d)	叶酸/(μgDFE/d)	维生素B₁₂/(μg/d)	维生素C/(mg/d)
孕中期	+0	+0	+30	—	+7	+75	—	+1.7	+4	+0.10	+0	—	+50	+0	—	+0.1	—	+0.1	—	+0	+0.7	+200	+0.4	+10
孕晚期	+0	+0	+30	—	+10	+75	—	+1.7	+4	+0.10	+0	—	+50	+0	—	+0.2	—	+0.2	—	+0	+0.7	+200	+0.4	+10
乳母	+0	+0	+0	—	+6	+85	—	+4.1	+15	+0.50	+4	—	+400	+0	—	+0.2	—	+0.4	—	+3	+0.2	+130	+0.6	+40

注："—"表示未制定或未涉及；"+"表示在相应年龄阶段的成年女性需要量基础上增加的需要量。

a 无月经。

b 有月经。

▼ 附表7　膳食矿物质推荐摄入量（RNI）或适宜摄入量（AI）

年龄/阶段	钙/(mg/d)	磷/(mg/d)	钾/(mg/d)	钠/(mg/d)	镁/(mg/d)	氯/(mg/d)	铁/(mg/d)		碘/(μg/d)	锌/(mg/d)		硒/(μg/d)	铜/(mg/d)	氟/(mg/d)	铬/(μg/d)		锰/(mg/d)		钼/(μg/d)
	RNI	RNI	AI	AI	RNI	AI	RNI 男	女	RNI	RNI 男	女	RNI	RNI	AI	AI 男	女	AI 男	女	RNI
0岁~	200 (AI)	105 (AI)	400	80	20 (AI)	120	0.3 (AI)	0.3 (AI)	85 (AI)	1.5 (AI)	1.5 (AI)	15 (AI)	0.3 (AI)	0.01	0.2	0.2		0.01	3 (AI)
0.5岁~	350 (AI)	180 (AI)	600	180	65 (AI)	450	10	10	115 (AI)	3.2 (AI)	3.2 (AI)	20 (AI)	0.3 (AI)	0.23	5	5		0.7	6 (AI)
1岁~	500	300	900	500~700^a	140	800~1 100^b	10	10	90	4.0	4.0	25	0.3	0.6	15	15		1.5	10
4岁~	600	350	1 100	800	160	1 200	10	10	90	5.5	5.5	30	0.4	0.7	15	15	2.0	1.5	12
7岁~	800	440	1 300	900	200	1 400	12	12	90	7.0	7.0	40	0.5	0.9	20	20	2.0	2.0	15
9岁~	1 000	550	1 600	1 100	250	1 700	16	16	90	7.0	7.0	45	0.6	1.1	25	25	2.5	2.5	20
12岁~	1 000	700	1 800	1 400	320	2 200	16	18	110	8.5	7.5	60	0.7	1.4	33	30	3.5	3.0	25
15岁~	1 000	720	2 000	1 600	330	2 500	16	18	120	11.5	8.0	60	0.8	1.5	35	30	4.5	4.0	25
18岁~	800	720	2 000	1 500	330	2 300	12	18	120	12.0	8.5	60	0.8	1.5	35	30	5.0	4.0	25
30岁~	800	710	2 000	1 500	320	2 300	12	18	120	12.0	8.5	60	0.8	1.5	35	30	4.5	4.0	25
50岁~	800	710	2 000	1 500	320	2 300	12	10^c / 18^d	120	12.0	8.5	60	0.8	1.5	30	25	4.5	4.0	25
65岁~	800	680	2 000	1 400	310	2 200	12	10	120	12.0	8.5	60	0.8	1.5	30	25	4.5	4.0	25
75岁~	800	680	2 000	1 400	300	2 200	12	10	120	12.0	8.5	60	0.7	1.5	30	25	4.5	4.0	25
孕早期	+0	+0	+0	+0	+40	+0	—	+0	+110	—	+2.0	+5	+0.1	+0	—	+0	—	+0	+0

年龄/阶段	钙/(mg/d)	磷/(mg/d)	钾/(mg/d)	钠/(mg/d)	镁/(mg/d)	氯/(mg/d)	铁/(mg/d)		碘/(μg/d)	锌/(mg/d)		硒/(μg/d)	铜/(mg/d)	氟/(mg/d)	铬/(μg/d)		锰/(mg/d)		钼/(μg/d)
	RNI	RNI	AI	AI	RNI	AI	RNI		RNI	RNI		RNI	RNI	AI	AI		AI		RNI
							男	女		男	女				男	女	男	女	
孕中期	+0	+0	+0	+0	+40	+0	—	+7	+110	—	+2.0	+5	+0.1	+0	—	+3	—	+0	+0
孕晚期	+0	+0	+0	+0	+40	+0	—	+11	+110	—	+2.0	+5	+0.1	+0	—	+5	—	+0	+0
乳母	+0	+0	+400	+0	+0	+0	—	+6	+120	—	+4.5	+18	+0.7	+0	—	+5	—	+0.2	+5

注："—"表示未涉及；"+"表示在相应年龄阶段的成年女性需要量基础上增加的需要量。

[a] 1岁~为500mg/d，2岁~为600mg/d，3岁~为700mg/d。

[b] 1岁~为800mg/d，2岁~为900mg/d，3岁~为1 100mg/d。

[c] 无月经。

[d] 有月经。

▼ 附表 8　膳食维生素推荐摄入量（RNI）或适宜摄入量（AI）

年龄/阶段	维生素A (µgRAE/d) RNI 男	维生素A 女	维生素D (µg/d) RNI	维生素E (mgα-TE/d) AI	维生素K (µg/d) AI	维生素B_1 (mg/d) RNI 男	维生素B_1 女	维生素B_2 (mg/d) RNI 男	维生素B_2 女	烟酸 (mgNE/d) RNI 男	烟酸 女	维生素B_6 (mg/d) RNI	叶酸 (µgDFE/d) RNI	维生素B_{12} (µg/d) RNI	泛酸 (mg/d) AI	生物素 (µg/d) AI	胆碱 (mg/d) AI 男	胆碱 女	维生素C (mg/d) RNI
0岁~	300（AI)		10（AI)	3	2	0.1（AI)		0.4（AI)		1（AI)		0.1（AI)	65（AI)	0.3（AI)	1.7	5	120		40（AI)
0.5岁~	350（AI)		10（AI)	4	10	0.3（AI)		0.6（AI)		2（AI)		0.3（AI)	100（AI)	0.6（AI)	1.9	10	140		40（AI)
1岁~	340	330	10	6	30	0.6		0.6		6		0.6	160	1.0	2.1	17	170		40
4岁~	390	380	10	7	40	0.9		0.7		7	6	0.7	190	1.2	2.5	20	200		50
7岁~	430	390	10	9	50	1.0	0.9	0.9	0.8	9	8	0.8	240	1.4	3.1	25	250		60
9岁~	560	540	10	11	60	1.1	1.0	1.0	0.9	10	10	1.0	290	1.8	3.8	30	300		75
12岁~	780	730	10	13	70	1.4	1.2	1.3	1.1	13	12	1.3	370	2.0	4.9	35	380		95
15岁~	810	670	10	14	75	1.6	1.3	1.5	1.2	15	12	1.4	400	2.5	5.0	40	450	380	100
18岁~	770	660	10	14	80	1.4	1.2	1.4	1.2	15	12	1.4	400	2.4	5.0	40	450	380	100
30岁~	770	660	10	14	80	1.4	1.2	1.4	1.2	15	12	1.4	400	2.4	5.0	40	450	380	100
50岁~	750	660	10	14	80	1.4	1.2	1.4	1.2	15	12	1.6	400	2.4	5.0	40	450	380	100
65岁~	730	640	15	14	80	1.4	1.2	1.4	1.2	15	12	1.6	400	2.4	5.0	40	450	380	100
75岁~	710	600	15	14	80	1.4	1.2	1.4	1.2	15	12	1.6	400	2.4	5.0	40	450	380	100
孕早期	—	+0	+0	+0	+0	—	+0	—	+0	—	+0	+0.8	+200	+0.5	+1.0	+10	—	+80	+0
孕中期	—	+70	+0	+0	+0	—	+0.2	—	+0.1	—	+0	+0.8	+200	+0.5	+1.0	+10	—	+80	+15
孕晚期	—	+70	+0	+0	+0	—	+0.3	—	+0.2	—	+0	+0.8	+200	+0.5	+1.0	+10	—	+80	+15
乳母	—	+600	+0	+3	+5	—	+0.3	—	+0.5	—	+4	+0.3	+150	+0.8	+2.0	+10	—	+120	+50

注："—"表示未涉及；"+"表示在相应年龄阶段的成年女性需要量基础上增加的需要量。

年龄/阶段	钾	钠	维生素C
0岁~	—	—	—
0.5岁~	—	—	—
1岁~	—	—	—
4岁~	1 800	≤1 000	—
7岁~	2 200	≤1 200	—
9岁~	2 800	≤1 500	—
12岁~	3 200	≤1 900	—
15岁~	3 600	≤2 100	—
18岁~	3 600	≤2 000	200
30岁~	3 600	≤2 000	200
50岁~	3 600	≤2 000	200
65岁~	3 600	≤1 900	200
75岁~	3 600	≤1 800	200
孕早期	+0	+0	+0
孕中期	+0	+0	+0
孕晚期	+0	+0	+0
乳母	+0	+0	+0

注：1.孕期、哺乳期女性的PI-NCD与同年龄女性相同。

　　2."—"表示未涉及；"+"表示在相应年龄阶段的成年女性需要量基础上增加的需要量。

▼ 附表10　膳食微量营养素可耐受最高摄入量（UL）

年龄/阶段	钙/(mg/d)	磷/(mg/d)	铁/(mg/d)	碘/(μg/d)	锌/(mg/d)	硒/(μg/d)	铜/(mg/d)	氟/(mg/d)	锰/(mg/d)	钼/(μg/d)	维生素A/(μgRAE/d)	维生素D/(μg/d)	维生素E/(mgα-TE/d)	烟酸/(mgNE/d)	烟酰胺/(mg/d)	维生素B6/(mg/d)	叶酸/(μgDFE/d)	胆碱/(mg/d)	维生素C/(mg/d)
0岁~	1 000	—	—	—	—	55	—	—	—	—	600	20	—	—	—	—	—	—	—
0.5岁~	1 500	—	—	—	—	80	—	—	—	—	600	20	—	—	—	—	—	—	—
1岁~	1 500	—	25	—	9	80	2.0	0.8	—	200	700	20	150	11	100	20	300	1 000	400
4岁~	2 000	—	30	200	13	120	3.0	1.1	3.5	300	1 000	30	200	15	130	25	400	1 000	600
7岁~	2 000	—	35	250	21	150	3.0	1.5	5.0	400	1 300	45	300	19	160	32	500	2 000	800
9岁~	2 000	—	35	250	24	200	5.0	2.0	6.5	500	1 800	45	400	23	200	40	650	2 000	1 100
12岁~	2 000	—	40	300	32	300	6.0	2.4	9.0	700	2 400	50	500	30	260	50	800	2 000	1 600
15岁~	2 000	—	40	500	37	350	7.0	3.5	10	800	2 800	50	600	33	290	55	900	2 500	1 800
18岁~	2 000	3 500	42	600	40	400	8.0	3.5	11	900	3 000	50	700	35	310	60	1 000	3 000	2 000
30岁~	2 000	3 500	42	600	40	400	8.0	3.5	11	900	3 000	50	700	35	310	60	1 000	3 000	2 000
50岁~	2 000	3 500	42	600	40	400	8.0	3.5	11	900	3 000	50	700	35	310	55	1 000	3 000	2 000
65岁~	2 000	3 000	42	600	40	400	8.0	3.5	11	900	3 000	50	700	35	300	55	1 000	3 000	2 000
75岁~	2 000	3 000	42	600	40	400	8.0	3.5	11	900	3 000	50	700	35	290	55	1 000	3 000	2 000
孕早期	2 000	3 500	42	500	40	400	8.0	3.5	11	900	3 000	50	700	35	310	60	1 000	3 000	2 000
孕中期	2 000	3 500	42	500	40	400	8.0	3.5	11	900	3 000	50	700	35	310	60	1 000	3 000	2 000
孕晚期	2 000	3 500	42	500	40	400	8.0	3.5	11	900	3 000	50	700	35	310	60	1 000	3 000	2 000
乳母	2 000	3 500	42	500	40	400	8.0	3.5	11	900	3 000	50	700	35	310	60	1 000	3 000	2 000

注："—"表示未制定。

▼ 附表11　水的适宜摄入量[a]　　　　　　　　　　　　　　　　　　　　　　　　　　　　　　　　单位：ml/d

年龄/阶段	饮水量		总摄入量[b]	
	男性	女性	男性	女性
0岁~	—		700[c]	
0.5岁~	—		900	
1岁~	—		1 300	
4岁~	800		1 600	
7岁~	1 000		1 800	
12岁~	1 300	1 100	2 300	2 000
15岁~	1 400	1 200	2 500	2 200
18岁~	1 700	1 500	3 000	2 700
65岁~	1 700	1 500	3 000	2 700
孕早期	—	+0	—	+0
孕中期	—	+200	—	+300
孕晚期	—	+200	—	+300
乳母	—	+600	—	+1 100

注："—"表示未涉及；"+"表示在相应年龄阶段的成年女性需要量基础上增加的需要量。

[a]温和气候条件下，低强度身体活动水平时的摄入量。在不同温湿度和/或不同强度身体活动水平时，应进行相应调整。

[b]包括食物中的水和饮水中的水。

[c]纯母乳喂养婴儿无需额外补充水分。

其他膳食成分	SPL	UL
原花青素 /（mg/d）	200	—
花色苷 /（mg/d）	50	—
大豆异黄酮 /（mg/d）	55[a] 75[b]	120[c]
绿原酸 /（mg/d）	200	—
番茄红素 /（mg/d）	15	70
叶黄素 /（mg/d）	10	60
植物甾醇 /（g/d）	0.8	2.4
植物甾醇酯 /（g/d）	1.3	3.9
异硫氰酸酯 /（mg/d）	30	—
辅酶 Q_{10} /（mg/d）	100	—
甜菜 M/（g/d）	1.5	4.0
菊粉或低聚果糖 /（g/d）	10	—
β–葡聚糖（谷物来源）/（g/d）	3.0	—
硫酸 / 盐酸氨基葡萄糖 /（mg/d）	1 500	—
氨基葡萄糖 /（mg/d）	1 000	—

注："—"表示未制定。
[a] 绝经前女性的 SPL。
[b] 围绝经期和绝经后女性的 SPL。
[c] 绝经后女性的 SPL。

索　引